ÄRZTE-MEMOIREN

AUS VIER JAHRHUNDERTEN

HERAUSGEGEBEN VON

DR. MED. ERICH EBSTEIN
LEIPZIG

MIT 24 BILDNISSEN
UND BIBLIOGRAPHIE

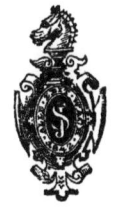

BERLIN
VERLAG VON JULIUS SPRINGER
1923

ISBN-13: 978-3-642-48523-7   e-ISBN-13: 978-3-642-48590-9
DOI: 10.1007/978-3-642-48590-9

ALLE RECHTE, INSBESONDERE DAS
DER ÜBERSETZUNG IN FREMDE SPRACHEN, VORBEHALTEN.
COPYRIGHT 1923 BY JULIUS SPRINGER IN BERLIN.
SOFTCOVER REPRINT OF THE HARDCOVER 1ST EDITION 1923

DER 87. VERSAMMLUNG
:HUNDERTJAHRFEIER:
DER GESELLSCHAFT DEUTSCHER
NATURFORSCHER UND ÄRZTE
LEIPZIG VOM 18.–24. SEPT. 1922
GEWIDMET

Vorwort.

Es lag nahe, den von mir (1920) herausgegebenen „Ärztebriefen aus vier Jahrhunderten" eine Sammlung folgen zu lassen, die aus eben dieser Spanne Zeit — von Paracelsus bis Ehrlich — Proben aus Ärzteautobiographien bringt.

Zu entscheiden, was aus den Ärztememoiren ausgewählt werden sollte, war nicht immer eine leichte Aufgabe. Julius Ziehen hat in seinem schönen Buche: „Aus der Studienzeit" ein „Quellenbuch zur Geschichte des deutschen Universitätsunterrichts in der neueren Zeit aus autobiographischen Zeugnissen" geschaffen (Berlin 1912). Außerdem ist Ziehen der erste, der in den Anmerkungen — auch für die Mediziner — den ersten dankenswerten Versuch gemacht hat, die wichtigsten Autobiographien zusammenzustellen.

Die Anregungen, die R. M. Meyer in einem 1907 gehaltenen Vortrage: „Memoiren und Literaturgeschichte" gegeben hat, haben sich nur in geringem Maße erfüllt. Für die Medizingeschichte müssen aber dieselben Forderungen aufgestellt werden.

Ein „Repertorium" für die Ärzte-Memoiren wäre eine Notwendigkeit, weil das Aufsuchen von Einzelheiten bei der Fülle des Stoffes unendlich zeitraubend ist, zumal das Fehlen von Registern das Auffinden wichtiger Dinge fast unmöglich macht.

In gleicher Weise müßten Repertorien nicht nur für die bestehenden Autographensammlungen mit einem Generalregister angestrebt werden, wie ich dies im Nachwort zu den von mir herausgegebenen Ärzte-Briefen (1920, S. 196) wiederum betont habe, sondern vor allem auch für Ärzte-Tagebücher und -Reisehefte, die bei der Abfassung von Autobiographien eine große Rolle spielen.

VI

Die Memoirenliteratur als Ganzes zeigt uns gewissermaßen die Entstehung einer nichtoffiziellen Medizingeschichte, die neben der offiziellen herläuft.

Wie das am Schluß meines Buches angefügte alphabetisch geordnete Verzeichnis der Ärztememoiren zeigt, ist deren Zahl während der Arbeit dauernd gewachsen[1]).

Es war das natürlichste, die Schreiber von Autobiographien in chronologischer Ordnung — nach ihrem Geburtsjahr — vorzuführen. Denn alle Menschen, die nebeneinander leben, sagt Goethe einmal, erfahren ähnliche Schicksale, und was dem einzelnen begegnet, kann als Symbol für Tausende gelten.

Es ist bekannt genug, daß wohl niemand so warm und häufig für autobiographische Literatur eingetreten ist, als gerade Goethe. So schuf er aus Gottfriedens von Berlichingen Lebensgeschichte sein erstes Drama; für des Arztes Jung-Stilling Selbstbiographie besorgte er einen Verleger und in Schillers Horen gab er eine Übersetzung der eigenen Lebensbeschreibung Benvenuto Cellinis.

Cellini beginnt seine Autobiographie mit den Worten: „Alle Menschen, von welchem Stande sie auch seien, die etwas Tugendsames oder Tugendähnliches vollbracht haben, sollten, wenn sie sich wahrhaft guter Absichten bewußt sind, eigenhändig ihr Leben aufsetzen, jedoch nicht eher, als bis sie

---

1) Mit Verwunderung konnte ich feststellen, daß in der von Anna R. Burr ihrem Werke „The Autobiography", London 1909 angehängten Bibliographie der autobiographischen Schriften, die 281 Nummern umfaßt, nur zwei Ärzte-Autobiographien genannt sind, und zwar Caldwell und Stilling. Meine Arbeit braucht mich also nicht zu gereuen. Eben erreichen mich in letzter Stunde von Herrn Sanitätsrat Dr. Ernst Heinrich in Biedenkopf, dem ich meine Bibliographie in Fahnenkorrektur — mit seiner frdl. Erlaubnis — gesandt hatte, über 30 Nachträge. Ich bin Herrn Kollegen Heinrich für diese Mitteilungen äußerst dankbar, und beeile mich, ihm an dieser Stelle — auch öffentlich — meinen herzlichsten Dank zu sagen! Auf diese Weise ist die Bibliographie auf etwa 210 Literaturnummern angewachsen. — Für Ärzte-Tagebücher und -Reisehefte habe ich bereits seit Jahren ein etwa eben so großes Material (zurzeit 180 Nummern) gesammelt, das ich ebenfalls weiter zu bearbeiten gedenke. Für Nachrichten auf diesen Gebieten werde ich jederzeit herzlich dankbar sein.

das Alter von vierzig Jahren erreicht haben." (Goethe, Cellini.)[1])

Bei der Bearbeitung des Cellini schreibt Goethe an J. H. Meyer (18. April 1796), daß sie für ihn, der „ohne unmittelbares Anschauen gar nichts begreife", vom größten Nutzen sei. Er sieht „das ganze Jahrhundert viel deutlicher durch die Augen dieses confusen Individui als im Vortrage des klärsten Geschichtsschreibers".

In jeder Selbstbiographie sah Goethe, wie unbedeutend sie auch sein mochte, eine willkommene Bereicherung unseres Wissens vom Menschen. Die Frage, ob einer seine Biographie schreiben dürfe, hielt er für „höchst ungeschickt" und fährt dann fort: „Ich halte den, der es tut, für den höflichsten aller Menschen. Wenn sich einer mitteilt, so ist es ganz einerlei, aus was für Motiven er es tut. Es ist gar nicht nötig, daß einer untadelhaft sei oder das Vortrefflichste und Tadelloseste tue, sondern nur, daß etwas geschehe, was dem andern nützen oder ihn freuen kann."

Von diesen Gesichtspunkten aus mögen die von mir ausgewählten Proben betrachtet werden. Ein leitender Gesichtspunkt wie in dem Buch von Ziehen konnte dabei nicht maßgebend sein. Es wurde ausgewählt, was für den Arzt oder für die Zeit charakteristisch erschien.

* * *

Was die „Geschichte der Autobiographie" anlangt, so liegt von Georg Misch seit 1907 der erste Band vor, der das Altertum behandelt. Bereits 1893 hatte Friedrich von Bezold (Erlanger Prorektoratsrede) „Über die Anfänge der Selbstbiographie und ihre Entwicklung im Mittelalter" berichtet und den Satz an die Spitze gestellt, daß uns Selbstbiographien aus dem klassischen Altertum

---

[1]) Goethe bringt in den Annalen 1823 diese Notiz kurz so: „Cellini sagt: „Wenn ein Mensch, der glaubt, etwas geleistet und ein bedeutendes Leben geführt zu haben, im vierzigsten Jahre steht, so soll er seine Lebensbeschreibung beginnen" usw.

VIII

nicht erhalten sind. Im Gegensatz zu Bezold stellt Misch Augustins Konfessionen (geb. 354, gest. 430) nicht an den Anfang, sondern an das Ende einer Entwicklungsreihe. Anderseits hat Bezold dort darauf hingewiesen, daß J. J. Rousseaus Bekenntnisse (1783) schon in ihrem Titel und vollends in ihrem Grundgedanken die Abstammung von den Konfessionen des heiligen Augustinus verraten[1]).

Und trotzdem bilden gerade Rousseaus Bekenntnisse einen Markstein in der autobiographischen Literatur, so daß man ihn den Schöpfer der modernen Selbstbiographie genannt hat. Besonders deshalb, weil Rousseau der erste war, der mit vollem Bewußtsein die psychologische Betrachtungsweise eingeführt hat. Nach Rousseaus Ansicht ruht der Schwerpunkt der autobiographischen Aufgabe in der peinlich sorgfältigen Analyse, in der uns der Selbstbiograph die Beweggründe zu seinen Handlungen zu offenbaren und die geheimen Triebfedern seines eigentlichen Wesens bloßzulegen hat[2]).

G. C. Lichtenberg, der auch eine „Heautobiographie" plante, schreibt einmal (1778): „Ich habe schon lange an einer Geschichte meines Geistes so wohl als elenden Körpers geschrieben, und das mit einer Aufrichtigkeit, die vielleicht manchem eine Art von Mitscham erwecken wird, sie soll mit größerer Aufrichtigkeit erzählt werden als vielleicht irgendeiner meiner Leser glauben wird". Diese Art des autobiographischen Bekenntnisses nennt Lichtenberg einen noch ziemlich unbetretenen Weg zur Unsterblichkeit, wie er nur vom Cardinal de Retz eingeschlagen ist, der 1717 seine „Mémoires" herausgegeben hat[3]). Lichtenberg ist der Ansicht, daß die wahrhafte Kenntnis des Menschen nicht eher rechten Fortgang gewinnen würde, bis man ein

---

[1]) Die älteste Ausgabe in der Leipziger Univ.-Bibliothek stammt aus dem Jahre 1470 (Straßburg, Mentelin). Von den modernen Übertragungen nenne ich nur die von Herm. Hefele (Jena 1921).

[2]) Glagau, Hans: Die moderne Selbstbiographie als historische Quelle. Marburg 1903.

[3]) Sie wurden 1913 im Verlag von Georg Müller (München) von B. Rüttenauer in drei Bänden wieder herausgegeben.

halbes Dutzend, die ihre Geschichte so erzählen (wie Cardinal de Retz), als sie selbst dachten, unter die Heiligen erklärt oder unter die Könige begräbt. Er fügt allerdings hinzu: „Wer will wissen, ob sie wahr reden?"

Um nur ein Beispiel zu erwähnen, so nahm der Arzt Chr. Heinrich Pfaff in seinen Lebenserinnerungen die Rousseauschen Konfessionen deshalb nicht zum Muster, „da mit Recht in dem Leben eines jeden Menschen manches der Vergessenheit übergeben werden muß, welches anstatt zu einem edleren Streben anzuspornen, unsere menschliche Natur nur in ihrer bedauerlichen Schwäche darstellt und nur zur Beschönigung und selbst zur Rechtfertigung menschlicher Fehler mißbraucht werden kann."

* * *

In unseren Tagen ist man in den autobiographischen Bekenntnissen wohl noch zurückhaltender geworden, so daß man bei der Lektüre von Selbstbiographien oder Erinnerungen häufig die Empfindung hat, von dem wirklichen Menschen nicht das mindeste zu erfahren. „Denn das Wachsen und Werden jedes Menschen geschieht", wie sich Gabriele Reuter jüngst ausgedrückt hat, „in den stillen unscheinbaren Tagen, den leidensvollen Nächten, in denen er ganz allein ist. Und wie könnte man mit Worten darstellen, was in solchen Stunden in der Seele vorgeht?"[1]

Ebenso ist man in den eben erschienenen Memoiren des Chemikers Emil Fischer[2] geradezu erstaunt, nur von einem Manne merkwürdig wenig zu lesen, nämlich von Emil Fischer selbst. Man wird enttäuscht sein, wie Friedrich von Müller sagt, wenn man darin den Entwicklungsgang von Emil Fischers Entdeckungen, überhaupt den seiner aufbauenden geistigen Größe finden will. Friedrich von Müller wirft dabei die Frage auf, ob es nur Bescheidenheit ist, die ihn veranlaßte, so flüchtig über seine eigenen Ideen

---

[1] Reuter, Gabriele: Vom Kinde zum Menschen. Die Geschichte meiner Jugend. Berlin 1921. S. 398.
[2] Fischer, Emil: Aus meinem Leben. Berlin: Julius Springer 1922.

und Arbeiten hinwegzugehen und sich auf die Schilderung von kleinen Einzelheiten zu beschränken? „Emil Fischer", fährt Friedrich von Müller fort, „war sich seines Wertes wohl bewußt, aber mit feinem Takt überläßt er es andern, sein Lebenswerk zu schildern, vielleicht auch in der richtigen Erkenntnis, daß kein Mensch imstande ist, über die eigene Persönlichkeit, ja sogar über die inneren Beweggründe seines Schaffens ein zutreffendes Urteil zu gewinnen. Diese Aufgabe muß anderen überlassen bleiben."

Danach scheint es fast, als ob die Autobiographie in unseren Tagen nicht mehr die Geltung genösse wie früher. Wie steht es damit?

Als ich vor Jahresfrist (Das Deutsche Buch, Mai 1921) über neue deutsche Ärztememoiren schrieb, war ich erstaunt, über sechs in den letzten zwei Jahren erschienene Selbstbiographien berichten zu können. Diese Häufung von Ärztememoiren ist vielleicht damit zu erklären, daß der Krieg auch hier ein früheres Erscheinen verhindert hatte. Mag immerhin also nur eine scheinbare Häufung vorliegen, so zähle ich jetzt 120 Ärztememoiren[1]).

Davon stammen 34 von praktizierenden Ärzten. Von den Sonderdisziplinen zähle ich 20 von Internisten, 14 von Chirurgen, 12 von Anatomen, 8 von Psychiatern und Nervenärzten, 7 von Augenärzten, 6 von Geburtshelfern und Gynäkologen, 2 von Ohren-, Nasen- und Kehlkopfärzten. Je einen Autobiographen finde ich unter den Dermatologen und Physiologen[2]).

Nach diesem Überschlag sind also — soweit ich sehe — die Internisten und Chirurgen die schreiblustigsten gewesen, während ich bis heute keine selbstverfaßte Lebensbeschreibung eines Pathologen kenne. Rudolf Virchow hat uns z. B. leider keine Memoiren hinterlassen.

---

[1]) In dem S. 388—399 angehängten: „Quellennachweis der Autobiographien" habe ich nunmehr etwa 210 Nummern vereinigt.

[2]) Je einer ging zur Philosophie (Wundt), Landwirtschaft (Thaer), Veterinärmedizin (Lorinser) über. Dann sei noch genannt je ein Universitätsapotheker (Martius) und je ein Homöopath (Lutze).

Es wäre auch reizvoll, zusammenzustellen, in welchem Alter sich die verschiedenen Ärzte entschlossen haben, ihre Lebenserinnerungen aufzuzeichnen¹). Jedenfalls kann man so viel sagen, daß es zu den Seltenheiten gehört, daß jemand vor dem vierzigsten Jahre sich dazu anschickt. Ein Beispiel dafür bilden die Erinnerungen Krimers, der allerdings allen Grund hatte, etwas von seinen Erlebnissen zu erzählen.

Ebenso selten finden wir aber die von Cellini aufgestellte, von Goethe wiederholte und von Karl von Holtei durch seine „Vierzig Jahre" (Berlin 1843ff.) zur Tat gemachte Forderung erfüllt.

In der Mehrzahl der Fälle wird der Lebensabend eines langen tätigen Schaffens dazu benutzt, sich selbst, der Familie und der Welt Rechenschaft zu geben. Häufig reicht die Zeit nicht mehr aus, und man merkt den Aufzeichnungen neben der Abgeklärtheit des Alters doch auch häufig die Hast an, die durch das bevorstehende Ende, Krankheit usw. bedingt ist, wie es z. B. bei Pirogow der Fall war.

„Jede Selbstbiographie", sagt Otto Roquette²) einmal, „wird, je nach den Grundzügen, den Erfahrungen und der Lebensaufgabe, die der Erzähler sich gestellt hat, von dem Leser verschiedenartig beurteilt werden. Wer in großen Kreisen wirkt, dem mag unbedeutend erscheinen, was ein

---

¹) Unter 60 Ärzte-Memoiren waren geschrieben:
3 im dritten Jahrzehnt (Boerner, Blumenbach, Thaer).
4 im vierten Jahrzehnt (Kortum, Krimer, Stilling, Rohlfs).
4 im fünften Jahrzehnt (Althof, Bock, Lorinser, Schweninger).
6 im sechsten Jahrzehnt (Billroth, Frank, Hagen, Horner, Löchl, Siebold).
13 im siebenten Jahrzehnt (J. Kerner, Koerner, Sonderegger, Sperling, Pagenstecher, Hufeland, Weikard, Zimmermann usw.).
20 im achten Jahrzehnt (Pirogow, Dietz, Moleschott, Stromeyer, Sims, Benedikt, Wiedersheim, Arlt, Baer, Cardano, Gegenbaur, Ebstein, König, Platter, Kußmaul, Pfaff, Carus, Th. Kerner, Leyden, Hoven).
8 im neunten Jahrzehnt (Ring, Bilharz, Koelliker, Hasse, Waldeyer, Reimarus, Wundt, K. Weber).
2 im zehnten Jahrzehnt (Ringseis, E. W. Martius).
Es ist mir nicht bekannt, daß eine solche Betrachtung nach der Entstehungszeit der Memoiren in den verschiedenen Lebensaltern bereits irgendwo gegeben wäre.

²) Roquette, Otto: Siebzig Jahre. Geschichte meines Lebens. Darmstadt 1894. Bd. 2, S. 293.

anderer als mitteilenswert gern empfängt Der Politiker und der Künstler, der Gelehrte und der Weltfahrer werden jeder nur einen bestimmten Kreis für ihre Mitteilungen haben."

„Es kommt aber nicht darauf an, ob einer Großes erfahren habe, um es mitzuteilen. Erfahrungen hängen von der Individualität ab. Durch manches Menschenleben gehen große Erlebnisse, ohne daß sie zu inneren Erfahrungen werden, während ein anderes Dasein, aus scheinbar geringen Schicksalswendungen, Wirkungen erfährt, die zu inneren Erlebnissen werden, und zu einer tiefgreifenden Umbildung führen."

Man wird diesen von Roquette am Schlusse seiner Autobiographie gegebenen Ausführungen beistimmen müssen.

Wenn man Forderungen an den Selbstbiographen stellen will, so soll er nach Goethe — in der Besprechung der Aufzeichnungen Johannes von Müllers (1807) — nicht in Andeutungen für Wissende schreiben, sondern der Jugend ein ausführliches Bild der Vergangenheit überliefern, er soll namentlich die Männer seiner Zeit, unbedeutende wie bedeutende, wiederbeleben. Er soll sich im Zusammenhang mit den Ereignissen schildern, die auf ihn wirkten, mehr noch, auf die er gewirkt hat.

So schenkte Goethe im Alter wie in der Jugend den Autobiographien ein andauerndes Interesse. Denn „das Einzelne, Besondere, Individuelle gibt uns über Menschen und Begebenheiten doch den besten Aufschluß, so begehren wir denn Memoiren, Selbstbiographien und Originalschriften aufs angelegentlichste".

Leipzig, den 27. November 1922.

Erich Ebstein.

Verzeichnis der Autobiographien.[1])

                                                                    Seite
 1. Theophrast Bombast von Hohenheim (1493—1541)   1
 2. Cardano, G. (1501—76)   6
 3. Platter, Felix (1536—1614) 17
 4. Sperling, Otto (1602—81) 28
 5. Dietz, Johann (1665—1738)   33
 6. Löchl, J. G. (1691—?) 38
 7. Zimmermann, J. G. (1728—95)   44
 8. Reimarus, J. A. H. (1729—1814)   48
 9. Hagen, Joh. Phil. (1734—92)   56
10. Jung, J. H. gen. Stilling (1740—1817)   65
11. Weikard, M. A. (1742—1803)   70
12. Frank, J. R. (1745—1821)   78
13. Blumenbach, J. R. (1752—1840)   94
14. Thaer, Albrecht (1752—1828)   97
15. Althof, L. Chr. (1758—1832) 108
16. Hoven, Fr. W. von (1759—1838)   111
17. Hufeland, Chr. W. (1762—1836)   128
18. Pfaff, Chr. H. (1773—1852) 144
19. Burdach, K. Fr. (1776—1847)   158
20. Ringseis, Joh. Nep. von (1785—1880) 165
21. Kerner, Justinus (1786—1862) 168
22. Carus, C. G. (1789—1869) 177
23. Baer, Karl Ernst von (1792—1876) 196
24. Krimer, J. F. W. (1795—1834) 202
25. Pagenstecher, C. H. A. (1799—1869) 212
26. Mandt, Martin (1800—58) 227
27. Siebold, E. K. I. von (1801—61) 230
28. Stromeyer, G. F. L. (1804—76) 238
29. Bock, K. E. (1809—74) 263
30. Hoffmann, Heinrich (1809—94) 269

---

[1]) Die mit * bezeichneten Stücke sind bisher unveröffentlicht, die Namen in *Kursiv* bringen Porträts der Autobiographen.

		Seite
31.	Hasse, K. E. (1810—1902)	273
32.	*Pirogow, N. J.* (1810—81)	274
33.	Arlt, F. (1812—87)	284
34.	Kerner, Th. (1817—1907)	286
35.	Koelliker, R. A. (1817—1905)	292
36.	Helmholtz, H. (1821—94)	299
37.	Virchow, R. (1821—1902)	304
38.	Kußmaul (1822—1902)	368
39.	Moleschott, J. (1822—93)	312
40.	Sonderegger, J. L. (1825—96)	315
41.	Rohlfs, H. (1827—98)	328
42.	Billroth, Th. (1829—94)	333
43.	Horner, J. F. (1831—86)	340
44.	*König, Fr.* (1832—1910)	344
45.	*Wundt, W.* (1832—1919)	346
46.	Benedikt, M. (1835—1920)	357
47.	Bilharz, A. (geb. 1836)	361
*48.	Ebstein, Wilhelm (1836—1912)	366
49.	Schweninger, E. (geb. 1850)	377
*50.	*Ehrlich, Paul* (1854—1915)	380

* * *

Bibliographie und Quellennachweis der Autobiographien	388
Allgem. Lit. über Autobiographien	400
Quellennachweis der Abbildungen	401
Register	402

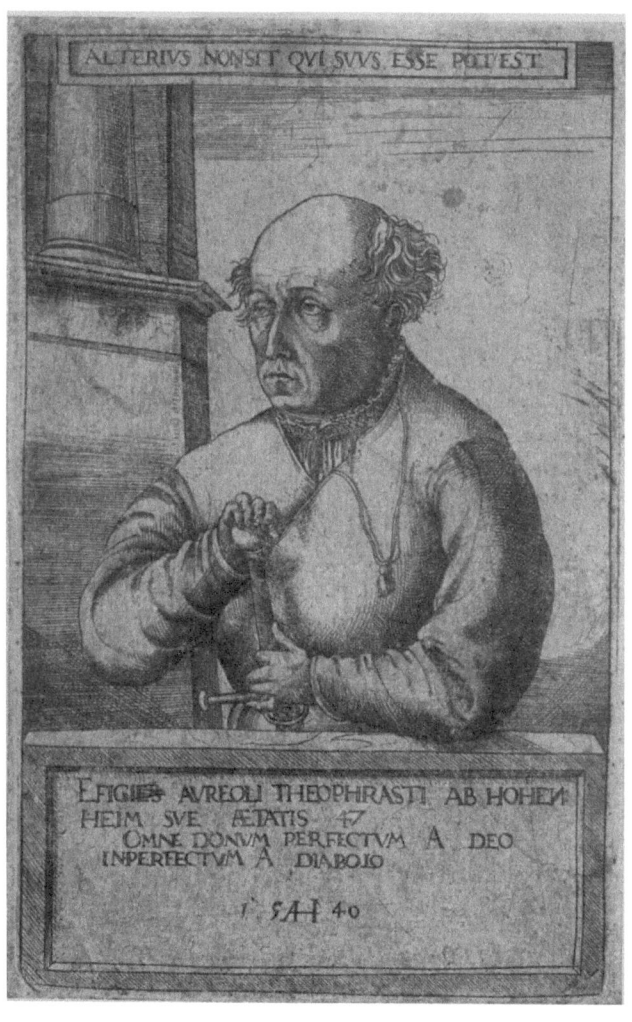

Theophrastus Bombast von Hohenheim.
(Paracelsus.)

Theophrastus Bombast von Hohenheim
(Paracelsus)
(1493—1541)

Geboren Ende 1493 bei Einsiedeln (Kanton Schwyz), gestorben den 24. September 1541 in Salzburg. — Als Sohn eines gelehrten Arztes geboren, der ihn anleitete, ging er dann auf Hochschulen Italiens, wurde Doktor von Ferrara und eignete sich das Wissen jener Zeit an. „Experimenta ac ratio" war sein Leitmotiv. In seinen Wanderjahren, die ihn über ganz Europa führten, sammelte er tausenderlei Erfahrungen und Erkenntnisse und Beobachtungen. Nach Hause zurückgekehrt, finden wir ihn bald wieder unterwegs; 1526 machte er sich in Straßburg ansässig, und 1527 wurde er Lehrer an der Universität Basel, wo er über Themen aus der inneren Medizin (Puls- und Harndiagnostik) und der Chirurgie las, bis er sich 1528 mit der Fakultät und dem Rat der Stadt Basel überwarf, so daß seitdem wieder ein volles Jahrzehnt ein unruhig Wanderleben führt, bis er dann seelisch und körperlich gebrochen nach Salzburg zog, wo ihn der Tod ereilte. — Hat sich Paracelsus auch zeitweise von der Medizin abgewendet, so fühlt er sich doch immer wieder hingezogen zu der „bewerten, nothaften Kunst, allen Kranken nützlich und hilflich zu ihrer Gesundheit". Wenn Hippokrates sagte: „Denn wo Liebe zum Menschen vorhanden ist, da ist auch Liebe zur Kunst vorhanden", so kleidete das Paracelsus in die Worte: „Der höchste Grund der Arznei ist die Liebe." — Eigentliche autobiographische Aufzeichnungen hat Paracelsus nicht hinterlassen.[1]) Es sei hier aus seinen chirurgischen Büchern und Schriften (Straßburg 1605) die Vorrede zum ersten Tractat wiedergegeben und ebenfalls die Stelle aus dem dritten Tractat (S. 101 f.), an der er seines Vaters Wilhelmus von Hohenheim gedenkt, der ihn „nie verlassen" hat, und seiner hauptsächlichsten Gönner.

Ich hab jhe vnd jhe mit grossem Auffsehen vnd fleissiger Arbeit mich geflissen/zu erfahren den Grund in der Artzney/ ob sie doch möge ein Kunst geheissen werden/oder sein/ oder nicht/oder was doch in jhr sey. Dann darzu hat mich bewegt vilerley vrsach: Nemlich die Vngewisse deß Fürnemmens/nemlich in dem/das so wenig Lob vnd Ehr mit sampt den Wercken erschienen sindt/daß so viel Krancken verdorben/getödt/erlahmet/vnd gar verlassen worden sind/

---

[1]) Der Brief an Erasmus von Rotterdam ist abgedruckt in meinen Ärzte-Briefen 1920 S. 1 f.

nicht allein in Einer kranckheit/sonder gar nahet in allen kranckheiten/also vngewiß war/das doch bey meinen Zeiten kein Artzet gewesen ist/der doch nuhr gewiß möchte ein Zanwehe heilen/oder noch ein minders/sonder ich geschweig grosse kranckheit: Auch bey allen Alten solche Thorheit erfunden in jhren Geschrifften: Vnd darbey gesehen bey den grossen Stetten/bey den Reichen/daß sie so groß Gut erbietten zu geben/vnd doch bey allen Artzten verlassen warend in der Hülff/die doch in Seyden/gulden Ringen/etc. giengen/ nicht mit kleinem Nammen/Pracht/vnd Geschwetz. Hab ich auff solches mehrmalen für mich genommen/dise Kunst zuverlassen. Denn im Grund zubedencken/dieweil niemandt/vnd keinem andern gewiß sey/es sey ein Fabelwerck/ vnd ein süß außlocken des Pfennings/vnd sey ein Kunst/ die da gestellet sey auff den Glauben/so etwan einer ohn geferd treffe von jhm selbs die stundt der besserung/so lege man es (vnd doch vnbillich) der Kunst zu/der es doch nit zugehöre: Hab offt von jhr gelassen/vnd mit vnwillen in jhr gehandelt.

Doch aber mir selbs hierinn gantze Volge nicht geben/ sonder meiner Einfalt zugemessen: Hab also die hohen Schulen erfahren lange Jahr bey den Teutschen/bey den Italischen/bey den Franckreichischen/vnd den Grund der Artzney gesucht/mich nicht allein derselben Lehren vnd Geschrifften/Büchern/ergeben wollen/sondern weiter gewandert/gen Granaten/gen Lizabon/durch Hispanien/durch Engellandt/durch die Marck/durch Preussen/durch Littaw/ durch Polandt/Vngern/Walachy/Sibenbürgen/Crabaten/ Windisch Marck/auch sonst andere Lender/nicht noth zuerzehlen/vnd in allen den Enden vnd Orten fleissig vnd embsig nachgefragt/Erforschung gehabt gewisser vnd erfahrner warhafften Künsten der Artzney: Nicht allein bey den Doctorn/sondern auch bey den Scherern/Badern/gelehrten Artzten/Weibern/Schwartzkünstlern/so sich des pflegen/bey den Alchimisten/bey den Klöstern/bey Edlen vnd Vnedlen/bey den Gescheiden vnd Einfeltigen: Hab aber so gantz gründtlich nicht mögen erfahren/gewiß zusein/es seye in was kranckheit es wölle. Hab jhm viel nachgedacht/daß die Artzney ein vngewisse Kunst sey/die nicht gebürlich sey zugebrauchen/nicht billich/mit Glück zutreffen/Einen gesund machen/Zehen dargegen verderben. Das mir ein vrsach geben hat/es sey ein betrügnuß von Geistern/den menschen also zuverführen/vnd gering zumachen: Hab abermals von jhr gelassen/inandere Händel gefallen: Jedoch aber widerumb in dise Kunst gedrungen: Doch funden den Spruch *Christi:* Die gesunden dörffen keins Artzts/allein die Krancken: Beweget mich so viel/das ich mir must ein ander Fürnemmen fürsetzen/nemlich/das die Kunst nach innhalt deß Spruchs *Christi* warhafftich/gerecht/gewiß/vollkommen/ vnd gantz wer/vnd in jhr nichts von Geisten zur Verführung/ nicht des Glücks schuld/sonder in Nöhten ein bewerte nohthaffte kunst/allen Krancken nutzlich vnd hülfflich zu jhrer Gesundtheit. Da ich mir solchs fürnam vnd für mich fasset/ war von nöhten zubedencken/was doch die Artzney wer/die ich auß den Büchern vnd andern gehört hett: Befand so viel/ das jhr keiner diese kunst im Grundt nie gewist/noch erfahren/noch verstanden hat/vnd daß sie vmb die kunst der Artzney gangen sind/vnd noch giengen/wie ein Katz vmb den Brey/vnd daß sie lehreten/das sie selbs nicht wißten/ daß sie jhr Disputieren nicht verstünden (auch) daß sie die Krancken heimsuchten vnd rahtschlagten/erkannten weder Krankheit noch Kunst dazu: Vnd das also der Fehl allein was in dem/der sie brauchte: Das so viel geredt ward vnd ist/Schreyer vnd Schwetzer warend sie im Pracht vnd Pomp/ vnd war in jhnen nichts als ein Todten grab/das außwendig schön ist/inwendig ein stinckends faules Aß/voller Würm. Auff solches ward ich gezwungen fürbaß zusuchen/derselbigen jetztgemeldten bösen Lügen lesen verlassen/vnd eim andern Grundt nach zufahren/der da vnbefleckt sey mit den gemelten Fablen vnd Klappern/erstlich in der Wundartzney/ die ich als das gewissest noch bißher erfahren habe: Wie ich im selben die Erfarenheit habe/folgt hernach.

Nun ist nit minder/bey meinen Zeiten wird ich das Fabelwerck nit vmbstossen mögen/dann es sind alten vnbendige

Hund/lernen nichts weiter/schemen sich abzusteigen/in die bekanntniß jhrer Thorheit. Jedoch aber ligt in dem nit viel/ sondern es ligt an dem/da ich verhoff/die Jungen werden in ein andere Haut schlieffen/so die Alten abgehen werde/ werden sie jhr Wunder auch verlassen/vnd mit der Zeit werd der Grundt ein Fürgang haben. So muß ich das auch melden/ sie pflegen in der Wundartzney grosse Rahtschleg etwann zuthun/kommen *Doctor*, Scherer/Bader/etc. zusammen/vnd ist doch bey jhn allen der Verstand nicht/will ich mit jhrem eignen Gewissen anzeigen vnd beweisen/das jetzt auff dißmal kein *Doctor* ist/der doch köndte ein Wunden heylen/ich geschweyg ein Hilff zu rathen/vnd schreiben sich *Doctor* beyder Artzneyen. Es ist also vnter den Scherern vnd Badern auch/daß sie geschworne Meister sind einer Statt/vnd schweren das den Eyd nicht bestetigen mag/dann sie habend der Kunst nicht/auff die sie schwerend. So viel sage ich euch darzu/es bedarff keins Rathschlags/sondern es ist ein gewisse Kunst/vnnd ein warhaffte/gleich so fertig als ein Zimmermann in seinem Zimmern/der muß recht lernen zimmern/so kan ers recht/darff keins Raths darzu: Kan ers aber nicht recht/so rathschlag er alle tag/vnd noch wirdt nichts guts darauß/fellet am letsten alles ein. Also ists mit der Artzney auch der Wunden/das ich sag/das ist ein gewisse Kunst/dem ist also/wie das ist. Darumb ich euch der Kunst zulieb diß Buch gemacht/das jhr sehent/das jhr in diesem Buch recht lehrnet. Vnd wiewol einfeltig: Vrsach/ die Artzney ist kein *Rhetorica* so wirdts euch recht ergehen/ vnd die Artzney wirdt euch für sich gehen/wie eim Hafner der Hafen. Darumb gedencken: Hat Gott den Hafner vnd sein Leim beschaffen/der allein zum Ofen vnd Hafen dienet: Viel mehr den Artzt vnd sein Artzney/das ein mehrers ist/ dann alle Kunst vnd Handtwerck.

Darumb ist mein Buch an alle Artzt/wie sie sind/gebartet oder vngebartet/wöllen mir solches in keinem argen auffnemmen (dann ewer eigen Conscientz vnd Gewißne gibt mir recht) ich kenn ewer viel/vnd in fast viel Landen/vnd viel sind vnter euch/die nit so gar ohne Kunst sind/etwann auch stücklein habend/einer Ein stück/einander anderthalbs/ etliche zwey gantze/minder vnd mehr: Was ein jeglicher kan/dasselbige günn ich jhm wol. Ich will allein die lehren/ die ich in diesem Buch melde vnd anzeig: Die Gelehrten vnd die es können/dörffen meines lehrens nit/ich mein sie auch nicht in meinem Schreiben/will auch nit das die Gelehrten/ Gerechten/Bewerten/hierinn verstanden sollen werden: Allein die andern/die wol mögend verstanden werden/welche sie sind Es wer wol nicht wider mich vnd mein schreiben/das allweg das Besser gebracht würde/vnd nit das Erger. Ob schon das Erger hülfflich ist/so ist es doch mit so viel mißfals beladen/demselbigen fürzukommen/das erger vnterlassen. Were auch wol nutzlich/das die Artzt/so der Geschrifft nit bericht sind/vnd rath bey den Lateinischen zu suchen begeren/das die Lateinischen gelehrter werend/auff daß sie das bey jhnen fünden/das dise Vngelehrten bey jhnen/als bey den Gelehrten/suchen. Es were den hohen Schulen ein Ehr/die sonst verlacht werden/das so der/der da sucht bey eim/minder findt/dann er bey jhm hatt. Also haben fleiß zu der Artzney/den Grundt in jhr zu lehrnen/vnd hie in der Wundartzney sonderlich/die doch gewiß sein mag/so viel vnd am Leib vermüglich ist/verheissen vnd geleistet/mag werden: Mit dem Vnterricht vnd Vnterscheid/wie hernach im ersten Tractat folgt: Vnd nachfolgendt in den letsten Zweyen die Heylung. Vnd fahent solchs an mit der Forcht Gottes/vnd suchent am ersten sein Reich/bittend/suchend/ vnd klopfft an/in dem Nammen Gottes/so wirdt euch alle notturfft mit hauffen überflüssig geben werden: dann in seinem Namen/vnd durch Ihn/geschehen alle ding: Vnd fleisset euch vollkommen zu sein in ewerer Kunst/dann Gott hat sie vollkommen geschaffen/damit das ewere werck Gott loben/ehren vnd preisen.

* * *

Darmit ich euch auch vnderrichte/wie mir solches zuthun möglich sey/solches zuschicken/wie gemeldet ist/so nempt jhr also zuverstehn. Von Kindtheit auff habe ich die ding getriben/vnd von guten Vnderrichtern gelernet/die in der *Adepta Philosophia* die ergrundesten warend/vnd den Künsten mächtig nachgründete. Erstlich *Wilhelmus* von Hohenheim/meine Vatter/der mich nie verlassen hat. Demnach vnd mit sampt jhm ein grosse Zal/die nit wol zunennen ist/ mit sampt vilerley Geschrifften der Alten vnd der Newen/ von etlichen herkommen/die sich groß gemühet habend: Als Bischoff Scheyt von Stettgach/Bischoff Erhart vnd Vorfahren von Lavantall/Bischoff *Nicolaus* von Yppon/Bischoff *Matthaeus* Schacht/*Suffraganeus* Phrysingen. Vnd vil Ept/ als von Spanheim/vnd dergleichen mehr/vnnd vil vnder den andern Doctorn vnd dergleichen. Auch so ist ein grosse Erfarnuß beschehen/vnn ein lange zeit her/durch vil Alchimisten/die in solchen Künsten gesuchet haben/als nemlich der Edel vnd Vest Sigmund Füger von Schwatz mit sampt einer anzal seiner gehaltenen laboranten. Darumb soll sich niemand verwundern/daß jetzt solche Correctur vor Augen ist. Wiewol ich nuhn das wenigste erzehl/vnnd euch an dem ort weiter nicht beladen will.

Girolamo Cardano
(1501—1576)

Geboren am 24. September 1501, ,,nachdem, wie man mir erzählte, vergebens Abtreibungsmittel angewandt waren". Mit diesen Worten beginnt seine eigene Lebensbeschreibung, die er im letzten Jahre seines Lebens († 1576) aus persönlichen Erinnerungen und alten Aufzeichnungen zusammenstellte. (Eine ausgezeichnete Übersetzung verdanken wir Hermann Hefele [Jena, bei Diederichs 1914], mit einer vortrefflichen Einführung). Daraus bringe ich als charakteristische Proben Kapitel 4 und 44. Seine von ihm hinterlassenen Werke sind so zahlreich, daß sie etwa das Hundertfünfzigfache seiner Autobiographie ausmachen. ,,Am weitesten und nachhaltigsten war die Wirkung seiner Tätigkeit auf dem Gebiet der Medizin." Wie Theophrastus von Hohenheim bekämpfte er die Lehre Galens und vertrat den Standpunkt der theoretischen wissenschaftlichen Medizin, die Medizin des gebildeten und gelehrten Fachmannes. So bekämpfte er z. B. die Entstehung der Katarrhe im Gehirn und die absolute Gültigkeit des therapeutischen Grundsatzes ,,contraria contrariis" und beschäftigte sich z. B. schon mit der Schalleitung durch die Kopfknochen. In psychiatrischen Problemen, z. B. der ,,Metoscopia", kann er als Vorläufer Lombroso'scher Ideen gelten, der ihm übrigens in seinen Studien

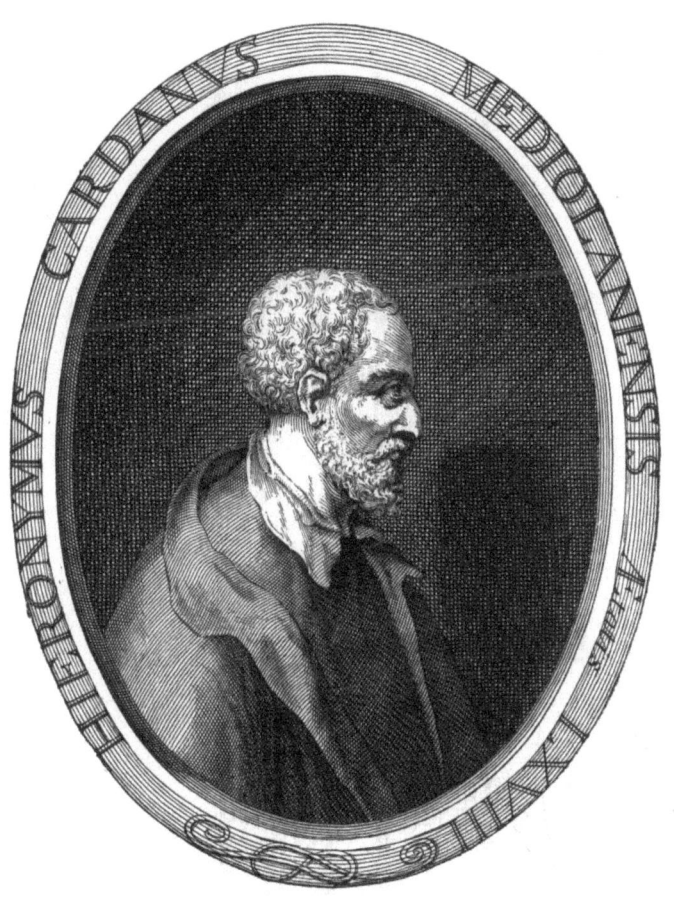

Girolamo Cardano.

über Genie und Entartung ein Denkmal gesetzt hat. Jedenfalls haben wir es bei Cardano mit einem psychisch abnormen Manne zu tun, der als Arzt, Mathematiker und Seelenforscher zu den universellsten Geistern der Renaissance zählt. (Birnbaum, K.: Psychopathologische Dokumente, 1920, S. 2f.) Schon Albrecht von Haller sagte von ihm: „sapientior nemo ubi sapit, dementior nullus ubi errat". Wer des Cardanus „de vita propria" kennt, der hat ein psychologisch-historisch wichtiges Beispiel von dem Leben und Treiben jener Männer (Agrippa von Nettesheim, Thomas Campanella, Jordan Bruno). (Vgl. Damerow, Heinr.: Die Elemente der nächsten Zukunft der Medizin, Berlin 1829, S. 123ff.)

Kurze Schilderung meines ganzen Lebens von der Geburt bis auf den heutigen Tag, den letzten Oktober des Jahres 1575.

Eine solche Zusammenfassung hätte auch *Sueton*, wenn er überhaupt sein Augenmerk darauf gerichtet hätte, der Bequemlichkeit seiner Leser zuliebe [seinen Biographien] beigeben können, denn, wie die Philosophen sagen: nichts ist etwas, wenn es nicht in sich ein Ganzes ist. —

Ich bin also geboren zu Pavia. Im ersten Monat meines Lebens verlor ich meine Amme, die, wie man mir erzählt hat, am gleichen Tage, da sie erkrankte, an der Pest starb. Man gab mich meiner Mutter zurück. Damals bekam ich im Gesicht fünf Karbunkeln, so in Form eines Kreuzes gestellt, daß mir einer auf der Nasenspitze saß; genau an denselben Stellen sind nach drei Jahren ebensoviel Geschwüre — man nennt sie auch Pocken — von neuem ausgebrochen. Der zweite Monat meines Lebens war noch nicht verflossen, da zog *Isidoro De' Resti*, ein Adliger aus Pavia, mich nackt aus einem Bad von heißem Essig und gab mir eine Amme. Die brachte mich nach Moirago, einem Landhaus, 7000 Schritte von Mailand entfernt, an der Straße, die von dieser Stadt über die Ortschaft Binasco nach Pavia führt. Dort begann eines Tages mein Bauch hart zu werden und aufzuschwellen, und mein ganzer Körper siechte dahin; man suchte nach den Ursachen und fand, daß mein Amme schwanger war. Darauf übergab man mich einer besseren Amme, die mich im dritten Lebensjahr entwöhnte. Im vierten brachte man mich nach Mailand, und meine Mutter und ihre Schwester *Margarita*, meine Tante — eine Frau,

der, wie ich glaube, jede Galle gefehlt hat —, behandelten
mich mild und freundlich; nur wurde ich oft von Vater
und Mutter ohne jeden Grund so sehr geprügelt, daß ich
häufig bis auf den Tod erkrankte. Als ich dann endlich
7 Jahre alt geworden war — Vater und Mutter wohnten damals
getrennt — und wo ich in das Alter kam, da ich Prügel hätte
verdienen können, beschlossen sie, mich künftighin nicht
mehr zu schlagen. Aber mein böser Stern verließ mich nicht;
er änderte nur meine traurige Lage, hob sie nicht auf. Mein
Vater vereinigte den Hausstand wieder und nahm mich,
Mutter und Tante zu sich in sein Haus. Dort mußte ich nun
meinem Vater Dienste tun, so zart und jung wie ich damals war,
und sah mich aus der vollkommenen Ruhe kindlichen Daseins
plötzlich in den Zustand strengster und andauernder Arbeit
versetzt. Da fiel ich zu Beginn meines 8. Lebensjahres in
Krankheit; ich litt an Ruhr und Fieber. Es war dies eine
damals in Mailand grassierende Epidemie, wenn nicht eine
Art von Pest, und ich hatte zudem heimlich eine große Menge
unreifer Trauben gegessen. Man zog zwei Ärzte bei, den
Bernabone Della Croce und den *Angelo Gira*, doch mein
Zustand ließ erst wieder Besserung erhoffen, als schon Vater,
Mutter und Tante mich als tot bejammert hatten. Mein
Vater hatte für meine Gesundheit dem heiligen *Hieronymus* ein Gelübde getan; er war ein Mann, der ein frommes
Herz hatte, und wollte darum lieber des Heiligen wundertätige Kraft erproben als die eines gewissen bösen Geistes,
mit dem er, wie er versicherte, in vertrautem Verkehr stand
— eine dunkle Sache, der ich stets versäumt habe auf den
Grund zu gehen. So bin ich denn wieder gesund geworden,
gerade damals, als die Franzosen nach ihrem Sieg über die
Venezianer bei Adda [14. Mai 1509] einen Triumphzug durch
die Stadt hielten, dem ich vom Fenster aus zuschauen durfte.

Nach dieser Krankheit hat auch die ewige Mühe und
Plackerei im Dienst meines Vaters für einige Zeit aufgehört.
Aber der Juno Zorn war noch nicht gesättigt; ich hatte mich
noch nicht völlig von der Krankheit erholt, als ich — wir
wohnten damals in der Via Dei Maina — die Treppe herab-

fiel, einen Hammer in der Hand, der mich an der linken Stirnseite ganz oben traf. Ich erlitt eine schwere Verletzung, auch der Knochen war getroffen, so daß eine dauernde, heute noch sichtbare Narbe blieb. Die Wunde war kaum geheilt, ich saß eines Tages vor der Haustüre, da fiel vom Dache des sehr hohen Nachbarhauses ein Ziegelstein, in der Länge und Breite wie eine Nuß, aber dünn wie ein Stückchen Rinde, und verwundete mich links oben am Kopf, wo reichlich Haare standen. Zu Beginn meines zehnten Lebensjahres wechselte mein Vater die Wohnung; er verließ das Haus, das ihm [der Unglückfälle wegen] unheimlich wurde, und bezog ein anderes in der gleichen Straße, wo ich nun volle drei Jahre lang lebte. Mein Schicksal aber änderte sich nicht: wieder führte mein Vater mich wie einen Sklaven mit sich, in so auffallender Strenge, um nicht zu sagen Grausamkeit, daß ich — nach den Erfahrungen, die ich später gemacht habe — glauben möchte, es sei dies eher des Himmels Wille als des Vaters Schuld gewesen, um so mehr, als auch Mutter und Tante mit dieser Behandlung einverstanden waren. Immerhin verfuhr er nun mit mir viel milder als früher, denn inzwischen hatte er zwei Neffen, einen nach dem andern, zu sich ins Haus genommen, und da diese zu den gleichen Diensten angehalten wurden, ward meine Knechtschaft erleichtert oder war doch weniger schwer zu tragen, denn entweder mußte ich jetzt den Vater gar nicht mehr oder doch nur gemeinsam mit den Neffen begleiten.

Mehrmals wechselten wir die Wohnung, ich immer in des Vaters Begleitung, bis wir schließlich, da ich das 16. Lebensjahr vollendet, in das Haus des *Allessandro Cardano* zogen, bei der Mühle der Bossi.

Mein Vater hatte zwei Neffen, Söhne seiner Schwester: einer, *Evangelista*, trat in den Orden des heiligen Franziskus und wurde fast 70 Jahre alt, der andere, *Oddone Cantone*, war Steuereinnehmer, ein reicher Mann. Der wollte vor seinem Tode mich zum einzigen Erben seines ganzen Vermögens einsetzen; aber der Vater duldete dies nicht, er sagte, das Geld sei unrecht erworbenes Gut. So wurde sein Vermögen nach Gutdünken seines Bruders, der damals noch lebte, verteilt.

Neunzehn Jahre alt geworden, bezog ich zusammen mit *Giovanni Ambrogio Targio* die Universität zu Pavia und blieb dort, dieses Mal ohne meinen Kameraden, auch ein zweites Jahr. Als ich das 21. Lebensjahr zurückgelegt, begab ich mich, wiederum mit *Targio,* ein drittes Mal nach Pavia, hielt nun meine öffentliche Disputation und als im Gymnasium über den *Euklid* und schon nach wenigen Tagen auch über Dialektik und die Anfangsgründe der Philosophie, zuerst für den Servitenbruder *Romolo* und kurze Zeit darauf für einen gewissen Arzt namens *Pandolfo*. Nach vollendetem 22. Lebensjahre blieb ich für einige Zeit zu Hause, in Mailand, der Kriegswirren [zwischen *Kaiser Karl* V. und *Franz* I. von Frankreich] wegen, unter denen unsere Gegend damals schwer zu leiden hatte. Zu Beginn des Jahres 1524 begab ich mich nach Padua; gegen Ende des Jahres, das heißt im Monat August, führte mich, in Begleitung des *Gianangelo Corio,* irgend ein Zufall wieder nach Mailand zurück. Ich fand meinen Vater todkrank in den letzten Zügen. Doch er kümmerte sich mehr um mein als um sein eigenes Wohlergehen und verlangte, daß ich nach Padua zurückkehre; glücklich war er, hören zu dürfen, daß ich das sogenannte Baccalaureat der freien Künste zu Venedig erworben. Ich reiste also wieder nach Padua und erhielt bald nach meiner Ankunft die briefliche Nachricht, mein Vater sei gestorben, acht Tage, nachdem er sich jeder Speise enthalten habe. Gestorben ist er am 28. August, und zu fasten fing er an am 20., einem Samstag. Gegen Ende meines 24. Lebensjahres wurde ich Rektor der Universität zu Padua, ein Jahr später Doktor der Medizin. Bei der Wahl als Rektor drang ich nach zweimal wiederholter Abstimmung mit einer Stimme Mehrheit durch. Bei der Promotion zum Doktorat war ich zuerst zweimal durchgefallen, da 47 Stimmen gegen mich abgegeben wurden, und erst bei der dritten Abstimmung, über die hinaus keine weitere mehr zulässig war, blieb ich Sieger: nurmehr 9 Stimmen wurden gegen mich abgegeben; ebensoviele hatten bei den ersten Abstimmungen, gegenüber 47 ablehnenden Stimmen, für mich gestimmt. Ich weiß wohl, daß dies alles Kleinigkeiten sind, aber ich berichte sie genau, wie sie stattgefunden haben, weil ich meinen Spaß daran haben will, wenn ich es wieder lese (für mich allein nämlich, nicht für andere, mache ich diese Aufzeichnungen), weil ferner jeder, der vielleicht doch einmal dies zu lesen geruht, wissen möge, daß großer Dinge Anfang wie ihr Ausgang oft trüb und dunkel ist, und endlich, weil manchem andern schon ähnliches begegnet ist, ohne daß er Gewicht darauf gelegt hat.

Nachdem nun also mein Vater gestorben und meine Amtszeit als Rektor abgelaufen war, begab ich mich, zu Beginn meines 26. Lebensjahres, nach dem Städtchen Sacco, das 10000 Schritt von Padua, 25000 von Venedig entfernt liegt, ermuntert und unterstützt durch einen Arzt in Padua, *Francesco Buonafede*. Dieser Mann, dem ich nie irgend welchen Dienst getan — nicht einmal sein Hörer bin ich gewesen, obwohl er zu Padua öffentlich las — war mir in höchst uneigennützigem freundschaftlichem Eifer zugetan. Ich blieb nun zunächst in Sacco, indes mein Vaterland durch alle Art von Übel heimgesucht wurde: im Jahre 1524 wütete zu Mailand eine fürchterliche Pest, zweimal wechselte die Stadt den Landesherrn [sie ging damals aus der Herrschaft Frankreichs in die Kaiser Karls V. über], und in den Jahren 1526 und 1527 litt sie unter einer vernichtenden Hungersnot; die Preise für die amtlichen Getreidescheine waren kaum zu erschwingen. Dazu kamen unerträglich drückende Abgaben. Im Jahre 1528 wüteten wieder Pest und andere Seuchen — Übel, die vielleicht nur aus einem einzigen Grunde ein weniges leichter zu ertragen waren, weil sie nämlich das ganze Land verheerten.

Im Jahre 1529, da die Kriegswirren ein wenig nachließen, siedelte ich wieder nach meiner Vaterstadt über. Ich wollte in das Kollegium der Ärzte aufgenommen werden, wurde aber abgewiesen. Bei den [mit *Cardano* verfeindeten, in Mailand damals sehr einflußreichen Grafen] *Barbiani* war nichts für mich zu erreichen, und da zudem meine Mutter launisch und griesgrämig war, kehrte ich wieder in mein Landstädtchen

[Sacco] zurück, nicht so gesund freilich, als ich es verlassen hatte. Die Aufregungen, Mühen, Sorgen und Arbeiten, dazu Husten und eiternde Geschwüre, ein übelriechender Auswurf infolge verdorbenen Magens, hatten mich auf einen Zustand gebracht, von wo aus sonst niemand mehr gesund zu werden pflegt. Doch ein Gelübde, das ich der Allerseligsten Jungfrau gemacht, rettete mich aus dieser Krankheit, und unmittelbar darauf, gegen Ende meines 31. Lebensjahres, vermähle ich mich mit *Lucia Bandarini* aus dem Städtchen Sacco.

— Vier Beobachtungen habe ich im Laufe meines Lebens gemacht: einmal, daß alle meine Unternehmungen, ohne daß ich es beabsichtigte, immer vor dem Vollmond zum Abschluß kamen; zweitens, daß ich immer dann frohe Hoffnung schöpfen durfte, wenn andere sie zu verlieren pflegen; weiter, daß sich mir das Glück, wie ich schon gesagt, tatsächlich immer im letzten Augenblick zum besten wandte; und endlich, daß ich bis zu meinem 60. Lebensjahre fast alle meine Reisen im Monat Februar angetreten habe. —

Meine Frau gebar mir nach zwei Fehlgeburten zwei Söhne und zwischenhinein eine Tochter. Im Jahre nach meiner Vermählung begab ich mich gegen Ende April nach Gallarate, blieb dort neunzehn Monate und erholte mich in dieser Zeit völlig. Und damals hörte ich auch auf, arm zu sein, denn es war mir allmählich gar nichts mehr geblieben. Doch jetzt ermöglichte es mir das liebevolle Entgegenkommen der Vorsteher des großen Xenodochiums [des Armen- und Krankenhauses] und vor allem die Unterstützung des erlauchten [späteren Erzbischofs von Mailand] *Filippo Archinti*, damals berühmt als Redner, nach Mailand zu ziehen und dort öffentlich Mathematik zu lehren, nunmehr im Alter von mehr als 33 Jahren. Zwei Jahre darauf bot sich mir Gelegenheit, zu Pavia öffentlich Medizin zu dozieren; ich nahm nicht an, weil ich keinerlei Aussicht hatte, dort auch nur den nötigsten Lebensunterhalt zu finden. Im nämlichen Jahre, 1536, reiste ich nach Piacenza; ein Brief des Bischofs *Archinti* — er war damals übrigens noch nicht Priester—rief mich dorthin zum Papst [Paul III. 1534 bis 1549], doch wurde nichts aus der Sache. Auch der französische Vizekönig von Mailand nahm sich meiner an und zwar, wie ich später erfuhr, auf Drängen des erlauchten Herrn *Louis Birague*, des Kommandanten der in Italien stationierten Infanterie des französischen Königs. Dieser Vizekönig [Marschall *Cossé*] *Brissac* war ein überaus eifriger Freund und Gönner der Gelehrten; er machte mir viele und große Angebote, aber die Sache zerschlug sich. Im Jahre darauf, 1537, verhandelte ich wieder mit dem Kollegium [der mailändischen Ärzte], aber mein Gesuch um Aufnahme wurde wiederum glattweg abgewiesen. Im Jahre 1539 dagegen, als nicht mehr so viele gegen mich stimmten, bin ich tatsächlich wider alles Erwarten aufgenommen worden, auf Betreiben des [späteren Kardinals, damaligen Senators *Francesco*] *Sfondrati* und des ganz vortrefflichen Francesco *Della Croce*. Später, nämlich im Jahre 1543, habe ich dann auch zu Mailand über Medizin gelesen, aber schon im folgenden Jahre bin ich, als mein Haus in Mailand einstürzte, nach Pavia gezogen und habe dort Heilkunde doziert; einen Konkurrenten im Lehramt hatte ich zwar nicht, doch wurde mir auch mein Gehalt nicht ausbezahlt. So gab ich denn gegen Ende meines 44. Lebensjahres diese Stellung wieder auf und blieb nun zu Mailand mit meinem ältesten Sohn [*Giovanni Battista*], der damals 11 Jahre alt war; meine Tochter [*Chiara*] war 9 und *Aldo* 2 Jahre alt geworden. Da machte mir im Sommer des Jahres 1546 der [als Kardinalpräsident des Konzils von Trient berühmt gewordene] Kardinal [*Giovanni*] Morone — ich nenne ihn hier, um ihm ein ehrendes Denkmal zu setzen — ein Angebot [in der Stellung eines päpstlichen Leibarztes] unter nicht zu verachtenden Bedingungen. Aber da ich nun schon einmal, wie ich oben erklärt habe, das ahnungsvolle Wesen einer harpokratischen Natur besitze, so sagte ich mir: der Papst [*Paul* III. aus dem Hause *Farnese*] ist alt und gebrechlich, eine Mauer, die morgen einstürzen kann — soll ich Sicheres gegen Unsicheres eintauschen? Ich kannte ja auch damals weder die Redlichkeit der *Morone*, noch die glänzende Freigebigkeit des *Farnese*. Auch hatte ich seit dem Jahre 1542 die freundschaftliche Zuneigung des [mit dem Papst verfeindeten kaiserlichen Statthalters von Mailand, *Fernante Gonzaga*], Fürsten *von Este* gewonnen, der mir schon einiges an Geld gegeben hatte. Er wollte mir weiteres geben, doch ich nahm nichts an. Vielmehr kehrte ich mit dem Ende des Sommers wieder auf meine Stelle als Dozent [in Pavia] zurück, und im folgenden Jahr erhielt ich durch Vermittlung des hochberühmten, mir befreundeten *Andreas Vesal* vom König [*Christian* III.] von Dänemark die Einladung, mit einem Gehalt von jährlich 800 Kronen in seine Dienste zu treten. Ich lehnte ab, nicht nur wegen der Ungunst des dänischen Klimas — auch hätte meine dortige Lebenshaltung zu großen Aufwand verlangt, — sondern vor allem der fremden Religion wegen [in Dänemark war im Jahre 1536 die Reformation durchgeführt worden]. Ich wäre dort entweder schlecht aufgenommen worden oder aber gezwungen gewesen, mein Vaterland und meine und meiner Ahnen Sitte und Art ganz aufzugeben.

Nach vollendetem 50. Lebensjahre blieb ich wieder einige Zeit in Mailand, weil man mir in Pavia mein Gehalt nicht ausbezahlte. Im Februar des Jahres 1552 bot sich mir Gelegenheit einer Dienstreise nach Schottland [zu *John Hamilton*, Erzbischof von St. Andrew]. Ich erhielt vor meiner Abreise aus Italien 500 Kronen französischer Währung und 1200 bei meiner Rückkehr. 311 Tage war ich unterwegs. Ich hätte, wenn ich dort hätte bleiben wollen, eine noch viel größere Summe erhalten können. Von Anfang Januar 1553 bis Anfang Oktober 1559 lebte ich wieder in Mailand. Neue, größere Angebote lehnte ich ab: eines vom französischen König [*Heinrich* II.] deshalb, weil ich fürchtete, die kaiserlich Gesinnten in Mailand vor den Kopf zu stoßen, denn damals wüteten Kriege zwischen beiden Fürsten; ein anderes, das mir gleich nach meiner Rückkehr von Schottland durch Vermittlung des *Fernante Gonzaga* von dessen Oheim, dem Herzog von Mantua, gemacht wurde; ein drittes endlich, ein weit einträglicheres noch, aber allzu unbestimmtes, das von der Königin [-Mutter *Maria von Guise*] von Schottland ausging, deren Schwager ich in ärztlicher Behandlung gehabt hatte und die von mir geheilt zu werden hoffte. Bezahlt freilich sollte ich erst werden, wenn die Heilung geglückt wäre.

Im Jahre 1559 kehrte ich wieder nach Pavia zurück, und hier trat bald darauf das unselige Verhängnis ein, das meinem Sohne [*Giovanni Battista*] das Leben kosten sollte. Mein Aufenthalt währte gleichwohl fast bis ans Jahr 1562. Dann folgte ich einem Ruf nach Bologna und setzte dort meine Lehrtätigkeit fort bis ans Jahr 1570. Am 6. Oktober dieses Jahres bin ich eingekerkert worden; man behandelte mich dabei in allem, abgesehen vom Verlust meiner Freiheit, durchaus milde. Am 12. Dezember 1570, am gleichen Wochentag und zur gleichen Tagesstunde, als ich eingekerkert worden war, ließ man mich frei, an einem Freitag, in der abendlichen Dämmerung. Ich bezog wieder mein Haus, wurde aber dort zunächst unter Hausarrest gehalten. So daß ich, da die Kerkerhaft 77 und der Hausarrest 86 Tage währte, im ganzen 163 Tage in Haft war. Ich blieb noch das Jahr 1571, bis in die letzten Tage des September, in Bologna und habe dort mein 70. Lebensjahr beendet. Dann zog ich nach Rom und kam dort am 6. Oktober, eben als man den Sieg gegen die Türken [bei Lepanto] feierte.

Und heute ist seit meinem Einzug in Rom das vierte, seit meiner Verhaftung das fünfte Jahr verstrichen. Ich lebe seither hier als Privatmann; doch hat mich am 13. September dieses Jahres das Kollegium der römischen Ärzte in seine Reihen aufgenommen, und der Papst [Pius V. 1566—1572 und Gregor XIII. 1572—1585] zahlt mir eine Pension.

Was ich in den verschiedenen Disziplinen an denkwürdigen Erfindungen machte.

... In der Medizin entdeckte ich die wahre Bedeutung der sogenannten kritischen Tage; erfand die Theorie der Heilung des Podagra und des pestartigen Fiebers; die vielfache Verwandlungsmöglichkeit ölartiger Stoffe; die Technik, wie man aus nichtpurgierenden Medikamenten purgierende machen kann; und erklärte die Eigenschaften und Kräfte einzelner Heilquellen. Ich erfand ferner die mannigfaltigsten und nützlichsten Arten, Speisen zuzubereiten; wie man gefährliche und zu stark wirkende Medikamente in nützliche und sanft wirkende verwandeln kann; ich entdeckte, wie gewisse Arzneien die Wassersucht so rasch zu heilen imstande sind, daß der Kranke, schnell gestärkt, noch am gleichen Tage wieder durch die Stadt spazieren kann; wie Heilung einer einzelnen, besonderen Krankheit zur Erkenntnis und zur Behebung des Krankheitsstoffes anderer Körperteile beitragen und wie man aus der drei- oder viermal wiederholten Lektüre eines einzigen medizinischen Werkes die Erkenntnis der verschiedensten Krankheiten, wie auch der Mittel, sie zu heilen, lernen kann. Ferner ist von mir die richtige Behandlung der Bruchleiden in den allgemeinen Gebrauch gebracht und verbessert worden. Auch schrieb ich als erster eine ausführliche Geschichte des Urins, während man bisher auf diesem Gebiet kaum einige Anfänge schattenhafter Kenntnisse hatte. Außerdem verfaßte ich Erläuterungen zu den schwierigsten Schriften des *Hippokrates*, namentlich zu den authentischen; doch ist dies Werk noch nicht vollendet, sondern heute noch, da ich dies niederschreibe, am 16. November 1575, unter der Feder. Des weiteren handelte ich sehr ausführlich von der Behandlung der französischen Krankheit und gab und erklärte Beispiele von Heilungen der schwierigsten Krankheiten, wie Epilepsie, Wahnsinn, Erblindung, und entdeckte für einige wenige wichtige Krankheiten die wirksamsten Heilmittel, wie zum Beispiel die Wirkung des Schachtelhalms bei der Wassersucht, die des Knoblauch bei verhärteten Geschwüren, bei Harndrang, namentlich aber bei Gelenkkrankheiten, Nierensteinen, Kolik, Hämorrhoiden und viele andere, gegen 5000. An gelösten oder wenigstens aufgestellten medizinischen Problemen werde ich gegen 40000 hinterlassen, an solchen kleinerer, nebensächlicherer Art 200000, weshalb denn auch jenes Licht unseres Vaterlandes [Andrea *Alchiati*] mich den „Mann der Erfindungen" nannte.

Felix Platter
(1536—1614)

Seine Lebenszeit umfaßt die Jahre 1536—1614. Im Todesjahr des „hochgelehrten Herrn Erasmus von Rotterdam" ist er als Sohn des Baseler Buchdruckers und Schulmeisters Thomas Platter „als lebendiger Mensch in diese Welt geboren worden". Bereits mit 15 Jahren wird er auf die hohe Schule nach Montpellier geschickt, um sich dort zum Arzt auszubilden. Ehe Platter als Baccalaureus nach Basel heimkehrt, durchreist er Frankreich und macht in Paris die Bekanntschaft von Duretus und Fernelius. In der Heimat selbst besteht er mit Ehren die Würde des medizinischen Doktors und führt bald hernach eine Jugendgeliebte als Gattin heim, die ihm nach 56jähriger Ehe entrissen wurde. Mit seiner Verheiratung bricht Platters Autobiographie ab, die er im Alter von 76 Jahren niederschrieb — neu herausgegeben von H. Kohl (Leipzig: Voigtländer 1913). 1571 berief ihn seine Heimatstadt Basel in die Professur für praktische Medizin, und der Magistrat ernannte ihn gleichzeitig zum Stadt- und Spitalarzt. In den Pestjahren, 1563—64, die Basel heimsuchten, bewährte er sich praktisch und literarisch, u. a. durch seine Schriften: „De corporis humani structura et usu" (1583) und durch die „Praxis medica" (1602—1608), die auch heute noch wertvolle Kasuistik enthält und Platter als ausgezeichneten Beobachter zeigt. Das Mystische lag ihm fern. Versuchte er doch schon eine Klassifikation der Psychosen; in der Chirurgie tritt er für die Sectio alta beim Steinschnitt und bei der Achsendrehung des Darmes für den Bauchschnitt ein. Auch auf dem Gebiete der Orthopädie, der Augenheilkunde und der Mißbildungen hat er wertvolle Ratschläge hinterlassen. Nach Andreas Vesalius war er der erste, der in Basel wieder „eine Anatomie hielt", d. h. er sezierte dort 1557 eine menschliche Leiche. Am bekanntesten wurden Platters Memoiren durch Gustav Freytags „Bilder aus der deutschen Vergangenheit".

Ich bin, wie der Jugend Art ist, sehr gierig auf das Obst gewesen, habe viel Obst heimlich gekauft und mich manchmal damit also überladen, daß ich schon als Junge oft gedacht habe, es würde mir schaden und auf die Dauer nicht gut tun, auch meinem Leben Abbruch tun; dennoch überwand mich die Begierde. Ich war sehr begierig nach süßen Speisen und Konfekt, habe auch manchmal geschleckt (genascht), wenn ich über meiner Mutter Fliedermus oder anderes Eingemachtes gekommen bin, und Zuckererbsen, Feigen, Rosinen heimlich gekauft. Als meiner Schulgesellen einer das von mir gesehen, hat er mich hernach etliche Jahre damit also gepeinigt, daß ich habe tun müssen, was er wollte; er war auch so unverschämt und boshaft, daß er Bücher von mir erpreßte und mir zugemutet hat, sie ihm zu schenken mit Drohung:

wenn ich das nicht täte, würde er angeben, daß ich Zuckererbsen gekauft hätte; das habe ich, als ich es auf die Dauer nicht leiden mochte und gewiß lange Zeit von ihm bedrängt in großem Leide war, schließlich Schaler, meinem Präzeptor, bekannt und angezeigt und ihn gebeten, bei meinem Vater Verzeihung hierfür mir auszuwirken, was auch geschehen ist. Es hat mich auch der Appetit und die Begierde nach süßen Dingen dahin gebracht, daß ich, als ich in Mompelier zum erstenmal in die Apotheke gekommen bin, dort einmal soviel Zucker gegessen habe, daß ich dadurch krank geworden bin, heftiges Magenweh bekommen und viel Galle danach erbrochen habe. Und dieweil ein bemerkenswert großer Hafen (Topf) voll Theriak[1]) in der Nebenkammer stand, hat mich der außerordentliche Appetit bewogen, oft daraus einen guten Teil zu nehmen und manchmal davon zu essen, ohne daß es mir geschadet hätte; auch aus einem großen Hafen Zuckerrosat habe ich unmäßig viel verbraucht. Ebenso habe ich oftmals den Apothekergesellen die Laute geschlagen, damit sie mir überzuckerte Mandeln gäben. Schließlich aber bin ich wegen des Übermaßes der süßen Speisen dahin gekommen, daß sie, wie sie mir in der Jugend angenehm waren, so hernach anfingen zuwider zu sein. Dem Weine habe ich in der Jugend nicht nachgefragt, er wäre denn süß, er hat mir auch, wenn er nicht so war, etwas widerstanden, ich habe auch, ehe ich nach Frankreich gezogen, keinen besonderen Becher Weins vor mir bei Tisch gehabt, sondern habe außer etwa einem Trünklein (einem kleinen Schluck) aus meiner Mutter Kännlein nur Wasser getrunken. Und weil ich hitzigen Blutes bin, habe ich davon manchmal, sonderlich wann ich zur Nacht schlafen gegangen bin, nachdem ich zuvor hin und wider gelaufen war, dermaßen viel getrunken, daß es in meinem Bauch, nachdem ich mich gelegt und zur Seite gekehrt habe, wie in einem Faß geschwankt und getönt hat. Ich habe auch in Frankreich aus einem Brunnen in meines Herrn Haus, daraus man mit Hilfe von Seilen, die man wie die Feigenkörbe

---

[1]) Eine vom Altertum bis in die Neuzeit hin viel gebrauchte Latwerge.

von Binsen machte, Wasser schöpfte, die ganze Zeit über, die ich dort verblieb, gar viel Wasser getrunken, welches mich süß wie Milch und sehr anmutig dünkte. Auch den roten dicken Wein zu Mompelier habe ich nur mit viel Wasser vermischt trinken können.

Es riß aber im Jahre 1551 ein Sterben ein zu Basel, das auch im vorigen Jahre sich hin und wieder gezeigt hatte, und im März trug sich zu, daß meines Vaters Tischgänger Nikolaus Sterien krank ward und am Sonntagnachmittag, nachdem er gleichwohl zur Imbißzeit in einem Sessel in der Stube gesessen hatte und, wie uns dünkte, ziemlich wohlauf gewesen war, in seiner Kammer liegend verschied, während wir, die wir nicht wußten, daß es die Pest war, vom Vater alle nach Gundeldingen nachmittags abgefertigt (geschickt) worden waren, um daselbst Pfeifen zu machen aus Weiden. Meine Schwester Ursel fand ihn, als sie ihm zu essen bringen wollte, tot, worüber sie sehr erschrocken ist, auch hat sie sich den schrecklichen Anblick jederzeit nachher eingebildet, und er ist auch eine Ursache ihrer Krankheit gewesen. Als wir von Gundeldingen um 4 Uhr hinein in die Stadt zur Predigt wollten, kam uns Botschaft, wir sollten draußen bleiben, kamen also erst zum Nachtessen hinein; da erfuhren wir von den Nachbarn, daß Nikolaus gestorben und schon zu St. Elisabeth begraben war. Mein Vater war sehr bekümmert, schickte mich morgens mit Albert Gebwiler, Doktor Peter Gebwilers, Landschreibers zu Rötteln, Sohn und Peter Horauf, dem Sohn der Schwester seiner Frau, seinen Convictoribus (Tischgängern), nach Rötteln, wohin uns Stephan am Biel aus Wallis führte. Mein Vater aber zog mit den übrigen Tischgängern in das Gut nach Gundeldingen, um daselbst zu wohnen. Aber es ward gleich seines Meiers Oswald junger Sohn krank und starb hernach an der Pestilenz. Darum schickte mein Vater die Tischgänger alle heim und behielt allein Gavinus von Rott bei sich, weil sich seiner niemand annahm, und wohnte also eine Zeitlang zu Gundeldingen. Meine Schwester Ursula ging inzwischen in die Stadt, wie auch ins Haus, um nach allen Sachen zu sehen, und ward zum Pfingst-

tage in der Kirche krank, ging jedoch wieder hinaus in das
Gut, legte sich zu Bett, hatte eine Beule am Bein, war gleich
abgeschlagen und matt. Man ließ ihr zur Ader, gab ihr ein,
aber es half nicht, ihr Stündlein war vorhanden. Sie redete
gar christlich die vier Tage ihrer Krankheit, denn sie war
ein gottesfürchtiges Maidlein und in Gottesfurcht auferzogen.
Am Freitag nahm sie Abschied von Vater und Mutter, küßte
sie, befahl ihr liebes Brüderlein, der ich zu Rötteln war, zu
grüßen, und verschied seliglich ihres Alters bei 17 Jahren.
Morgens kamen die Nachbarn aus der Stadt und sonst viel
Volks, die Leiche zu begleiten. Sie ward zu St. Elisabeth
begraben, wo auch meine Schwester Margret, die an der Pest
im heißen Sommer gestorben war, begraben worden war. Mein
Vater schlief etliche Nächte außer dem Haus, bei dem Herrn
Myconius, wollte auch nicht wieder heim, bis alles von Kleidern und was seiner seligen Tochter sonst zugehört hatte,
beiseite geräumt würde, daß es ihm nicht unter die Augen
käme.

... Mein Begehren und Verlangen war von Jugend auf,
Arzneikunde zu studieren und Doktor zu werden; dahin waren
auch meines Vaters Gedanken gerichtet, weil er darin studiert
hatte; und oft hat er mir erzählt, wie die Doktoren der Medizin
vortrefflich wären und mir manchmal, da ich noch kindsich
war, gezeigt, wie sie auf Rossen daher ritten. Jetzund aber,
da ich ungefähr 15 Jahre alt und sein einziges Kind war,
hatte er vor, damit ich desto eher den Lauf der Studien in
der Medizin vollbringen und den Doktorgrad bekommen und
er desto eher mich zu sich wieder heim in die Haushaltung
bringen könnte — mich nach Mompelier auf die hohe Schule,
wo die Medizin blüht, zu schicken.

... Mein Vater geleitete uns vor das Tor zur Kapelle. Da er
mir die Hand bot und sich verabschieden und sagen wollte:
„Felix vale!" konnte er das *vale* nicht aussprechen, sagte
„va" und ging also traurig hinweg. Das hat mir mein Herz
sehr bewegt, also daß ich hernach die Reise trauriger vollbrachte, auf die ich mich zuvor gefreut hatte. Es schrieb
mir auch hernach mein Vater, daß, als er von Liestal wieder

nach Basel gekommen, habe er unserer Magd Anna, die zuvor gesund gewesen, an der Pest krank gefunden; auch sei des Thomas Schöpf Magd an gleicher Sucht (Krankheit) eben den Tag krank geworden; es komme ihm vor, als habe Gott uns zuvor hinwegziehen lassen, ehe er unsere Häuser angriff, denn damals regierte (herrschte) die Pest in Basel, wie auch in unserer Gasse sehr.

Ich rüstete mich ernstlich zum Studieren in der Medizin, hörte am Morgen zwei, manchmal drei, nachmittags ebensoviel Lektionen. Den 14. November hielt man eine Anatomie im alten Theater an einem Knaben, der an Brustgeschwür Pleuritis gestorben war; in dessen Seite inwendig in der Brust, in succingente membrana (an der umschließenden Haut) fand sich nur ein bläulicher Flecken, keine Geschwulst noch Geschwür; an dem Orte waren die Lungen durch Zaserlein (Fasern) angeheftet, also daß man, wenn man sie davon freimachen wollte, reißen mußte. Es präsidierte bei dieser Anatomie D. Guichardus, und ein Scherer anatomierte. Es kamen außer den Studiosen viele andere Herren und Bürger dazu, wie auch Demoisellen (Mädchen) ob es gleich eine Mannsperson war, um zuzuschauen. Auch die Mönche gingen hinein.

Ich hatte allezeit einen Trieb in mir, mich von allem, was einem Medico (Arzte) zu wissen vonnöten ist und worin sich nicht alle gern bemühen, zu unterrichten, damit ich, weil ich stets hörte, wie viele Medici schon zu Basel wären, und wie vieler man noch gewärtig wäre, wenn ich heimkehrte, mich wüßte durchzubringen, auch vielleicht vor andern mich hervortun möchte, weil ich wohl wußte, daß mein Vater viel schuldig war und eine geringe Besoldung von seinem Dienst hatte, sich fast nur mit Tischgängern durchbringen mußte, und mir wenig würde zu Hilfe kommen können; ich dachte damals wenig daran, daß er noch im hohen Alter wieder sich beweiben und soviel Kinder zeugen würde. Solcher Trieb machte, daß ich neben stetigem Studieren und Lektionenhören mich sehr übte, bei der Herstellung von allerlei Arzneien wohl in der Apotheke aufzumerken, was mir

hernach gar wohl zustatten gekommen ist, und neben der
Einsammlung von vielen Kräutern, die ich in Papier zierlich
sauber einpackte, sonderlich in der Anatomie mich sehr
begehrte. Deshalb suchte ich allerlei Gelegenheit, nicht allein
bei Zerlegung von Tieren, sondern bei Öffnung von Menschen,
die man im Kollegium anatomierte, fleißig aufzupassen, auch
dabei zu sein, wenn man etwa heimlich einen Leichnam auf-
schnitt, auch selbst zuzugreifen, ob mir gleichwohl anfangs
solches sehr abscheulich war; ich gab mich auch aus Begier,
darin mich auszuzeichnen und corpora (Leichen) zu bekommen, mit andern welschen Studiosen gelegentlich in Gefahr.
Dazu half ein baccalaureus medicinae Gallotus, der eine Frau
hatte, die aus Mompelier gebürtig und ziemlich reich war.
Der betrieb eine Weile dieses Geschäft in seinem Hause und
berief auch mich und etliche andere dazu: tote Körper, die
erst den Tag begraben waren, heimlich mit bewaffneter Hand
vor der Stadt auf den Kirchhöfen bei den Klöstern auszu-
graben und dann in die Stadt in sein Haus zu tragen und
daselbst zu anatomieren. Wir hatten etliche bestellt, die
aufzupassen hatten, wo und wann etliche begraben würden,
alsdann verfügten wir uns zur Nacht heimlich dahin.

Ich ward zum erstenmal dazu aufgefordert am 11. Dezember (1554). Da führte uns Gallotus schon bei tiefer Nacht
vor die Stadt in das Augustinerkloster; dort war ein ver-
wegener Mönch, Bruder Bernhard, der verkleidete sich und
half uns dabei. Wir taten heimlich im Kloster einen Schlaf-
trunk, der währte bis Mitternacht. Danach zogen wir in
aller Stille mit den Waffen vor das Kloster St. Denis auf den
Kirchhof, da scharrten wir einen Leichnam heraus nur mit
den Händen, denn der Grund war noch locker, weil der Leichnam erst den Tag vergraben war. Als wir auf den Leichnam
kamen, legten wir ein Seil daran und zerrten ihn mit Gewalt
heraus, schlugen unsere flassadenen Röcke darum und trugen
ihn auf zwei Bengeln (Knütteln) bis an das Stadttor; es war
um 3 Uhr in der Nacht. Da taten wir die Leiche an einen
Ort und klopften am kleinen Türlein, durch das man ab und
zu herein- und herauslauscht. Es kam ein alter Pförtner

hervor im Hemd, der tat uns das Türlein auf. Wir baten ihn, er wolle uns einen Trunk geben, wir stürben vor Durst. Während er den Wein holte, zogen ihrer Drei die Leiche herein und trugen sie hinauf in des Gallotus Haus, das nicht fern vom Tore war, daß also der Torwächter nichts gewahr wurde. Wir zogen nach, und als wir die Laken, in die sie eingenäht war, öffneten, war es ein Weib, die hatte krumme Füße von Natur, die einwärts einander ansahen. Die anatomierten wir und fanden unter andern auch etliche Adern der vasa spermatica, die nach unten zu nicht gerade, sondern auch krumm und seitwärts gingen. Sie hatte einen kleinen Ring am Finger, weswegen mir, weil ich Ringe hasse von Natur, sehr übel ward.

Weil uns die Sache geraten war, ließen wir nicht nach, und als wir fünf Tage hernach erfuhren, daß ein Student und ein Kind abermals auf dem Kirchhof St. Denis begraben waren, zogen wir abermals zur Nacht zum Tore hinaus, den 16. Dezember, in das Augustinerkloster. In seiner (des Mönches) Zelle verspeisten wir ein gutes Huhn gekocht mit Kohl, den wir aus dem Garten holten, und guten Wein, mit dem er uns versorgte. Wir zogen darnach abermals mit Wehren — denn die Mönche zu St. Denis waren gewahr geworden, daß wir zuvor eine Frau daselbst ausgegraben hatten, und hatten uns gedroht — Myconius trug sein bloßes Schwert, die Welschen Rappiere — auf den Kirchhof, scharrten beide Leichen heraus, schlugen wieder unsre Nachtröcke darum und trugen sie auf den Bengeln bis an das Tor. Wir durften nicht wohl anklopfen, fanden ein Loch unter dem Tore, da schlüpfte einer hinein; denn man bewachte damals die Tore nicht sehr; darauf stießen wir die Leichen unten durch hinein und der drinnen war, zog, alsdann schlüpften wir alle nach, wobei ich im Hindurchschlüpfen, auf dem Rücken liegend, meine Nase verletzte. Wir trugen die Leichen in des Gallotus Haus, wo wir sie auspackten. Die eine war ein Student, der uns gar wohl bekannt war, den schnitten wir auf, der war ganz abgezehrt, hatte faule Lungen mit schrecklichem Gestank, daß wir alles mit Essig beschütten mußten, wir fanden auch kleine

Steine in der Lunge. Das Kind war ein Büblein; wir machten
ein Skelett daraus. Als ich früh in mein Haus wollte und
läutete, wollte mich der Ladenknecht, der bei mir zu schlafen
pflegte, nicht hören, er schlief so fest, daß, ob ich gleich mit
Steinen an die Läden warf, ihn nicht wecken konnte. Ich
mußte also mit einem Welschen, meinem Gesellen, den Morgen
eine Weile ruhen. Hernach haben die Mönche zu St. Denis
den Kirchhof bewachen müssen, und wann Studenten gekommen, haben sie mit Flitzbögen aus dem Kloster geschossen.

Den letzten Januar zogen wir aus cadaveratum [um Leichen zu stehlen], gruben zur Nacht auf dem Kirchhof vor
der Stadt ein altes Weib, das den Tag begraben worden war,
aus der Erde, ebenso ein Kind, trugen sie ins Augustinerkloster vor der Stadt, wo wir unsere Gelegenheit bei Bruder
Bernhard hatten, wo wir sie auch anatomierten und zu dem
wir allezeit hinausgingen; denn in die Stadt die Leichen zu
bringen, das hätte nicht wohl heimlich zuwege gebracht werden können, sondern wäre schließlich herausgekommen. Die
Deutschen zürnten sehr, daß sie nicht auch dahinkommen
konnten und daß ich's ihnen nicht auch angezeigt hatte;
ich durfte es aber nicht, denn ich hatte den Welschen gar
ernstlich zu schweigen versprochen.

Den 18. Mai ward ich zum Baccalaureus in der Medizin
promoviert im königlichen Kollegium durch *D*. Antonius
Saporta, der mein Präses war. Es disputierten nur die doctores medici der hohen Schule daselbst gegen mich, als *D*.
Sycronius, *D*. Gryphius, *D*. Fontanonus, *D*. Edoardus und
Lizentiat Franciscus Feina, und währte der Aktus von 6 Uhr
am Morgen bis 9. Darnach zog man mir ein rotes Kleid an;
darin verabschiedete ich mich mit einem Gedichte, in dem
ich auch der Deutschen gedachte, und hielt im Anfang eine
lange Rede, die ich auswendig rezitierte. Ich zahlte hernach
11 Franken und 3 Sous, und man gab mir Brief und Siegel
(d. h. die Urkunde). Den Brief schrieb mir Johannes Sporer,
weil er gar sauber schreiben konnte; er ward versiegelt zu
St. Firmin, wo der Universität Siegel aufbewahrt werden,
durch D. Guichard.

Den 25. August empfing ich Briefe von Basel, einen schickte mein Vater, der mir fünf Bogen zusammengelegt wie ein Büchlein in octavo vollgeschrieben hatte; so herzlich war ihm daran gelegen, daß ich redliche Fortschritte machte zum Doktorgrad und im folgenden Jahre heimkommen möchte, weil mein zukünftiger Schwiegervater anfing, danach zu verlangen, da er keine Ruhe vor etlichen, auch vornehmen Werbern hatte, die seine Tochter zur Ehe begehrten, auch mein Vater wohl merkte, daß meine Zukünftige wegen ihrer Zuneigung zu mir, die sie durch eine alte Frau, ihres Vaters Patin, ihm offenbart habe, solches gern sähe und danach Verlangen zu tragen anfing. Er ermahnte mich hoch, Gott fleißig anzurufen um seine Gnade, wünschte mir Glück zu dem empfangenen Doktorat und ermahnte mich, daß ich mich nicht etwa *rühmte*, geschickter zu sein, wenn ich es nur dann *wäre*. Es würde für mich ein großes Lob sein, wenn ich zu Basel Doktor würde, was der Obrigkeit und den Bürgern besser gefallen würde, als wenn ich anderswo doktorierte, wie die andern, von denen man sagte, daß sie nicht so geschickt seien, um auf unserer Hochschule den Grad zu erlangen. Und die gemeine Rede sei: „Accipimus pecuniam et mittimus stultos in Germaniam".[1]) Er erzählte auch, daß viele Doktores bei ihnen seien, sie hätten aber mit Ausnahme des Dr. Huber wenig zu tun. Derselbe sage viel Gutes von mir; ich würde ihn ersetzen, habe er vor den Häuptern der Stadt bei einem Bankett gesagt, auch vor meinem künftigen Schwiegervater und seiner Tochter. Die übrigen Doktores, die von Mompelier gekommen seien, meine Gesellen, seien mir mißgünstig gesinnt. Er erzählte mir auch auf mein Begehren, was man, um den Doktortitel zu erlangen, an Examinibus und Disputationen zu Basel ausstehen müsse. Ferner, daß keiner dürfe zu Basel als Arzt auftreten, der anderswo Doktor geworden sei, er habe denn zuvor disputiert und eine Summe Geldes — an 12 und mehr Gulden — erlegt. während doch der Doktorat nicht über 20 Gulden in Geld erfordere, die der Fakultät zu erlegen seien.

---

[1]) Vgl. unten S. 243 Anm. 1.

Er schrieb auch, er vernehme, ich sei ein guter Lautenist, wie auch, daß ich auf dem Spinett schlüge, das sei lustig, nur dürfte es mich nicht vom Studieren abhalten. Unter anderem erzählte er, wie zwei neue Doktoren mit Purgieren es versehen hätten, also, daß einer von einem Doktor eine Arznei genommen habe, die ihn zu Tode purgiert habe, der andere habe sich selbst mit Purgieren fast umgebracht. Er ermahnte mich auch, mich nicht zuviel dazu brauchen zu lassen, die Deutschen zu verarzten, damit ich nicht in die Strafe komme, die man zu Mompelier denen anzutun pflegt, die ärztliche Praxis üben und noch keinen Grad haben. Man setzt sie nämlich rückwärts auf einen Esel, sie müssen den Schwanz als Zaum in den Händen halten, und man führt sie also mit Gespött in der Stadt herum, zur Stadt hinaus, und die Buben werfen mit Kot nach ihnen.

Am 21. Juli, als ich am Sonntag zuvor an die Kirchtüren hatte anschlagen lassen, ich würde lesen, fing ich im Kollegium in aula medicorum [im Hörsaal der Mediziner] an zu lesen, hielt zuvor eine lange Peroration [Ansprache], danach exlizierte ich das Buch des Galenus über die Ursachen der Krankheiten, dabei waren fast alle Ärzte und die meisten Professoren im Anfang, hernach hatte ich zwei Zuhörer, das waren Niederländer. Die gingen nach der Lektion mit mir heim, stiegen auf den Maulbeerbaum, der in meines Vaters Garten war, und aßen Maulbeeren. Ich zeigte ihnen Singularitäten, wodurch ich sie fleißig machte, mich zu hören. Ich blieb also beim „Profitieren" [Vorlesungen halten] alle Wochen viermal am Morgen um 8 Uhr bis zum 13. August.

Es trug sich zu im April, daß man einen, der wegen Diebstahls gefangen war, richten sollte. Als ich das vernahm, bat ich meinen Schwiegervater, weil er zum Rate gehörte, mir zu dem corpus (Leichnam) zu verhelfen. Als er aber meinte, ich würde, falls das corpus von der Universität begehrt würde, nichts ausrichten, auch vielleicht meinte, ich würde vielleicht im Anatomieren nicht bestehen, drängte ich ihn nicht weiter, sondern zog selbst zum Bürgermeister Franz

Oberrieth, eröffnete ihm mein Begehren und bat ihn um das corpus, wann der Gefangene sollte gerichtet werden. Der verwunderte sich, daß ich allein solches unternehmen wollte, erbot sich zu allem Guten und versprach, es des Morgens vor den Rat zu bringen. Man stellte den Übeltäter vor Gericht, Mittwoch, den 5. April, der ward zum Schwert verurteilt. Gleich als der Rat aufgebrochen war, kommt mein Schwiegervater und zeigt an, man habe mir das corpus bewilligt und werde es, nachdem er gerichtet worden, in die Kirche zu St. Elisabeth überführen, dort sollte ichs anatomieren, aber solches den Doktoren und Wundärzten anzeigen lassen, daß sie auch, wenn sie wollten, dabei erschienen; wie auch geschah. Auch viel Volk sah zu, was mir einen großen Ruhm brachte, weil lange Jahre von den Unsern keine, nur einst von D. Vesalius eine Anatomie zu Basel gehalten worden war. Ich hatte drei Tage damit zu tun; danach sott ich die gesäuberten Beine und setzte sie zusammen, machte ein Skelett daraus, das ich noch jetzt — nach 53 Jahren — besitze. Seine Mutter war im Spital die Kirchenmutter. Die kam einmal zu mir — lange hernach — um Rat. Die hatte vernommen, daß ihr Sohn im Beinwerk in meinem Hause wäre, wie es denn wahr war, denn ich hatte ein schönes Schränkchen dazu bauen lassen, darin stand er in meiner Stube. Sie saß auf der Bank daneben, sah es ernstlich an und durfte doch nichts sagen; als sie hinweg ging, sagte sie zum Volke: „Ach konnte man ihm die Erde nicht gönnen?"

Ich fing auch an, Kundschaft bei den Bürgern und denen vom Adel zu machen, die mich insbesondere probierten mit Überschickung des Harns, aus dem ich weissagen mußte. Darin wußte ich mich also zu verhalten, daß sich etliche verwunderten und mich zu gebrauchen anfingen.

Otto Sperling
(1602—1681)

Er wurde am 28. Dezember 1602 als Sohn eines Rektors in Hamburg geboren. Schon früh interessierte sich der Knabe für ,,der Kräuter Nahmen" und verlangte, mitgenommen zu werden, wenn der Apotheker den Theriac und Mithridat bereiten wollte. Für kurze Zeit kam Sperling nach Greifswald zu einem Freund des Vaters, und sah dort ein ,,Wunderlich Stück von einem Quacksalber". In der Folge ließ ihn der Vater nach Leiden ziehen, wo er wieder ,,die species stoßen und sieben sollte"; er hörte dabei die Vorlesungen und Demonstrationen bei Bontius und Otto van Heurne und blieb dort ein Jahr. Ein galileisches Thermoskop (Instrumentum aerum), das Sperling bei sich führte, gewann ihm dort einen sehr nützlichen und ihm werten Freund. Eine Reise nach Antwerpen verschaffte ihm die Bekanntschaft des ,,weitberühmten und kunstreichen Malers Rubens". Der Vater, befriedigt von den Fortschritten des Sohnes, schickte ihn im nächsten Frühjahr nach Kopenhagen und Norwegen. Besonders ausführlich wird seine Reise nach Italien erzählt, die ihn über Rom und Neapel führte. Es wurde fleißig botanisiert, und auch sonst alles Bedeutende besehen. Mit seinen Freunden fing er an ,,privatim uns zu exerciren in der Anatomie, und funden bißweilen wunderliche Sachen, in den kranck-erstorbenen subjectis, worauß wir die Ursachen der Kranckheiten und des Todtes erlerneten". Sperling selbst befiel zweimal das Tertianfieber (Malaria). In Padua wurde er zum Doctor medicinae promoviert. Die Rückreise ging über Marseille und Montpellier, Lyon nach Bern. Dort besuchte er den berühmten Chirurgen Fabricius Hildanus. Sperling kam dann über Nürnberg wieder in sein Elternhaus nach Hamburg. Diese Studienjahre Otto Sperlings haben Walter G. Brieger und John W. S. Johnsson (Kopenhagen: Henrik Koppels Verlag 1920) zum ersten Male einer vollständigen Neuherausgabe unterzogen. Ist die Selbstbiographie auch etwas breit angelegt, so gibt sie doch ,,ein eindrucksvolles und lebenswahres Bild vom Bildungsgange und vom Leben und Treiben eines damaligen Studiosi Medicinae, Botanicae et Chymiae, welches noch ein besonderes Interesse durch die zahlreichen persönlichen Erinnerungen an bedeutende Männer und naturwissenschaftliche Entdeckungen der Zeit erhält".

Seit 1664 saß Sperling als Gefangener des dänischen Königs im blauen Turm des alten Kopenhagener Königsschlosses, aus dem ihn erst 17 Jahre später der Tod erlöste. In dieser Zeit entstanden seine Lebenserinnerungen, die im Jahre 1673 abgeschlossen wurden. Ohne irgendwelche literarische Hilfsmittel gestattete ihm sein gutes Gedächtnis, sich auch der kleinsten Einzelheiten aus seinem Wanderleben zu erinnern.

... Mitlerweile Ich zu *Griphiswalde* waer, gieng Ich dess tages hinauss im felde, vnd nechstgelegenen Morass Kreuter zu Suchen vnd zu samlen die Ich nicht kante, derer Nahmen mein alter praeceptor bey einem Medico daselbst, erkündigte. Ich sahe daselbst eines tags, ein Wunderlich Stück von einem Quacksalber, welcher mit blosser Brust auff einem Pferde sitzend, wie auch Bloßem Bauch auff dem Marckt verkauffte ein Pulver für gifft etc. Dieses Pulvers Tugend nun für iedermann zu probieren, nam er ein gewisses gifft zu sich, wovon Ihm im huy[1]) alssbald der Bauch so sehr geschwoll, daß er mit 2 hölzternen löffel darauff spielte, wie auff einer Trommel. Wie er nun ein Zeitlang diese Auffblehung allem Volck, nicht ohne verwunderung gezeiget, namb er ein Papierlein seines Pulvers in einem Wasser zu sich, wovon der geschwulst dess Bauchs allgemählich in gahr kurtzer Zeit sich wiederumb setzte. Dieses Wunderstück hab Ich allzeit behalten, aber niemahls erfahren können waß diss für ein Art gifft muß gewesen seyn, ohne daß mein praeceptor zu Padua *D. Adrianus Spiegelius*[2]) einsmahl mir sagte, wie daß er einen Vornehmen Venetianischen vom Adel, auß seinem gefängniss errettet hatte, indem er ihm gegeben ein medicament, wovon nicht alleine der leib, sondern auch die Füße geschwollen, doch der Nutur gantz vnschädlich, daß also der vom Adel, seines gefängniß wehre erlassen geworden vnd Ihme gegönnet, daß Er in seinem eignen Hausse bewahret werde. Aber er wolte nicht sagen was dieses für ein medicament gewesen wehre. Worauff Ich Ihm die vorige historie deß Quacksalbers erzehlte. etc. Kam ich also nach meiner deposition glücklich wieder zu hauß vnd fand meine Eltern bey gueter Gesundheit. Da wolte mein Vatter sehen lassen, daß ich ein halber Studente wehre, vnd gab mir Ein Cammerlein à part, welches ich vorschließen könte, nahe bey der gemeinen Studierstuben. Er vorehrte mir auch Vnterschiedliche Bücher, Logicos, Oratores vnd Poeten. Mein Säl. Großvatter frewet sich auch vber diesen jungen halbstudenten, vnd schenckte mir den *Ovidium* vnd etliche andre Bücher, welche Ich noch wohl verwahret habe...

Wir besuchten auch den weitberühmten vnd kunstreichen Mahler *Rubbens*, welchen wir eben in seiner Arbeit antraffen, vnd daß er zugleich den *Tacitum* für sich lessen liesse, vnd

---

[1]) Im Nu.
[2]) Spiegelius, A., geb. in Brüssel 1758; gest. in Padua 1625.

einem andren einen brieff dictirte. Vnd weiln wir still schwiegen, vnd mit reden Ihm nicht vorhinderlich seyn wolten, hub er selbs an zu reden mit vns, vnd fuhr doch immer fort in seiner arbeit, ließ für sich lessen, vnd vnterließ nicht den Brieff zu dictieren, vnd vns zu antworten, wodurch er sein großes ingenium vns zeigen wolte. Hernach liess er vns durch einen seiner Diener, vberall in seinem herrlichen Palatio hervmb führen, vnd vns zeigen seine antiquiteten vnd Griechische vnd Romanische Statuen, die er in großer Menge hatte. Wir sahen da auch einen großen Sael, welcher keine fernstern hatte, sondern das Liecht fiel von oben drein Mitten im Sael durch ein großes loch. In diesem Sael saßen viele iunge Schilder[1]), welche alle arbeiteten an Vnterschiedlichen Stücken, welche zuvor von dem H. *Rubbens* ihnen mit Kreyde wahren Vorgerissen, vnd hie vnd da ein Plack mit Farben hinzugesetzet. Diese Schildereyen musten die jungen gesellen mit Farben vollends aussarbeiten, biß zuletz der Herr *Rübbens* selber alles mit Striche vnd Farben perfectionirte. So hieß ess dann daß alles *Rübbens* Werck waer, Wodurch der Mann vberauß großen Reichthumb gesamlet, vnd von Königen vnd Fürsten, mit großen Geschencken vnd Jouelen ist begabet worden. Zu der Zeit ward eine Newe Jesuiter Kirche gebawet zu Antwerpen zu derer Zierrath er fast vnzehliche Schildereyen beyde oben in den Gewelben, alss auch an vielen Altaren vnd sonsten an den Wänden hervmb, gemacht hat, dadurch er viele tausenden verdienet. Da wir nun alles gesehen, kamen wir wiedervmb zu Ihm vnd bedanckten vns höchlich, damit ynsern abscheid von Ihm nehmende...

... Ich kam wieder nach *Padoa*, vnd machte anstalt zu allen Dingen, die zu solcher solennität gehören. Da nun der Tag gekommen waer, wardt Ich in dess Consiliarii hausse von den Bidellen angezogen mit einem Rock vnd Birett auf dem haupt, vnd wardt also von dem Consiliario, vnd der gantzen Nation erstlich nach dess H. *Caimi* hauss geführet, alwo mein Promotor sich auch schohn eingefunden, vnd dedu-

---

[1]) Maler.

cirten mich also nach der Academie, mich in der Mitten nehmende, vnd der Consiliarius mit der gantzen Nation nachfolgende. Da fandt ich in der Academie dass mein herr *Contarenus* sich schohn eingestellet, nebenst anderen h. Professoribus zu diesem Actu erbeten. Ich ward eingeleitet in ein Collegium, vnd wie der herr *Contarenus* nebenst den andren Professoribus, Syndico, Consiliario Nationis, vnd Secretario, hiernach gefolget vnd sich alle gesetzet hatten, ward die Thüher von dem Bidellen geschlossen, vnd blieben draussen die Bidellen mit der gantzen Nation. Da wincketen mich der Promotor *Cremoninus*, daß Ich meinen Textum, ex *Aristotelis* libro Physicorum resolviren solte. Da fing Ich nebenst einer kleinen Praefation denselben für mir zu nehmen, vnd dividirte Ihn erstlich in seine membra, vnd explicirte hernach ordentlich iede membra, vnd da Ich meine rede geendiget proponirte mir der H. *Caimus* einen Aphorismum *Hippocratis*, welchen Ich alssbald ex tempore resolviren vnd interpretiren muste. Nach diesem proponirte mir der H. *Prevotius*, einen Casum Medicum, vber welchen Ich auch ex tempore mein judicium sagen muste, vnd denselben ziemlich weitlauftig auss Essentia morbi, ex Causis, Signis tam Diagnosticis quam prognosticis deducirte, Vnd da Ich die Indicationes angezogen, fundirte Ich auch auff dieselbe die Curationem Morbi. Da Ich geendiget, ward dem Secretario befohlen daß Buzzolo herzugeben, welches 2. runde holtzer seyn, an einander gesetzet, mit einem Weiten loch da man eine handt hineinstecken kan, daß eine ist gezeichnet mit einem S., daß ist zu sagen Si, vnd affimiret, daß ander mit einem N. vnd ist zu sagen Non. Der Secretarius gab einem ieden eine kleine ballotte von Seiden gemacht, vnd trug dass Buzzolo für all vmbher. Da warf einer nach dem andren seine ballotte hinein. Vnten an einem ieden Buzzolo ist eine Schraube, die macht der Secretarius auff, vnd goeß dieselbe auss auff dem Tische, da wurden sie von dem Promotore gezehlet, vnd wardt befunden, dass alle ballotten auß dem Si gekommen wahren, vnd daß alle einstimmig declarirten mich zum Doctore. Da machte der Secretarius die Thühr auff, vnd tratten die zwey Bidellen mit der gantzen Teutschen Nation herein, vnd was sonsten von Italianern sich ohngefehr draußen befunden. Der Herr *Cremoninus* alss Promotor, stundt auff von seinem Ohrt, vnd stellet sich zu meiner Seiten an dem Tisch, vnd thath eine zierliche Oration (wie er dann ein sehr beredter Mann waer) vnd beschloß endlich mit solchen worten, daß weiln Ich mich so wol in privato Examine, alß hie publice rühmlich bezeiget hatte, so wehre Ich von allen, nemine dissentiente, zu einem Doctore erkläret worden, vnd wolte er nun Insignia Doctoris Philisophiae et Medicinae mir conferiren, vnd nahm zuerst meinen Birett den Ich auff den Tisch gesetzet hatte, vnd setzte mir denselben auff mein haupt, hernach stach er an meinem Finger einen Rinck, welchen Ich bey dem Birett gelegt hatte, gab mir ein Buch apertum et clausum, vnd zuletz küssete er mich für meine Stirn, vnd bei einer ieden Ceremonie legte er auss waß Sie bedeutete. Da dieses vorrichtet acclamirte mir die gantze Nation, vnd gieng die Nation zuvor hinauss, denen ich zwischen dem herrn *Contareno* vnd meinem Promotore *Cremonino* nebenst den andren Professoren etc. folgeten, vnd ward also in selbiger Ordnung wie zuvor, die Pedellen vorangehend, vnd die Nation folgende, mit großem Geschrey der Facchinen von Viva Viva, etc. denen Ich auff der Straßen hin vnd wieder viele soldi (3. gehen auf ein schilling lübsch) zuwarff, an die Thühr meines hausses begleitet, vnd nahmen allda mit viel Glückwünschung Ihren abscheidt von mir, vnd Ich von Ihnen, mit höchster Dancksagung. Einer von den Bidellen standt an der Thühr vnd reichte einem ieden bey seinem abscheidt einige Carmina gratulatoria die von meinen freunden mir zu Ehren gemacht wahren. Der Consiliarius aber, vnd die Nation, welche Ich hatte invitiren lassen, führten mich hinauff in den Sahl, allwo Ich eine kleine Collation hätte durch meine alte Patrona von Confect vnd dergleichen anrichten lassen, vnd blieben bey mir vnd wahren frölich biss an den Abendt. Vnter der Maelzeit wurde einem ieden von den Gästen durch den Bidellen ausgetheilet ein Exemplar von meinen Carminibus Gratulatoriis, deren Ihr noch vnterschiedliche in meiner gewahrsahm finden werdet. Ehe Ich mich zu Schlaffen legte, sandte Ich den Bidellen zu einem Priester, der eine sehr guete handt Schrieb, vnd sonsten in Solchen Fällen die Nation pflegte zu bedienen, daß er mein Diploma bey Zeiten vorfertigte, denn mich nunmehr nach hauss vorlangte meine Eltern zu vmbfahen. Aber Ich ward fast 14. tag aufgehalten, ehe ess geschrieben, vnterschrieben vnd versiegelt ward. . . .

Johann Dietz
(1665—1738)

Geboren wurde des „Großen Kurfürsten Feldscher und Königlicher Hofbarbier", wie ihn sein Entdecker Consentius nannte (Ebenhausen bei München: Verlag Langewiesche-Brandt, o. J.) 1665 in Halle — im selben Jahr wie Christian Reuter, der Verfasser von Schellmufskys Reisebeschreibung zu Wasser und zu Lande. Es scheint nach Consentius nicht ausgeschlossen, daß Meister Dietz jener berühmte und wacker gereiste Feldscher in Reuters eben genanntem Werk ist. In seinem 77 Jahre währenden Leben († 1738) kann man unterscheiden die Lehrjahre, die Wanderjahre und die Erringung der Meisterschaft, die zeitlich mit seiner Ehe zusammenfiel. Damals war es Sache des Barbiers, chirurgische Operationen vorzunehmen, während der gelehrte Doktor die inneren Krankheiten versorgte. Dietz hat als Feldscher den Zug nach Ungarn mitgemacht, als Schiffsarzt fuhr er mit den Walfischfängern im Eismeer, und in Berlin lernte er bei Andreas Horch, dem berühmten Regiments-Chirurgus. Mit 70 Jahren schrieb Johann Dietz frei und offen seine Erlebnisse nieder.

Dieser Geheimbte Rath hatte eine große Bibliothek. Und als ich ihn einstens barbieret und die vielen Bücher sahe, fragte ich: was Sie mit den vielen Büchern machten, Sie könnten solche doch nimmer durchlesen? — „Ei, sagte er, das sind nicht viel, wann ihr fertig, will ich euch mehr zeigen; ob ich wohl solche nicht durchlese, so schlage ich doch nach, wann was vorkombt". — Als ich mit Barbieren fertig, schloß er ein Nebengemach auf, da wohl dreimal mehr Bücher, von der Erde bis ans Deck voll Bücher, waren. Ich verwunderte mich noch mehr. Da sagte der Herr: „Nun nennet mir ein Buch, das ich nicht habe". — Ich sagte zu ihm: ich hätte viel gehört von dem *Theophrasto Paracelso*. — Da sahe mich der Herr an und sagte: „Ei, das ist ein Hexenmeister und ein verkehreter Teufelsbanner gewesen!" — Weil ich bestund: er hätte viel gute chirurgische und medizinische Sachen, möchte ich gern lesen, da gab er mir alle fünf Teile mit nach Hause. Ich nahme solche mit großen Freuden untern Mantel und vermeinte, einen großen Schatz zu haben.

Ich kaufte mir gleich ein Pfund Licht' und studierte des Nachts so fleißig, daß ich bald zum Narren darüber worden. Sonderlich wie ich an die *sigilla* und magischen Spiegel kam und tief in Gedanken saß, da fing sich mein Degen und an der Wand alles zu regen an; die ganze Stube ging mit mir umb. Weil es in Mitternacht war, fürchtet' ich mich und kroch ins Bette....

Es begegnete mir da noch viel Merkwürdiges mit Bein- und Armbrüchen etc. welches aber möchte zu lang sein.

Eins aber nur zu schreiben: so war ein junger Reuter unterm Obrist Aderkaß (welcher bei einem Bäcken vor einen Bäckknecht war) im Wasserholen aufm Eis, vorm Brunn, mit dem Wasser hart aufs Gesäß gefallen. Welches er zwar anfangs nicht groß geachtet. Als es aber sehr geschwollen und schmerzhaft ward sein Regiments-Feldscher geholet, welches vermeinet: die Sache nicht viel zu bedeuten habe. Wieder wegreisete und mich bat, indeß *resolventia* aufzulegen.

Alleine, es ward je länger, je schlimmer; welches ich berichte.

Da kamen zwei alte Regiments-Feldscher nebenst noch einem und deliberierten: ob der Schaden zu öffnen oder nicht? Denn es war der Backen, *salvo honore*, wie eine Pauke, so dick und prallich. Die meisten resolvierten: den Schaden aufzuschneiden. So ich aber widerriete. Und sollten sie sich nicht die Verantwortung machen; denn, sobald sie das thun, würde der Patiente sterben. So auch geschahe. Aber ich wußte es daher, weil ich versucht hatte, mit einer Lanzett zu öffnen. Als mir aber heftiger Wind und Blut entgegenging, machte ich mein Loch geschwind wieder zu.

Nun, es half nichts. Der Patient wurde auf den Tisch

geleget, und mein Alter schnitte mit einem Messer eine viertel Ell tief den Schaden auf. Da war Wind und Blut, auch zugleich das Leben hin. Die Leute sahen einander an und wußten nicht, wie Ihn'n geschehen. Doch hieß es, wie hie von einem französischen Herrn Doktor: „Ist er gestorben, so lasse man ihn begraben".

Allein der Obrist hatte es von den dabeiseinden Offizieren erfahren, daß ein junger Feldscher solches widerraten und zuvor gesagt. Da wollte der Obriste mit einer Not von denen den Kerl bezahlet haben. — Wie es noch abgelaufen, habe ich nicht erfahren....

Indeß trug sich zu, daß der General-Leutenant Demini nach Ütersen kam, dem Herrn Geheimbten Rat von Buchwald, oder vielmehr dessen Liebste — weil der Herr nicht zu Haus und ein alter Herr war, und sie sehr schön — eine Visite geben. Als aber ohngefähr der Herr Geheimbte Rath zu Hause kombt und diesen vornehmen Gast findet, waren sie beiderseits darüber erschrocken. Jedoch mußte ihm alle Ehre mit köstlichem Wein und Gastbieren erwiesen werden.

Als nun der General Abschied nehmen will, und der Wein und Alteration ihm möchte irr gemacht haben, und will vor der Thür, da ein hoher Tritt, hinten ohne Lehne (wie da gebräuchlich vor den größten und schönsten Häusern ist), Komplimenten mit Scharren und Bücken machen, fällt er hinterrücks herunter und stürzt sich eine große Wunde ins Haupt. Rühret ihn auch zugleich der Schlag, daß er sprachlos, ohne Verstand, wieder ins Haus getragen worden.

Da war das Geschrei nach dem Feldscher! Und wurde ich sogleich geholet und mir von allen Seiten zugeschrieen: ich sollte Hülfe thun.

Erstlich öffnete ich ihm eine Ader auf dem rechten Arm; ließ das Blut wohl laufen. Hernach schor ich ihm das Haupt ganz kahl; verband seine Wunde; und mußten sie mir lebendige Hühner bringen, denen that ich einen langen Schnitt und reiß sie vollends voneinander; legt es ihm also mit Blut und allem, warm übern Kopf; und das geschahe so oft, als die Hühner kalt geworden. Gab ihm auch etliche mal *spiritum salis armoniaci anisatum und pulverem antispamaticum.* Endlich legte ich Kräutersäcke, in Wein gekocht, oft warm über.

Da fing der Patiente etwas wieder an zu lallen und regte die Arme wieder, kriegte mich bei der Hand und sagte zum Obristen *à part:* „O Feldscher, gut Mann, (denn er war ein Franzos) sollt nicht von mir."

Weil er nun ein sehr reicher Herr und viel an ihm gelegen war, hielten sie vor ratsam, dazu auch Doctores zu gebrauchen, welche gleich mit einer Kutsche, vier Pferde, mußten kommen, aus Hamburg geholet.

Selbige fragten mich umb alle Umstände, und was ich für ihn gebrauchet. So ich that. Sie hießen's gut und gaben mir von ihren Medikamenten, ihm alle Stund davon einzugeben. Sie exküsierten sich aber gleich: sie könnten ihrer Patienten halber nicht lange von Hamburg bleiben.

Da wurde resolviert: den Herrn General in eine große Kutsche mit Betten, nebenst mir, und beide Doctores auch in eine, und die Diener und Lakaien auf Postwagen nach Hamburg zu bringen.

Ich entschuldigte mich, wegen meiner Dienste. Aber es half nichts. Und mußte das Regiment von andern Barbieren verpfleget werden. Ich ließ mir's gefallen. Doch befahl ich: meine zwei Pferde wohl in acht zu nehmen....

In Berlin legte ich mich in ein Wirtshaus in der Grünstraße bei die Frau Grünauen, so noch eine Tochter zu Hause hatte, so gar ekel und ihr kein Mann gut genug; deshalb sie auch wohl dreißig Jahr erreicht hatte. Doch weil ich sie karessierte und ihr alle Ehrenbezeigung that, galte ich gar viel bei ihr und ihrer Mutter. Insonderheit, weil ich sie beide am Fieber kurierete. Deshalb ich in kurzem in großen Beruf kam, und täglich viel Leute Arznei bei mir holeten, auch mich: „Herr Dokter!" hießen. Ja, ich mußte Urin, *salvo honore,* besehen, und schwatzte den Leuten so viel vor, bis etwas eintraf, vor Geld. Des Morgens, ehe ich aufstund, waren drei bis vier Leute auf mich wartend. Und verdienete ich soviel Geld, als ich je gebrauchte. — Ich hatte die Gnade, daß ich zunächst der Kammer und Bette schlief, da die Jungfer und ihre Mutter lag, welche mir noch zur Dankbarkeit wegen der Kur einen schönen goldenen Ring, einen Wachsstock und silbernen, großen Löffel, so ich noch habe, schenketen.

Es logierten die Holländer und Hamburger Kaufleute da und speiseten da, mit welchen ich braschen oder schwatzen konnte. Deshalb über Tisch ihnen vorschneiden und sie accomodieren mußte; weil kein Wirt da war, und sie mich dafür hielten. Deshalb ich alles frei hatte....

Meine Frau wurde darauf wieder schwanger mit einer Tochter, welche drei Jahre alt wurde; und starb an einem auszehrenden Fieber. Es war ein liebes Kind und sehr klug, aber dabei auch eigenwillig. Wenn es was haben wollte, so bekam es nichts und wurde mit der Rute geschlagen; wann es sich am größten erzürnet, gab man ihr zu trinken. Davon die Krankheit kam.

Und mag ich wohl sagen, daß es nicht groß von ihr in acht genommen wurde. Denn sie war oder bliebe nicht viel zu Hause. Ich möchte eifern, wie ich wollte. Einsmals fiel das Kind in ein Kellerloch und stak bis unter die Arm drin, daß ich es rauszog, und wohl lang dort gestecket hatte. Einsmal war es einen ganzen Tag verloren, bis es meine Eltern aufgerappelt. Denn sie hatten es sehr lieb. Doch ihre Liebe schadete dem Kind mehr, weil sie ihm Wein, Branntwein und alles gaben. Insonderheit aß es gerne Bücklinge.

Ich brauchte ihr hernach zwei *Doctores*, als Herren Geheimbten Rath Hoffmann und Stahlen. Aber Menschenhülf ist kein Nutze. Sie starb. Und als ich mit zur Leiche ging, war's nicht anders, als wenn mir ein Stück vom Herzen gerissen. Denn ferner alle Hoffnung zu Kindern verloren. War auch nicht zu wünschen. Denn sie auch das seelige Kind nicht stillen konnte, weil da keine Milch mehr war....

Einige Zeit drauf ward die Frau Hans-Jochim auch krank an der Wassersucht sambt ihrem Herrn. Mußten viel ausstehen und war keine Hoffnung da. Weil wir nun viel Verdruß und Ärgernis miteinander gehabt, ging ich etlichemal hin, mich mit ihnen zu versöhnen. Aber konnte nicht vor sie kommen, weil sie solches verboten hatten. Starben also beide hin.

Es ward dem vielen Kaffee- und Theetrinken Schelte gegeben. Wie ich mehr Exempel an hohen Personen gesehen, und sie gewarnet. Aber sie lachten mich aus und sagten: die Doktor müßten das besser verstehen! — Aber die Erfahrung gab's, daß sie zeitlich dahin sturben.

Johann Georg Löchl
(1691—?)

Er war geboren in Kempten im Allgäu am 29. Oktober 1691 als Sohn eines Hof- und Leibschmiedes. Die Familie von Oefele bewahrt seit mehr als 100 Jahren die handschriftliche Selbstbiographie ihres ärztlichen Vorfahren. Sie führt den Titel: ,,Aigner Lebenslauf von mir Johann Georg Löchl, Kayserlichem Raths- und Leib-Medico beschrieben zu müßigen Stunden zu Frankfurth am Mayn, derweilen ich nach Abreis Ihrer kayserlichen May. bey Ihro May. der Kaiserin noch zurückblieben muste." Sie ist ,,Anno 1743 angefangen den 17. May". Wiederabgedruckt wurde sie nach dem Original in den Süddeutschen Monatsheften 1913 (Jan.-Juni). Er schildert dort harmlos einfach, aber ergötzlich seinen Entwicklungsgang, seine anfänglichen Studien in Dillingen, dann das Medizinstudium in Wien und die Promotion in Innsbruck. Nach seiner Heimat zurückgekehrt, erzählt er eine ,,Mariage affaire", die sich mit ihm ereignet, und den Tod seiner ersten Frau ,,am Lungenbrand". In München hatte er bald wieder den Verlust seiner zweiten Frau zu beklagen. ,,Nun war ich zum andern Mal ein Wittiber und in diesem Stand kam auch das äußere Glück". Er wurde ,,Hofmedicus Herzog und Josephs Spittal Physikus und wirklicher Rat und Churbayerischer Leibmedicus". Darüber freute sich nicht minder als Löchl selbst sein ,,liebes Weiberl", daß sie ,,so unverhofft zu einer gnädigen Frau und Leibmedicusin" geworden war. Das Hauptereignis in seinem Leben war, daß er zum Kayserlichen Leibmedicus ernannt und zur Kaiserwahl nach Frankfurt a. M. mitgenommen wurde. Es handelte sich dabei um Karl VII. Albrecht, der, nachdem er sich nach der Einnahme Prags (Nov. 1741) als König von Böhmen hatte huldigen lassen, am 24. Januar 1742 dort in Frankfurt zum Kaiser gewählt wurde. Was Löchl in dieser Zeit in der Praxis passierte, sei hier im Auszuge wiedergegeben. Im April 1743 kehrte der Kaiser, durch das österreichische Heer aus Böhmen und Bayern vertrieben, nach seinem Frankfurter Interregnum wieder nach München zurück, mußte aber wieder bald fliehen, bis er wenige Monate vor seinem im Januar 1745 erfolgten Tode dorthin zurückkehrte und auch da starb. Als Todesursache[1]) wurden Gicht und Nierensteine angegeben. Über des Leibarztes Ende kann ich nichts weiter berichten, sein Todesjahr ist mir nicht bekannt geworden.

---

[1]) Ebstein, Erich: Woran starb Kaiser Karl VII. Albrecht (1697 bis 1745) in München? Mit dem Sektionsbericht und einigen Bemerkungen über Gicht und Nierensteine. Zeitschr. f. Urologie. 1923.

Indessen die Reise zur Kaiserwahl nach *Francfurt* aus kam, wurde ich ganz allein nach Francfurt mitgenommen. Man glaubte zwar es würde die ganze affaire nicht länger als ein paar Monate dauern, allein es sind albereits deren gegen achtzehn verflossen und *dato* sitze ich noch allhier den achtzehnten May 1743 da ich dies schreibe, bei J. My. der Kaiserin.

... Die Kindsblattern regierten hier schon einige Zeit und starben auch viele daran. Mit diesen wurde auch I. Churf. Gnaden unsere Ferdinantische Prinzessin überfallen.

Bei dieser occasion als I. Churf. Gnaden anfing eine alteration zu bekommen und bekant war, daß sie die Blattern noch nicht gehabt hätten, gab ich I. Churf. Gnaden ein Laxir ein so sehr gute operation gemacht hatte, weil aber die starke *Fieberalteration* des andern Tages nicht nachgelassen und die Hitze und Kopfschmerzen immer noch stark waren, hielt ich eine Aderlaß für notwendig und zwar aus zweierlei Ursache. Erstlich wenn es auch nicht die Kindsblattern werden sollten sondern ein hitziges Fieber, so waren die Aderlaß à propos; solte es auch die Blattern werden so würde es auch nach dem hiesigen Gebrauch *observation* und *Clymate* ebenfalls nicht unanständig sein. Wie die hiesigen Doctores Kinder von einem halben Jahr, mit einem, zwei, drei Jahren usw. für die Blattern zur Ader lassen und zwar meistenteils mit gutem *sucses*. Bevor ich aber solches unternehmen wollte, habe J. My. den Kaiser solches mündlich alleruntertänigst gemeldet und nebst obigen Bewegursachen das Aderlassen betreffend auch gemeldet, daß weil gemeiniglich diejenigen so an den Blattern sterben der Brand die Ursache wäre, für selben aber kein besseres wäre, als die Aderlaß auch preservative. Worinnen mir auch Mß. Prier beifiel mit auch J. My. der Kaiser allergnädigst einwilligte.

Es war gegenwärtig bei diesem discurs Herr Graf Obrist Kämmerer. J. My. der Kaiser lag zu Bett am Podagra und J. My. sagte folgende formalia allergnädigst zu mir: *Machet wie ihr es gut findet, ihr seid bishero sehr glücklich gewesen, besonders in Blattern;* hierauf versetzte J. My. die Kaiserin:

„Es ist wahr, ihr habt den Prinzen Clements gehabt und den alten Grafen Fugger Obriststallmeister und so viele andere curiret." Darauf sagte ferner J. My. der Kaiser: *„Laßt Euch von andern Leuten nichts vormachen, sondern bleibt bei Euerer alten Methode".* Ich meldete mit tiefster Submission: „Ich werde mit der Hülfe des Allerhöchsten tun was mir möglich sein wird". Ging sodann hin und ließ die Aderlaß vornehmen. (Wie meine description zeigen wird so bei meinen andern Manuscripten zu finden, denn ich hatte ein diarium verfaßt von Beiden Prinzessinen ihren Krankheiten). Abends darauf sind die Blattern allgemach sichtbar geworden und des andern Tages darauf zeigte es sich daß die confluentes werden, wie auch geschehen, so daß sie dergestalt voll davon war, daß man das geringste interstitium sehen konnte. Indessen kommen täglich die Blattern mehr und mehr in so guten Stand als man pretendiren konnte, fand sich auch kein einziges übles Symptoma dabei ein. Die resupiration war ganz frei in gleichem der Hals (zwar klagten I. Churf. Guaden einmal darüber aber nachdem ein Gurgelwasser dagegen ordiniret und I. Churf. Gnaden öfter gurgelten wurde es ebenfalls wieder gut und die Stimme frei, phantasirete auch nicht im geringsten). Es zeigten sich die Blattern dergestalt schön wie man es nur pretendiren konnte, wurde auch am sechsten und siebenten Tag allgemach zusehens weiß. In der Nacht des achten Tages wurde I. Churf. Gnaden etwas unruhig, welches dann continuirte und gegen Tag sich mehrte. Man holte mich. Frau Gräfin kam selbst in mein Schlafzimmer um vier Uhr in der Frühe. Als ich dann kam und den Puls fühlte, merkte ich augenblicklich die Todesgefahr, denn es war schon subsultus Tendinum vorhanden und hierüber entsetzte ich mich über die augenblickliche Veränderung und ich mußte mich an die frische Luft begeben, denn ich bekam eine Ohnmacht. Sagte aber vorher, man hole Herrn *Doctor Senkenberger* so einer von den Renomirtesten in Francfurt und ohnedem gleich in der Nachbarschaft wohnte. Dieser kam auch bald, ich erholte mich auch indessen von meiner Ohnmacht und wir ordinirten, was wir glaubten à propos zu sein, allein die Todesstunde war kommen und mit convulsionen gaben I. Churf. Gnaden gegen sieben Uhr ihren gebeneteiten Geist auf, nachdem Sie schon vorher alle hl. Sacramente auf das auferbaulichst empfangen.

Was nun dieses für ein Donnerschlag in meinem Herzen und ein Kreuz auf meinen Schultern war, läßt sich nicht sagen, da ich bisher in so festem Credit bei allen Allerhöchsten Personen und am ganzen Hof waren, obwohl ich bei allen dem die mindeste Schuld nicht hatte. Indem der ganze Curs der Krankheit auf einander gegangen wie es hätte sein sollen nach Wunsch, da sie weder übertrieben noch auf andere Art übel tractiret worden, weil die Blattern nicht eingeschlagen und nach dem Tod erhoben blieben, sondern pur allein ist die Ursache des Todes die innerlichen Blattern, mit welchen die vescera ebenfalls besetz gewesen sein werden, zuzuschreiben, da ja nicht das geringste geschehen mit dem tractement so hätte schaden können oder sollen. Dem unerforschlichen Urteil Gottes muß also all dieses zugeschrieben werden und niemand anderem.

Dabei blieb es aber noch nicht, der Himmel wollte mir noch mehr aufladen, denn die andere Hoheit Prinzessin Theresa wurde auch von diesem Übel ergriffen, ich logirte sie aus und der Mß. Priere auch Doktor Senkenberger, so mit mir zu ihr gienge, rieten den Aderlaß, ich wollte es nicht allein ohne Verwissen J. My. dem Kaiser, nicht einraten, daher führte bemeldeten Dr. Senkenberger selbst bei J. My. auf und er convincirte J. My. mit des Mß. Priere Sentiment. Ich wollte nicht contrajre sein, damit nicht etwa (so es übel ausschlug) die Schuld auf mich gewälzt würde, daher wurde in Gegenwart J. My. der Kaiserin die Aderlaß auf dem Fuß vorgenommen, gegen fünf Unzen. Man hatte wohl tags zuvor schon zwei Spreckerl oder Tipferl gleich einem Flohbiß doch ohne Umkreis gesehen, diese aber am Aderlaßtag nicht größer noch kleiner, gegen die Nacht aber selben Tages ließen sich im Angesicht besonders auf der rechten Seite viele Fleckele sehen, wie es in den Blattern anfänglich zu gehen pflegt, auch einige wenige auf der Brust.

Allein das Unglück war, daß sich eine diarrhoe, auch ein Nasenbluten und zugleich auch die Menstruo einstellte, so auch immer continuirte und wollte man was geben die diarrhoen zu stillen, so war zu besorgen, man stellete auch dabei und halte den Austrieb der Blattern zurück. Gab man zum Austreiben der Blattern, so war zu besorgen, daß das Geblüte noch mehr in Wallung gerate und werde das Nasenbluten noch vehementer kommen, so ohnedem zwei bis drei Tage observirt wurde, mithin leicht ein transport in das Haupt von dem Geblüte zu besorgen gewesen wäre und hierdurch der Brand im Kopfe zu fürchten war. Mit einem Wort, es hatte abermals ein gefährliches Aussehen und obwohl man noch einen Medicus von den renommirtesten hier Dr. *Burggraff* auch rief, so die Sache nicht für gefährlich hielt und ein und anderes ordinirte, so kam mir die Sache doch gleich todsgefährlich vor, was mir J. My. die Kaiserin so immer gegenwärtig war, gar wohl anmerkte und der Dr. Burggraff die Sache so leicht nahm zu mir sagte: *Ihr habt mir ein schweres Herz gemacht, nun mehr ist mir ein ganzer Mühlstein vom Herzen.*

Allein der Ausgang hat leider gezeigt, daß mir mein Herz die Wahrheit profezeihet, denn J. Hohheit Prinzessin starben auch wieder alles Verhoffen anderer Leute den siebten Tag nach sieben Uhr in der Frühe zum größten Leidwesen J. My. des Kaisers und der Kaiserin und des ganzen Hofes ohne daß sie vorher phantasirte bis auf zwei oder drei Stunden vor ihrem Tod. Hatte auch zur allbesonderen consolation vorher (schon gleich anfänglich) alle hl. Sacramente auf das devotiste empfangen. J. Hohheit discurrirte mit mir noch zuletzt ganz vernünftig, begehrte öfter ich solle ihr die Augen bestreichen mit dem ordinirten Rosenwasser und Safran darinen. Verlangte zu Zeiten zu trinken und nahm auch dann und wann eine Bouillon auf meine Erinnerung, allein die Todesstunde ist ebenfals kommen und war kein Kräutel mehr dafür: *Sic ludit in humanis divina Potentia rebus.* Warum es der Himmel also zugelassen wissen wir nicht. Es nützt uns all unsere menschliche Vernunft und raisonieren hierüber gar nicht. *Inscrutabilia Dej consilia, quae nostra capere non valet Mens.*

Was nun dieses abermals für mich ein Kreuz und Herzensstoß gewesen sei, kann jeder vernünftige Mensch leicht erachten; da ich bisher so wohl bei J. My. dem Kaiser, Kaiserin, Herzogin und allen Prinzessinnen, ja dem ganzen Hof, beim Adel und Bürgersmann als allen andern hohen und nidern Standspersonen, so viele Jahre her in bestem Estimé und credit gestanden, nun mehr jedem Menschen zur Censur und unvernünftigen Urteil exponirt sein zu müssen. Da ja sattsam bekannt, wenn einem Medico aus hundert nur einer stirbt, so von Distinction ist, was für falsche und unbegründete Urteile über ihn ergehen, und zwar meistenteils von schlechten und auch unerfahrenen, die die Sache gar nicht einsehenden Leuten. Ich kann aber mit meinem Gewissen attestiren, daß J. My. der Kaiser, noch My. Kaiserin kein einziges ungnädiges Wort zu mir gesprochen oder nur ungnädige Minne gegen mich gemacht hätten.

... Es gab auch bei Hof und unter meinen Freunden solche, die meine Partei nehmen und mich auf das eifrigste und recht hitzig defendirten, so mir noch eine consolation in meinem Herzen machte. Mein Freund sagte: Warum haben denn die hiesigen doctores, so doch die renommirtesten hier sind nicht geholfen und Miracel gemacht? Au contrair sie haben die Gefahr nicht einmal erkannt, besonders Herr *Dr. Burggraff* J. My. der Kaiserin ins Gesicht gesagt: Es wäre keine Gefahr nicht im Mindesten und die Nacht um sieben Uhr früh starb sie. Als er kam hat er sich höchst verwundert. Dergleichen *Discurs pasirte* dann unterschiedlich. Man muß die Leute reden lassen und die Hunde bellen. Denen so gut von geredet war ich Dank schuldig, denen so es nicht verstanden und übel geredet, sagte ich meinen Sinn. Genug war mir, daß beide Mayestäten gegen mich nicht im Geringsten ungnädig waren und erkannten, daß ich keine Schuld an Beider Tod hatte.

... So viel habe bisher in vier Wochen an meinem Lebenslauf geschrieben bis den siebzehnten Juni 1743.

Johann Georg Zimmermann
(1728—1795)

Geboren in Brugg am 8. Dezember 1728, gestorben am 7. Oktober 1795 als Leibarzt zu Hannover. Als Landsmann und Freund Hallers beschrieb er dessen Leben (Zürich 1755), mit dem er wie mit seinen zahlreichen Freunden eine ausgedehnte Korrespondenz unterhielt. Sein Buch „über die Einsamkeit" brachte ihn in einen Briefwechsel mit Katharina II. von Rußland (herausgegeben von E. Bodemann 1906). Als Consiliarius war er weltbekannt. Seine Begegnungen mit Friedrich dem Großen hat er in seinem Buche (Über Friedrich den Großen usw., Leipzig 1788) dargestellt.[1] Hier mag nur sein erster Aufenthalt in Berlin und seine dort von Meckel — wegen Bruch — vollzogene Operationsschilderung wiedergegeben werden. Meckel hat dann im folgenden Jahre (1772) die Beschreibung der Krankheit Zimmermanns geschrieben, Baldinger hat dann das Büchlein ins Deutsche übertragen. Nach Zimmermanns Tode gab Marcard einen „Beytrag zur Biographie des Hofrat von Zimmermann (Hamburg 1796) und Wichmann „Zimmermanns Krankengeschichte" (Hannover 1796) heraus, die auf S. 45—48 den Sektionsbericht enthält. (Vgl. Baldinger: Zimmermann, wie er gesund und krank war. Neues Magazin für Ärzte, Bd. 18, 2. Stück 1796, S. 121—139.) Interessant ist, was Rengger (Zimmermanns Briefe usw., Aarau 1830, S. XXIII) über Zimmermann schreibt: „Zwischen seiner Mutter, die ebenfalls gemütskrank war, und seinem Sohn in der Mitte stehend, schien Zimmermann dem unglücklichen Verhältnisse einer erblichen Anlage entgangen zu seyn, als ihn dasselbe am Ende seines Lebens noch erreichte. Während dessen ganzen Laufe aber hatte er unter dem mächtigen Einflusse der Nervenkraft gestanden, aus welchem die Anlage hervorgeht und mit deren Erfindung er ahndungsvoll seine wissenschaftliche Laufbahn begonnen hatte, und so liefert er ein Beispiel mehr, wie nahe das Genie an Wahnsinn grenzt."

Was Goethe in „Dichtung und Wahrheit" von Zimmermann schreibt, trifft den Nagel auf den Kopf: „Dieser, groß und stark gebaut, von Natur heftig und gerade vor sich hin, hatte doch sein Äußeres und sein Betragen völlig in der Gewalt, so daß er im Umgang als ein gewandter, weltmännischer Arzt erschien und seinen innerlich ungebändigten Charakter nur in Schriften und im vertrauten Umgang einen ungehemmten Lauf ließ. Seine Unterhaltung war mannigfaltig und höchst unterrichtend, und konnte man ihm nachsehen, daß er sich, seine Persönlichkeit, seine Verdienste sehr lebhaft vorempfand, so war kein Umgang wünschenswerter zu empfinden."

... Alle Berathschlagungen mit vielen Ärzten und Wundärzten, in der Nähe und in der Ferne, gaben mir keinen Trost. Endlich rieth mir mein alter Herzensfreund *Tissot*, mich an den größten Mann in seinem Fache den wir beyde in Deutschland kannten, an den nunmehr seligen Herrn Professor *Meckel* in Berlin zu wenden. Das that ich; und dieser

---
[1] Vgl. auch Ebstein, Ärzte-Briefe 1920, S. 30 ff.

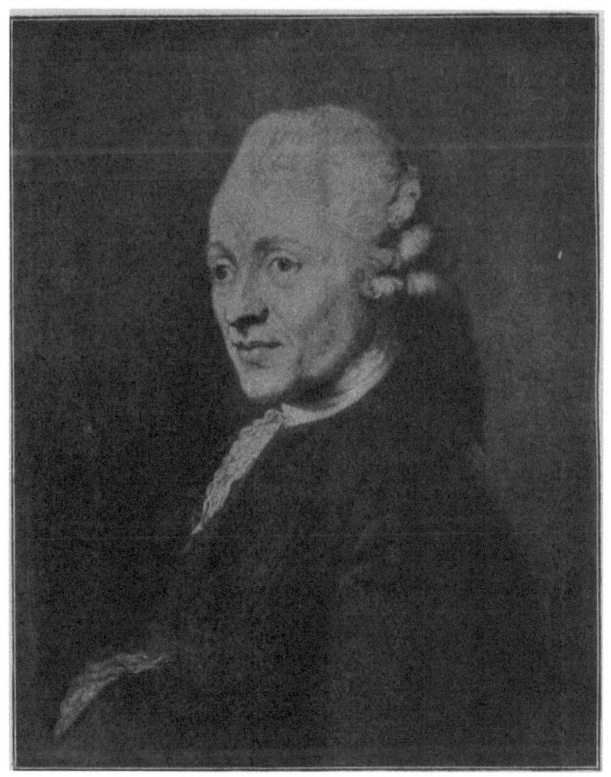

Joh. Georg Zimmermann.

große und gute Mann versprach mir Leben und Gesundheit, bot mir die liebreichste Pflege und alle menschenmögliche Hülfe in seinem Hause und in seiner Familie an, und hielt in allem Wort.

Kenner in Hannover rümpften hinter meinem Rücken die Nase, zuckten die Achseln, und glaubten, ich suche in Berlin meinen Tod, unter dem chirurgischen Messer. Einige meiner Herren Collegen theilten schon meine Haut; und einer von ihnen hatte die christliche Liebe mir selbst zu sagen: meine Pension werde zwar nach meinem Tode, ein allgemein angebeteter (nunmehr seliger) Windbeutel verlangen, aber, von Gottes und Rechtes wegen, gehöre sie Ihm! — Unter allen diesen Erwartungen, und unter den Wünschen, Hoffnungen und Thränen meiner Freunde und Freundinnen, reisete ich am achten Junius 1771, aus Hannover nach Berlin, zu meinem Erretter.

Der Tag, an welchem entschieden seyn mußte, ob Leben oder Tod in Berlin mich erwarte, war der vier und zwanzigste Junius. Der verdienstvolle und nunmehr auch selige Herr *Schmucker*, Generalchirurgus der preußischen Armee, verrichtete die Operation; der liebreiche und mir unvergeßliche Herr Generalchirurgus *Theden*, war sein Gehülfe. Verschiedene theils sehr geschickte und theils auch sehr berühmte Männer waren noch gegenwärtig; unter diesen der große Sohn eines großen Vaters, der nunmehrige Professor Meckel in Halle, und der von mir noch immer beweinte, selige Herr Professor *Voitus*. Herr *Meckel*, der Vater, war der Anführer bey diesem ganzen Geschäft, und leitete Alles durch seine eben so große anatomische Scharfsicht, als durch seinen praktischen Muth, und seine tiefe Erfahrung.

Noch sehe ich, wie alle diese Herren, und einige von ihnen mit liebreich erblaßten Wangen und Lippen, um mein hohes Schmerzensbette her, standen, als ich rasch und freudig die Thür aufmachte, meine Kleider abwarf, und im Vertrauen auf Gott — mich keck und schnell auf dieses Bett warf. Ich wollte nicht gebunden seyn; und hielt, ohne eine Thräne (mit Augen, die Millionen von Thränen geweinet hatten) zu vergießen, ohne das allergeringste Geschrey, ohne Ohnmacht, und ohne Widerstand, geduldig wie ein Lamm, meine Operation aus. Sie dauerte anderthalb Stunden, während welchen ich das Messer beynahe in einemfort im Leibe hatte. Nach der Berechnung des Herrn Generalchirurgi *Theden*, erhielt ich ungefähr zweytausend Messerschnitte. Drey Stunden nacheinander, hatte es nach dieser Operation das völlige Ansehen, als wenn ich sterben würde; das glaubte ich auch selbst, und ich bitte Gott, daß ich in meiner Todesstunde, so entschlossen, so ruhig, und so zufrieden seyn möchte, als ich es damals war, unter meinen erschrecklichen Schmerzen. Aber meines theuren *Meckels* hülfreiche Scharfsicht und Sorgfalt, rief mich aus diesem Zustande wieder ins Leben. Zwölf Wochen brachte ich auf diesem Schmerzenbett zu; und nach diesen zwölf Wochen war ich so vollkommen und gründlich geheilt, als ich es noch izt, über sechzehn Jahre nachher, Gott sey dafür gelobt, in dieser Stunde hin.

Auf meinem Marterbette in Berlin, verlebte ich, zwölf Wochen hindurch, meine heitersten und vergnügtesten Tage in Deutschland, denn meine Nerven waren frey. Schmerzen achtete ich gar nicht mehr, ob mir gleich der Höllenstein, dessen meine Wunden häufig bedurften, beynahe den Kinnbackenzwang, und andere convulsivische Bewegungen erregte. Wer in Schmerzen erfahren ist, wie ich es seit zwanzig Jahren bin, wird wissen, welche höllische Empfindungen der Höllenstein, mit dem ich damals so vertraut war, erwecket. Immer war ich indessen wieder heiter und froh, sobald die Marter vorbey war, und immer litt ich dieselbe wieder, mit einer Geduld die ich seitdem, in diesem Grade, nicht mehr hatte. Alles Schwere ward mir leicht, durch den täglichen, allerausgesuchtesten und liebreichsten Umgang, den man sich auf Erden wünschen kann, und den ich nirgends in Europa so gut gefunden hätte, wie in Berlin. Mein innigst theurer Herzensfreund, der verewigte Weltweise *Sulzer*, und der freundliche geistvolle und gesprächreiche *Nicolai*, besuchten mich täglich. Männer von der ersten Größe, *Spalding*, *Sack*, *Mendelssohn* und *Eberhard*, schenkten mir in jeder Woche viele ihrer Stunden...

Nach einem Lager von beynahe zwölf Wochen, stellte man mich am vierten September, zum erstenmal wieder auf meine Beine, und nun mußte ich wieder gehen lernen wie ein Kind. Diess lernte ich, an der sanften Hand und am Arme von Herrn Meckels ältester und liebenswürdiger Tochter. Am eilften September, konnte ich zum erstenmal auf meiner Stube allein gehen. Am achtzehnten September fuhr ich zum erstenmal wieder durch die Straßen von Berlin. Am fünf und zwanzigsten September machte ich meinen ersten Besuch, bey meinem Herzensfreunde *Sulzer*, und sonach bey allen meinen Wohlthätern und Freunden; und nun zeigte sich die Großmut meines Erretters wieder in einem neuen und mir unvergeßlichen Lichte.

... Aber diesem Allem wollte Herr *Meckel* nun noch die Krone aufsetzen. Er wollte mich auch noch an der Hand seiner freundlichen Gemahlin, an der Hand seiner schönen ältesten Tochter, und an der Hand einer ihrer liebreichen Schwestern nach Potsdam bringen; und dieß geschah den vier und zwanzigsten October.

Bey dem am Podagra noch etwas kranken König, lebte und wohnte damals, als sein Arzt, der Herr Generalchirurgus *Schmucker* im kleinen Schlosse zu Sanssouci. Ich besuchte da meinen großen Wohltäter, und hatte auch das Vergnügen, daß der Herr Professor Meckel nebst seinem ältesten Herrn Sohne, auf einen Tag zu uns nach Potsdam kam. Auch fand ich in Potsdam einen Freund meiner ersten und schönsten Jugendjahre, mit dem ich sechs Monate in seiner Vaterstadt Morges am Genfersee gelebet hatte, Herrn *von Cat*, Lecteur des Königs.

Der König hatte die höchst unerwartete Gnade, mit Herrn Schmucker und Herrn von Cat, den fünf und zwanzigsten und sechs und zwanzigsten October, viel von mir zu sprechen. Er ließ sich von Herrn Schmucker mein Betragen bey meiner Operation erzählen, und fand Vergnügen an dem Muthe, mit dem ich mich unter Herrn Schmuckers Messer betrug. Er fand Vergnügen an der brennenden Begierde, mit welcher ich auf meinem Schmerzensbette mit Herrn

Schmucker von nichts als von seinen Feldzügen und Thaten sprach. Er fragte nach dem Hause, wo ich in Berlin lebe, nach der Art wie ich in diesem mir so lieben Hause aufgenommen worden, und in welcher Gesellschaft ich nach Potsdam gekommen sey. Bey Herrn von Cat erkundigte sich der König nach meiner ganzen Gemüthsart, nach meinen Reisen, nach meinen Schriften, nach den Sprachen, die ich spreche; nach dem Umgange, den ich in Berlin gehabt, nach den Freunden, an denen ich dort am meisten hänge; und der König freute sich, als Er hörte, Sulzer sey mein Herzensfreund. Er fragte, weil Er mich zum Mitglied der Academie der Wissenschaften in Berlin gemacht habe: ob ich den Versammlungen der Academie beygewohnet? Auch ob ich das neue Schloß von Sanssouci gesehen, und ob es mir gefalle?...

Johann Albert Heinrich Reimarus
(1729—1814)

Er wurde geboren in Hamburg am 11. November 1729 als Sohn von Herrman Samuel Reimarus, dessen ,,Fragmente des Wolfenbüttelschen Ungenannten" Gotthold Ephraim Lessing in den Jahren 1778 und 1784 herausgegeben hat. Sein Enkel Karl Sieveking hat seine ,,Lebensbeschreibung von ihm selbst aufgesetzt" im Jahre 1817 (Hamburg: August Campe) herausgegeben. Für seine Angehörigen und Freunde hatte er sie selbst aus dem anfänglich lateinischen Geschriebenen ins Deutsche übertragen. Er freute sich an der Hoffnung, daß Frau, Kinder und Freunde sich ,,noch mit Liebe des Alten erinnern", der am 6. Juni 1814 auf Rantzau starb. In den später — Hamburg 1887 — herausgegebenen Bildern aus Karl Sievekings Leben gedenkt er des Großvaters und seines Todes oftmals. In der autobiographischen Skizze, die Reimarus gleich ausgezeichnet als Mensch, als Gelehrten und tüchtig in seinem Berufe zeigt, hat er mit bemerkenswerter Schlichtheit, die der Frische nicht ermangelt, seinen Entwicklungsgang geschildert. Ich gebe daraus u. a. seine Studienjahre in Göttingen unter Haller, in Leyden unter Boerhave, Albinus, Gaubius und in Edinburg unter A. Monro, Whytt wieder. In London hörte Reimarus Hunter, Douglas und Smellie und machte auch die Bekanntschaft des Malers Hogarth. Am 29. April 1757 erhielt er die Würde eines Doctors der Arzneigelahrtheit. Seitdem lebte er in Hamburg der Ausübung seiner Kunst, und sein Haus gehörte neben dem von Johann Georg Büsch zu dem Mittelpunkt des geistigen Lebens in seiner Vaterstadt. Neben seiner ärztlichen Tätigkeit war er Professor der Naturlehre und Naturgeschichte am dortigen Gymnasium. Auf diesen Gebieten hatte er mancherlei Berührungspunkte mit dem Göttinger Physiker und Naturforscher Georg Christoph Lichten-

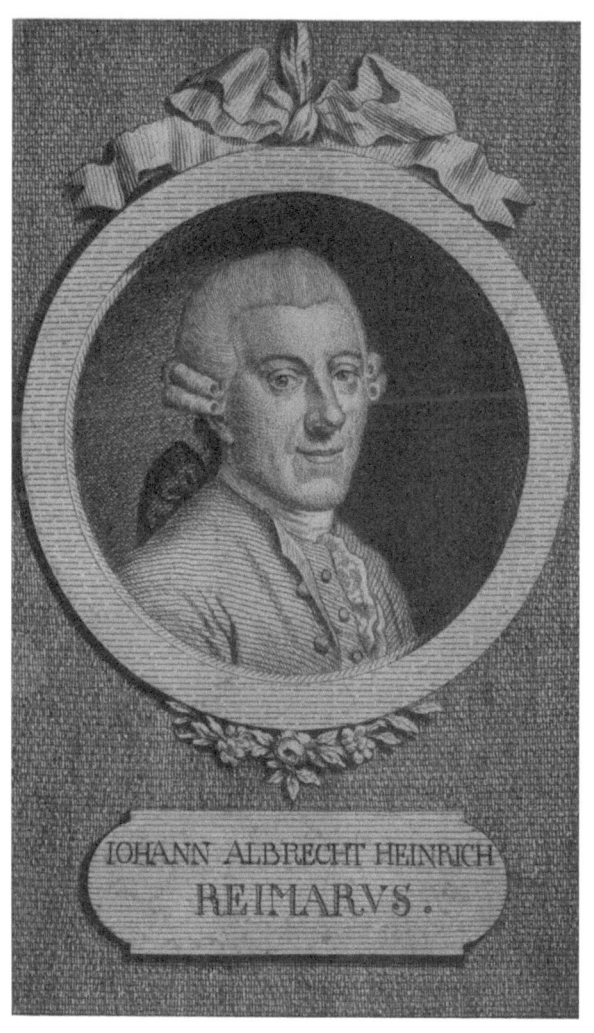

J. A. H. Reimarus.

berg, mit dem er besonders über die zweckmäßigste Art, Blitzableiter — nach Franklins Vorschlag — an den Häusern anzubringen korrespondierte. So verdankt ihm Hamburg seit 1769, „als es noch in Europa überhaupt ein seltenes Beispiel war", Blitzableiter am Jakobi-Kirchturm und an einigen andern Gebäuden. Auf medizinischem Gebiet machte er den Vorschlag, durch narkotische Mittel, zur Erleichterung des Starstechens die Pupille zu erweitern. „Vielleicht wird auch das nicht ohne Nutzen bleiben, was ich über die Freiheit des Handels und besonders des Getreidehandels geschrieben habe." Den Schluß seiner Aufzeichnungen bildet eine kurze Darstellung von Hamburgs französischer Zeit, besonders 1813/14 während der Verteidigung unter Davoût. Er hatte aber noch die Freude, den Abzug der Franzosen zu erleben. Er schloß daher seine Aufzeichnungen mit den Worten: „Und nun, lebt wohl, ihr Nachkommen! Lebt wohl! Ja, wahrlich, alles ist gut!" (Vgl. über Reimarus: Allg. D. Biographie Bd. 27, 704—709.)

... An einen öffentlichen Unterricht in der Naturgeschichte ward damahls noch nicht gedacht. Daß aber mein Vater darauf achtete, hat er schon in der kleinen vorläufigen Abhandlung, *de instinctu brutorum existentis Dei, ejusdemque sapientissimi, indice.* Wismariae 1725. 4° welche er, da er noch Rector in Wismar war, herausgegeben hat, gezeigt. Er hat also auch schon frühe den Trieb zur Naturbetrachtung in mir erregt. So reichte er mir *Derhams* Physicotheologie, *Reaumur hist. des Insectes, Rösels* Insecten-Belustigungen, hernach auch *Büffons* Thiergeschichte u. d. gl., welche Werke ich mit Vergnügen las, und mir nachher durch eigenen Fleiß weitere Kenntnisse zu verschaffen suchte. Ich wünschte auch etwas aus der Chemie zu lernen, fand aber nur damahls *Gellerts* Anfanggründe der metallurgischen Chemie, woraus ich nicht viel Nutzen schöpfen konnte...

Nun sollte ich auf die Universität gehen; welchem Betriebe ich mich aber eigentlich widmen sollte, war ich nicht recht entschlossen. Zur Rechtsgelehrsamkeit waren zwar einige vorläufige Schritte gemacht; aber sowohl die trockene Erlernung aller Gesetzvorschriften, als die künftige Ausübung als Sachverwalter, war mir zuwider. Ich hatte indessen glücklicher Weise auf dem Gymnasium mit den beiden, an Geist und Sitten hervorstechenden, Brüdern *Schrötterings* Freundschaft gemacht, und in ihrer Gesellschaft wollte ich reisen. Als ich mich nun ein paar Tage zuvor mit ihnen besprach, konnte ich nicht umhin zu äußern, daß ich nicht recht mit

frohem Sinne meiner künftigen Lebensart entgegenginge.
Darauf sagte der jüngste, warum wolltest du denn nicht
lieber, wie ich, die Arzneiwissenschaft wählen. Die Wissenschaft, antwortete ich, gefiel mir zwar sehr wohl, aber die
Ausübung fürchte ich, mögte mir zu schwer werden. Indessen
erwiederte ich, wäre doch die Neigung das Hauptsächlichste,
was uns bestimmen müßte, und was uns schwer schiene,
lernten wir doch durch die Übung ertragen, wie ja auch verschiedene Ärzte von ihrer Kunst bezeugten. Davon hatte
ich auch nun selbst kürzlich eine Probe erfahren, da ich
anfangs nicht ausstehen konnte, das Staarstechen des Augenarztes *Taylor*, der sich damals hier befand, und den ich auch
der Schwäche meiner Augen halber befragte[1]), in der Nähe
anzusehen, nach Wiederholung des Versuchs aber immer näher
hinzutreten konnte. Die Untersuchung der Natur und der
Einrichtung des menschlichen Körpers war mir auch immer
angenehm gewesen. *Verheyens* anatomisches Compendium,
welches mir mein Vater gegeben, hatte ich durchgelesen,
und auch der Zergliederung eines Körpers, welche hier von
den damahligen Physicis, *Bolten* und *Cropp*, öffentlich gezeigt
ward, aufmerksam beigewohnt. Dies überlegte ich nun die
Nacht hindurch, und am nächsten Morgen gab ich meinem
Vater zu erkennen, daß ich mich entschlossen hätte, die
Arzneikunst zu studieren. Dieser wunderte sich zwar über
den plötzlich entstandenen Gedanken, ließ mich aber doch
meiner Neigung folgen. Nur erinnerte er, daß bei der Rechtsgelehrsamkeit seine Freunde mir künftig zum Fortkommen
hätten behilflich seyn können; auf diesem Wege aber müßte
ich mir selbst zu helfen suchen. An meinem Fleiß und Eifer,
erwiderte ich, sollte es nicht ermangeln, und das habe ich
denn auch nach Vermögen geleistet. Es würden also die
schon eingepackten Bücher mit andern nun zum Zwecke
dienlichen verwechselt, und so ausgerüstet reisete ich im

---

[1]) Es waren geringe Entzündungen, dabei sich oft kleine Blätterchen
aufwarfen. Er öffnete mir eine Pulsader in der Schläfe, vermutlich nur,
um diesen Handgriff einigen hiesigen Ärzten zu zeigen. (Reimarus.)

51

Jahre 1752 mit meinen beiden obgedachten Freunden nach Göttingen.

Daselbst habe ich in meinem Fache *Hallern, Brendeln* und den älteren *Richter* gehört. Hallers physiologische Vorlesungen waren aber, wegen dessen, was sich auf genauere Anatomie bezieht, Anfängern nicht verständlich genug, und seine Darlegungen an menschlichen Körpern, deren er doch genugsam Vorrat hatte, weder vollständig noch ordentlich, weil er damahls mit der Ausgabe seiner Tabular. anat. beschäftigt war, und nur das hauptsächlich vornahm, was ihm dazu besonders dienen konnte. Ich nahm deswegen noch bei dem derzeitigen Prosektor *Detlef* besondern anatomischen Unterricht. Zuletzt, als Haller nach der Schweitz ging, besuchte ich nicht allein auch dessen Nachfolgers *Röderers* öffentliche Zergliederungen, sondern, als die Vorlesungen geschlossen waren, erlaubte er mir (als seinem Hausgenossen) noch für mich selbst an den noch auf der Zergliederungskammer vorräthigen Körpern was ich wollte zu untersuchen. — Daneben hörte ich Prof. *Köhlers* Vorlesungen über manches, was auf Weisen von nützlichen Kenntnissen zu beachten wäre.

Den Vortrag der Lehrer hörte ich mit solcher Aufmerksamkeit, daß es nicht nötig seyn mögte, denselben zu wiederholen. Ich versäumte auch keine Stunden, außer einigen wenigen, da ich an den Augen litte[1]) oder sonst unpäßlich war, und suchte auch zu Hause mich durch Lesen so viel möglich zu unterrichten. Ich hielte es aber nicht für gut, nur Einem Lehrsysteme zu folgen, sondern wollte lieber mehrere mit einander vergleichen; deswegen beschloß ich, nach vollendetem Jahre von Göttingen nach Leyden zu gehen. Dazu bewog mich, außer dem Ruhme der dortigen Lehrer, auch ein Programm, darin versprochen ward, der Professor

---

[1]) Ich war gewohnt gewesen, die Entzündung mit warmen Dämpfen u. dergl. zu lindern. Dadurch wurden aber die Gefäße so erschlafft, daß das Übel bei jeder Gelegenheit wieder kam. Nun lernte ich vielmehr, stärkende Mittel, Auflösung von weißem Vitriol u. dgl. zu gebrauchen, und dadurch ward meinen Augen geholfen. (Reimarus.)

der Heilkunde würde fleißig im Hospitale die Behandlung
der Krankheiten lehren. Dies, wußte ich, war ehemals von
Boerhave geschehen, und ich hielt es doch für besonders nötig,
daß ein künftiger Arzt die Krankheiten und ihre Kurart nicht
bloß aus Büchern und mündlichem Vortrage kennen lerne,
sondern selbst mit Augen die Beschaffenheit derselben und
den Erfolg der angewandten Mittel beobachte. In Göttingen,
wo jetzt für die Arzneikunde sowohl als für die Wundarznei
zu diesem Zwecke so trefflich eingerichtete Anstalten sind,
war damahls, und so viel ich weiß, auch auf andern deutschen
Universitäten noch keine dergleichen vorhanden. — Ich kam
also im Jahre 1753 in Leyden an; aber leider fand ich daselbst
weder im Hospitale einen Professor, der die Krankheiten zu
behandeln lehrte, noch selbst solche Kranke, deren Behandlung zum Unterrichte der Studierenden dienen sollte, und
was der Professor *Winter* an Kranken, die zu ihm ins Haus
kamen, bemerken ließ, war nicht von Bedeutung. Indessen
konnte ich mit meinem Aufenthalte in Leyden wohl zufrieden
seyn, da ich die Physiologie von dem großen Bernh. Siegefr.
Albinus, die Pathologie und Chemie von *Gaubius* hörte.
Anatomie zeigte der jüngere *Albinus*; es war aber kein Vorrat von mehreren Körpern. Nun hörte ich auch die Experi-
mental-Physik von dem berühmten *Muschenbroek* und von
Prof. *Allemand*, der die schönen Gravesandschen Instrumente
besaß. In dem wohl geordneten botanischen Garten zeigte
von *Royen* einige Pflanzen-Classen nach seinem System. Aber
mehr half mir zur botanischen Kenntnis der Umgang mit
einem Schüler Linné's, P. *Ascanius*. Der wies mich zuerst
auf die Werke jenes großen Naturforschers, und lehrte mich
danach Pflanzen untersuchen. In Göttingen leistete uns Haller
nicht mehr, als daß er einige Pflanzen, die eben in Blüte
waren, kurz zergliederte, welches nur die ihm zunächst sitzenden Zuhörer zu Gesicht bekamen. Von Systemen, weder dem
Linné'schen noch seinem eigenen, gab er keine Erklärung;
nur aus seinem Werke von den Schweizerischen Pflanzen
mußte ich mir selbst von diesem einigen Begriff verschaffen.
So ist zuweilen ein großer berühmter Mann nicht der Ge-

schickteste zum Lehrvortrage. Nun wollte ich — nicht bedenkend, daß das Leben kurz und die Kunst lang sey — auch etwas arabisch lernen, um auch arabische Ärzte lesen zu können.

... Im Jahre 1754 gieng ich also nach *Edinburg*, zugleich mit meinem Freunde, dem jüngeren Schröttering, der auch in Leyden mit mir gewesen war. Meine Erwartung ward völlig befriedigt. Der Vortrag des ältern Alex. *Monro* bei der Anatomie war vortrefflich. Er erwähnte dabei auch des Nutzens dieser Kenntnis, nicht nur in der Wundarznei, sondern auch zum Verständnis verschiedener Krankheiten. Auch zeigte er die Handgriffe verschiedener chirurgischer Operationen. — In dem Hospitale hatte ich Gelegenheit, sowohl mancherlei innerlicher Krankheiten, als auch chirurgischer Behandlungen zu beobachten, da man aus der ganzen Gegend umher bei schweren Zufällen hieher seine Zuflucht zu nehmen pflegte. Da sich nun auch bei den Wundärzten des Hospitals, die monatlich abwechselten, wer Lust hatte unter den Studierenden zum Gehülfen angeben konnte, so unterließ ich auch nicht, mich dessen zu bedienen, bei Operationen Handreichung zu leisten, das Verbinden der Wunden zu übernehmen usw. Besonders nützlich war aber der clinische Unterricht des Prof. *Rutherford*, den er über merkwürdige Kranke im Hospitale mit vielem Fleiße gab. Ich hörte auch die Vorlesungen von *Whytt* und *Alston*, und den Unterricht in der Entbindungskunst von Prof. *Young*, dabei sich auch eine besondere Anstalt zur Ausübung derselben befand, die ich nutzte. —

Außer den Edinburgschen Gelehrten, machte ich auch einen Besuch in der nahen Universität *St. Andrews*, bei den dortigen Professoren. Unter den in Edinburg mit mir studierenden aber hatte ich den vertrautesten Umgang mit dem sinnreichen Erasmus *Darwin*, welcher nachher durch seine Witz und Einbildungskraft zeigende Schriften so berühmt geworden ist, und mit einem liebenswürdigen Jüngling, James *Keir*, welcher sich nachmals, wie ich vernommen, in der Chemie hervorgethan und zu Stourbridge bei Birmingham gelebt hat. (S. Timäus: Leben Thomas Day. Leipz. 1798. 8⁰ p. 48. Note). Mit diesen Beiden und ein Paar andern vereinigte ich mich zu einer Gesellschaft, die Gegenständen der Arzneykunst gewidmet war, aus welcher nachmals, wie ich gehört habe, die Edinburgsche medizinische Gesellschaft entstanden ist. Sehr erwünscht war mir auch der freundschaftliche Umgang mit dem jüngern (ältern!) Professor *Monro*, welcher, nach besagtem Darwin auch noch im folgenden Jahre in London mein Gefährte blieb.

Im Jahre 1755 nämlich gieng ich nach London. Ich hörte daselbst vornehmlich die lehrreichen anatomischen Vorlesungen von Doctor Guil. *Hunter*, dabei, so wie in Edinburg von Monro, nicht bloß trockene Namen-Bezeichnungen der verschiedenen vorkommenden Theile, sondern zugleich physiologische, pathologische und chirurgische Bemerkungen gegeben wurden, dadurch mehr Aufmerksamkeit bei den Zuhörern erweckt und auch größerer Nutzen geschafft wird. Dazu nahm ich noch anatomischen und chirurgischen Unterricht bei dem Wundarzte *Douglas*, dessen Schrift vom Wasserbruche die kürzeste und sicherste Kur-Art lehrt, wie ich in verschiedenen Fällen sowohl in London, als auch nachmals hier in Hamburg gesehen habe. — Über die Entbindungskunst hörte ich den berühmten *Smellie* und nutzte die zur Ausübung derselben besonders bestimmte Anstalt.

Zur Beobachtung sowohl ärztlicher als natürlicher Behandlung von Krankheiten fand sich nun in den vielen Hospitälern in London reichliche Gelegenheit...

Ich lernte auch noch verschiedene damalige Ärzte kennen, unter denen noch der berühmte *Pringle* war. Auch bewog mich die witzige Schrift des Malers *Hogarth*, (On Beauty.), daß ich mir ein Vergnügen machte, diesen merkwürdigen Mann zu besuchen. Mit dem sinnreichen jüngeren *Hunter* hatte ich gleichfalls genauen Umgang: und so habe ich dieses Jahr mit vielem Nutzen in London zugebracht.

Nun hätte ich nach Frankreich hinüber gehen wollen: allein es war wieder ein Krieg entstanden: ich war noch gewärtig, als er in London feierlich durch den Königlichen

Herold angekündigt ward; — ich entschloß mich also, noch wieder nach Leyden zu gehen. Bey der Überfahrt von Harwich nach Helvoetsluis gieng auch ein anderes Paketboot mit, darin der Prinz von Oranien zurückkehrte. Unterwegs machte ein Französischer Kaper Jagd auf uns und so wäre ich doch beinahe nach Frankreich gekommen. Allein es war Windstille: unser Paketboot legte seine Ruder aus und des Prinzen seines, welches zu schwer beladen war, ließ sich durch ein ausgesetztes Boot buxiren. So näherten wir uns dem Haven und der Kaper gab die Jagd auf.

So kam ich denn glücklich in Holland an: aber nicht nur verschiedenes, was ich in England an Büchern usw. gesammelt hatte, welches nach Hamburg geschickt werden sollte, gieng in einem der beiden Schiffe, die in dem bekannten Sturme 1756 auf der Elbe blieben, zu Grunde, sondern es ward auch durch einen andern Sturm ein Fahrzeug auf den Strand geworfen, welches meinen Koffer nach Rotterdam überbringen sollte, darin ich noch manches gepackt hatte, was ich bei mir zu führen wünschte. Der Koffer ward zerschlagen und nur weniges daraus gerettet.

Ich verfügte mich also 1756 wieder nach Leyden: daselbst, und in andern Holländischen Städten, Amsterdam, Utrecht, Harlem, Groningen, besuchte ich noch verschiedene Männer von Wissenschaften, vornehmlich aber genosse ich des lehrreichen Umgangs von dem berühmten Peter *Camper*, der mich sehr freundschaftlich aufnahm, und dem ich manche Kenntniß zu danken habe. Nachmals hat er mich auch noch in Hamburg besucht, wo er manche Stunde in meinem Hause zubrachte, und endlich unterhielt er noch mit mir bis zu seinem schmerzlichen Tode einen angenehmen Briefwechsel.—

... Zur *Wund-Arzenei* habe ich, außer meiner obenerwähnten Probeschrift, auch etwas beigetragen. Die Gelegenheit gab ein Vorfall, da durch unversehens eingesprützten Saft von Belladonna eine vorübergehende Lähmung der Regenbogenhaut, oder Erweiterung der Pupille, verursacht ward. Dies brachte mich auf den Gedanken, daß es nützlich sein würde, vor der Operation des grauen Staars dieses Mittel anzuwenden, weil dadurch der ganze Umfang der Linse entdeckt wird und die Werkzeuge darauf viel sicherer angebracht werden können...

Der berühmte Professor *Himly* in Göttingen hat indessen ein ähnliches Vorbereitungsmittel, nämlich den Saft des Bilsenkrautes (hyoscyami) empfohlen[1]). Die Erweiterung der Pupille wird also jetzt bei jeder Art den Staar zu operieren, überall mit Vorteil angewandt...

Übrigens habe ich noch in verschiedenen Schriften gelegentlich etwas Nützliches vorzutragen gesuchet.

So von der *Blitz-Ableitung*. Da nämlich im Jahr 1767 ein Wetterstrahl auf unsern Nicolai-Thurm gefallen war, nahm ich Anlaß, eine kleine Abhandlung heraus zu geben, die ich 1768 den 17. Februar der Hamburgischen Gesellschaft zur Beförderung der Künste darlegte[2]). Ich zeigte darin kürzlich, aus diesem sowohl als aus andern Beispielen, daß der Blitz nicht allein vorzüglich Metalle ergreife, sondern auch eine Strecke davon, ohne auf andere Körper abzuweichen, anhaltend folge, und daß also der Gedanke des großen *Franklins*, es könne diese elektrische Eigenschaft zur Beschützung unserer Gebäude benutzt werden, wirklich durch die Erfahrung bestätigt werde. Meine Mitbürger nahmen den Rat an, so daß schon im Jahre 1769, als es noch in Europa überhaupt ein seltenes Beispiel war, an unserm Jacobi-Thurm und einigen andern Gebäuden in der Stadt eine Blitzableitung veranstaltet ward...

Johann Philipp Hagen
(1734—1792)

Er wurde geboren am 24. Januar 1734 in Tuntzenhausen, einem kleinen Orte des Amts Weißensee in Thüringen, und starb am 12. Dezember 1792 in Berlin als: „Königl. preuß. Hofrat, Professor der Entbindungskunst beim Collegio medico chirurgico, öffentlich ordentlicher Lehrer der

---

[1]) In den Act. Acad. Götting. ann. 1800 und in den Ophthalmologischen Beobachtungen 1801.
[2]) Die Ursache des Einschlagens vom Blitze, nebst dessen natürlicher Abwendung von unsern Gebäuden.

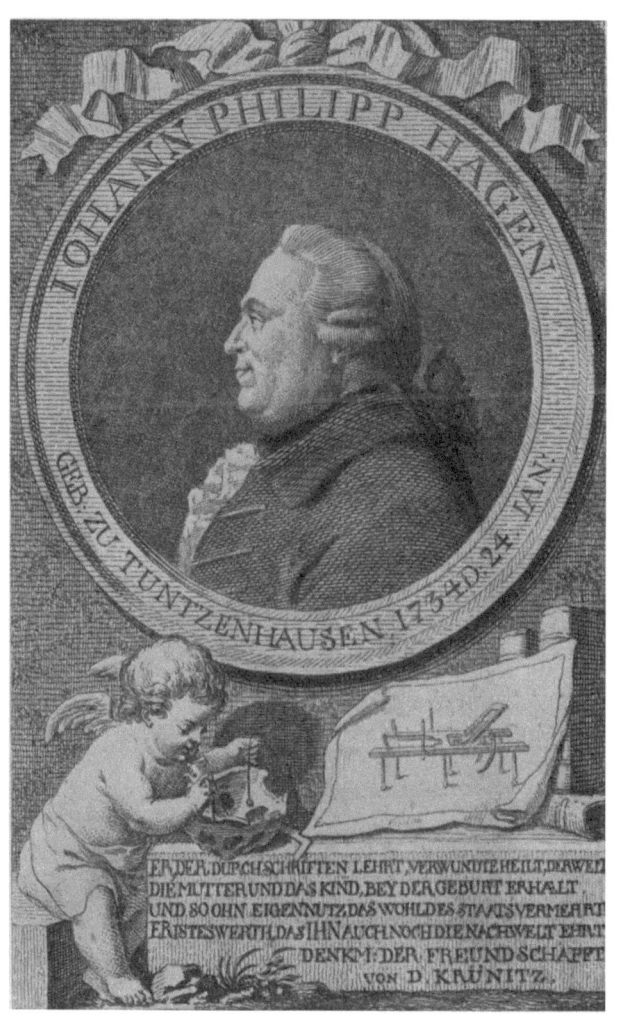

Joh. Phil. Hagen.

Berlinischen Hebammenschule und Geburtshelfer." Sein Leben hat er selbst aufgesetzt und beschrieben. Seine Autobiographie erschien zuerst im Archiv für Geburtshilfe usw. mit Anmerkungen versehen vom Jenenser Professor Joh. Chr. Stark, dem Arzt der Schillerschen Familie. Vor dem Archiv setzte Krünitz dem Freunde Hagen folgendes Denkmal:

> Er, der durch Schriften lehrt, Verwundte heilt, der Welt
> Die Mutter und das Kind, bey der Geburt erhält
> Und so ohn Eigennutz das Wohl des Staats vermehrt:
> Er ist es werth, das(s) Ihn auch noch die Nachwelt ehrt.

Als Autodidakt hat er sich aus tiefster Armut emporgearbeitet, ging 1748 zu einem Barbier nach Frankfurt a. Oder in die Lehre, 1752 in eine Barbierstube nach Berlin. Von 1757—1763 war er als Lazarettchirurg bei der Armee Friedrichs des Großen tätig. Am 1. Oktober 1765 wird er ein legitimierter und rezipierter Chirurgus concessionarius und Operator, mit dem Zusatz: „sich alles Barbierens und inwendigen Curirens zu enthalten". Noch im gleichen Jahr ging er nach Mitau, als Leibchirurg des Erbprinzen Peter von Kurland. Anfang 1767 hatte er Gelegenheit, mit ihm nach Petersburg zu reisen. Dort lernte er nicht nur Katharina II. kennen, sondern bewunderte in Euler, dem er einen Besuch abstattete, „den zu jezigen Zeiten grösten Mathematiker und Algebristen". In dieser Zeit bekam die Erbprinzessin „einen im hohen Gerade sich eingestellten hysterischen Zufall, und kein einziges Merkmal einer Epilepsie, nehmlich mit Einschlagen der Daumen, Sinnlosigkeit, convulsivische Bewegungen, Schaum vor dem Munde usw., nichts von allem diesem stellte sich ein, blos Ohnmachten, bei welchen sie sich bewußt blieb, und ein Hinsinken des Körpers war alles, was ich bemerkte". Nach Berlin zurückgekehrt, wurde er von den Vätern der Stadt zum Chirurgus forensis erwählt, der etwa die Funktionen hatte wie heute der Polizeiarzt. Bereits 1777 wird er Chirurgus beim Obercollegium medicum. Seit 1779 hatte er es endlich erreicht, Hebammenlehrer an der Charité in Berlin zu werden. Die Geburtshilfe lag ihm am meisten am Herzen; in dieses Gebiet fallen hauptsächlich seine Schriften, wie z. B. der Versuch eines allgemeinen Hebammenkatechismus, der in mehreren Auflagen erschien. Er war bestrebt, auch nach seinem Tode „seinen Namen ehrenvoll zu erhalten", und zu diesem Zweck machte er sich daran, die Erläuterungen seines Versuches eines neuen Lehrgebäudes der praktischen Geburtshilfe zu schreiben. Inmitten dieser Arbeit starb er.

Kurze Übersicht und Vorerinnerung meines Lebenslaufs.

Vielleicht bin ich auch einer von den wenigen Individuis derjenigen Weltbürger, welche sich rühmen können, in ihrem Leben die seltsamsten und sonderbarsten Fata gehabt zu haben. Dieser mein Lebenslauf mag einen Beweis abgeben, wie ein Kind der Natur, und, was besonders viel sagen will, zu jetzigen aufgeklärten Zeiten, gleichsam stuffenweise, fast ohne alle gelehrte Kenntnisse, in cultivirten Staaten durch alle mögliche rauhe und ungebahnte Wege, die entweder mit Dornen und Disteln, selten mit Rosen bestreut sind, gewandelt hatte, und der zuletzt in Ruhe alle seine Arbeiten gekrönt und seine Bemühungen belohnt sahe. Nichts ist in diesem Aufsatz erdichtet, nichts übertrieben, kein Satz ist mit Wissen und Willen in ein falsches Licht gestellt, alles ist völlig wahr und gewissenhaft niedergeschrieben; ich kann dieses vor Gott und meinem Gewissen bezeugen.

Die Vorsicht hatte mir im Laufe meines Lebens zwar gute und rechtschaffene Menschen, Freunde und Wohlthäter, welche mein zeitliches Glück befördern halfen, erweckt, allein ich mußte auch leider! fast durchgehends mit dem Neide, mit dem Verfolgungsgeiste, mit der Cabale, Intrigue, mit hämischen Menschen und Menschenfeinden, mit der Mißgunst und der falschen Politik etc. kämpfen. Ich habe mit Königen und Fürsten, mit hohen und niedern Collegiis, mit Männern von Verdienst und ohne Verdienst, mit Gelehrten und Ungelehrten, kurz fast mit Leuten von allerley Stand, Würden und Denkungsart zu schaffen gehabt. Mit einem Wort; mein ganzes Leben war beinahe eine zusammenhängende Kette immerwährender Unruhe, mit Streitigkeiten von aller Art zusammengesetzt. Nicht, als wenn ich von Natur einen Trieb, oder Hang zu Streitigkeiten gehabt hätte, nein! ich haßte alles, was meine Ruhe, die ich über alles liebte, stöhren konnte; ich war zum Frieden und zur Eintracht geneigt; ich liebte meine Nebenmenschen aufrichtig, wie mich selbst; allein mein Schicksal wollte, daß ich ein solch Glück nicht ganz genießen sollte. Ich mußte kämpfen, — jedoch der Vorsicht sei es gedankt! ich kämpfte mit Glück, denn ich hatte jedesmahl eine gerechte Sache, ich hatte die Wahrheit und Gerechtigkeit auf meiner Seite. Aus diesem Gesichtspunkt wünschte ich diesen meinen Lebenslauf betrachtet zu sehen.

Was aber den Hauptgegenstand anbelangt, weswegen ich meinen Lebenslauf aufgesetzt, ist die Art und Weise, wie ich mich zum Accoucheur gebildet habe. Vielleicht werde ich dadurch meinen Neidern und Kritikern mehrern Stoff zur Spötteley geben. Allein die Aufrichtigkeit kann am besten belehren und die Grundlage zu mancher gründlichen Aufklärung bey so manchen Thatsachen geben. Ich hoffe auch, daß derselbe den Freunden und Gönnern meines Systems in der Geburtshilfe Gelegenheit zum fernern Nachdenken und zum Eifer in Befolgung des Weges geben kann. Folgendes ist die wahre Geschichte meiner Entstehung.

Ich hatte in der Natur noch nie eine Geburt als die bei meiner Frau gesehen, folglich kann ich mich nicht rühmen, von meinem Lehrer, dem Prof. *Meckel*, nur eine einzige praktische Anweisung erhalten zu haben. Alles, was ich als ausübender Geburtshelfer weis, ist blos Natur, ist blos eigenes Nachdenken, und da ich überdies außer meiner Muttersprache keine andere erlernte, oder vielmehr aus Mangel an Vermögen und Unterstützung in meiner Jugend erlernen konnte; so war es auch nicht möglich, mich aus Büchern in fremder Sprache zu unterrichten, welche doch zu der Zeit die beste Anleitung noch gaben. Eben so wenig konnte ich mir anfänglich auch die Werke deutscher Schriftsteller anschaffen und mich daraus unterrichten. Zum Glück kam ich bald in solche Verhältnisse, wo ich meine Talente ausbilden und durch manchfaltige Erfahrungen als Geburtshelfer zu begründen, sondern auch manche nüzliche Entdeckung zur Zufriedenheit des Publikums mitzutheilen.

Wenn nun Mangel, Sorge, Kummer, Gram, wenn der Verfolgungsgeist, die Cabale, der Neid, die Mißgunst und immerwährende Streitigkeiten an Leben, Ehre und Glück nagen, und alles dieses in meinem Leben, gleichsam wie in einem Brennpunkt, vereint anzutreffen war, so kann ich doch wohl mit Recht mich unter die wenigen Sterblichen zählen, welche die seltensten Schicksale ertragen und ich folglich in meinem Leben keine ganz geringe oder unbedeutende Rolle zu übernehmen gehabt habe ...

1765.

... Nunmehr entstand wieder eine neue Scene in meinem Leben, eine Scene, welche vor mich in der Folge überaus wichtig war. Meine liebe Frau hatte eine überaus schwere Geburt, sie ging 3 Tage in Kindes Nöthen, ich muste zulezt den damahligen D. Henkel rufen lassen. Ich hatte zwar das Accouchement beim Professor *Meckel* gehört, allein kein Accouchement in der Natur gesehen, folglich war ich fast ebenso unwissend, als ich vorher war. Dieser Zufall verursachte, daß ich gleichsam in meiner Seele ergrimmte, und ich nahm mir von Stund an vor, ein, für das Menschengeschlecht so unentbehrliches Geschäft, als die Geburtshülfe ist, nach Grundsätzen zu lernen, und vor allen andern Theilen in der Chirurgie blos diesen zu meinem Hauptstudio zu machen. Ich glaubte mit recht, daß es möglich wäre, vermöge der Kunst die unterliegende, oder wenigstens unvermögende Natur zu unterstützen, und nicht so, wie hier geschah, 3 Tage lang eine arme Frau martern zu lassen. Dieser Gedanke prägte sich tief in meine Seele, und ich nahm mir vor, wenn ich nach Curland kommen würde, dies Fach vorzüglich zum Gegenstand meiner Arbeiten zu machen. Endlich wurde meine Frau von einem Sohn entbunden, der aber gleich nach der Geburt starb. Meine liebe Frau erholte sich und wurde in kurzer Zeit gesund ...

1790.

Der 8. Jänner war der Tag, an welchem ich vor 25 Jahren meinen Ehestand angetreten hatte, ich feierte ihn unter Dank und Lobe Gottes, daß er mich so augenscheinlich, so sichtbar und so wundervoll gesegnet hatte, zugleich hatte ich diesen, so feierlichen Tag in Gesellschaft meiner Freunde zu feiern gesucht, einige gute und wirklich angenehme Gedichte und andere für mich überraschende Anstalten verherrlichten diesen Tag.

Nunmehro glaubte ich meine sämmtliche Einnahme inclusive, das, was, ich in Curland verdiente, zusammen ziehen zu müssen, und da fand ich, daß die nicht unbeträchtliche Summa von vierzigtausend Thaler heraus kam; zwar war ich von je an gewohnt gewesen, keine Schulden zu machen, ich bezahlte alles baar, folglich blieb mir kaum der vierthe Theil von diesem Gelde übrig, indessen war es doch gewiß, daß auf diesem kein Fluch, kein Seufzer, keine Thräne ruhete, es müßten denn Thränen der Dankbarkeit gewesen sein. Ich nahm immer mit dem vorlieb, was man mir gutwillig für meine Bemühungen gab; ich habe nie in meinem Leben Arme gedrückt, oder, wenn sie aus Mangel an Belohnung von mir bedient wurden, vernachlässigt oder versäumt, denn mein Symbolum war: den Reichen fürs Geld, den Freunden als Freund und den Armen umsonst. Da ich nun auf 1500 Rthlr. erspart hatte, und ich eine Gelegenheit sahe, mein Capital auf meinem Hause, welches 6000 war, statt zu 4 p.c. zu $3^{1}/_{2}$ unterzubringen, so kündigte ich meinem zeitherigen Gläubiger das Capital auf, zahlte die 1500 ab, und nunmehr verminderte ich meine zeitherigen Zinsen, und ich ersparte dadurch alle Jahre an 80 Rthlr. in Golde, und ich suchte auf solche Art, mich nach und nach völlig Schulden frei zu machen.

Da ich nun vermöge meines Berufs keinen Augenblick sicher war, und öfters unvermuthet zu Kreisenden gerufen wurde, folglich die Annehmlichkeiten des Lebens außerm Hause entbehren mußte, so kaufte ich mir eine neue vollstimmige Flötenuhr mit doppelten Satz, welche der academischen Uhrmacher Hr. Möllinger verfertigt hatte. Dieses Werk war beinahe das einzige seiner Art, und verschafte mir viel Vergnügen, durch sein reines und angenehmes Spiel. Ich überlegte, daß ich ein Vater von 8 unmündigen Kindern war, und ich, so gut auch meine Einnahme war, ihnen dennoch keine vollkommene Erziehung geben konnte, eine Erziehung, wodurch sie Welt und Menschenkenntnisse erwerben, eine Kenntniß, welche so nöthig, als eine jede andere Wissenschaft ist, womit man sein Brot erwirbt. Um ihnen eine Bildung dieser Art, sowohl, als auch den Anstand, Dreistigkeit, und Fertigkeit im Umgange mit Menschen zu geben, damit sie sich einen habitum erwerben mögten, legte ich ein so genanntes Privat, oder besser, Familien-Theater in meinem Saale auf dem Hofe an. Es hatten sich nehmlich einige junge, anständige, und mit unbescholtenen Charakter begabte Liebhaber des Theaters bei mir eingefunden und verlangten: wenn ich nur die erste Anlage eines solchen Theaters machen wollte, so wollten sie in der Folge für die Decorationen, für Erleuchtung und Orchester selbst sorgen, sie wollten die Kosten selbst unter sich aufbringen, und ich sollte das Vergnügen umsonst haben, ihr Spiel mit anzusehen, u. s. w. Dieser Antrag gefiel mir, ich ließ zu dem Ende ein klein Theater bauen, sie verfertigten in diesem Sommer 10 Decorationen selbst, ich ließ mir eine kleine Loge bauen, und so wurden alle 3 oder 4 Wochen ansehnliche und gewiß sehenwürdige Stücke aufgeführt; da ich nun sahe, daß dies ein Vergnügen ohne Geldkosten von Seiten meiner war, und die Zuschauer ihren Beifall bezeigten, und ich auch hier eine Gelegenheit hatte, gutdenkende Menschen umsonst ein Vergnügen dieser Art mit zu theilen, so fuhr ich fort, mich dieser Gelegenheit zu bedienen, meine Kinder zu bilden, und sie gleichsam in die große Welt, in Ansehung der Sitten, und Moral, in den Umgang und Conversation einzuführen. Einige übernahmen selbst Rollen, andere waren Zuschauer, u. s. w. und so lebte ich einige Monathe in dem Cirkel meiner Familie und Freunde vergnügt, ruhig und gelassen fort; ich hatte während dieser Zeit keine Zwistigkeiten, keine Unruhe, und Streitigkeiten, meine Kinder, besonders meine Söhne, welche herangewachsen waren, lernten Metiers, der älteste ward Compagnie-Chirurg unter der Artillerie unter meines Freundes Theden Aufsicht, und in Champagne; der zweite war Instrumentenmacher und hatte bei dem berühmten Hof-Instrumentenmacher Hrn. Bachmann ausgelernt; der dritte war als Exspektant auf dem Zoll-Accise-Departement angesetzt, und der jüngste legte sich auf die Feder und war bei meinem Schwager in Spandau im Zoll.

Was eine solche Ruhe und Zufriedenheit in unserm Leben für eine Annehmlichkeit hat, kann der nur allein schätzen, welcher in beständiger Unruhe gelebt, und seine Tage mit Streitigkeiten, Verdrüßlichkeiten von allerlei Art zugebracht hat. Ich war auch wie neu geboren, 6 Monate lang ohne Verdruß, ohne Unruhe gelebt zu haben. Es war dies aber leider! nur eine beträchtliche Windstille, auf welcher immer Sturm zu erfolgen pflegt, ich war dazu bestimmt, immer in Unruhe zu leben, bestimmt, mich von meinen Nebenmenschen geneckt, und beneidet zu sehen, sie sahen meine Verdienste mit Neid an, und suchten bald auf diese, bald auf eine andere Art mir wehe zu thun. Das erste was geschahe, war: daß sich 4 Männer, zwar ein jeder für sich, jedoch zu gleichem Endzweck vereinigten, sich mir auf meine Hebammen-Lehrer-Stelle adjungiren zu lassen. Es war dies Herr Mursinna, Zencker, Walter und Bock, alle vier kamen supplicando bei Se. Maj. ein, und hielten um meine Stelle an, und verlangten, daß sie mir zur Seite gesetzt würden; ...

1792.

... Da ich nun in der Chirurgie alles außer dem Accouchement niedergelegt hatte und mein Alter es nicht verstattete, mich mit den kleinen Geschäften dieser Kunst abzugeben, folglich blos vom Accouchement leben mußte, denn eine kleine Pension von 375 Rthlr., welche ich vom König erhielt, war lange nicht hinreichend, daß ich leben konnte, indem mir meine Wissenschaft, so genau ich mich auch einrichtete, jährlich über 2000 Rthlr. kostete, so war dies ein neuer Schlag, auf welchen ich mich nicht gefaßt gemacht hatte und der fast meinen Muth darniederschlug. Es setzten sich mehrere Geburtshelfer in Berlin, die Hälfte von den hiesigen Hebammen hatten bei mir keinen Unterricht genossen, auch von diesen nahm mich keine zum Beistand an, sondern suchten Hilfe bei jenen. Vielleicht trugen auch meine herausgegebenen Schriften vieles dazu bei, daß ich ihren Haß auf mich geladen hatte, indem ich zu oft und heftig wider sie declamirt hatte; denn begangene Fehler und grobe Vergehen, wenn sie öffentlich gerügt werden, schmerzen, und doch konnte ich dies laut meines Gewissens und meiner Pflicht nicht verschweigen, ich mußte dieses theils als Hebammenlehrer, theils als Geburtshelfer rügen. Und was hatte dieses anders zum Zweck? als meinen leidenden Nebenmenschen, nemlich den armen unglücklichen Gebärenden zu nützen, ihr Elend zu erleichtern, ihr Glück zu befördern und aus Lebensgefahr zu erlösen. Alles dieses wurde verkannt, alles vergessen; so lohnt die undankbare Welt, und wenn ich nicht in mich selbst die Zufriedenheit, nemlich rechtschaffen gehandelt zu haben, gefunden und den Lohn von Gott erwartet hätte, so hätte ich in meinem Kummer unterliegen müssen. Doch weg mit diesen unangenehmen Gegenständen meines Lebens! Ich hatte weit edlere, weit vollkommenere Verrichtungen, welche auf der andern Seite mir mein Leben angenehmer machten und meinen Zustand versüßten und veredelten. Es war dies der Gedanke, auch nach meinem Tode meinen Namen ehrenvoll zu erhalten, und dies bestand darin: meine gehabten Erfahrungen und den Wachsthum der Entbindungskunst zu beschreiben. Zu dem Ende nachdem ich die Erläuterungen zum ersten Theil meines neuen Lehrgebäudes in der Entbindungskunst herausgegeben hatte, arbeitete ich auch den zweiten Theil sorgfältig aus, und diese beiden Werke sind einzig und allein aus meiner Feder geflossen und niemand hat mir die geringsten Materialien dazu gegeben, vielweniger geholfen. Da ich auch den allergeringsten Verdacht der Prahlerei vermeiden wollte, so habe ich besonders in den Zangen-Geburten weit weniger in meinen Tabellen angegeben, als ich wirklich gehabt, wie meine gewissenhaften Aufsätze in meinem Journal zeigen. Und dies geschah auch in der Absicht, weil meine Zeitgenossen in dieser Art von künstlicher Hülfsleistung noch nicht aufgeklärt waren, weil sie noch den für einen spielenden oder gefährlichen Accoucheur hielten, welcher sich dieses Werkzeugs zu oft bedient. Wie glücklich würde ich mich schätzen und wie belohnt könnte ich mich halten, ja wie froh kann ich diese Welt verlassen, wenn der Gedanke, daß dadurch viele Mütter und Kinder gerettet; daß viele Mütter und Kinder geschwinder erlöset; und erstere leichte von ihrer

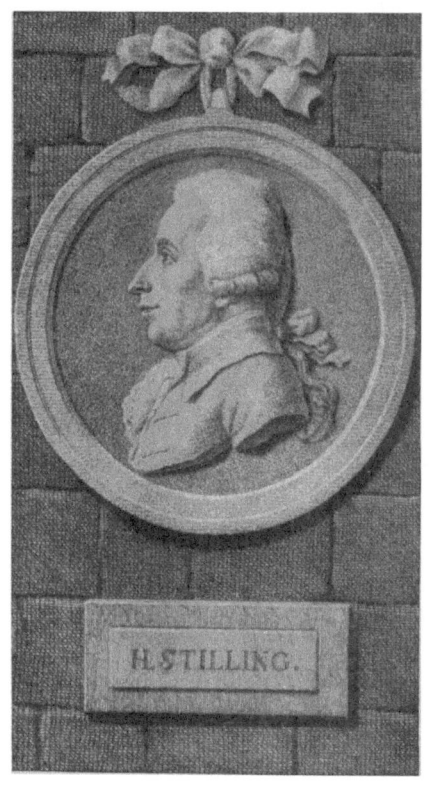

Joh. Heinrich Jung
(gen. Stilling).

Qual befreit, sich meiner Seele in seiner ganzen Stärke bemeistert und wenn vielleicht in folgenden Jahrhunderten sich aufgeklärte Geburtshelfer sich eben so wie ich zur rechten Zeit dieses Hülfsmittels zur Ehre der höheren Entbindungskunst bedienen werden, wodurch ungemein viel zur Beförderung des Menschenwohls zu wege gebracht werden kann.

Johann Heinrich Jung
(genannt Stilling)
(1740—1817)

Geboren den 12. September 1740 im Dorfe Grund im Nassauischen, gestorben am 2. April 1817 zu Karlsruhe. Anfänglich Schneider und Hauslehrer, studierte er seit 1770 in Straßburg Medizin. Er wurde bekannt durch seine geschickten Staroperationen und war als Arzt in Elberfeld tätig. Seit 1787 war er Professor der Ökonomie und Kameralwissenschaften in Marburg, seit 1804 Professor der Staatswissenschaften in Heidelberg, und darauf lebte er als vortragender Rat in Karlsruhe. Jung-Stilling gehörte in Straßburg mit zu Goethes Tischgesellschaft, und er hat seiner in „Dichtung und Wahrheit" ausführlich gedacht. Goethe war es auch, der den ersten Teil der auf seine Aufforderung hin verfaßten Selbstbiographie zum Druck beförderte. Goethe nahm, als er Stilling im Juli 1774 in Elberfeld besuchte, das Manuskript mit, und es erschien 1777. Stilling erhielt das Honorar, 150 Taler in Gold, gerade in dem Augenblick der höchsten Not von seinem Freunde übersandt. Er selbst legte den Sachverhalt dar in der Litt. und Theater Leitung II, 2, 1779, S. 372—380. Diesen Teil „Jugend" von Stillings Zebensgeschichte rechnet Nietzsche mit Goethes Schriften, Lichtenbergs Aphorismen und Kellers Leuten von Seldwyla zu dem Wenigen, was von deutscher Prosa wert sei, immer wieder gelesen zu werden. Goethe hat seinen Straßburger Freund folgendermaßen geschildert: „Seine Gestalt, ungeachtet einer veralteten Kleidungsart, hatte, bei einer gewissen Derbheit, etwas Zartes. Eine Haarbeutelperücke entstellte nicht sein bedeutendes und gefälliges Gesicht. Seine Stimme war stark, sobald er in Eifer geriet, welches sehr leicht geschah. Wenn man ihn näher kennen lernte, so fand man an ihm einen gesunden Menschenverstand, der auf dem Gemüte ruhte und sich deswegen von Neigungen und Leidenschaften bestimmen ließ, und aus eben diesem Gemüt entsprang ein Enthusiasmus für das Gute, Wahre, Rechte in möglicher Reinheit."

Stilling hinwiederum hat in seiner „Wanderschaft" Goethes und der Straßburger Tischgesellschaft gedacht. (Stillings „Lebensgeschichte oder dessen Jugend, Jünglingsjahre, Wanderschaft, Lehrjahre, häusliches Leben und Alter" sind in der Ausgabe bei Reclam leicht zugänglich.) Im vertraulichen Kreise gefiel es Stilling öfter, sein erstes Zusammentreffen mit Goethe zu erzählen. Später hat es K. C. von Leonhard (Aus unserer Zeit in meinem Leben. Bd. 1, Stuttgart 1854, S. 80 f.) wiedergegeben. Stillings nicht gerade große Bedeutung als Augenarzt hat Julius Hirschberg dargestellt (Graefe-Saemisch, 2. Aufl., 14. Bd., 1911, S. 208—213, § 421).

... Indessen kamen nun unser Reisende gesund und wohl zu Straßburg an und logierten sich beim Herrn Ratmann Blesig in der Äxt ein. Stilling sowohl als sein Freund schrieben alsofort nach Haus und meldeten ihre glückliche Ankunft, ein jeder am gehörigen Ort.

Stilling hatte nun keine Ruhe mehr, bis er das herrliche Münster rundum von innen und außen gesehen hatte. Er ergötzte sich dergestalt, daß er öffentlich sagte: „Das allein ist der Reise wert, gut! daß es ein Deutscher gebaut hat. Des andern Tages ließen sie sich immatrikulieren, und Herr Troost, der daselbst bekannt war, suchte ein bequemes Zimmer für sie beide. Dieses fand er auch nach Wunsch, denn am bequemsten Orte für sie wohnte ein vornehmer, reicher Kaufmann namens R..., der einen Bruder in Schönenthal gehabt hatte, und daher Liebe für Herrn Troost und seinen Gefährten bezeigte. Dieser verpachtete ihnen eine herrliches tapeziertes Zimmer, unten im ersten Stock, für einen mäßigen Preis; sie zogen daselbst ein.

Nun suchte Herr Troost ein gutes Speisequartier, und dieses fand er gleichfalls ganz nahe, wo eine vortreffliche Tischgesellschaft war[1]). Hier verakkordierte er sich nebst Stilling auf den Monat. Dieser aber erkundigte sich nach den Lehrstunden, und nahm deren so viel an, als nur gehalten wurden. Die Naturlehre, die Scheidekunst und die Zergliederung waren seine Hauptstücke, die er alsofort vornahm.

Des andern Mittags gingen sie zum erstenmal ins Kosthaus zu Tische. Sie waren zuerst da, man wies ihnen ihren Ort an. Es speiseten ungefähr zwanzig Personen an diesem Tisch, und sie sahen einen nach dem andern hereintreten. Besonders kam einer mit großen hellen Augen, prachtvoller Stirn und schönem Wuchs mutig ins Zimmer. Dieser zog Herrn Troosts und Stillings Augen auf sich; ersterer sagte gegen letztern: das muß ein vortrefflicher Mann sein. Stilling bejahte das, doch glaubte er, daß sie beider viel Verdruß an ihm haben würden, weil er ihn für einen wilden Kameraden

---

[1]) Im Hause der Jungfern Lauth, in der Knoblochgasse. Vgl. Goethe: „Aus meinem Leben", 2. T., 9. Buch.

ansah. Dieses schloß er aus dem freien Wesen, das sich der Student ausnahm; allein Stilling irrte sehr. Sie wurden indessen gewahr, daß man diesen ausgezeichneten Menschen „Herr Goethe" nannte.

Nun fanden sich noch zween Mediziner, einer aus Wien, der andre ein Elsässer. Der erstere hieß Waldberg. Er zeigte in seinem ganzen Wesen ein Genie, aber zugleich ein Herz voll Spott gegen die Religion und voller Ausgelassenheit in seinen Sitten. Der Elsässer hieß Melzer und war ein feines Männchen, er hatte eine gute Seele, nur schade, daß er etwas reizbar und mißtrauisch war. Dieser hatte seinen Sitz neben Stilling, und war Herzensfreund mit ihm. Nun kam auch ein Theologe, der hieß Lerse, einer von den vortrefflichsten Menschen, Goethens Liebling, und das verdiente er auch mit Recht, denn er war nicht nur ein edles Genie, und ein guter Theologe, sondern er hatte auch die seltene Gabe, mit trockener Miene die treffenste Satire in Gegenwart des Lasters hinzuwerfen. Seine Laune war überaus edel. Noch einer fand sich ein, der sich neben Goethe hinsetzte, von diesem will ich nichts mehr sagen, als daß er — ein guter Rabe mit Pfauenfedern war ...

Nun hatte sich Stilling völlig eingerichtet; er lief seinen Lauf heldenmütig fort; er war jetzt in seinem Element; er verschlang alles, was er hörte, schrieb aber weder Kollegia noch sonst etwas ab, sondern trug alles zusammen in allgemeine Begriffe über. Selig ist der Mann, der diese Methode wohl zu üben weiß! aber es ist nicht einem jeden gegeben. Seine beiden Professoren, die berühmten Herren *Spielmann*[1]) und *Lobstein*[2]) bemerkten ihn bald, und gewannen ihn lieb, besonders auch darum, weil er sich ernst, männlich und eingezogen aufführte.

Herr Troost war nett und nach der Mode gekleidet;

---

[1]) Jakob Reinhold Spielmann, geb. 1722, gest. 1783, Apotheker und Professor der Medizin in Straßburg. Sein Schattenriß in ganzer Figur steht vor seinen: Institutiones materiae medicae usw. Straßbarg 1784.

[2]) Joh. Friedr. Lobstein, geb. 1736, gest. 1784, Professor der Anatomie und Chirurgie in Straßburg.

Stilling auch so ziemlich. Er hatte einen schwarzbraunen Rock mit manchesternen Unterkleidern, nur war ihm noch eine runde Perücke übrig, die er zwischen seinen Beutelperücken doch auch gern verbrauchen wollte. Diese hatte er einsmalen aufgesetzt, und kam damit an den Tisch. Niemand störte sich daran, als nur Herr Waldberg aus Wien. Dieser sah ihn an; und da er schon vernommen hatte, daß Stilling sehr für die Religion eingenommen war, so fing er an und fragte ihn: Ob wohl Adam im Paradies eine runde Perücke möchte getragen haben? Alle lachten herzlich, bis auf Salzmann, Goethe und Troost; diese lachten nicht. Stillingen fuhr der Zorn durch alle Glieder, und er antwortete darauf: „Schämen Sie sich des Spotts. Ein solcher alltäglicher Einfall ist nicht wert, daß er belacht werde!" — Goethe aber fiel ein und versetzte: „Probier erst einen Menschen, ob er des Spotts wert sei? Es ist teufelmäßig, einen rechtschaffenen Mann, der niemand beleidigt hat, zum besten zu haben!" Von dieser Zeit an nahm sich Herr Goethe Stillings an, besuchte ihn, gewann ihn lieb, machte Brüderschaft und Freundschaft mit ihm und bemühte sich bei allen Gelegenheiten, Stillingen Liebe zu erzeigen. Schade, daß so wenige diesen vortrefflichen Menschen seinen Herzen nach kennen! ...

Seine Lebensart zu Straßburg war auffallend, so daß die ganze Universität von ihm zu sagen wußte. Die Philosophie war eigentlich von jeher diejenige Wissenschaft gewesen, wozu sein Geist die mehreste Neigung hatte. Um sich nun noch mehr darinnen zu üben, beschloß er, des Abends von fünf bis sechs Uhr, welche Stunde ihm übrig war, ein öffentliches Kollegium in seinem Zimmer darüber zu lesen. Denn weil er eine gute natürliche Gabe der Beredsamkeit hatte, so entschloß er sich um desto lieber dazu, teils um die Philosophie zu wiederholen und sich ferner darinnen zu üben, teils aber auch, um eine Geschicklichkeit zu erlangen, öffentlich zu reden. Da er sich nun nichts dafür bezahlen ließ und dieses Kollegium als eine Repetition angesehen wurde, so gings ihm durch, ohne daß jemand etwas dagegen zu sagen hatte. Er bekam Zuhörer in Menge, und durch diese Gelegenheit viele Bekannt und Freunde.

Seine eigenen Kollegien versäumte er nie. Er präparierte auf der Anatomie selbsten mit Lust und Freude, und was er präpariert hatte, das demonstrierte er auch öffentlich, so daß Professoren und Studenten sich sehr über ihn verwunderten. Herr Professor Lobstein, der dieses Fach mit bekanntem größten Ruhm verwaltet, gewann ihn sehr lieb und wendete allen Fleiß an, um ihm diese Wissenschaft gründlich beizubringen. Auch besuchte er schon diesen Winter mit Herr Professor *Ehrmann*[1]) die Kranken im Hospital. Er bemerkte da die Krankheiten, und auf der Anatomie die Ursachen. Mit einem Wort: er wendete in allen Disziplinen der Arzneiwissenschaft alles mögliche an, um Gründlichkeit zu erlangen.

Herr *Goethe* gab ihm in Ansehung der schönen Wissenschaften einen andern Schwung. Er machte mit ihm Ossian, Shakespeare, Fielding und Sterne bekannt; und so geriet Stilling aus der Natur ohne Umwege wieder in die Natur. Es war auch eine Gesellschaft junger Leute zu Straßburg, die sich die Gesellschaft der schönen Wissenschaften nannte, dazu wurde er eingeladen und zum Mitglied angenommen; auch hier lernte er die schönsten Bücher und den jetzigen Zustand der schönen Literatur in der Welt kennen.

Diesen Winter kam der Herr *Herder* nach Straßburg Stilling wurde durch Goethe und Troost mit ihm bekannt. Niemalen hat er in seinem Leben mehr einen Menschen bewundert, als diesen Mann. „Herder hat nur einen Gedanken, und dieser ist eine ganze Welt." Dieser machte Stilling einen Umriß von allen in einem, ich kann's nicht anders nennen; und wenn jemals ein Geist einen Stoß bekommen hat zu einer ewigen Bewegung, so bekam ihn Stilling von Herdern, und das darum, weil er mit diesem herrlichen Genie in Ansehung des Naturells mehr harmonierte als mit Goethe.

Das Frühjahr rückte heran, und Herr Troost rüstete sich wiederum zur Abreise. Stilling fühlte zwar die Trennung von

---
[1]) Gemeint ist Johann Christian Ehrmann, geb. 1710, gest. 1797 der seit 1749 Arzt des Arbeitshauses in Straßburg war.

einem so teuren Manne recht tief, allein er hatte doch nunmehr die schönste Bekanntschaft in Straßburg, und dazu hoffte er über ein Jahr wieder bei ihn zu sein. Er gab ihm Briefe mit; und da er ihm seine Verlobung entdeckt hatte, so empfahl er ihm, mit erster Gelegenheit nach Rasenheim zu gehen und den Seinigen alle seine Umstände mündlich zu erzählen.

So verreiste dieser redliche Mann im April wieder in die Niederlande, nachdem er noch einmal seine nötigsten Wissenschaften mit größtem Fleiß wiederholt hatte. Stilling aber setzte seine Studien wacker fort.

Melchior Adam Weikard
(1742—1803.)

Er wurde am 27. April 1742 zu Römershag im Fuldaischen geboren. In seinen, ein Jahr vor seinem Tode (25. Juli 1803) erschienenen Denkwürdigkeiten, die erst ,,Nach seinem Tode zu lesen" sein sollten, hat er uns sein bewegtes Leben geschildert, das uns auch einen trefflichen Einblick in sein Seelenleben gestattet. Die Beschwerden und Unannehmlichkeiten, die eine im sechsten Jahr erworbene Wirbelsäulenverkrümmung mit sich brachte und nach sich zog, hat seinem Charakter etwas Unharmonisches und Boshaftes verliehen. So entschuldigt er sich selbst damit, daß er aus eigener Erfahrung weiß, ,,wie viel Einfluß körperliches Leiden auf die Äußerungen des Geistes haben konnte" (S. 307). Im Würzburger Hospital vorgebildet, ließ er sich bald in Fulda nieder, wurde dort 1770 Leibarzt des Fürsten, dann Hofarzt, Professor und nebenher noch Badearzt in Brückenau, über deren Mineralwässer er auch geschrieben hat. Er war überhaupt eine schreiblustige Natur, wußte aber auch amüsant zu schreiben. Ich nenne hier z. B. die immer noch hübsch zu lesende ,,Toilettenlectüre für Damen und Herren in Rücksicht auf die Gesundheit". Zwei Theile. Frankfurt a. M. 1797. Einige Jahre brachte er am Hofe der Kaiserin Katharina II. von Rußland — in Petersburg — zu, ließ sich aber 1789 beurlauben, lebte dann oft den Aufenthalt wechselnd in Frankfurt a. M., Mainz und in Aachen. Aus dieser Zeit und der ruhigeren in Heilbronn sind aus den ,,Denkwürdigkeiten" einige Proben gegeben. Wie er dort als ,,Wunderdoctor" den jungen Justinus Kerner behandelt hat, mag in dessen ,,Bilderbuch aus meiner Knabenzeit" nachgelesen werden.

Zu Weikards Charakteristik, die das Mißtrauen illustriert, das er gegen Geistliche hatte, möge folgende Anekdote hier wiedergegeben werden (Koenig, Heinr., Auch eine Jugend. Leipzig 1861, S. 84f.): ,,Weikard befand sich eines heiteren Sommerabends mit seinem Fürsten auf der Fasanerie, der schönen, einsamen Sommerresidenz der Fürstbischöfe anderthalb Stunden von der Stadt, als er durch einen Reiterboten eiligst nach der nicht gar entfernten Propstei Johannisberg verlangt wurde, wo

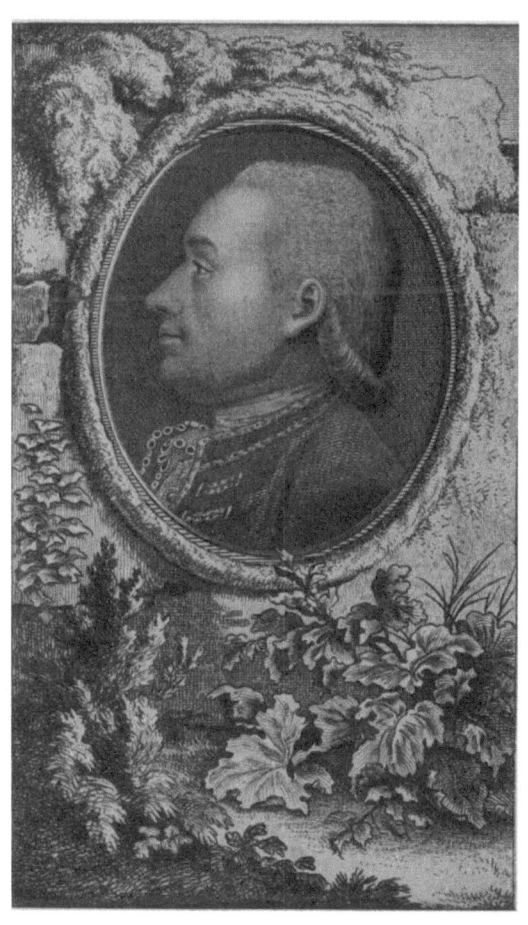

Melchior Adam Weikard.

der Propst plötzlich erkrankt sei. Er fuhr in einem Hofwagen dahin und fand eine ausgesuchte Gesellschaft von Prälaten und Hofleuten in dem wohl besetzten Speisesaal, alle etwas angetrunken und ihn mit schalkhaften Mienen empfangend. Man begleitete ihn nach dem Schlafzimmer des Propstes, den er auf einem dreifach aufgeschichteten Bette liegend fand. Weikard, klein und etwas verwachsen von Gestalt, merkte, daß man ihn, um den Patienten den Puls zu befühlen, nöthigen wollte, einen Stuhl zu besteigen und dadurch lächerlich zu werden. Aber er that nicht desgleichen, sondern rief mit großem Ernst:

‚Wollen mir Ew. Gnaden die Zunge zeigen!'
Der Propst zeigte die Spitze.
‚Mehr heraus, Ew. Gnaden!' bat Weikard. ‚Noch besser, bitte sehr!'
Und wie nun der Propst endlich die ganze Zunge herausstreckte, rief Weikard, zum Gehen gewendet:
‚So, Herr Propst, so reicht es zu! Nun können Sie mich im — — —.'
Im Andenken behalten! wollte er wol sagen."

... Ich hatte die Grille, nicht mehr praktische Arzeneykunst auszuüben. Ich hatte lange und viel praktizirt, war mit allen Unannehmlichkeiten der Praxis bekannt geworden, und wollte nun blos über meine Erfahrungen nachdenken, und im Stillen blos nach Willkür studieren. Wirklich bin ich auch erst in Heilbronn von diesem Vorsatz abgegangen.

Mein gewöhnlicher Trieb zur Thätigkeit mußt doch auf irgend eine Art befriedigt werden. Ich schrieb also in Frankfurt ein Werk, welches vielleicht auch noch zum Drucke kommt, wenn nicht unterdessen die Mäuse es fressen; ich schrieb in Maynz die Fragmente, welche so mancherley Folgen hatten; ich schrieb in Aachen und Spaa. In Mannheim verfertigte ich eine neue Ausgabe meiner medizinischen Schriften, und lieferte noch eine Broschüre ohne Namen des Verfassers. Im Anfange, als ich nach Heilbronn kam, wurde der Entwurf einer einfachern Arzneykunst oder das *Brown*sche System,[1]) ausgearbeitet; dann schrieb ich noch mein

---

[1]) Über das Leben und das System des schottischen Arztes John Brown (1735—88), der die Krankheiten in sthenische und asthenische einteilte (Baas, Gesch. der Med. Stuttgart 1876. S. 502ff), hat August Bier ein ganz anderes Gesamtbild gewonnen. Brown hat nämlich zum ersten Mal klar ausgesprochen, daß niemand eine Krankheit bekommt, der nicht die Anlage dazu hat. (Bier, Reiz und Reizbarkeit. Münch. med. Wochenschr. 1921, Nr. 46 u. 47) Rudolf Virchow ist der eigentliche Schöpfer der Reizlehre geworden, wenn auch seine Beeinflussung durch Brown unzweifelhaft erscheint. (Vgl. auch Meyer-Steineg und Sudhoff, Geschichte der Medicin. Jena 1921, S. 409 und S. 357 das Porträt Browns).

praktisches Handbuch, die neue Ausgabe des philosophischen Arztes und manche andere Sachen.

Es war nie meine Gewohnheit, an dem Orte, wo ich mich niederließ, mich sogleich um Bekanntschaften zu bewerben, woher mir denn immer Zeit zum Studieren und Schreiben blieb, besonders so lange ich noch nicht in häufige praktische Geschäfte verwickelt war. Es ist fast allezeit ein sicheres Anzeigen, daß jene Ärzte, welche am meisten schreiben, die wenigsten praktischen Arbeiten haben ...

Es war damals die Geschichte des Krebses, den die Kaiserin von Rußland haben sollte, ganz besonders im Gange. Es hieß, ein Wundarzt von England und Mr. *Petit* aus Paris wären berufen. Da wir nun dieses widersprachen, so zeigte sich ein Kaufmann so voll Rechthaberey, daß er sagte: „was ist dagegen einzuwenden? Unser Haus hat ja das Geld dazu hergeben müssen. Die Krebsgeschichte war nicht wahr, und das Kaufmannshaus hatte nichts zur Reise der berufenen Wundärzte hergegeben.

Die Prinzessin, die man in Petersburg für verloren gab, war noch voll dankbaren Gefühls gegen mich, als ihren Retter. Sie gab Auftrag an den berühmtesten Künstler *Falkonet* nach Paris, meine Büste in Bronze zu verfertigen, welche wir endlich in Aachen erhielten. Ich glaube, daß sie gegen zwey tausend Franken gekostet hat. Auf dem Wege nach Peterhof hatte die Prinzessin ein Landhaus mit Garten, in welchem ich mir ein Plätzchen ausgewählt hatte, wo ich im Schatten saß, in das Meer sehen und die Schiffe beobachten konnte. Dort, wo mich die Prinzessin oft hatte sitzen sehen, sollte die Statue angebracht werden. Soviel ich aber weiß, ist der Garten verkauft, und die Büste mag nun in irgend einer Rüstkammer stehen. Doch weiß ich nicht, was daraus geworden ist, als sie nach Petersburg gebracht wurde.

... *Aachen* war ein Ort, der mir gefiel. Der Bettler sind beynahe so viel als in Kölln; aber zu jener Zeit auch viele wohlhabende Leute, viel Manufakturen und Handel. Die Gegend hat mir sehr gefallen, und ich wunderte mich nicht, daß *Karl M.* (agnus) Aachen zu seinem Sitze gewählt hatte.

Ich hätte selber dort wohnen mögen. Überhaupt sagte man mir in Aachen: wer gemächlich und gut leben will, muß zwischen Maas und Rhein zu wohnen trachten. Das nahe Limburg liefert die unvergleichliche Butter, Lüttich die Gartenfrüchte, Holland die Seeprodukten. Ich habe dort das Hundert Austern für einen Gulden gegessen, die natürlicher Weise viel besser waren, als man sie zu Wien genießt.

Es ist meist eine wichtige Bemerkung, daß die Zahl der Bettler mit jener der Mönche im Verhältnisse steht. Die Frage wäre nur, ob man erst anfangen soll, die Bettler oder die Mönche auszurotten?

... Die Zahl der Bettler in Aachen ist jedem Fremden auffallend. Glücklich ist jener, welcher hart genug ist, sie im Anfange alle abzuweisen, wie es meistens die Vornehmen und Reichen pflegen. Unterdessen habe ich diese Menschengattung nirgends besser dressiert gefunden; sie sind freundlich, dienstwillig. Sie heißen die Fremden Marquis, Comte, Général und Evêque. Diese Titel sind mir auch alle zu Theile geworden. Sie lernen bald ihren Mann kennen. Wenn man nun ungefähr nicht mit Münze versehen ist, oder eben nicht Zeit oder Lust hat, den Bettlern zu geben; so verfolgen sie nicht, wie anderwärts, sondern fragen nur: „ein andermal? nicht wahr, ein andermal? — oder auch: morgen, übermorgen?" Sobald man sich nun auf ja einläßt, so sind sie auch richtig um die bestimmte Zeit wieder bey der Hand, und erinnern an das Versprechen.

Die Ursachen dieser häufigen Bettler sind wohl mancherley. Erstlich die große Zahl der Fabrikanten, welche heyrathen, viele Kinder zeugen, und sie auf's Betteln schicken. Dann die Schwäche der Polizey oder Obrigkeit. Alle Stellen wurden durch Mehrheit der Stimmen von Bürgern erhalte, woher denn Niemand es mit irgend einem, auch dem ärmsten Bürger, verderben wollte, woraus den allerley Unfug entstand. Ferner Müßiggang, Liederlichkeit, und endlich die Vielheit der Pfaffen, da es doch einmal scheint die Fügung des Himmels zu seyn, daß an jedem Orte die Zahl der Bettler mit jener der Mönche im Verhältnisse stehen soll.

Wenn man gegen Abend durch eine Straße geht, so trifft man ehrbar gekleidete Weibspersonen kniend an, welche einen zinneren Teller in der Hand halten, wohin die meisten Vorübergehenden etwas Geld ablegen. Ihr Gesicht ist mit schwarzem Tuch bedeckt, so daß man sie nicht erkennen kann: die übrige Kleidung ist ebenfalls schwarz und anständig. Sie knien und bethen ganz still, ohne etwas zu verlangen. Es heißt, es wären Dürftige, welche sich des Bettelns schämen.

Nichts ist appetitlicher, als die Fleischhäuser in Aachen. Saubere Weiber sitzend da in zierlicher Kleidung: das Fleisch liegt auf schneeweißen Servietten, und so verkaufen sie es. Überhaupt herrscht in Häusern und Küchen, auf holländische Art, schon große Sauberkeit. Man bedient sich meistens der Steinkohlen in Küchen und Kaminen.

Zum Beweise, daß das Aachensche Mineralwasser reich an Schwefel ist, werden Stücke von Ziegelstein oder gebackenem Steine in die Hauptquelle geworfen, welche hernach allzeit nach einigen Jahren geöffnet wird, wo sich denn die Steine mit dem reinsten Schwefel überzogen finden. Auch zu meiner Zeit wurde dieser Behälter geöffnet: und der Magistrat hat mir ein schönes Stück geschwefelten Steines zum Geschenk gemacht.

... Von meiner Seite mag es bloß das Merkwürdigste seyn, daß ich mit einem Haarzopfe an diesen Kurort kam, und selbigen bis auf die Stunde beybehalten habe.

Natürlicher Weise habe ich in meiner Jugend, wie andere Christen, einen Haarzopf getragen. Ich war noch sehr jung, da ich als praktischer Arzt angestellt wurde, und wünschte mir ein älteres Aussehen zu geben, weswegen ich eine Perücke trug. Nichts ist mir aber in meinem Leben lästiger geworden, als zu jener Zeit die Perücke. Mein Kopf war ohnedem meistens in Hitze, und in unserer besten Welt fehlte es mir so selten an Gelegenheiten, wo Einem der Kopf ohnehin warm gehalten wird; und die Perücke vermehrte noch meine Kopfhitze auf die beschwerlichste Weise. Ich war nun nach und nach älter oder mannhafter geworden, warf die Perücke ab, trug die Haare, so wie sie waren, ließ endlich hinten eine runde Locke formiren, ungefähr so, wie die Kanonici tragen.

In *Gruners* Augen war diese runde Locke kein geringer Fehler. Er hieß mich in seinem Allmanach einen eleganten Rabbiner. Das hatte nun weiter gar nichts zu bedeuten, wie alles, was *Gruner* von andern Menschen schreibt. Aber wichtiger war die Locke, mit der ich aus Rußland gekommen war, als ich nun von Aachen nach Spaa reisen wollte. Es war Revolte in Lüttich gegen Bischof und Domherren; und unterweges wurden Reisende angehalten und durchsucht, ob kein Domherr im Wagen war? Die unglückliche Locke war nun Schuld daran, daß man mich in Aachen meistens für einen Lütticher Domherrn hielt. Solches Unheil von einer Haarlocke war wohl dem Jenenser Professor nicht beygefallen, sonst hätte er noch mit mehr Grunde über selbige eifern können. Die Prinzessin war nun voller Angst, getraute sich gar nicht mit mir zu reisen, aus Besorgniß, man möchte mich als Lütticher Domherrn gefangen nehmen oder gar ermorden, und ihr widrige Ereignisse verursachen. Sie hatte also keine Ruhe, bis die Locke cum infamia kassirt, und ein Zöpfchen daraus gebildet war.

Sobald nun mein Kopfhaar in diesem Stande der Vollkommenheit war, reiseten wir ohne ängstige Besorgniß nach Spaa zu.

... In Würzburg und überhaupt im katholischen Deutschlande hatte ich freylich in meiner Jugend von Wien eine sehr große Idee bekommen; sie ward aber schon sehr abgestumpft, da mir einstens eine sehr geistreiche Dame in Petersburg sagte, als ich von Wien sprach: je connais votre bête Vienne. Unterdessen hörte ich auch wieder später Deutsche und auch Italiäner, welche mir sagten: es giebt nur ein Wien in der Welt. Ich hatte nun Gelegenheit, es selbst kennen zu lernen.

Ich habe in *Wien* fünf Monate mit der Prinzessin *Holstein-Beck* oder *Baratinski* zugebracht, miethete mir nachher ein Quartier, fieng eine förmliche Haushaltung an, und bin noch vier Monate da geblieben, bis mich meine fatale Gelbsucht ärgerlich über Wien und alles machte, und ich dann wieder von Wien abzog.

... Ich werde meine Leser nicht mit der Beschreibung von Wien, oder mit Erzählungen ennuyiren, welche schon von hundert Reisenden sind vor gebracht worden. Es wird sich aber immer Etwas finden, was man noch bey keinem Reisebeschreiber gelesen hat.

In Wien sind über zweyhundert Ärzte. Es ist ganz natürlich, daß sich hierunter mehr schlechte als gute finden. Die schlechteren wollen sich doch auch beym Publikum bekannt machten, und schreiben Broschüren, die oft dumm genug ausfallen. Im protestantischen Deutschlande werden Ärzte von dieser Klasse Rezensenten, und nehme eine Miene an, als wenn sie wirklich Gelehrsamkeit oder Menschenverstand besäßen, welches doch bey Gott! der Fall äußerst selten ist. Wenn sie nun Schwäche oder Albernheit bey einem dummen Wiener Arzte, der unter ihnen zum Rezensenten wäre gebohren gewesen, entdecken, so wird dann überlaut über Wiener Ärzte geschrien. Die Jünglinge schreyen ihren Lehrern nach, und das Iha wird allgemein.

Ich habe elende Ärzte in Wien gefunden. Aber auch immer waren Männer dort, welche alle deutsche protestantische Fakultäten weit überwogen. Eben so war es auch der Fall mit den Ärzten in Italien. Ich könnte hier so viele Italiäner und Wiener nennen, gegen welche sich gewiß kein Jenenser würde haben stellen mögen, wenigstens nicht so, wie sich der jüngere *Frank* gegen das Jenenser Orakel, *Hufeland*, in Betreff des Nervenfiebers gestellt hat. Wie klein steht da der Jenenser gegen den Wiener! Man betrachte noch *van Swieten*, *de Haen*, *Quarin*, *Goll*, *Störk*, *Stoll*, *Sallaba* und so viele andere. Freylich sprechen die Wiener Ärzte nichts von Turgescenz, Plethora abdominalis und vielen ähnlichen Dingen, welche keinen Sinn haben, und eben deswegen nur gewissen Professoren heilig sind, welche, ohne das geringste dabey zu denken, dergleichen Ausdrücke immer im Munde oder in der Feder haben.

Was ich hier von Ärzten sage, gilt auch von den übrigen Gelehrten.

… Wirklich bin ich am 16ten April 1794 nach Heilbronn gezogen. Heilbronn schien mir sehr vortheilhaft, weil ich meine Meublen dahin zu Wasser bringen konnte. Ich schrieb noch an einen Freund, der in ältern Zeiten in Heilbronn gewesen war. Er rieth mir sehr, dahin zu gehen; er schrieb mir: „Ces sont encore de ces gens d'une ancienne pâte, dont on a perdu la composition."

… Ich schrieb ferner in Heilbronn vier Hefte eines Magazins der *Brown*'schen Arzneykunst, mein praktisches Handbuch, wovon zwey Ausgaben erschienen sind, und die dritte auf dem Wege ist. Ich schrieb den neuen philosophischen Arzt in drey Bänden, auch noch manche andere Kleinigkeiten. Vom praktischen Handbuche werde ich doch auch noch in Erwähnung bringen dörfen, daß drey italiänische Auflagen in kurzer Zeit vergriffen waren.

… Es starb auch, seitdem ich in Heilbronn war, die Kaiserin *Katharina* von Rußland. Ihr Nachfolger ernannte mich, bey der ersten großen Beförderung, zum Etatsrathe, ohne daß ich davon geträumt hatte.

… Ich habe hundertfältig dergleichen Elend in meiner praktischen Laufbahne gesehen; noch weit größere Übel bey schwachen Patienten waren vom Mißbrauch des Aderlassens, der Purganzen, der Pflanzennahrung entstanden, und noch täglich wird mir mündlich oder schriftlich dergleichen Unheil vorgebracht. Da aber auch noch dergleichen Irrthümer selbst auf Universitäten gelehrt und fortgepflanzt werden, so läugne ich gar nicht, daß mir oft der unheilige Gedanke aufstieg, daß es wohl noch besser für das Menschengeschlecht seyn möchte, wenn es gar keine studierten Ärzte auf Erden gäbe.

Hierinnen liegt eigentlich der wahre Grund, warum ich mir so viele Mühe gab, das *Brown*'sche System, welches dergleichen Thorheiten so gründlich bestreitet, in Deutschland bekannt zu machen, und mit gewisser Hartnäckigkeit zu vertheidigen.

Johann Peter Frank
(1745—1821.)

Geboren in der Rheinpfalz (Rodalben), studierte er in Heidelberg und Straßburg Medizin. Der Gedanke, eine medizinische Polizey zu schreiben, stammt aus dieser Zeit; sie erschien ab 1779 in sechs Bänden. Durch dieses Werk wurde diese Wissenschaft und auch die Hygiene als solche begründet. Seiner klinischen Lehrtätigkeit in Göttingen (1784—85), und besonders in Pavia verdankt der medizinische Unterricht eine gründliche Reformation; so stand ihm Marabelli, ein Assistent für chemische Untersuchungen, zur Seite. Von 1795—1804 war Frank in Wien Hochschullehrer und Krankenhausdirektor; nach vier Jahren ärztlicher Tätigkeit in Wilna und Petersburg kehrte er nach Wien[1]) zurück, wo er, von einem zweijährigen Aufenthalt in Freiburg i. Br. abgesehen, bis zu seinem am 24. April 1821 erfolgten Tode — in demselben Hause wie später Billroth — praktizierte. Weihnachten 1801 schloß Frank seine Selbstbiographie ab, die Wien 1802 erschien. Kurz zuvor (Sommer 1798) war Ernst Moritz Arndt (Reisen durch einen Teil Teutschlands usw. 1. Teil, Leipzig 1801, S. 272) mit dem Arzte William Motherby, für dessen Gattin er 15 Jahre später in Liebe entbrannte, nach Wien gekommen und hatte auch Gelegenheit, den großen Kliniker zu sehen. Arndts Urteil lautet: „Frank hat aber vor allen andern bey seinen klinischen Vorlesungen den meisten Zulauf. Ein herrlicher Alter, von festem und stolzem Bau, und ein ebenso guter Lateiner, als eleganter Teutscher; doch ist er für einen großen Mann nicht bescheiden genug."

Daß es Frank — kurz vor seinem Tode, nachdem er sich gerade nach dem erlittenen Schlaganfall etwas besser befand — an Humor nicht fehlte, zeigt die von Bremser[2]) überlieferte Anekdote: es waren gerade 7 oder 8 Ärzte um sein Bett versammelt. „Er dankte ihnen recht herzlich für ihre ihm bewiesene Liebe und den Eifer seine Gesundheit wieder herzustellen. Aber, sagte er, ein Geschichtchen muß ich Ihnen doch erzählen. In der Affaire bei ... wurde ein französischer Grenadier von 7 bis 8 Kugeln zugleich getroffen. Er hielt sich noch einige Sekunden aufrecht, und als er fiel, schrie er auf: Comment! faut-il tant de balles pour tuer un grenadier français! ha! ha! ha!"

Ich habe den Gipfel des zur Laufbahn mir angewiesenen Berges seit Jahren erstiegen. Jenseits, vielleicht nahe, vielleicht tiefer unten im Thale, wartet meiner, doch ohne mich zu schrecken, das Grab. Dankbar höre ich indessen die Stimme meiner Kinder, und — die ich eben so betrachtete, meiner zahlreichen Schüler. Sie fordern zärtlich die Geschichte meines Lebens, und ihnen ist sie wichtig; aber ist sie es auch der Menge, für welche sie dieselbe bestimmen? ...

---
[1]) Aus dieser Wiener Zeit vgl. Frank's Brief in meinen Ärzte-Briefen. 1920, S. 39f.
[2]) In: R. Wagner, Sömmerings Leben usw. 1. Abt. Leipzig 1844, S. 349.

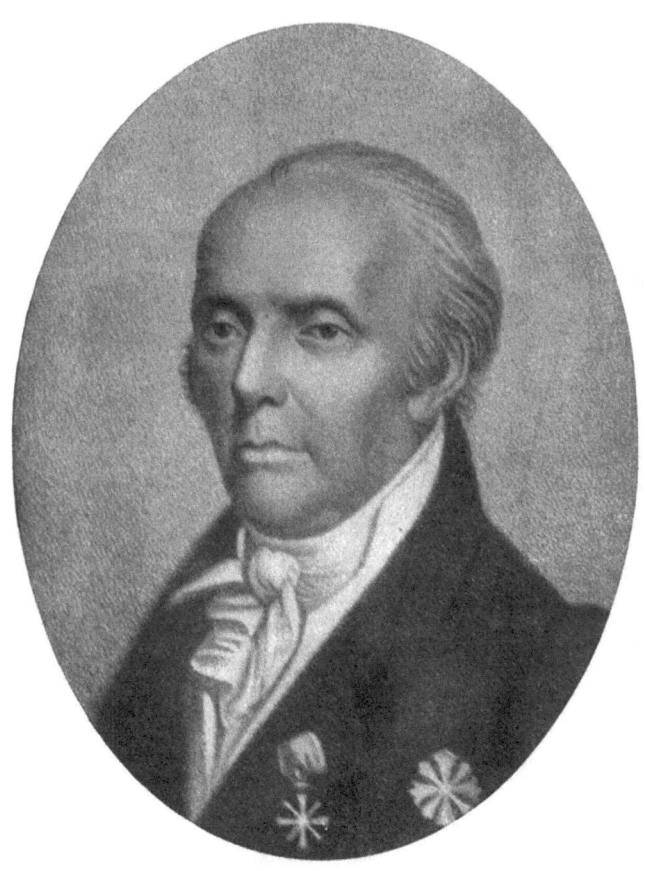

Johann Peter Frank.

... Dieß ist freylich eine schwer zur Befriedigung von allen, zu beantwortende Frage. Wenn ich aber nicht irre, so ist eine *Lebensgeschichte*, nicht mehr und nicht weniger, denn eine *Reisebeschreibung*, die doch der Reisende am besten selbst entwirft, besonders wenn noch Zeugen genug leben, um die Wahrheit seiner Erzählungen zu bestätigen. Wenn mancher seine Lebensgeschichte bey seiner Leichenpredigt anhören sollte, er würde entweder gleich *Rabnern* ängstlich davonschleichen, oder wenigstens (wenn er anders nur das Gröbere seiner Eigenliebe mit seiner irdischen Hülle abgelegt hätte), das Leichentuch schamroth vor das Angesichte halten müssen. Warum also grade das, was man am besten *selbst* wissen kann, *andern* (vorausgesetzt, daß man nach seinem Tode doch ein Wort mehr, dann: *er ward gebohren, hat gelebt, und ist gestorben,* von ihm sagen werde) zu sagen überlassen? — — — Ich selbst schreibe daher meine Geschichte, so weit sie jetzt reichet, hier nieder. Den Überrest, vermuthlich sehr wenig, mögen, wenn es anders der Mühe zu lohnen scheint, diejenigen, welche mich näher gekannt haben, nach Vollendung meiner mühevollen Wanderung hinzusetzen.

Denjenigen, welche zu künftigen Weltbürgern bestimmt sind, rathe ich im Ernste, sich von kraftvollen, zu denken fähigen, und gutartigen Eltern, zu welchem Stande sie auch immer gehören mögen, erzeugen zu lassen. — Nicht nur bey *Jagdhunden* und *Pferden* kömmt es auf die *Raçe*, ob sie zu ihrer Bestimmung mehr oder weniger Anlage mit sich bringen werden, an.

... Den 19. März 1745 ward ich zu *Rotalben* gebohren. Mein Vater, welcher Elternlos erzogen worden, und nur durch äußerste Anspannung seiner Kräfte zu etwas gekommen war, behielt bey aller Liebe für seine Familie, immer etwas Rauhes in seinem sonst gutmüthigen Karakter. Die Anfälle des Aufbrausens waren für seine Kinder oft schreckend. In einem derselben befahl er meiner Mutter, die mich als ein neun Monate altes Kind an ihre Brust legen, und damit mein lautes Geschrey stillen wollte, sie sollte das Zimmer mit mir alsogleich verlassen! Sie hoffte, mich zum Schweigen zu bringen.

Der Befehl ward zum zweyten Male wiederholt, und als dieses nichts nützte, griff mich der Erzürnte bey der Brust, und warf mich hastig zu der offenen Thüre, auf eine weite Strecke, hinaus. — Auf der Stelle sah er und bereute in Verzweiflung seinen Jähzorn. Ich lag inzwischen in Zuckungen, die mich erst nach neun Wochen verließen. Hingegen war meine Mutter von der sanftesten, liebreichesten Gemüthsart, und in alle Stücken weit über den Stand, in welchem sie gebohren ward, erhoben.

Ich mag etwa vier Jahre alt gewesen seyn; da ich, des Sommers, auf einem Platze vor meinem väterlichen Hause, allein saß, und mir ein Häuschen von Sand baute. Auf einmal stürzten gegen 20 Bauernpursche, die sich auf eben diesem Platze belustigten, vermuthlich ohne mich zu sehen, über mich her. Meine Mutter, die mich jetzt auf einmal aus ihren Augen verloren hatte, zerstreute diesen Haufen durch ihr ängstliches Zurufen. Ich lag beynahe gänzlich zusammengedrückt und erstickt zur Erde, und es blieb mir, von diesem Zeitpunkte, eine öfters zurückkommende Engbrüstigkeit, die mich erst im *achtzehnten* Jahre meines Alters vollkommen verlassen hat. Da mein Vater auch mit Salz handelte: so weiß ich nicht, was ich an diesem für einen angenehmen Geschmack finden mochte, aber ich genoß täglich eine beträchtliche Menge desselben, und vermuthlich war dieses die Ursache, warum ich Monate lang einem sehr beschwerlichen Harnbrennen unterworfen war. Bald nachher bekam ich eine beträchtliche Geschwulst in der großen Halsdrüse, die sich heftig entzündete, und in Eiterung übergieng. Nirgends war in dieser Gegend Rath zu finden. Ein Regimentschirurg von *Pirmasens*, welcher um solchen gebethen ward, verzweifelte an meinem Aufkommen, und zwar, weil mir, wie der gelehrte Mann sich verlauten ließ, *ein Nerv gesprungen sey!!* Meine Mutter ließ mir auf ihren Kopf durch einen Barbier, der sich kaum hiezu verstehen wollte, diese Geschwulst öffnen, und so ward ich abermals vor dem Ersticken gerettet. Diese Umstände, sowohl als meine äußerste Empfindlichkeit, verhinderten meinen Vater, mich, so wie er wünschte, zu seinen harten Arbeiten zu gebrauchen; und als er mich einige Male bey rauher Witterung nach *Dieuse*, in Lothringen, und nach *Frankfurt* in die Messe mit sich genommen hatte; so mußte er sich von meiner wenigen Anlage zu seinem Stande überzeugt haben, indem er meiner Mutter, nach seiner Weise, sagte: *ich sey ihm zu kurz auf dem Wagen, und zu lange auf den Karren.* Diese benützte solch eine Bemerkung, zu meinem Vortheile, und nun ward meiner Schwäche mehr geschont ...

... Ich hatte ... als Knabe eine sehr helleklingende, angenehme Stimme. Da auf dem Theater der Piaristen von ihren Zöglingen öfters Schauspiele aufgeführet werden; so übertrug man mir eine Frauenzimmerrolle, bey welcher ich eine schöne Arie mit so lautem Beyfall absang, daß die damals regierende Markgräfin, eine große Liebhaberin der Singkunst, auf den Gedanken verfiel, mich nach Italien schicken, und vermuthlich zur Beybehaltung meiner Sopranstimme *zurichten* zu lassen; wenn nicht der Gemahl eben jener erwähnten Generalin die Versicherung ertheilet hätte: daß ich, als der Sohn eines vermöglichen Bürgers, nicht nöthig hätte, meine Unterstützung zu *theuer* zu erkaufen.

Wegen einem mir zugestoßenen heftigen Quartanfieber ward ich endlich nach Hause genommen. Damals hatte man gegen die *Chinarinde* noch große Vorurtheile; und als die übrigen Mittel mir nicht helfen wollten, so ward mir befohlen, mit einem *lebendigen Krebse* in der Hand, zu einem nahen Bache zu gehen, und jenen *rückwärts* in das Wasser zu werfen. Es freut mich noch heute, daß ich damals auf ein so albernes Mittel kein Zutrauen gesetzt, sondern, als ich von dem Bache zurückkam, meiner guten Mutter erzählet habe: *daß sich der Krebs bey meiner Expedition fast zu Tode gelacht hätte.* Für solche Spötterei behielt ich aber auch mein Fieber noch lange, und versäumte einen Theil meiner Schulzeit; bis mich endlich mein Vater nach *Bockenheim (Boucquenom)* in dem nahen Lothringen, in die dortige Jesuitenschule abschickte. Mein Fleiß wuchs mit jedem Tage; allein ich schwang mich selten zur ersten Klasse der Schüler hinauf. Ich hatte den größten Widerwillen vom *Auswendiglernen*, wußte meine Lektionen so gut ich deren Inhalt verstand, nie recht daherzusagen, und hatte manche Demüthigung deßhalben auszustehen. Auch widerstand ich glücklich der jugendlichen Verführung. Da ich ein sehr großes Vergnügen an *Musik* fand, so fieng ich an, ein blasendes Instrument zu erlernen. Mein guter Lehrer, der mich für allzuschwächlich hielt, verbot mir dieses aufs das schärfste, und wies mich zur Saitenmusik. Diese Leidenschaft für die Tonkunst ist mir, obschon ich es in Ausübung derselben nie weit gebracht habe, bis auf heute zurückgeblieben ...

... Hier [in Heidelberg] fieng ich nun an die medizinischen Schulen zu besuchen. Meine Liebe zur Wissenschaft und meine Zärtlichkeit spornten alle meine Kräfte an. Ich besuchte zuerst die Vorlesungen der beyden Professoren *Gattenhof* und *Schönmezel*. Der erstere, einer von Hallers vorzüglichsten Zöglingen, ein sehr gelehrter und fürtreflicher Mann, las über die Boerhaavischen Institutionen. Der andere, ein Schüler von Winslow, Petit, Levrêt und Sauvages, lehrte Anatomie, Wundarzney- und Entbindungskunst mit vieler Deutlichkeit.

Am Ende des Schuljahrs lief ich Gefahr, der Arzneywissenschaft auf ewig zu entsagen. Ich selbst war mit dem, was ich bisher erlernet hatte, gar nicht zufrieden. Ich begab mich glücklicher Weise zu *Gattenhof*, und gestand ihm offenherzig: daß ich, nach so viel angewandter Mühe, mir keiner Fortschritte in der Wissenschaft gesonnen wäre. „Dieß begreife ich nicht, erwiederte mein Lehrer. Sie haben alle erforderliche Anlage; Sie haben sich emsig verwendet. Haben Sie bey all diesen nichts erlernt, so ist wohl der Fehler auf Seiten ihrer Lehrer." Er bestellte mich auf den folgenden Tag, um mich allein zu prüfen. Ich antwortete ihm vermuthlich mehr, als er sich von einem einjährigen Schüler in der Arzneywissenschaft zu fordern berechtiget glaubte. „Sind Sie noch der Meinung, sagte er mit sichtbarem Vergnügen, daß Sie wenig oder gar nichts erlernet haben?" — ich glaubte dieß noch immer, weil ich nicht einsehen konnte, *zu was* das Erlernte mir dienen sollte. Als ich, um 22 Jahre später, für die Hoheschule zu Pavia einen medizinischen Studienplan selbsten entwerfen mußte, war ich dieser meiner ehemaligen Verlegenheit wohl eingedenk, und suchte derselben bey anfangenden Schülern dadurch zu begegnen: daß ich die Einrichtung traf, damit bey so trocknem theoretischen Unterrichte, der Entzweck desselben nie außer dem Gesichtspunkte der Zöglinge gestellet würde.

Kaum waren die Ferien erschienen, als ich das wenige Geld, welches ich das ganze Schuljahr hindurch sorgfältig zusammengespart hatte, in größter Verschwiegenheit auf eine Reise nach *Pont-à-Mousson* verwandt. Ich fand den Gegenstand meiner Zärtlichkeit durch diesen Beweis meiner Beständigkeit gerührt. Man erlaubte mir zu hoffen, wenn meine ferneren Fortschritte in der Wissenschaft in einem so vorteilhaften Lichte, als meine Liebe, erscheinen würden.

In dem folgenden Schuljahr hatte ich das Glück, bey *Gattenhof* in die Wohnung genommen zu werden, meinen liebreichen Lehrer bey seinen botanischen Spaziergängen begleiten, und bey jedem mir aufstoßenden Zweifel um Aufklärung fragen zu dürfen. Ich wiederholte nochmals die vorjährigen Vorlesungen, und besuchte die von *Gattenhof* gegebene Heilmittellehre. Mit der *Chymie* war damals in *Heidelberg* wenig zu thun. Der berühmte Kurpfälzische Leibarzt, geheime Rath und Professor *v. Overkamp*, ein fürtrefflicher Schüler von Boerhave, las über die Aphorismen seines großen Lehrers. Diese Vorlesungen besuchte ich mit der größten Anstrengung. Da inzwischen Overkamp mehr seinem Berufe als Leibarzt, denn jenem eines Professor, nachhängen, folglich öfters 14 Tage und länger seine Vorlesungen aussetzen mußte; — da er bey diesem, durch Räusperey und anhaltendes Husten, die Schlußworte meistens so sehr von den übrigen trennte, daß es schwer wurde, den Sinn des Gesagten zu errathen; so bedauerte ich einstens in Gesellschaft einiger meiner Mitschüler dieses Hinderniß eines vollkommeneren Unterrichtes. Diese meine Bemerkung blieb dem, von mir übrigens sehr verehrten Lehrer nicht verborgen, und ward von ihm sehr übel aufgenommen. Es las noch ein *außerordentlicher* Lehrer, Dr. *Harrer*, über Physiologie. Dieser, ein

Zögling der hiesigen Professoren, hatte sich mit diesen so abgeworfen: daß dessen Vorlesungen meistens mit jenen der übrigen Lehrer in Widerspruch standen. Harrer war ehemals Repetitor im philosophischen Fache, und hatte sich in der syllogistischen Disputierkunst eine große Übung erworben. Ein weitläufiger Anverwandter von mir, welcher bey dem Kuhrfürsten von der Pfalz in Ansehen stand, rieth mir auf das Dringenste, auch die Vorlesungen von Harrer, der sich die Gnade des Kuhrfürsten (dessen Leibarzt er auch nachher geworden ist) erworben hätte, fleißig zu besuchen; und versprach mir, daß ich auf solche Weise ohnfehlbar eine Anstellung in der Pfalz erhalten würde. Ich folgte diesem Winke, und bey der ersten Vorlesung machte Harrer einen großen Aufwand von seiner gelehrten Fechtkunst. Er glaubte zu bemerken, daß ich von seinen Behauptungen nicht so ganz überzeugt wäre, und rief mich öffentlich auf, mein Glaubensbekenntnis abzulegen. Ich gestand ihm, daß ich anderer Meinung seye. Harrer griff zu seinen syllogistischen Waffen, und zwang mich, derselben, in Gegenwart seiner Zuhörer, mich derselben zu bedienen. Der nicht schwere Sieg blieb unglücklicherweise auf meiner Seite, und nun verlor Harrer das Gleichgewicht in Ausdrücken, die mich bewogen, die Vorlesungen zu verlassen, und solche nie wieder zu besuchen. Bald hierauf verwies mir mein Anverwandter die Verscherzung meines Glückes auf das Ernsthafteste, ohne daß ich mich dazu bereden ließ, die Sache wieder gut zu machen.

Endlich verfügte ich mich im Jahre 1765 nach *Strasburg*. Hier besuchte ich die Vorlesungen von *Spielmann, Pfeffinger,* und *Lobstein*. *Spielmann*s Vorlesungen über die *Pathologie*, nach Gaub, machten auf mich, der ich wußte, daß der Lehrer nie Kranke selbst gesehen hatte, gar keinen Eindruck[1]). *Lobstein* las über die chirurgischen Institutionen sehr gelehrt, aber in einem äußerst einschläfernden Tone. Hingegen gab dieser würdige Mann außerordentlichen Unterricht über *Ana-*

---

[1]) Über Jacob Reinhold Spielmann s. oben S. 67 in E. G. Baldinger, Biographien jetztlebender Ärzte u. Naturforscher. Band 1 (Jena 1772), S. 75—86.

tomie, welcher sehr fürtreflich war. Ich übte mich sehr im Zergliedern, und ein Theil meiner Mitschüler gewann bald so viel Zutrauen zu mir, daß sie mich bathen, die *Physiologie* mit ihnen zu repetiren. Ich that dieses ohnentgeltlich, und lernte im Lehren noch Manches. Der berühmte Lehrer *Fried* gab sich mit der Entbindungskunst nicht mehr ab. Ich wählte daher den Unterricht des *Accoucheurs Weigen,* und fand bey ihm gute Gelegenheit, mich in der Geburtshilfe zu üben. Der erfahrene *Leriche,* Generalwundarzt der französischen Armeen, war, wegen Alter, außer Stand, die chirurgischen Operationen, wie gewöhnlich, vorzuzeigen. Dieß bedauerte ich sehr; besuchte aber die *Demonstrationen* seines geschickten Sohnes über eben diesen Gegenstand.

Ich ließ mir äußerst angelegen seyn, praktische Kenntnisse zu erwerben. Dazu waren zwey Wege, nämlich in dem *bürgerlichen,* und in den *Militair-Spitale.* Jenes hatte zwey Abtheilungen, in deren eine, ich weiß nicht in welcher medizinischen Absicht, *Katholische,* in der anderen *Protestantische* Kranke behandelt wurden. Ich erkundigte mich, welcher von den beyden Spitalärzten für den geschicktesten gehalten würde? Alle Stimmen waren für den protestantischen, und ich begab mich unter dessen Leitung. Noch mehrere junge Ärzte besuchten mit mir unter diesem geschickten Arzte, Dr. *Böhm,* die, nur allzuvielen, von ihm behandelten Kranken. Um noch mehr Gelegenheit zu meiner Vervollkommnung zu benützen, begab ich mich in das Militair-Spital, und wand mich da an den Dr. G. welcher öfters nach dem Badischen Hofe als Arzt gebraucht worden ware. Ich erhielt Erlaubniß. diesen geschickten französischen Arzt bey seinen Krankenbesuchen im Spitale zu begleiten. Er besuchte derselben über 200. — Zur rechten Seite stand ihm ein Wundarzt, zur linken ein Apotheker; dann folgte der wachhabende Krankenwärter. Die beyden ersteren führten das Verzeichnis, jener, der Aderlässe, Klystiere, Blasenmittel u. s. w., dieser, der Abführungsmittel und übrigen Arzneyen. Bett Nr. I. — Hier sah der Arzt links und rechts auf beyde geschriebene Verzeichniß. *Jean!* sagte er, *comment vous portez vous?... très mal, Mon-*

sieur le médecin, war die Antwort. *Avèz vous été saigné?* ...
oui Monsieur! — avèz vous pris la médicine à purger? ...
oui Monsieur! — mittlerweile legte der Arzt seine zwey Finger einen Augenblick auf die Pulsader, und rief laut: *Saignée! — Médicine évacuante!* — Wundarzt und Apotheker schrieben den Befehl in aller Eile nieder, als der Arzt schon am zweyten Krankenbette stand, und eben jene Fragen und Befehle wiederholte. In einer halben Stunde waren wir mit dem Besuche von allen unsern Kranken zu Ende. Die Haare standen mir bey einem solchen Verfahren zu Berge; inzwischen kam ich drey Tage nach einander in dieses Spital zurück. Ferner war es mir nicht möglich, der Sache zuzusehen, und ich entsagte solchem Unterrichte. G. nahm mir diesen Mangel des Zutrauens sehr übel, daß ich bey dem Minister des Badischen Hofes der Nachlässigkeit beschuldigt wurde. Boehm ließ mir mehr Gerechtigkeit wiederfahren.

Im Sommer verließ ich *Strasburg*. Die aufrichtigste Liebe zu meiner unvergleichlichen *Katisch* (Katharine) hatte mich auch an diesem verführerischen Orte vor aller Verderbniß meiner Sitten geschützt. Nur für sie lebte ich, und der Gedanke, daß ich mich bloß durch Anwendung aller meiner Kräfte für die Wissenschaft, Ihrer würdig machen, und mein Glück beschleunigen könnte, ließ mich alle auch noch so große Schwierigkeiten glücklich überwinden. Bey einem abermaligen Besuche, war sie äußerst mit meiner Bildung zufrieden, und jetzt erst erhielt ich von Ihr das solange gewünschte Versprechen, daß sie, aller Hindernisse ohngeachtet, die Meinige werden wollte. Wahre Liebe ist weder zudringlich, noch nachgiebig. Die unserige war so rein, wie die Sonne.

Jetzt begab ich mich nach *Heidelberg*, zurück, um mich daselbst den akademischen Prüfungen zu unterwerfen. Overkamp, als Dekan, empfing mich sehr frostig. „Sie sind noch sehr junge, sagte er, um Doktor zu werden." — Dieß bin ich leider! antwortete ich; aber doch vielleicht Ihres Wohlwollens, Ihrer Achtung nicht unwürdig! — Auf jener Hohenschule ist es üblich, der entscheidenden Prüfung, ein dreystündiges Tentamen, welches meistens viel schärfer ist, dann jene, vorauszuschicken. Bey diesem war ich so glücklich, Overkamp, der mir sehr zugesetzt hatte, mir wieder vollkommen zu gewinnen. Schon nach einem kleinen Stündchen hieß man mich abtreten. Wie erschrak ich ob diesem ungewöhnlichen Verfahren! ich hielt mich für den unwissensten, für den unglücklichsten aller Sterblichen. Nach wenigen Minuten ward ich wieder vorgerufen, und der Dekan erklärte mir ihm Nahmen der Fakultät: „daß diese, um mich auszuzeichnen, wegen vorzüglicher Zufriedenheit, mich einer weiteren *Tentirung* überhöbe." Auch die entscheidende Prüfung fiel sehr zu meinem Vortheil aus. Nicht unbillig schrieb ich meinen Sieg der Liebe zu. Sie hatte, was so selten geschieht, den größten Antheil an meinem Fleiß, an meinen schnellen Fortschritten. Schon in *Strasburg* hatte ich meine Inaugural-Dissertation de educatione infantum physica, geschrieben. Ich gab sie *Gattenhof* zur Beurtheilung. Dieser lobte den Versuch; aber die Ausführung schien ihm weniger gelungen zu sein. Er versprach mir, diese Arbeit mehr ins Kurze zu bringen, und schrieb die schöne Dissertation: de curis infantum, welche unter meinem Nahmen erschien, und die ich den 26. August 1766 unter großem Zulaufe öffentlich vertheidigte. In meinem, zu Pavia herausgegebenen, *Delectus opusculorum medicorum*, habe ich den wahren Verfasser jener Abhandlung genannt; nichts destoweniger aber ward sie späterhin in das Deutsche, — und vor zwey Jahren auch in das Französische übersetzt, und, was ich nicht verdient habe, mir abermals zugeschrieben.

Ehe ich die Universität verließ, ward ich vor den geheimen Rath v. Overkamp beschieden. „Sie haben, sagte er, eine sehr gute Anlage, und eben so viel Fleiß. Bey diesen, haben Sie das Recht, sich dereinst auszeichnen zu wollen. Denken Sie daher schon jetzt auf einen Gegenstand, welchen Sie, nebst Ihren Berufsgeschäften, vorzüglich bearbeiten möchten. In drey Tagen erwarte ich von Ihnen die Bestimmung von jenem." Ich entschuldigte mich mit meiner Jugend, mit meiner wenigen Kenntniß des Feldes, das einer besseren Kultur bedürfte, und doch meine Kräfte nicht überstiege. Man ließ meine Entschuldigung nicht gelten, und beschied mich auf die bestimmte Zeit. Wie verlegen war ich inzwischen! Ich trat ängstlich vor meinen Lehrer und sagte: daß ich alle Fache der Wissenschaft durchgemustert hätte, ohne eines zu finden, das ich besser auszufüllen verstünde. Ein Gedanke, sagte ich, hat sich mir inzwischen vorzüglich aufgedrungen. Ich sehe, daß Ärzte solche Krankheitsursachen, welche entweder ins *Große* auf die Völker wirken, oder von der Willkür *einzelner*, noch so sorgfältiger, Menschen nicht abhängen, selten zu heben im Stande sind. Viele davon könnten aber doch durch *obrigkeitliche* Vorsorge beseitiget werden. Giebt es wohl schon eine systematisch bearbeitete Wissenschaft, welche die Regeln enthält, nach welchen solch ein Endzweck erzielet werden möge? ... Wir haben, erwiederte der Professor, mancherley *einzelne* Verordnungen, welche hierher gehören; aber ein zusammenhängendes, wissenschaftliches Gebäude ist daher glücklich; wie würden Sie das Kind taufen? ... *Medizinisch* wäre einmal der Gegenstand meiner Untersuchung gewiß, erwiederte ich; und da doch die Ausführung gemeinnütziger Gesundheitsanstalten größten Theils der *Polizey* eines Landes überlassen werden müßte; so schien mir der Nahme, *Medizinische Polizey* der Sache sehr angemessen. Auch hiermit war mein Lehrer ganz einverstanden, und nun drang dieser nochmal ernsthaft in mich, meine Absicht ja nicht aufzugeben ...

... Da in einem so großen Spitale (Wien), wie das hiesige, so manche unheilbare Krankheit, so mancher in der gemeinen Praxis seltene Zustand, so mancher dem Auge des auch noch so erfahrenen Arztes dunkler Vorfall aufstößt, so schien mir hier vorzüglich der Ort, dem Sitze, den Ursachen und Wirkungen dieser Krankheiten, in den traurigen Opfern derselben nachzuforschen, und durch *pathologische* Leichenöffnungen die Gränzen ärztliche Kenntnisse zu erweitern. Zwar waren, seit Eröfnung dieses Krankenhauses, durch den Privatfleiß seiner Ärzte und Wundärzte, mehrere Leichen sorgfältig geöffnet worden; aber oft fehlte es diesen an Zeit, an einem zu solchem Geschäfte schickliche Orte, an erforderlichen Hilfsmitteln; und dann so erheischet die Zubereitung vieler solcher krankhaften Gegenstände, damit sie in ihrem vortheilhaftesten Lichte aufgestellt werden mögen, eine gewisse Übung und Fertigkeit, die wirklich nicht die Sache eines jeden Zergliederers ist, so sehr er auch übrigens mit dem *gesunden* Baue des menschlichen Körpers bekannt seyn mag. Gesetzt aber, sämmtliche diese Hindernisse wurden überwunden; so kamen doch nur die wenigsten von so wichtigen Präparaten in die rechten Hände; die mehrsten davon blieben in jenen *einzelner* Ärzte und Wundärzte; und der *öffentliche* Unterricht blieb dieses so äußerst wichtigen Hülfsmittel beraubt. Zwar sind in dem Anatomischen Kabinette der hiesigen Hohenschule, durch den unermüdeten Fleiß seiner fürtrefflichen Vorsteher, auch manche sehr wichtige *pathologische* Präparate gesammelt worden; aber gegen dasjenige dieser Art, was mit den Leichen des allgemeinen Krankenhauses, ohne genaues Nachforschen, verscharret wurde, war es doch immer noch sehr wenig, und zudem war es sowohl unter andern, mehr physiologischen Zubereitungen aufgestellt, als ferne von dem Orte, wo es der Lehrer der medizinischen Praxis bey seinen täglichen Vorlesungen füglich hätte benützen mögen. Hier in dem Spital, fand ich kaum *4 bis 5 pathologische*, dazu noch übel verwahrte Präparate; und wie hätten derselben wohl viele in dem abscheulichen und den unerträglichsten Gestank verbreitenden *Leichenhause* von den auch noch so eifrigen Ärzten und Wundärzten dieser Anstalt, ohne augenscheinliche Lebensgefahr erworben werden mögen? Meine vorzüglichste Sorge gieng also dahin, daß sowohl für diesen Endzweck, als zur Rettung der *Scheintodten*, ein geräumiges, und zugleich reinliches *Leichenhaus*, neben diesem aber eine kleine, zum Wärmen des benöthigten Wassers, u. s. w. brauchbare Küche, und sodann ein zur *pathologischen* Leichenöffnung eigends bestimmtes Zimmer, nebst einer Seitenkammer für den Prosektor, errichtet würden, und dieser gemeinnützige Vorschlag ward ohne Anstand genehmiget. Bey der Menge von Leichen in einem so großen Krankenhause, wohin noch so viele Kranke in den letzten Augenblicken ihres Lebens gebracht werden, war ein eigner *pathologischer Prosektor* erforderlich, und zu einem solchen ward *Rudolph Aloys Vetter* bestellt.

* * *

... Nach der Schlacht von Aspern kam in einer Nacht der General Rapp, von Kaiser *Napoleon* selbst abgesendet, um ihn nach dem Hauptquartier Ebersdorf zu holen, und dem verwundeten Marschall *Lannes* Hülfe zu leisten. Nachdem Frank[1]) den berühmten Krieger untersucht, erklärte er, daß er nur noch einige Stunden leben könne. Die Prognose war durchaus richtig; denn der Marschall starb schon $5^{1}/_{2}$ Uhr Morgens.

Als Napoleon, welcher zu Pferde gekommen war, seinen Freund noch einmal zu sehen, mit Frank eine kurze Unterredung gehabt, ließ er diesen auf dem Schlosse zu Ebersdorf zu sich bescheiden ...

„Der Kaiser, auf einem Lehnstuhl sitzend, erneuerte zuerst die Fragen über den Tod des Marschalls und dessen Ursachen. Frank wiederholte seine Antworten, nur mit dem Zusatze, daß die Operation, welche von *Larrey* sehr gut gemacht worden, und nachdem auch keine Spur von Brand bei den Wunden wahrgenommen, nicht als Ursache des Todes betrachtet werden könne."

„Unterdessen fixirte ihn Napoleon mit durchdringenden, aber gnädigen Blicken. „Aus welchem Lande sind Sie?" fragte er endlich. „Aus dem Großherzogtum Baden." „Und ihr Geburtsort?" „Rotalben." — „Wo liegt dieser Ort?" „Zwischen Baden und Zweibrücken auf dem linken Ufer des Rheins." „Sie sind also ein Franzose?" „Es sind vierzig Jahre her, daß ich mein Vaterland verlassen habe, was mir die Ehre geraubt hat, Ew. Majestät anzugehören." „Warum haben Sie Italien verlassen?" „Ich habe es auf Befehl des

---

[1]) Nach Jean de Carro's (1770—1857) „Mémoires" (Carlsbad 1855, S. 75 f.) befanden sich in seinem Besitz die in französischer Sprache geschriebenen, auf vier bis fünf Bände berechneten Memoiren Joh. Peter Franks und seines Sohnes Joseph. Sie scheinen verloren gegangen zu sein. H. Rohlfs (Gesch. der deutschen Medicin. Stuttgart 1880, S. 143—145) teilt daraus diese bemerkenswerten Stellen mit. Vielleicht gelingt es einmal, die Memoiren wieder aufzufinden. Für jeden Nachweis werde ich dankbar sein.

Kaisers von Deutschland gethan, ich habe schon zehn Jahre in Wien, im Ganzen zwanzig Jahre in Oesterreich gedient, bis ich durch Cabalen dahin gebracht wurde, dieses Land zu verlassen, um mit meinem Sohne nach Rußland zu gehen, wo ich zehn Monate in Wilna und zwei und ein halbes Jahr als erster Leibarzt Sr. Majestät des Kaisers Alexander gelebt habe." „Ich weiß es, welche Position hat Oesterreich Ihnen bewilligt?" „Nichts." „Wie keine Pension nach zwanzig Jahren Dienste?" „Keine, Sire." „Wie knickerig!" „Waren Sie Jacobiner?" „Nein, Sire, niemals." „Warum sind Sie aus Rußland weggegangen?" „Das Klima war mir widrig und hätte meinen Tod herbeigeführt." „Was hat Ihnen der Kaiser Alexander gelassen?" „3000 Rubel jährlich." „Sind Sie reich?" „Nein, Sire, aber ich habe zu leben; ich bin zufrieden!" „Wie viele Kinder haben Sie?" „Einen Sohn in Wilna; er hat die Ehre gehabt, Ew. Majestät in Paris vorgestellt zu werden." „Ich erinnere mich dessen." „War es nicht durch meinen Arzt *Corvisart?*" „Und eine einzige Tochter." „Von welchem Alter?" „Dreiundzwanzig Jahre." „In dem Falle reicht es nicht hin, daß man genug hat, um zu leben." „Ich begnüge mich, Sire, mit dem Wenigen, was ich erspart habe." „Was ziehen Sie gegenwärtig von Oesterreich?" „Nichts, Sire, weil ich ihm nicht diene und weil ich ihn nicht mehr dienen werde." „Ich glaubte Sie noch in seinem Dienste." „Sie haben einen großen Ruf in Frankreich, Sie sollten nach Paris gehen." „Ich bin zu alt, Sire, ich bedarf der Ruhe, um meine Werke zu vollenden." „Sie könnten sich für die Consultationen aufsparen. Sie genießen einen großen Ruf in Frankreich, und ich könnte Sie zum consultierenden Arzte meines Hauses ernennen; seit dem Tode *Barthez'*, welcher vor 18 Monaten zu Montpellier gestorben ist, habe ich diesen Platz zu vergeben." Frank verbeugte sich und sagte, er hoffe eine Reise nach Paris zu machen, um seiner Majestät den Ausdruck der Erkenntlichkeit für eine so ehrenvolle Aufnahme zu wiederholen. Damit hatte die Audienz ein Ende, und Frank wurde in einem Wagen des Kaisers nach Wien zurückgeführt, in Begleitung des berühmten *Larrey*, der ihn beglückwünschte."

Die Nachricht dieses Vorfalls machte in Wien großes Aufsehen. Frank wurde selbst sehr aufgeregt davon. „Welch ein Schicksal", sagte er sich, „ist das meinige; ich werde also ewig von einem Ende Europas nach dem andern geworfen werden, ohne Ruhe finden zu können, bis ins Grab". Den andern Tag kam Iwan zu ihm und wünschte ihm Glück zu der Stelle eines consultirenden Arztes des Kaisers. Frank zeigte sich erstaunt. Iwan sagte ihm nun, Napoleon habe in seinem Gespräch mit dem Vicekönig von Italien, der eben angekommen, diese Ernennung notificirt und welches Vergnügen ihm dieselbe machte; er wollte seine und Iwans Meinung wissen. Er und der Vicekönig hätten ihren Beifall ausgesprochen und Sr. Majestät schienen entzückt über diese Wahl. Frank jedoch schützte wieder sein Alter und seine Gesundheit vor, worüber Iwan ihn zu beruhigen suchte."

Nicht lange darauf läßt der Generalintendant *Daru* ihn zu sich kommen, (22. Juni 1809) und eröffnet ihm den Willen des Kaisers mit der Bemerkung, derselbe wünsche die berühmtesten Männer des Festlandes nach Paris zu ziehen. Auch solle er mehr haben als die gewöhnliche Pension, die mit dieser Stelle verbunden sei. Allein Frank lehnte nochmals ab, indem er sich auf seine russische Pension berief, die er verlieren würde; der Kaiser würde ihm vielleicht 12—15000 Frcs. jährlich zulegen, außer was ihm die Consultationen bringen würden. Den andern Tag wurde Frank bei *Daru* zu Tisch gebeten und hörte hier, daß Napoleon mit Allem einverstanden sei."

Unterdessen fiel die Schlacht bei Wagram vor. Von diesen mehrfachen und starken Aufregungen und Vorgängen trug Frank drei heftige Gichtanfälle davon. Mitten unter diesen Schmerzen wurde er den 21. Aug. plötzlich nach Schönbrunn zu Napoleon gerufen. Frank bedurfte der ganzen Stärke seines Willens, um diesem Befehl nachzukommen. Unter den größten Schmerzen begab er sich hin und obschon er auf glühenden Nadeln zu stehen glaubte, so ließ ihn Napoleon doch während der ganzen Consultation vor ihm stehen, indeß er selbst im Bade saß. Napoleon stieg ganz nackt vor ihm ins Bad und wieder heraus. Frank fand bei dieser Gelegenheit seinen Körper so schön, daß er ihn mit einem Apollo verglich. Die Audienz dauerte eine Stunde, wobei Napoleon ihm seine Krankheitsgeschichte näher auseinandersetzte. Dazwischen fielen einzelne abgerissene, doch charakteristische und bedeutsame Äußerungen. So bemerkte er unter Anderem:

„Die Chirurgie blüht in Frankreich, die Medicin aber ist zurückgeblieben. Ich habe kein großes Vertrauen zu dieser Wissenschaft. Was anders ist es, wenn sie von einem Mann, wie Sie, ausgeübt wird, welcher die Krankheitem im Großen und in verschiedenen Klimaten gesehen hat. Sind Sie überzeugt, daß die nämlichen Krankheiten nach den Ländern unterschieden sind?"

„Wien hat viele bemerkenswerte Anstalten; so ist die Entbindungsanstalt vortrefflich." —

„Meine Soldaten ziehen die deutschen Ärzte den französischen vor, sie geben sich mehr Mühe mit ihnen, sie verweilen länger bei ihrem Bette."

„Es gibt noch reiche Klöster in Deutschland. Meine Armee stieß auf ein solches, wo meine Soldaten, (zu Frank gewendet) rathen Sie einmal, wie viele Flaschen ausgeleert haben? Sie rathen nicht? 300000. Ha, Ha!"

Als der Kaiser nach dem Bade angekleidet war, führte er beständig die Hand aus der Tasche in den Mund, wobei er etwas kaute. Frank glaubte, es wären Diavolini und wagte die Bemerkung, daß die aromatischen Substanzen seiner Gesundheit nicht zuträglich seien. „Sie irren sich," antwortete Napoleon, „was ich kaue, ist Dattelteig (pâte de dattes). Er ist sehr angenehm für den Gaumen und sehr erfrischend Ich habe mich in Aegypten daran gewöhnt."

Frank wurde dann noch ein zweites Mal von Napoleon consultirt.

Johann Friedrich Blumenbach
(1752—1840)

Geboren am 11. Mai 1752 in Gotha, gestorben am 22. Januar 1840 in Göttingen, wo er in gewissem Sinne der Begründer der Anatomie der Neuzeit geworden ist. 65 Jahre lang hat er der Göttinger Universität als Lehrer angehört und in 118 Semestern hat er seine vielgerühmte Vorlesung über Naturgeschichte wiederholt. In seiner Jugendzeit hat er auf Sömmering, in späteren Jahren auf Rudolphi, den Vorgänger von Johannes Müller, großen Einfluß ausgeübt, nicht minder auf mehrere der bedeutendsten Forschungsreisenden, unter denen Humboldt als Blumenbachs Schüler in erster Reihe steht[1]). Ohne seine mannigfaltigen persönlichen Verbindungen und Freundschaften, zu denen auch die Goethes zählt, hätte er nie die berühmte Sammlung von Schädeln zusammenbringen können, die heute noch, immer vervollständigt, die Zierde der Göttinger Anatomie bildet. Als Goethe 1801 in Göttingen war, schreibt er von Blumenbach: ,,Immer von dem Neuesten und Merkwürdigsten umgeben, ist sein Willkommen jederzeit belehrend." Außer der hier wiedergegebenen Mitteilung, die K. F. H. Marx in seiner Gedenkrede auf Blumenbach (Göttingen 1840, S. 4—6) verwendet hat, hat Blumenbach nur wenige flüchtige Notizen über sein Leben hinterlassen. Auf seine Absicht, eine Selbstbiographie zu verfassen, scheinen zwei von ihm aufgezeichnete Stellen hinzudeuten.

Plerique suam ipsi vitam narrare, fiduciam potius morum, quam arrogantiam rati sunt.
Sine gratia aut ambitione, bonae tantum conscientiae pretio ductus.

Zu der wissenschaftlichen Bildung meines Vaters, der aus Leipzig gebürtig war und 1787 als Prorector und Professor am Gymnasium zu Gotha starb, haben vorzüglich zwei Männer beigetragen und dabei mittelbar auch auf die meinige gar sehr eingewirkt, die beiden Leipziger Professoren der Philosophie, Menz und Christ.

Unter anderm verdankte er Ersterem seine Liebe zur Litterargeschichte und zu den Naturwissenschaften, sowie Letzterem die zur bildenden Kunst, zumal des Altertums.

So fand auch ich Geschmack und Lust an diesen Kenntnissen, die dem Studium der Medicin, welchem ich mich schon früh aus ganzer Neigung bestimmt hatte, theils sehr freundlich, theils wenigstens nicht hinderlich schienen.

In Jena, wo ich meinen akademischen Cursus begann, traf ich Nahrung für Litteratur und Bücherkunde bei Bal-

---
[1]) Briefproben bei Ebstein a. a. O. S. 50 ff.

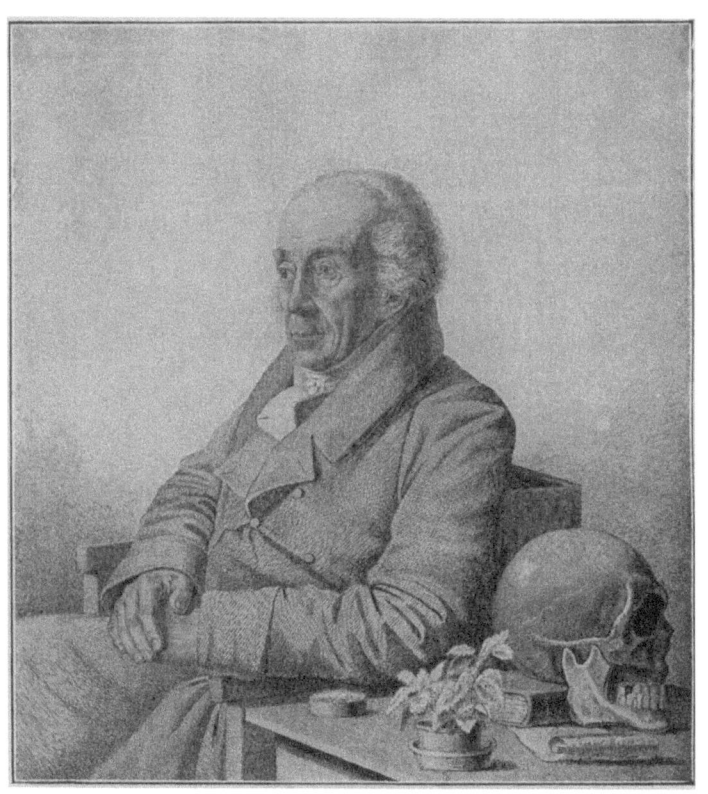

Joh. Friedr. Blumenbach.

dinger, sowie für Naturgeschichte und sogenannte Archaeologie bei meinem Verwandten, dem Professor eloquentiae J. E. Imm. Walch.

Wie ich von da nach Göttingen ging, um hier noch Lücken in meinen medicinischen Studien auszufüllen, gab mir mein ehemaliger Rector in Gotha, der Kirchenrath Geisler einen Brief an Heyne mit. Als ich den abgab, zeigte ich ihm zugleich einen antiken Siegelstein, den ich auf Schulen von einem Goldschmidt gekauft hatte. Solche Liebhaberei bei einem Studiosus medicinae war ihm auffallend und das Steinchen ward der erste Anlaß zu meiner nachherigen so vielseitigen und vertraulichen Bekanntschaft mit dem herrlichen Manne.

In Göttingen lebte damals ein wundersam vielwissender Sonderling, der zumal wegen seiner vielfachen Sprachkenntnisse bekannte Professor *Chr. W. Büttner*, der aber schon seit langen Jahren keine Collegia gelesen hatte und den Studenten ganz unbekannt geworden war. Jetzt aber, da ich hierher kam, hatte sein Freund und großer Bewunderer, unser Orientalist Michaelis, dessen ältester Sohn damals anfing, Medicin zu studiren, diesen angetrieben, doch wo möglich für Büttnern ein Collegium der Naturgeschichte, die er ehedem wohl gelesen, und ein in Ruf stehendes Cabinet besaß, zu Stande zu bringen. Auch ich ward dazu gleich nach meiner Ankunft angesungen und da ich gerade die Stunde frei hatte, schrieb ich mich auf und lernte nun den sonderbaren aber merkwürdigen Büttner kennen. — Das sogenannte Collegium war ein bloßes Conversatorium, worin wochenlang von der Naturgeschichte keine Rede war. Doch hatte er die XII. Edit. des Syst. Nat. als Compendium gewählt, wo wir aber im ganzen Semester unter so hunderterley ganz fremdartigen Dingen, die er einmischte, noch lange nicht mit den Säugethieren durchkamen.

Da er mit dem Menschen anfing, den der Jenaische Walch in seinen Vorlesungen unberührt gelassen hatte, und aus seiner zahlreichen Bibliothek eine Menge Reisebeschreibungen mit Abbildungen fremder Völkerschaften herbeibrachte, so reizte mich das, meine Doctordissertation de generis humani varietate nativa zu schreiben, und die weitere Verfolgung dieses interessanten Gegenstandes hat dann den Anlaß zu meiner anthropologischen Sammlung gegeben, die mit der Zeit durch ihre in ihrer Art einzige Vollständigkeit allgemein berühmt worden.

Gleich in jenem ersten Winter kam durch Heynes Vermittlung der Ankauf von Büttners Naturalien- und Münz-Cabinet für die Universität zu Stande. Nur war in der exemplarischen Unordnung, worin die Naturalien bei dem ohnehin nichts weniger als expediten Manne ganz unverzeichnet durcheinander lagen, ihm ein Gehülfe zum Ordnen und Abliefern nöthig. Heyne fragte ihn also: „Nun lesen Sie ja eben Naturgeschichte; haben Sie denn da unter Ihren jungen Leuten nicht etwa einen, der dazu paßt?" „Doch ja," sagte Büttner, und nannte mich. „I, den kenn' ich auch" und so ward mir diese Hülfleistung angetragen, die ich lehrreich fand und mit Vergnügen unentgeltlich übernahm.

Einige Zeit, nachdem schon allerhand abgeliefert und einstweilen ins vormalige medicinische Auditorium gebracht war, kam der würdige Minister und Curator der Universität, von Lenthe, hieher, besah unsere Institute, und da sollten ihm doch auch diese Sachen gewiesen werden, und weil der ehrliche Büttner dazu nicht eben geeignet schien, so ward ich eilig gerufen, und machte meine Sache so leidlich, daß der Minister gleich beim Herausgehn Heynen bei Seite genommen und gesagt hat: „Den jungen Mann müssen wir hier behalten." — Nachdem ich im Herbst (17)75 am Anniversarium der Universität promovirt hatte, hielt ich gleich im nächsten Winter als Privatdocent meine ersten Vorlesungen über die Naturgeschichte und ward noch in diesem Semester im Febr. 76 zum außerordentlichen und hernach im Nov. 78 zum ordentlichen Prof. der Medicin ernannt.

Albrecht Thaer
(1752—1828)

Geboren in Celle am 14. Mai 1752, wandte er sich in Göttingen dem Studium der Heilkunde zu, und war schon damals, wie (sein Lehrer) Himly bezeugt, ein von seinen Kranken fast vergötterter Arzt. Er war dann in Celle seit 1778 Stadtphysicus und Zuchthausarzt, seit 1780 kurfürstlicher Hofmedicus. In dieser Zeit hat er niedergeschrieben: „Mein Lebenslauf und Bekenntnisse für Philippine", es war seine Braut und nachherige Gattin. Sein späteres Leben gehörte der wissenschaftlichen Begründung der Landwirtschaft. Er starb, nachdem er von 1810—1818 Prof. der Landwirtschaft in Berlin gewesen war, als Leiter der landwirtschaftlichen Akademie in Möglin am 26. Oktober 1828. Es ist eine anerkannte Tatsache, daß in England nicht nur sehr viele Ärzte praktische Landwirte sind, sondern daß dort die Landwirtschaft durch die berühmtesten medizinischen Schriftsteller gefördert worden ist. Z. B. Cullen, beide Darwin, Fordyce, Hunter, Wilkinson. Benjamin Rush in Philadelphia machte es den Ärzten gewissermaßen zur Pflicht, Landwirtschaft zu treiben. „Die Kunst des Ackerbaus hat jedoch vor der Heilkunst den großen Vorteil voraus, daß sie vielfache genaue Versuche anstellen, und durch dieselben immer neue Mittel entdecken kann: bei der Heilkunst aber ist der menschliche Körper selbst das Versuchsfeld."

„Mein Lebenslauf und Bekenntnisse, für Philippine."

... Ich war in meiner ersten Kindheit sehr kränklich, und mein Vater hat mir oft gesagt, daß er mich oft verloren gegeben. So viel ich mich erinnere, war ich ein sonderbar phantastischer Junge. Ich hatte viel kindliche Schwärmereien, in denen doch einige Realität war, und deren ich mich noch entsinne. Ich war oft in einer Extase, daß ich nicht sah und hörte, was um mich herum vorging. Ich hing gewissen Ideen so nach, daß ich oft alles vergaß, was sonst Kinder reizt, und nur in meinen Einbildungen glücklich war. — Man hält mich jetzt für einen sehr kalten Menschen und wirklich bin ich's auch oft; das ist aber bloß durch Kunst erzwungen und durch häufige Übung zur halben Natur geworden. Aber ich kann noch leicht ins Schwärmen zurückfallen, wenn mein Herz gerührt wird. — Ich mochte viel lieber mit Mädchen als mit Knaben spielen. Im zehnten Jahre machte ich Verse; eine lange Reihe derselben, die ich auf Christi Geburt gemacht

hatte, habe ich nachher einmal wiedergesehen. Seitdem hat
mir kein Vers glücken wollen. Meinen ersten Informator hatte
ich sehr lieb; ich kann ihn mir noch lebhaft denken. Der
Zweite war aber ein elender Tropf, ein scheinheiliger Halli-
scher Waisenhäuser, der sich in mein Herz und meinen Kopf
gar nicht zu finden wußte. Er wurde mir bald unausstehlich
und ich lernte nichts bei ihm. Im 13. Jahre ward ich von ihm
befreit. Er hatte heimlich ein Mädchen heirathen müssen und
stak entsetzlich in Schulden. Ich schenkte ihm, als er weg-
ging, meine ganze Sparbüchse; ich weiß nicht mehr, ob aus
Freude oder aus Mitleid.

In demselben Jahre kam ich auf die Schule. Hier fand
ich aber auch meine Rechnung nicht. Die niedrige pöpelhafte
Aufführung meiner Mitschüler und das zuchtmeisterhafte Betragen der Lehrer schreckte mich gleich. Ich verband mich
mit etlichen einigermaßen feiner erzogenen aber ausschwei-
fenden Knaben, besonders mit einem gewissen *Strauß*, der
sonst mit mir nicht viel Gleiches, aber lauter romanhafte
Grillen im Kopfe hatte und erschrecklich soff. Mit meinen
Kameraden schwänzte ich fast alle Schulstunden, war aber
desto fleißiger in den Privatstunden über Mathematik, Historie u. d. g. wodurch ich mich so bei meinen Lehrern ein-
schmeichelte, daß sie jenes nicht bemerkten.

... In die Schule kam ich sehr selten, zog dann etwa des
Conrektors Histörchen-Uhr auf und ließ sie durchschlagen. —
Die *Seiler*'sche Gesellschaft kam hierher nach Celle und ich
hing mich ganz an die Komödianten, die mich alle sehr lieb-
gewannen. Madame *Koch* lehrte mich tanzen. Wär' ich etwas
älter gewesen, ich wäre sicher Komödiant geworden. Nun
ließ ich meine Kameraden ganz links liegen und duellierte
mich darüber mit dem seligen *Mackphail*, den ich in die Hand
hieb.

Mein Vater liebte mich sehr, bekümmerte sich aber gar
nicht um meine Aufführung. Obgleich er mir viel Geld gab,
machte ich doch mehr Schulden, größtenteils für *Ferry*[1]) und

---

[1]) Ferry Sprachmeister und Busenfreund Thaers.

um mich zu putzen; er bezahlte sie jedoch immer, nach kleinen väterlichen Ermahnungen.

So viel ich auch in neuen Sprachen las, so merkte ich doch endlich im 16. Jahre, daß ich kein Wort Latein wußte, und daß man ohne das nicht gut durch die Welt kommen könne. Ich entdeckte mich dem Rector Steffens, bat meinen Vater um eine Privatstunde bei diesem und daß ich übrigens ganz aus der Schule bleiben könnte, weil ich da gar nichts lernte. Er bewilligte dies und in weniger als Einem Jahre, in wöchentlich vier Stunden, lernte ich eine Sprache, womit man sonst die Jugend vom 6. bis zum 10. Jahre quält und sie ihr doch nicht beibringt. Ich habe nachher Latein geschrieben und zu Göttingen oft mit Beifall öffentlich Latein geredet.

Der Hofmedicus *Taube* gab mir nun auch Unterricht in Naturgeschichte, Botanik und Anatomie. Meine Philosophie und belles lettres hing ich an den Nagel und legte mich mit großem Eifer auf die medicinischen Wissenschaften.

Ich stand in Celle natürlich in einer horriblen Renommee. Der Landsyndicus sagte neulich: „seitdem aus mir etwas geworden sei, verzweifle er an keinem Menschen mehr!" Ganz so arg war ich denn doch aber auch wirklich nicht, als die Leute sagten, aber ich that Manches recht eigentlich nur um Aufsehen zu machen.

Im 18. Jahre ging ich nach *Göttingen*. Im ersten Winter kam ich bei Tage gar nicht von der Anatomie. Bei meinem sonst so großen Ekel und meiner Neigung zur Reinlichkeit, spürte ich doch dort nicht den allergeringsten Widerwillen. Dagegen ist mir bei der Chirurgie meine Schwäche unüberwindlich gewesen. Noch jetzt kann ich keine erhebliche Operation ansehen, ohne ohnmächtig zu werden, ja ich zittre bei der geringsten; der Anblick einer Wunde, ja selbst nur eines Ausschlags, kehrt alles in mir um. — Abends machte ich lustigen Studenten-Commersch tapfer mit, doch ohne auszuschweifen. Ich war, noch ohne Spur von Bart und mit einer dünnen feinen Stimme, ein halber Renommist. Zwei Mediziner, *Unzer* und *Ebeling*, führten damals die Universität an und sie nahmen mich unter den Schutz ihrer Flügel, so daß sich mancher große Kerl vor mir fürchtete, der mir sonst wo einen Produkt gegeben hätte. Ich war aber auch klug genug, herabzustimmen, weil *Unzer* und *Ebeling* weggingen. Gleich im zweiten halben Jahre fing ich an, gegen den Rath aller Vernünftigen, praktische Collegia zu hören. Man wußte indeß nicht, wie stark ich schon in den medizinischen Wissenschaften war, ehe ich auf die Universität ging, und wie geübt ich war, alles für mich aus Büchern zu lernen. — Ich halte es für mein größtes Glück, daß ich hier steif und fest bei meinem Vorsatz blieb; denn damals lebte noch der größte Lehrer der praktischen Medizin, der je auf einer Universität gewesen ist und je sein wird, der Leibmedicus *Schröder*[1]). Er wunderte sich selbst über meinen Vorsatz; als er aber sah, daß ich genug wußte, um ihn zu verstehen, ward ich sein Liebling, wie es mir denn nie gefehlt hat, die Liebe und Achtung derer zu erlangen, von denen ich sie wünschte. Er gab mir unentgeldlich Privatunterricht, führte und schickte mich zu seinen Patienten, und ließ mich alle Krankheiten am Krankenbette selbst studieren. So holte ich mir ein damals·grassierendes heftiges Faulfieber, wobei ich die sonderbarsten Phantasien, zugleich aber völlige Überlegung und die ruhigste Gemütsverfassung hatte. *Schröder*, der Nächte durch bei mir wachte, sagte, in der Meinung, daß ich ihn nicht mehr höre und verstehe, trostlos zu den Umstehenden: „Das Springen der Sehnen nimmt zu!" — „Dann," antwortete ich ganz gelassen, „werde ich in vier Tagen sterben, nach dem und dem Satze des Hippokrates; präparieren Sie meinen Vater darauf vor." — Ich kam indessen glücklich durch, hatte jedoch nach der Krankheit mein Gedächtnis zum Theil völlig verloren. Manchen Namen meiner besten Freunde wußte ich nicht mehr, ja ich konnte selbst die Buchstaben zu einem Worte nicht zusammenfinden. — Ich war sehr traurig, daß ich nicht gestorben war. — In Celle hatte man die Nachricht von meinem Tode schon ausgesprengt, und Ihr Herr Bruder erhielt sogar einen Brief von *Marquart*, worin dieser mein

---

[1]) Fr. Jos. Wilh. Schröder, geb. 1729, gest. 1772.

Absterben bejammerte. — Als ich wieder besser war, legte sich *Schröder* an demselben Fieber und befahl seiner Frau, keinen Andern zu Rathe zu ziehen, als mich; als er aber seine Besinnlichkeit verlor, ließ sie alle Ärzte in Göttingen zusammenrufen und die curierten ihn offenbar zu Tode. — Ich kann nicht ohne Thränen an diesen Mann denken; ich verdanke ihm alles, was ich als Arzt bin. Nach seinem Tode hörte ich kein Collegium weiter, obgleich ich mehrere bezahlte, aus Furcht vor dem Examen.

An Schröders Stelle kam *Baldinger*[1]). Dieser legte ein Institut an, wo arme Patienten die Medicin umsonst bekamen und sich dafür von 30 Studenten der Medizin besuchen und befühlen lassen mußten. Hier fing ich einmal an, meine Gelehrsamkeit und Kenntnisse auszukramen. *Baldinger*, der mich für einen Burschen gehalten, welcher seiner Collegia nicht höre, weil er noch zu weit zurück sei, erstaunte: „was will aus dem Knaben werden?" rief er aus. Ich trat beleidigt zurück und sah ihn mit stolzer Miene an; da fiel er mir um den Hals und rief: „Nä, nä, so was habe ich in Israel noch nicht funden!" Von der Zeit an ward ich fast sein Hausgenosse, denn ich war fast den ganzen Tag auf seiner großen Bibliothek und bei seiner gelehrten Frau; er übergab mir die Direction des Kranken-Instituts und vertraute meiner Cur selbst seine Frau und Kinder, wenn sie krank waren.

Aus dem großen Studenten-Commersch hatte ich mich herausgezogen, und nur einen eigenen Cirkel von Freunden. Auf's innigste war ich mit *Leisewitz*[2]) verbunden; unsere Seelen waren in beständigem Einklange; fast hatten wir nur Ein Herz. Sein unerschöpflicher Witz versammelte alle sogenannten schönen und starke Geister um ihn her, so sehr er ihnen auch auswich. Darunter war eine Bande theoretischer und praktischer Religionsspötter. So wenig ich Christ war, so hatte ich doch Spott über Religion nie leiden können. Ich fing daher an, ihnen mit Gründen zu widersprechen, wie

---

[1]) Baldinger, geb. 1738, gest. 1804.
[2]) Leisewitz, geb. 1752, gest. 1806.

sie deren eben noch nicht gehört hatten. Um dies mit mehrerem Nachdruck thun zu können, las ich in der Madame *Baldinger* Bibliothek alle die besten Schriften die für und wider die Religion geschrieben worden. Sie selbst gab mir Anleitung mit vieler Ausdauer, besonders da sie hoffte, daß ich auch ihren Mann bekehren würde, der sie ihrer Religiosität wegen auslachte[1]). Ich ward im Ganzen überzeugt, und so bewirkte die Vorsehung durch den Umgang mit frechen Spöttern gerade das, was sie durch den Umgang mit den besten und frömmsten Leuten vielleicht nicht erreicht hätte. Dennoch aber schienen mir alle Beweise manche Schwierigkeit nicht zu heben, und in der Vorstellung der Lehren war ich weder den orthodoxen, noch mit den neuern sogenannten Berliner Theologen einig. Ich erschuf mir ein neues System und brachte es flüchtig zu Papier. Es ward wider meinen Willen abgeschrieben, fiel in die Hände eines großen Mannes, der den Styl etwas umänderte und einen Theil davon, als Fragment eines unbekannten Verfassers herausgab. Nachher ist auch der 2. Theil herausgekommen, aber mit Zusätzen, woran ich keinen Antheil habe. Bis jetzt wissen es nur drei lebende Menschen, daß ich der Urheber bin; doch giebt es Mehrere, die es vermuthen und gegen die ich es streng läugne. Ich kann mich auf Ihre Verschwiegenheit verlassen. In meiner und der Dinge jetziger Lage möchte ich um Alles nicht, daß es bekannt würde ...

Meine Neigung, Krankheiten zu beobachten, trieb mich zu jedem Krankenbette; meine Beurteilung derselben verschaffte mir Zutrauen und meine Curen machten mich nach einiger Zeit so berühmt, daß ich als Student in Göttingen mehr Patienten sah, als ich jetzt als Arzt zu sehen pflege. In ganz Göttingen war kein Patient von Erheblichkeit, über den ich nicht wenigstens um meine Meinung gefragt wurde. Ich verschrieb indeß kein Recept, damit man mich nicht ver-

---

[1]) Sie war eines fast männlichen Geistes, wie man aus ihrer Selbstbiographie sieht, welche Sophie von La Roche herausgegeben hat (Offenbach 1791). Kästner und Lichtenberg rühmten sich, ihre Freunde zu sein. Sie starb 1876. (Anmerkung des ersten Herausgebers.)

klagen konnte, sondern nahm einen zum Doctor gemachten Feldscherer *Tolle*, der alles auswendig wußte, was *Schröder* gesagt hatte, aber nichts davon begriff, mit zu meinen Kranken. Ihm dictierte ich, was ich verordnete. Er erhielt das Honorar und war sehr glücklich. Ich nahm nichts als die Ehre und allenfalls einen Schmaus. Wie ich mich an alltäglichen Patienten sattgesehen hatte, mußte der Herr Doctor allein herumsteigen und alle Mittage dem Herrn Studenten Rapport bringen und dessen Ordres einholen. Fiel etwas wichtiges vor, so ging ich mit. — Ich ward dadurch in vielen der besten Häuser bekannt, ging Abends bald hier bald dort hin. Man sah mich nicht mehr als Student an und ich kannte kaum einen Studenten.

Auch spielte ich einen kleinen Roman mit einer Person, die sich bald nachher verheiratete. Er lief nur auf ein bischen Empfindelei hinaus und attachirte mich nicht sehr, bewahrte indessen meine Unschuld vor jeder anderen Verführung.

Ich ward Doctor. Meine Patienten übergab ich *Stromeyer*'n, der dadurch erst in Praxis kam. — Mit Lorbeern gekrönt, mit Weihrauch beräuchert und mit Dank und Thränen begleitet zog ich aus Göttingen.

Aufgeblasen von Stolz kam ich hier in Celle an und ward mit Kaltsinn und Mitleiden aufgenommen . . .

. . . Die Methode der hiesigen Ärzte war wenigstens um 15 Jahre zurück, um 15 für die Medizin sehr reichhaltige Jahre. Man hatte wohl von neuen Methoden und Systemen gehört, hielt aber vieles davon für Hirngespinste und Fabeln, was schon durch tausendfältige Erfahrungen bestätigt war. Wenn ich mitzusprechen wagte, so verstand man mich nicht; berief ich mich auf Schriftsteller, so kannte man sie nicht; redete ich aus eigner Erfahrung, so besah man mich vom Kopf bis zu Füßen und sagte: die wird mit der Zeit wol kommen; that ich gar einen Vorschlag, so sah man sich um, wo alle die Kirchhöfe herkommen sollten, wenn ich einmal zu prakticiren anfinge. Und doch war alles, was ich damals vorschlug, grade das, was man jetzt thut. So kannte ich z. B.

die *Kämpf'sche Methode* längst aus den schon 1750 herausgekommenen Schriften, hatte sie häufig angewandt und die herrlichsten Wirkungen davon gesehen; aber hier konnte man sich von solchem lebendigen Ausspritzen keinen Begriff machen[1]).

Der große Beifall, womit meine Dissertation in allen Journalen und gelehrten Zeitungen, selbst in Englischen und Französischen, aufgenommen wurde, ermunterte mich etwas und ich hoffte, daß dies einigen Eindruck auf meine Mitbürger machen würde. Aber ich mußte mir demungeachtet von einem vornehmen Gönner ins Gesicht sagen lassen: „man höre, daß ich nicht viel gelernt hätte."

... Drei Jahre hatte ich in diesem Stande des Drucks gelebt und allen Muth verloren, als mir *Leisewitz* schrieb[2]), ob ich mit ihm nach Berlin reisen wolle, sein Schwager in Braunschweig wolle mir gern das Geld vorschießen. — Mein Bündel war gleich geschnürt.

Hier kam ich auf einmal in mein Element, fand Lust wieder zu athmen. Wir hatten von *Jerusalem* und *Lessing* vollwichtige Adressen an alle große Männer in Berlin. Aber wir fanden uns auch ohne sie schon gekannt und geachtet; Leisewitz durch seinen *Julius von Tarent*, ich durch meine Dissertation. Es kam nur auf uns an, welche Gesellschaften, welche Vergnügungen wir wählen wollten, Mittags und Abends warteten an mehreren Tischen Couverte auf uns, auch beim Minister *v. Zedlitz*. Ich mußte mich zwischen Ärzten und Philosophen theilen, gab aber letzteren doch mehr von meiner Zeit. Ihrer vertrautesten Freundschaft würdigten uns *Spalding, Mendelssohn, Eberhard, Engel, Nicolai, Reichardt* und Madame *Bamberger*[3]), eine Frau, die über die abstraktesten

---

[1]) Dies bezieht sich wohl auf Joh. Kämpf — geb. zu Zweibrücken 1726, gest. zu Hanau 1787 — und auf die von ihm und seinem Bruder Wilhelm Ludwig (gest. 1779) erfundene Dampfklystierspritze.
[2]) Im Juni 1776.
[3]) Antonie Charlotte Victorie, Gattin des Hofpredigers Bamberger zu Potsdam. Sie stand auch mit Gleim in einem nicht bloß freundschaftlichen, sondern auch gewissermaßen amtlichen Briefwechsel, indem sie ihm für das hochwürdige Dom-Capitel zu Halberstadt regelmäßig Bericht erstattete von allem, was in Berlin Wichtiges vorfiel.

Materien der Philosophie rosenfarbenes Licht und Grazie zu verbreiten weiß, welcher *Jerusalem*[1]) jede seiner Schriften zum Auspoliren schickt; die ihm beim Tode seines Sohnes allein Trostgründe fühlbar machen konnte; die bei dem Allen im gemeinen Leben die Gestalt einer gewöhnlichen Frau annimmt, während sie bei Hofe, als Freundin der Königin und der Prinzessin Amalie, so beliebt ist, als im philosophischen Clubb. —

Doch waren wir nicht immer unter Gelehrten, sondern kamen auch durch sie, besonders durch Bamberger, in die Ausgesuchtesten Gesellschaften von Frauenzimmern, wo Leisewitz'ens damals so heitere Laune und meine dort gefallende Art zu tanzen, — denn wo Frauenzimmer sind, wird dort alle Abend, obgleich sehr mäßig getanzt — uns immer sehr willkommen machte.

Das alles war ein Himmel für mich! Berlin ward auch durch die Ankunft des Großfürsten noch brillanter, als es sonst im Sommer ist.

Man bot mir unter den besten Bedingungen an, in Berlin zu bleiben. Aber ich mußte doch erst zurück und verließ es nach einem vierteljährigen Aufenthalte, jedoch mit dem festen Versprechen und Vorsatz, bald wieder zu kommen.

Auf der Rückreise (August 1776) brachte ich zwei Tage bei *Lessing* zu, die ich unter den interessantesten meines Lebens rechne, weil ich da Dinge gesehen und gehört habe, die bis dahin noch in keines Menschen Auge und Ohr gekommen waren, die ich aber nur halb verstand.

Als ich wieder innerhalb der Thore meiner lieben Vaterstadt war, erstaunte ich über die Zwerggestalt, welche unter der Zeit alles mir bis dahin Riesenmäßige angenommen hatte. Vorher bückte ich mich immer, um mit dem Kopfe nicht anzustoßen, wollte gern durchkriechen, wenn mir's nur erlaubt war; jetzt war ich bange Allem den Kopf zu zertreten, wenn ich darüber wegmarschierte. Ich hielt's nicht weiter nötig, die Gunst irgend eines Menschen zu erbetteln, sah Je-

---

[1]) Jerusalem, bekannt durch „Werthers Leiden".

dem starr in die Augen und sagte meine Meinung dreist heraus. Mancher verwunderte sich höchlich darob; Mancher hielt mich für einen Narren. Ich behandelte nun meine Patienten ganz nach meiner eigenen Methode, ohne mich im geringsten nach dem hiesigen wohlhergebrachten Schlendrian zu richten. Einige glückliche Curen machten Aufsehens und es kamen immer Mehrere, die Hülfe bei mir suchten.

... Vor zehn Jahren sagte mir ein erfahrener Mediziner, der sich nie in die Lüfte verstiegen, aber einen desto festeren Schritt auf Erden hatte: „Sie müssen bald heiraten, ein praktischer Arzt darf nicht ohne Frau sein." — Warum? fragt' ich; damit er das Zutrauen der Damen gewinne? „Nein, damit er es bis auf den gehörigen Grad verliere!" Ich verstand ihn kaum und hielt's für Spaß.

Jetzt stehe ich wieder, ja ich bin gestiegen; nicht bis auf den Gipfel moralischer Vollkommenheit, wohin ich hätte kommen können, wenn ich ununterbrochen im Guten fortgegangen wäre; ich bin nicht einmal da, wo ich war, ehe ich fiel. Aber sicherer bin ich, wo ich bin, als jemals. Ich kenne den Weg, der vor mir liegt, weiß, daß man vorsichtig Schritt vor Schritt gehen muß, kenne die verleitenden Abwege, die in Abgründe stürzen; sehe deutlich, daß man nicht durch die Lüfte den steilen Berg hinanfliegen, sondern nur langsam ersteigen muß. Mein Herz schlägt wieder von guten und wohlwollenden Neigungen, doch nicht so heftig wie ehemals. Mein Verstand hat nicht den hohen schnellen Flug, den er sonst wol hatte. Was ich jetzt denke und schreibe, ist lahm, schaal, ungeschliffen gegen das, was ich sonst dachte und schrieb, den Menschen aber verständlicher. Mein Verstand übersieht nicht mehr so die weite Ferne, sondern hält sich mehr an das, was vor ihm liegt, und da ist er ziemlich scharfsichtig. Mein sonst so unbändiger Stolz ist heruntergesetzt zur bescheidenen Ehrliebe, welche die Achtung jedes Menschen schätzt, aber doch auch nicht erschleicht.

Wäre ich ein vollkommener Mensch, wäre ich nie gefallen, kennte ich die Klippen nicht, woran man scheitert, dann könnte ich nicht so für mich einstehen, wie jetzt.

Materien der Philosophie rosenfarbenes Licht und Grazie zu verbreiten weiß, welcher *Jerusalem*[1]) jede seiner Schriften zum Auspoliren schickt; die ihm beim Tode seines Sohnes allein Trostgründe fühlbar machen konnte; die bei dem Allen im gemeinen Leben die Gestalt einer gewöhnlichen Frau annimmt, während sie bei Hofe, als Freundin der Königin und der Prinzessin Amalie, so beliebt ist, als im philosophischen Clubb. —

Doch waren wir nicht immer unter Gelehrten, sondern kamen auch durch sie, besonders durch Bamberger, in die Ausgesuchtesten Gesellschaften von Frauenzimmern, wo Leisewitz'ens damals so heitere Laune und meine dort gefallende Art zu tanzen, — denn wo Frauenzimmer sind, wird dort alle Abend, obgleich sehr mäßig getanzt — uns immer sehr willkommen machte.

Das alles war ein Himmel für mich! Berlin ward auch durch die Ankunft des Großfürsten noch brillanter, als es sonst im Sommer ist.

Man bot mir unter den besten Bedingungen an, in Berlin zu bleiben. Aber ich mußte doch erst zurück und verließ es nach einem vierteljährigen Aufenthalte, jedoch mit dem festen Versprechen und Vorsatz, bald wieder zu kommen.

Auf der Rückreise (August 1776) brachte ich zwei Tage bei *Lessing* zu, die ich unter den interessantesten meines Lebens rechne, weil ich da Dinge gesehen und gehört habe, die bis dahin noch in keines Menschen Auge und Ohr gekommen waren, die ich aber nur halb verstand.

Als ich wieder innerhalb der Thore meiner lieben Vaterstadt war, erstaunte ich über die Zwerggestalt, welche unter der Zeit alles mir bis dahin Riesenmäßige angenommen hatte. Vorher bückte ich mich immer, um mit dem Kopfe nicht anzustoßen, wollte gern durchkriechen, wenn mir's nur erlaubt war; jetzt war ich bange Allem den Kopf zu zertreten, wenn ich darüber wegmarschierte. Ich hielt's nicht weiter nötig, die Gunst irgend eines Menschen zu erbetteln, sah Je-

---

[1]) Jerusalem, bekannt durch „Werthers Leiden".

dem starr in die Augen und sagte meine Meinung dreist heraus. Mancher verwunderte sich höchlich darob; Mancher hielt mich für einen Narren. Ich behandelte nun meine Patienten ganz nach meiner eigenen Methode, ohne mich im geringsten nach dem hiesigen wohlhergebrachten Schlendrian zu richten. Einige glückliche Curen machten Aufsehens und es kamen immer Mehrere, die Hülfe bei mir suchten.

... Vor zehn Jahren sagte mir ein erfahrener Mediziner, der sich nie in die Lüfte verstiegen, aber einen desto festeren Schritt auf Erden hatte: „Sie müssen bald heiraten, ein praktischer Arzt darf nicht ohne Frau sein." — Warum? fragt' ich; damit er das Zutrauen der Damen gewinne? „Nein, damit er es bis auf den gehörigen Grad verliere!" Ich verstand ihn kaum und hielt's für Spaß.

Jetzt stehe ich wieder, ja ich bin gestiegen; nicht bis auf den Gipfel moralischer Vollkommenheit, wohin ich hätte kommen können, wenn ich ununterbrochen im Guten fortgegangen wäre; ich bin nicht einmal da, wo ich war, ehe ich fiel. Aber sicherer bin ich, wo ich bin, als jemals. Ich kenne den Weg, der vor mir liegt, weiß, daß man vorsichtig Schritt vor Schritt gehen muß, kenne die verleitenden Abwege, die in Abgründe stürzen; sehe deutlich, daß man nicht durch die Lüfte den steilen Berg hinanfliegen, sondern nur langsam ersteigen muß. Mein Herz schlägt wieder von guten und wohlwollenden Neigungen, doch nicht so heftig wie ehemals. Mein Verstand hat nicht den hohen schnellen Flug, den er sonst wol hatte. Was ich jetzt denke und schreibe, ist lahm, schaal, ungeschliffen gegen das, was ich sonst dachte und schrieb, den Menschen aber verständlicher. Mein Verstand übersieht nicht mehr so die weite Ferne, sondern hält sich mehr an das, was vor ihm liegt, und da ist er ziemlich scharfsichtig. Mein sonst so unbändiger Stolz ist heruntergesetzt zur bescheidenen Ehrliebe, welche die Achtung jedes Menschen schätzt, aber doch auch nicht erschleicht.

Wäre ich ein vollkommener Mensch, wäre ich nie gefallen, kennte ich die Klippen nicht, woran man scheitert, dann könnte ich nicht so für mich einstehen, wie jetzt.

Sie kennen nun mein Inneres wirklich ganz. — Vielleicht hat noch kein Liebender sich seiner Geliebten so entdeckt, wie ich es gethan habe. Gegen jede andere hätte ich es auch nicht gedurft. Aber darum sind Sie auch die Einzige, mit der ich Ein Herz und Eine Seele werden kann; das aber ist ja nicht möglich, wenn im Herzen des Einen dem Andern etwas verborgen bleibt.

Ich habe Ihnen keine meiner Verirrungen verhehlt. Ohne die letzte wäre ich wirklich so rein, als es die menschliche Natur erlaubt.

Ich muß Ihnen noch ein paar Worte von meinen äußeren Umständen sagen, worauf Sie zwar, wie ich weiß, viel weniger als die inneren sehen, die aber doch in Betracht kommen müssen.

Ich habe völlig reines Blut. Eine Schande für unsere Zeit, daß man dies unter Vorzüge rechnen muß! Meine inneren Theile sind nach aller Wahrscheinlichkeit gesund. Schwach bin ich nicht, aber entsetzlich reizbar. Jeder physische und moralische Reiz macht mich etwas krank. Wenn ich aber eine gute Diät des Körpers und der Seele halte, sie nicht übermäßig anstrenge und nicht überlade, so bin ich gesund und kleine Beschwerden gehen geschwind vorüber. Hypochondrie ist mir fremd.

Daß ich nicht reich bin, wissen Sie. Aber dérangirt sind meine Umstände ganz und gar nicht. Wenn ich heute stürbe, so würden, nach dem Verkaufe meiner Sachen, *zum allerwenigsten* fünftausend Thaler reines Geld bleiben, also zweitausend Thaler mehr, als ich von meinem Vater geerbt habe. Festes Gehalt habe ich jetzt wenig[1]), aber meine Einnahme ist doch sicher genug, daß ich eine recht gute bequeme Haushaltung davon führen und etwas übrig behalten kann, wenn ich manchen unnützen Aufwand und manche Spielerei, — die ich um mein leeres Herz zu amüsiren unternahm, — weglasse. Ich sehe wahrscheinliche Aussichten in die Zukunft, die ich Ihnen nicht nennen, nicht in Rechnung bringen kann, die mich doch aber auf jeden Fall beruhigen."

---

[1]) Thaer hatte damals nur 400 Taler festes Gehalt.

Ludwig Christoph Althof
(1758—1832)

Er wurde in Detmold am 20. August 1758 geboren, studierte in Halle und kam 1780 nach Göttingen, wo er 1784 promovierte. Seit dieser Zeit ist er Bürgers Arzt bis an dessen Tod gewesen. In diesem Jahre (1794) wurde er a. o. Prof. in Göttingen. Ehe Althof 1798 Göttingen verließ, um als Arzt des Reichskammergerichts nach Wetzlar zu gehen, ließ er auf das Drängen seiner und Bürgers Freunde erscheinen: „Einige Nachrichten von den vornehmsten Lebensumständen Gottfried August Bürgers, nebst einem Beitrage zur Characteristik desselben." Kurz nach dem Erscheinen dankte kein anderer als Lichtenberg dem Verfasser mit diesen Worten: „Wie viel praktische Ärzte möchte es wohl hier oder im Lande oder überhaupt geben, die so etwas schreiben könnten." Ich habe mich daher entschlossen, einige auf Bürgers Tod und Charakter bezüglichen Stellen hierher zu setzen. Seit 1801 finden wir Althof als sächsischen Hofrat und Leibarzt in Dresden, wo er am 21. März 1832 starb. Dort war er u. a. auch Ludwig Tiecks Arzt.

... Bürger lernte die über seinem Haupte schwebende unüberwindliche Todesgefahr erst wenige Tage vor seinem Ende kennen. Bis dahin nahm bei ihm, wie das bei Schwindsüchtigen meisten Theils zu geschehen pflegt, die Hoffnung zur Besserung mit der Krankheit zu; und ich habe es da, wo nicht besondere Umstände eine Ausnahme nothwendig machten, immer für grausam gehalten, solchen Kranken das Einzige auch noch zu entreißen, was ihnen die Natur absichtlich, wie es scheint, gelassen hat, um ihren bejammernswürdigen Zustand erträglich zu machen, — die Hoffnung. Erst als ihm selbst die Augen über seinen Zustand aufzugehen anfingen, gestand ich ihm, daß er freilich jetzt nicht mehr hoffen könnte, von dieser Krankheit zu genesen. Weit entfernt, durch diese Entdeckung beunruhigt zu werden, antwortete er, es komme ihm nun selbst so vor, und wünschte sich nur einen leichten Tod. Er sagte mir, er würde es gern sehen, wenn in seiner Todesstunde sich einige Freunde um ihn versammelten, und sich, ohne die allergeringste Betrübnisse zu äußern, in munteren und geistreichen Gesprächen unterhielten, indem er die Augen für immer schlösse. Allein dazu kam es nicht. Am achten Junius 1794 verging ihm gegen Abend der kleine Überrest von Sprache vollends. Er wollte seinem mehrjährigen rechtschaffenen Freunde, dem Herrn Doctor Jäger, der auf seine dringende Bitte die Vormundschaft über die Kinder übernommen hatte, und mir etwas sagen, konnte aber kein vernehmliches Wort mehr hervorbringen. Wir bathen ihn, zu versuchen, ob er uns seine Meinung nicht schriftlich mittheilen könnte; aber auch die Augen versagten ihm diesen Dienst; es war und blieb ihm; aller angezündeten Lichter ungeachtet, zu dunkel, und indem er den Mund öffnete, um mir eine ihm vorgelegte Frage mit Ja zu beantworten, blies er sanft seinen letzten Athem aus, in einem Alter von sechs und vierzig Jahren, fünf Monaten und acht Tagen.

... Was Bürger als Menschen betrachtet, am meisten auszeichnete, das war ein ungemeiner Grad von Herzensgüte und Wohlwollen gegen alle Geschöpfe. Ich habe wenige Menschen gekannt, welche ihn darin übertroffen hätten. Diese Herzensgüte und dieses Wohlwollen gegen Andere zeigten sich nicht bloß durch wörtlich geäußerte Theilnahme an fremdem Unglücke; sondern er pflegte es auf die thätigste Art zu beweisen, wie innig und aufrichtig seine Theilnahme war. Bei der großen Berühmtheit seines Nahmens, wurde er sehr häufig von fremden Abenteurern überlaufen, und nicht selten auch von wirklich hülfsbedürftigen Gelehrten und Künstlern um Unterstützung angesprochen. In solchen Fällen gab Er, der doch selbst nichts übrig, oft das Nothwendige nicht einmal hatte, gewöhnlich einige Gulden oder Thaler, und wären es auch seine letzten gewesen, mit einer so guten Art hin, daß der Empfänger dadurch noch mehr, als durch die Gabe selbst, aufgerichtet und zur Dankbarkeit und Liebe gegen den Geber hingerissen wurde.

... Aber Weichheit des Herzens und Empfänglichkeit für Mitleid, selbst mit Menschen, die es um ihn so wenig verdient hatten, war nicht der einzige rühmliche Zug in Bürgers Charakter. Sein moralischer Sinn war eben so fein und zart, als sein ästhetischer, und seine Grundsätze waren gewiß nicht verwerflich, wenn er gleich zuweilen, oder vielmehr oft, verleitet wurde, ihrer zu vergessen. Gute und edle Handlungen, die er von Andern las, oder hörte, konnten ihn oft in trüben Stunden aufheitern, zumahl wenn es Männer von Ansehen und Einfluß im Staate betraf. „Es ist doch eine Freude, zu sehen, pflegte er dann wohl auszurufen, daß es noch Menschen gibt, denen Kopf und Herz auf der rechten Stelle sitzen!" Das Lied vom braven Mann ist ein sehr wahrer Ausdruck dieser Gesinnung. Er hatte dabei so viel Selbsterkenntnis, daß er oft gestand, eines solchen Edelmuthes, einer solchen Aufopferung wäre Er nicht fähig gewesen. Eben so lebhaft war seine Mißbilligung unedler, für andere verderblicher Handlungen, die sein ganzes Gefühl empörten, und oft recht starke Ausbrüche des Tadels und der Indignation veranlaßten. Aber bei der großen Redlichkeit und Biderkeit seines eigenen Herzens wurde es ihm gewöhnlich sehr schwer, Andern in einem hohen Grade schlechte Handlungen zuzutrauen. Sein fester Glaube an Menschenwürde und Menschenadel sträubte sich immer dagegen, ob er selbst gleich oft und auf mannigfache Weise ein Opfer dieses Glaubens geworden war.

Zu den liebenswürdigsten Eigenschaften seines Charakters gehört ferner seine große Bescheidenheit. Man würde ihm in der That sehr unrecht thun, wenn man ihm diese Tugend, wegen mancher etwas lebhaft ausgedrückten Äußerungen eines gewissen Selbstgefühls, streitig machen wollte. Bürger bewies durch ein Beispiel, daß man auch bei einem sehr lebhaften Gefühle dessen, wodurch man sich vor tausend Andern auf eine rühmliche Art auszeichnet, dennoch sehr bescheiden seyn könne. Er selbst kannte und fühlte die Kraft und die Vorzüge seines Geistes sehr wohl, und dieses Gefühl war sein reinster Genuß, machte ihn oft in einsamen Stunden sehr zufrieden, und hielt ihn schadlos für manche unwürdige Begegnung, für manche vorsätzliche und unvorsätzliche Kränkung, die ihm widerfuhren. Aber eben dieses richtige Gefühl seines inneren wahren Werthes machte, daß er auf äußerliche conventionelle Auszeichnungen keinen Werth setzte. Ich möchte sagen: er hatte zu viel edeln Stolz, um stolz zu scheinen, und ließ seine Überlegenheit nie Andere fühlen. Daher war er denn auch in Gesellschaften so anspruchslos und wenig vorlaut, daß, wer ihn zum ersten Mahle und nicht etwa in einem vertraulichen Zirkel sah, nur einen sehr mittelmäßigen Begriff von ihm bekommen konnte. Einst hatte ihn Jemand in eine Gesellschaft von sehr guten Menschen, welche Alle den Dichter ungemein schätzten, aber von Person nicht kannten, unter einem fremden Nahmen eingeführt. In dieser Gesellschaft, welche einen ganzen Nachmittag und Abend beisammen blieb, wußte er sich so wenig geltend zu machen, daß man ihn für einen sehr unbedeutenden Menschen hielt, und unbeschreiblich überrascht war, als dieser Mensch nach dem Abendessen von denen, welche um das Geheimnis wußten, aufgefordert wurde, einige Gedichte von Bürger vorzulesen; als er dieses that, daß die ganze Gesellschaft auf's innigste und Einige bis zu Thränen gerührt wurden, und als es sich endlich zeigte, der so in's Herz greifende Vorleser sey Niemand anders, als — Bürger selbst. Sonst ist wohl kein Dichter je Andern mit Vorlesen seiner Werke weniger beschwerlich geworden. Er war so wenig recitator acerbus, daß es vielmehr einen gewissen Grad von Werthschätzung und Zutrauen auf seiner Seite voraussetzte, wenn er Jemanden etwas Neufertigtes mitteilte. Ich selbst war schon einige Jahre mit ihm bekannt gewesen, ehe er mir diesen Beweis seines Zutrauens gab.

Friedrich Wilhelm von Hoven
(1759—1838)

Er wurde geboren am 11. März 1759 zu Ludwigsburg und besuchte mit Schiller die Karlsschule. Hier sahen beide zum erstenmal in ihrem Leben Goethe. In seiner Autobiographie (Nürnberg 1840, S. 61f.) hat er darüber berichtet. Besonders interessant ist Hovens Bericht über das Zusammentreffen mit Schiller nach zehn Jahren (1793/4). In Hovens Würzburger Zeit als ordentl. Professor und als erster Arzt am dortigen Juliusspital (1803/6) fällt Schillers Tod. 1806 ging Hoven von Würzburg nach Ansbach, und später nach Nürnberg. Er starb am 8. Februar 1838 zu Nördlingen. Wenige Tage zuvor hatte er seine Autobiographie abgeschlossen, die dann von „einem seiner Freunde und Verehrer" herausgegeben wurde. In Hovens Arbeiten und Memoiren spricht sich der wechselnde Charakter der Heilkunde seiner Zeit in bemerkenswerter Weise aus, besonders in seinem medizinischen Glaubensbekenntnis, das er schon 1828 (Nürnberg) unter dem Decknamen: E. Fr. Wahrhold, und unter dem Titel: „Rhapsodien aus den hinterlassenen Papieren eines praktischen Arztes" herausgegeben hatte. Achtzehn Briefe Schillers an ihn haben seine Autobiographie besonders wertvoll gemacht. Wie Hoven auch Jean Pauls Besuch in Nürnberg (Juni 1812) gedenkt., so spricht Jean Paul von dem köstlichen Schwaben. (Berend, Eduard: Jean Pauls Persönlichkeit. München und Leipzig 1913, S. 96 und 316).

... Weit der interessanteste, und besonders für uns angehende Dichter höchst erfreuliche Besuch war der Besuch Goethes, der sich im Gefolge des über Stuttgart reisenden *Herzogs von Weimar* befand. War uns schon der *Herzog von Weimar* als hochverehrter Liebhaber und Kenner der Wissenschaften und Künste, und besonders der Dichtkunst, interessant, so war es noch weit mehr *Goethe,* da wir eben von seinem Götz von Berlichingen und seinem Werther auf das höchste enthusiasmirt waren. Der Besuch des Herzogs fiel in die Zeit, wo die öffentlichen Prüfungen eben geendigt waren, und er und *Goethe* denselben nicht mehr beiwohnen konnten. Jedoch kamen sie noch zur rechten Zeit zu der Rede, welche unser Herzog jedesmal nach dem Schlusse der Prüfungen in dem Speisesaal nach dem Abendessen zu halten pflegte. Die Rede war immer von dem Herzog selbst verfaßt, und sie war lange fertig, ehe er sie hielt. So war es auch der Fall mit der, welcher der *Herzog von Weimar* und *Goethe* beiwohnten. Allein da er hörte, daß er diese zu Zuhörern haben würde, begab er sich noch vor dem Abendessen der Zöglinge in ein Nebenzimmer, um einiges in seiner Rede abzuändern, was ihm wegen der Anwesenheit dieser Gäste nothwendig schien. Der *Herzog von Weimar* und *Goethe* waren mit der Rede, so wie überhaupt mit der ganzen Feierlichkeit, wohl zufrieden, und mit Vergnügen folgten sie der Einladung zu der akademischen Hauptfeierlichkeit, zur Feier des Stiftungstages der Akademie. Am Morgen dieses Tages wohnte *Goethe,* ob auch der Herzog von Weimar, weiß ich nicht mehr, der von den herzoglichen Oberhofprediger gehaltenen Predigt in der Akademiekirche bei, und es hieß, daß sie ihm wohlgefallen habe, ob sie gleich da und dort getadelt wurde. Am Mittag speiste er mit dem Herzog von Weimar an der herzoglichen Tafel, und am Abend fanden sich beide in dem Saale ein, wo die Austheilung der Preise an die Zöglinge vorgehen sollte. Vor der Austheilung der Preise wurde eine Rede von einem der Professoren gehalten, und die Reihe war diesmal an dem Professor der Medizin Cunsbruch. Was der Gegenstand der Rede war, weiß ich nicht mehr, aber um so deutlicher erinnere ich mich, wie bei einer darin vorkommenden Stelle aus dem Werther *Goethe* sichtbar eröthete, und die Augen niederschlug. Während der Preisaustheilung stand er zur linken Seite des Herzogs, wie der Herzog von Weimar zu seiner rechten, und es war hocherfreulich für uns zu sehen, wie sehr ihn der Herzog distinguierte. Hätte Goethe geahnt, daß unter den Zöglingen, die ihn mit Bewunderung ansahen, sich auch der befand, welcher in der Folge als dramatischer Dichter sein würdiger Rival, und als Mensch einer seiner vertrautesten Freunde werden würde, gewiß würde er, um ihn aufzufinden, jeden von uns mit eben dem Interesse betrachtet haben, wie früher Lavater zum Behuf seiner Physiognomik....

... Ich fand bald, daß es etwas ganz anderes um die Praxis ist, als um die Theorie. In der Praxis kann nur nach praktischen, unmittelbar aus der Erfahrung geschöpfte Grundsätzen gehandelt werden, und die einzig wahre, d. h. am Krankenbette brauchbare Theorie ist die, welche die Erfahrung zur Grundlage hat. Von der Beobachtung der Natur ist die Heilkunde ausgegangen, durch die fortgesetzte Beobachtung der Natur muß sie auch vervollkommnet werden. Die Gesetze der Natur sind ewig und unveränderlich, und die Erscheinungen, durch welche sich das gesunde und kranke Leben des Organismus ausspricht, erfolgen bei all ihrem unendlichen Wechsel nach diesen ewigen und unveränderlichen Gesetzen. Auch in den Erscheinungen ist also Wahrheit und Unveränderlichkeit, und wo wir daher eine eigene Verbindung und Aufeinanderfolge krankhafter Erscheinungen, oder, in der Sprache der Schule zu reden, eine bestimmte Form der Krankheit wahrnehmen, da dürfen und müssen wir auch auf einen ebenso bestimmten innern Krankheitszustand des Organismus, als Ursache derselben schließen. Freilich gelangen wir mittelst dieser Schlüsse blos zur Erkenntnis des *Daseins* der mancherlei Krankheitszustände; *ihr inneres Wesen, ihre eigentliche Beschaffenheit,* lernen wir dadurch keineswegs kennen. Dazu können uns nur Anatomie, Physik, Chemie führen. Allein alle diese Wissenschaften sind selbst erst noch im Werden, und es ist die Frage, ob wir es je so weit bringen, eine Physiologie des Organismus, im wahren Sinne des Wortes, darauf gründen zu können. Ins Innere der Natur dringt kein erschaffener Geist, sagt einer unserer größten Naturforscher, und besonders gilt dieser Ausspruch von der organischen Natur. Aber glücklicherweise bedürfen wir, als *praktische Ärzte,* dieser tiefern Kenntniß des Organismus, und seiner mannigfaltigen Krankheitszustände nicht. Wir können auch ohne sie sehr gute praktische Ärzte sein, wenn wir durch Erfahrung so gute Semiotiker, Aitiologen und Heilmittelkundige geworden sind, um bei jedem zu behandelnden Kranken aus der Beschaffenheit der Erscheinungen auf den ihnen zu Grunde liegenden bestimmten Krankheitszustand richtig zu schließen, die nähern und entferntern Ursachen desselben aufzufinden, und zu ihrer Beseitigung diejenigen Mittel zu wählen, deren Wirksamkeit durch sichere Erfahrungen bewährt ist. Freilich verfahren wir solchergestalt bloß empirisch; allein unser Verfahren ist darum nicht weniger *rationell*, als es sein würde, wenn wir unsere Indikationen von dem Wesen der Krankheit hernehmen, und von der Wirkungsart unserer Heilmittel, von denen wir, wie *Lichtenberg*[1]) sagt, blos wissen, wie sie auf der ersten Station wirken, vollkommen Auskunft geben könnten. Aber dieses *empirisch-rationelle Verfahren* immer mehr zu vervollkommnen, d. h. zu einer immer größern Gewißheit und Sicherheit darin zu gelangen, gibt es nur ein Mittel, die unermüdet fortgesetzte, treue und unbefangene *Beobachtung* der Natur. Die Natur ist das große Buch, das wir immer lesen, immer studieren müssen, wenn

---

[1]) G. C. Lichtenberg (1742—99), siehe unten S. 147 ff.

wir in unserer Kunst immer weiter kommen wollen. Und was wir nächst dem Buch der Natur lesen und studieren müssen, sind nicht die voreilig aufgestellten theoretischen Systeme, zu deren Lob man höchstens sagen kann, was *Terenz* von seinen Komödien sagt:

Poeta cum primum animum ad scribendum appulit,
Id sibi negoti credidit solum dari,
Populo ut placerent quas fecisset fabulas,

sondern die Schriften der treuen Beobachter der Natur, und besonders der Alten. Auch der emsigste und aufmerksamste Beobachter sieht für sich allein nur wenig, er muß also auch das benutzen, was Andere gesehen haben. Nur so lernt er die Natur von allen Seiten sehen. Aber sie nicht falsch durch Andere sehen zu lernen, muß er sich einzig und allein die Schriften solcher Männer halten, welche sie treu, nicht durch das trübe Medium eines Systems, beobachtet haben. Es ist unglaublich, wie viel man sieht, wenn man die Natur treu und unbefangen beobachtet, und wie sehr durch ein solches fortgesetztes Beobachten der Beobachtungsgeist selbst geschärft wird. Von beiden haben wir das belehrenste Muster an den Alten. Was für einen Schatz von Beobachtungen enthalten nur allein die Schriften des *Hippokrates*, und was für ein hoher Grad von Beobachtungsgeist gehört nicht dazu, um Alles das wieder zu sehen, was er schon gesehen hat! Aber auch unter den neueren Ärzten gibt es treue und unbefangene Beobachter der Natur, und diese sind es auch, die ihren Beobachtungsgeist durch seine stete Übung so geschärft haben, daß ihnen an dem Krankenbette selten etwas entgeht, was auf die richtige Erkenntnis und Behandlung der Krankheiten von Einfluß ist. Nur solche Beobachter können, wenn sie ihre Beobachtungen bekannt machen, die allgemeine medizinische Erfahrung wahrhaft bereichern, und sie sind es auch, welche die wichtigsten Entdeckungen machen, — Entdeckungen, die nicht nur zur fortschreitenden Ausbildung des echt praktischen Systems der Heilkunde, sondern auch zur Bereicherung des Heilmittelapparats mit neuen, und zur richtigern Erkenntniß der Kräfte der alten dienen.

Überhaupt ist Alles, was die Heilkunde wahrhaft schätzbares besitzt, durch diese treuen, unbefangenen und geübten Beobachter der Natur entdeckt worden. So lernten wir eines unserer größten Heilmittel, die Chinarinde, so die große antiphlogistische Kraft des Quecksilbers, so die Wirksamkeit der Alkaloiden, kennen. So kamen wir zur Errichtung der Quarantaine-Anstalten gegen die Pest. So entdeckte der unsterbliche *Jenner*[1]) die schützende Kraft der Kuhpocken gegen die Menschenpocken. Kurz, das Studium der Natur, und das fleißige Lesen der Schriften treuer und unbefangener Beobachter sind die Mittel, wodurch sich der praktische Arzt bildet, sowie sie auch der einzige wahre und sichere Weg sind, zu einem für die Praxis brauchbaren System der Heilkunde zu gelangen. Zu meinem Glück habe ich diesen Weg schon beim Beginn meiner praktischen Laufbahn betreten, allein ich bin dadurch den theoretischen Studien keineswegs abhold geworden. Wie die Schriften der guten Praktiker, las ich auch die Schriften der Theoretiker, und ihre verschiedenen Ansichten haben auch die meinigen auf eine eben so verschiedene Art verändert. So war ich zuerst, dem Beispiel meiner Lehrer folgend, ein Humoralpathologe. So war ich, angeregt durch *Cullen* und Andere, ein Nervenpathologe. So war ich weiterhin, vorzüglich angeregt durch *Weikard*[2]), den ich während seines Aufenthalts in Heilbronn persönlich kennen lernte, ein Brownianer, so durch das Studium der *Röschlaubschen* Schriften ein Erregungstheoretiker geworden. Aber wenn ich mich frage, ob ich am Krankenbette ein Humoralpathologe, ein Nervenpathologe, ein Brownianer, ein Erregungstheoretiker war, so muß ich mir die Frage mit Nein beantworten. Zum Leitfaden bei meinem Verfahren am Krankenbette diente mir einzig und allein das empirisch-rationelle System, das ich mir gleich beim Beginn meiner Praxis zu bilden angefangen hatte. Ich wollte nichts weiter, als mich zum praktischen Arzt ausbilden, und wenn ich von

---

[1]) Briefproben bei Ebstein, a. a. O. S. 43 ff.
[2]) Vgl. oben S. 70 ff.

dem einen zum andern jener Systeme überging, so geschah es, weil ich von jedem etwas für die Praxis zu gewinnen hoffte, und dem neu aufgestellten natürlich mehr erwartete, als von den vorhergegangenen. Aber keines von allen hat mir zur Vervollkommnung meines empirisch-rationellen Systems so viel geleistet, als das Krankenbett. Nur am Krankenbette bildet sich der praktische Arzt, nicht durch das Studium theoretischer Systeme, die zwar dem Scharfsinn ihrer Urheber Ehre machen, aber am Krankenbette um so weniger taugen, je spekulativer sie sind. Auch die scharfsinnigsten Theorien haben die Praxia wenig oder nicht gefördert, und wer diese Behauptung bestreiten will, der soll mir sagen, ob unter der Herrschaft der Nervenpathologie, des Brownismus, und selbst des naturphilosophischen Systems, mehr Kranke genesen sind, als unter der Herrschaft der ehemaligen Humoralpathologie. Genesen und Sterben war unter der Herrschaft aller bisher aufgekommenen Systeme ziemlich gleich, und die glücklichsten Ärzte sind von jeher die gewesen, die am Krankenbett richtig beobachtet, sich aus ihren Beobachtungen Erfahrungen gebildet, und daraus die Grundsätze und Maximen ihres Handelns gezogen haben. Nur solche Ärzte stehen am Krankenbette an ihrem Platz, die Theoretiker gehören auf ihren Katheder, hier ist ihre Stelle, am Krankenbette spielen sie, wie die Erfahrung lehrt, gewöhnlich eine undankbare, ja sogar oft eine lächerliche Rolle. Indessen will ich damit keineswegs gesagt haben, daß der Arzt alles Theoretisieren bei Seite legen, und bloß auf stete Vermehrung seines Schatzes von Erfahrung bedacht sein soll. Erfahrung ohne Theorie ist blind, nichts ist wahrer als dieß. Aber es ist eben so wahr, daß die Theorie ohne Erfahrung mehr als blind, daß sie todt ist. Erfahrung ohne Theorie macht den Arzt zum Routinier; nur die nach allgemeinen Grundsätzen verarbeitete Erfahrung macht den Arzt zu dem, was er sein soll, zum *rationellen* Arzt.

Ein solcher rationeller Arzt zu werden, war vom Beginn meiner praktischen Laufbahn an mein stetes Bestreben, und dankbar erkenne ich, daß mir schon meine Lehrer, und besonders *Cunsbruch*, mit ihrem Beispiel vorangegangen sind. Freilich bin ich weit hinter dem mir vorgesteckten Ziel zurückgeblieben, aber ich darf doch sagen, daß ich demselben immer näher zu kommen gesucht habe. Bin ich kein Arzt geworden, wie *Boerhave, Gaub, Richter, Vogel, Keil* etc., so ist daran nicht Mangel an Streben, sondern Mangel an Kraft, Schuld, und vielleicht darf ich noch hinzusetzen, auch Mangel an Gelegenheit, in Gesellschaft fähigerer Menschen, als ich, dem hohen Ziele schnellern und sicheren Schrittes entgegen zu gehen.

Zwar habe ich während der achtzehn Jahre, welche ich in Ludwigsburg zubrachte, mehrere treffliche Ärzte kennen gelernt, aber nur von Person, wie *Peter Frank*, und den ältern *Richter*, mit welchen ich blos einige Worte gewechselt; nur mit wenigen bin ich in nähere Verhältnisse gekommen, und hier steht *Hopfengärtner, Weikard* und mein Freund *Gmelin* in Heilbronn oben an. Was ich *Hopfengärtner* zu danken hatte, habe ich bereits oben erwähnt. *Weikard*, den ich in Heilbronn, so wie er mich in Ludwigsburg mehrmals besuchte, danke ich vorzüglich, daß er es war, der mich zuerst zum Studium des Brownschen Systems anregte, denn ob ich gleich den Werth dieses Systems am Krankenbette bald zu würdigen wußte, so studierte ich es doch als das Werk eines wahrhaft philosophischen Geistes, und als das erste System, von dem man sagen kann, daß es ein echt wissenschaftliches, d. h. aus einem höchsten, obgleich falschen Prinzip, hergeleitet war.

... Aber bald wurde das Interesse, welches ich an der französischen Revolution nahm, durch ein anderes näheres Interesse bei mir verdrängt. Es war die Nachricht, von der nahe bevorstehenden Ankunft *Schillers*, meines ältesten und geliebtesten Jugendfreundes, in Ludwigsburg. Schon waren bereits zehn Jahre vorüber, seit ich ihn nicht mehr gesehen hatte, und man kann sich leicht vorstellen, welche unaussprechliche Freude mir jene Nachricht verursachte. Ich dachte nicht mehr an die französische Revolution, ich dachte nur an meinen Freund, und mit Sehnsucht sah ich den schönen Tagen entgegen, welche ich nach so langer Zeit

wieder mit ihm zu durchleben hoffen durfte. *Schiller* hatte
den Entschluß, seine Familie und seine alten Freunde wieder-
zusehen, schon lange gefaßt, und der Entschluß wurde nun
ausgeführt. Da er als Flüchtling nicht wagen durfte, sein
Vaterland geradezu zu betreten, so begab er sich zuerst nach
der damals noch freien Reichsstadt Heilbronn, um dort zu
hören, wie die Nachricht von seinem vorhabenden Besuch
in Stuttgart und Ludwigsburg und auf der Solitude, wo sein
Vater Major und Aufseher über die herzoglichen Gärten war,
von dem Herzog aufgenommen werden würde. Er schrieb
daher von Heilbronn aus selbst an den Herzog. Natürlich
erhielt er von diesem unmittelbar keine Antwort, aber durch
seine Bekannten erfuhr er, daß der Herzog sich öffentlich
geäußert habe, *Schiller* befinde sich in Heilbronn und werde
auch nach Stuttgart kommen, er werde aber von seinem
Aufenthalt keine Notiz nehmen. Auf diese Nachricht verließ
Schiller sogleich Heilbronn, und kam zuerst nach Ludwigsburg zu mir, seinem ältesten und vertrautesten Jugendfreunde. Sein Aufenthalt im Vaterlande sollte ein halbes
Jahr dauern, sein fixer Aufenthalt sollte in Ludwigsburg
sein, seine Frau sollte hier ihr erstes Wochenbett halten, und
erst am Schlusse seines Aufenthaltes im Vaterland sollte er
einige Wochen in Stuttgart zubringen. Von meinen Empfindungen bei unserm Wiedersehen sage ich nichts, ich sage
nur, wie ich ihn nach einer Trennung von so vielen Jahren
gefunden habe. Er war ein ganz anderer Mann geworden;
sein jugendliches Feuer war gemildert, er hatte weit mehr
Anstand in seinem Betragen, an die Stelle seiner vormaligen
Nachlässigkeit in seinem Anzuge war eine anständige Eleganz getreten, und seine hagere Gestalt, sein blasses kränk-
liches Aussehen vollendeten das Interesse seines Anblicks
bei mir und allen, die ihn vorher näher gekannt hatten.
Leider war der Genuß seines Umgangs sehr oft durch seine
Kränklichkeit, heftige Brustkrämpfe, gestört; aber in den
Tagen des Besserbefindens, in welcher Fülle ergoß sich der
Reichtum seines Geistes, wie liebevoll zeigte sich sein weiches
theilnehmendes Herz, wie sichtbar drückte sich in allen seinen

Reden und Handlungen sein edler Charakter aus, wie anständig war jetzt seine sonst etwas ausgelassene Jovialität, wie würdig waren selbst seine Scherze! Kurz, er war ein vollendeter Mann geworden. — Da er nur selten frei von Brustkrämpfen war, so konnte er nicht viel und anhaltend arbeiten, indessen schrieb er doch fast täglich, meistens in der Nacht, einige Stunden an seinem Wallenstein, welcher damals der Hauptgegenstand seiner Beschäftigung war, und die Stunden, in denen er sich dazu weniger aufgelegt fühlte, widmete er seinen Briefen an den Prinzen von Augustenburg, welche hernach in einer etwas veränderten Gestalt unter dem Titel: über die ästhetische Erziehung, zuerst in den Horen, und dann in der Sammlung seiner kleinen prosaischen Schriften erschienen sind. Von Wallenstein, von welchem er mir verschiedene eben fertig gewordene Szenen zu lesen gab, bemerke ich, daß er anfangs in Prosa geschrieben war. Ich äußerte, daß ich ihn lieber, wie den Don Karlos, in Jamben sähe, und ich weiß nicht, ob diese Äußerung dazu beigetragen hat, daß er in Jamben erschienen ist. Von dem ersten Theil des Gedichts: Wallensteins Lager, war damals noch keine Rede.—Um dieselbe Zeit machte er auch den Plan zu einer neuen Zeitschrift, welche an die Stelle seiner Thalia treten sollte, und die Bekanntschaft mit dem Buchhändler *Cotta*, dem ich in Ludwigsburg zu einem Besuch bei ihm verhalf, beschleunigte hauptsächlich die Ausführung dieses Plans; bald nach seiner Zurückkunft nach Jena erschienen die Horen. Gedichte hatte er, während er sich in Ludwigsburg befand, keine geschrieben, blos die Götter Griechenlands hat er in dieser Zeit umgearbeitet, aber so, wie er mir das Gedicht vorgelesen, hat er es nicht drucken lassen. Von seinen Räubern, und überhaupt von seinen älteren dramatischen Produktionen hörte er nicht gern sprechen, ja es schien mir öfters, als wünschte er, daß sie nicht gedruckt wären. Von *Goethes* Iphigenie äußerte er eines Tages auf einem Spaziergang, daß dies das einzige deutsche dramatische Produkt sei, welches er beneide, weil er fühle, daß er kein ähnliches hervorbringen könne. Von *Voß* war er ein großer

Verehrer. Seine Übersetzung Homers, die damals erschienen war, und die er in meiner Gegenwart erhielt, machte ihm große Freude. Beinahe alle Abende las er daraus vor, und prieß wechselsweise das Original und die Übersetzung. An *Bürger*[1]) rühmte er das dichterische Talent, aber seine Gedichte schätzte er weniger. Von *Gerstenberg* bedauerte er, daß er nicht mehr Trauerspiele, wie seinen Ugolino, geschrieben habe. Die Bekanntschaft mit *Matthisson*[2]), welchen er zuerst in Ludwigsburg sah, erfreute ihn sehr, und es war ihm angenehm, daß er gerade damals mit einer Recension seiner Gedichte für die Jenaer Litteraturzeitung beauftragt war. Ein großes Interesse zeigte er für die bildenden Künste, besonders für die Bildhauerei, was sonst nicht der Fall war, und den Umgang mit dem genialen *Dannecker*, dem Verfertiger der herrlichen Büste Schillers, zählte er zu den angenehmsten Stunden, welche er in Stuttgart zubrachte. Übrigens sah er sowohl in Stuttgart, als in Ludwigsburg, außer seinen näheren Bekannten und Freunden, nicht gern Jemand, bei sich, und machte eben so wenig Besuche bei Personen, wo er sich genieren mußte. Die Ursache war natürlich seine Kränklichkeit. Wer ihn nicht näher kannte, hat es für Stolz gehalten. Aber *Schiller* war nicht stolz, er hatte nur das äußere Ansehen des Stolzes, was ihm seine lange Figur, und seine aufrechte Haltung gaben. Dieses Ansehen hatte er schon als Zögling der Akademie, und ich erinnere mich noch wohl, daß einst eine Frau, welche dort ihren Sohn besuchte, wie sie *Schillern* den Schlafsaal hinunterschreiten sah, sagte: „Sieh doch, der dort bildet sich wohl mehr ein, als der Herzog von Würtenberg." Eben so wenig gegründet, als der Vorwurf des Stolzes, war auch die so oft gehörte Sage, daß *Schiller* sich durch Opium begeistert habe. Er konnte geistige Getränke in keinem großen Maße vertragen, und

---

[1]) Erich Ebstein, Schiller und Bürger. Zeitschr. f. Bücherfreunde. 1905/6, Heft 2/3, S. 94—102.
[2]) Alois Heers, Das Leben Friedr. von Matthisons. Leipzig 1913. Schillers Recension sowohl über Bürger als über Matthison erschien in der Jenaer Allg. Litt. Zeitung. 1791 und 1794.

jene Sage, kommt blos daher, daß er meistens Nachts arbeitete, was er nicht gethan haben würde, wenn seine Brustkrämpfe ihm nicht bei Nacht mehr Ruhe gelassen hätten, als bei Tage...

Aber zur vollständigen Schilderungen meiner Individualität gehört auch noch eine nähere Darstellung meines medizinischen Glaubensbekenntnisses, und über beide werde ich mich, wie über alles Andere, aussprechen, wie ich denke. Ich habe dasselbe schon früher in der Schrift: Rhapsodien aus den hinterlassenen Papieren eines praktischen Arztes, herausgegeben von *Ernst Friedrich Wahrhold*, abgelegt, und da es noch dasselbe ist, so brauche ich es hier blos zu wiederholen. Es lautet wie folgt:

I.

Ich würde gegen meine Überzeugung sprechen, wenn ich behaupten wollte, wir seien in der Heilkunst nicht weiter gekommen, als die Alten. Allein ich glaube, daß man dies nur in *wissenschaftlicher Beziehung* mit Grund sagen kann. In der *Praxis* sind wir nur in der Chirurgie bedeutend weiter gekommen, in der Medizin hingegen nur um einige Schritte. Wir sind wohl im Besitz mehrerer Heilmittel, als die Alten, wir handeln rationeller, als sie, wir sind thätiger als sie. Aber wir heilen deswegen nicht glücklicher, es genesen und sterben uns im Ganzen eben so viele Kranke, als ihnen. Wären wir bessere *praktische Ärzte*, als sie, so müßte die Zahl der Genesenden nothwendig größer sein, die Sterblichkeit müßte sich im Ganzen vermindert haben, was doch keineswegs der Fall ist.... Warum sterben uns beinahe noch eben so viele Kranke? Offenbar, weil wir von unsern Mitteln noch nicht den rechten Gebrauch zu machen verstehen. Denn was thun wir? Wir erklären ihre Wirkungsart nach den Prinzipien des herrschenden Systems, wir richten uns nach diesen Prinzipien bei ihrer Verordnung, wir achten aus allzu großem Vertrauen auf ihre Kräfte zu wenig auf die Heilkraft der Natur.... Die Heilkraft der Natur ist's, die, wie sie überhaupt nur zu oft unsere Ehrenretterin ist, zum Glück auch unsere größern gegen sie begangenen Unbilden wieder gut macht. Siegreich über alle Methoden, die bisher aufgekommen, stand sie da, siegreich über alle, die künftig aufkommen werden, wird sie dastehen, und nur die Methode die ihr abgelernt ist, die auf Erfahrung gegründete, und auf dem Weg der Erfahrung immer mehr vervollkommnete, die *empirisch-rationelle*, vermag sie in ihrem Sieg zu unterstützen. Daher ist das Krankenbette die wahre Schule für den praktischen Arzt, und nur in dieser Schule kann er sich zu einem solchen bilden.

2.

Ich bin weit entfernt, die Fortschritte zu verkennen, welche die Medicin als *Wissenschaft* in neuern Zeiten gemacht hat. Ich weiß, und schätze es sehr hoch, was in der Anatomie, Physiologie, Pathologie, Pharmacie u.s.w., theils auf dem Weg der Beobachtung, theils auf dem Weg der Spekulation gethan worden. Aber ich glaube, daß noch sehr viel fehlt, um auf die bereits gewonnenen halben Begriffe von dem Wesen des Organismus und seinem gesunden und kranken Leben, ein auch für *die Praxis brauchbares System* bauen zu können, ja ich zweifle, ob wir überhaupt jemals zu einem solchen System gelangen werden. Wie viele Systeme der Heilkunde sind nicht bereits aufgestellt worden, aber können wir wohl von irgend einem sagen, daß es uns am Krankenbette nicht im Stiche gelassen hätte? So viel sie bei ihrer Erscheinung versprochen, so viele Anhänger sie fanden, so hoch sie im Anfang gepriesen wurden, sie haben alle ihren Tag erlebt, das Brownsche so gut, als das Boerhavsche, das Naturphilosophische so gut als das Brownsche, und so viele auch in der Folge aufstehen mögen, sie werden alle das gleiche Schicksal haben, denn Opinionum commenta delet dies. Ein für die Praxis brauchbares System kann nur auf lautere, durch keine spekulative Ansicht getrübte Erfahrung gebaut werden, und ein solches ist allein das *empirisch-rationelle*, zu welchem die Alten, und vorzüglich *Hippokrates*[1]), den Grund gelegt haben. Die spekulativen Systeme mögen wohl die Fortschritte der Wissenschaft beurkunden, und dem Scharfsinn ihrer Urheber Ehre machen; am Krankenbett macht nur Erfahrung den Meister, und um als Meister zu handeln, sind nur *praktische Grundsätze*, d. h. unmittelbar aus der Erfahrung abgeleitete Regeln und Maximen des Handelns nöthig und nützlich.

3.

Ich bin weit entfernt zu behaupten, unsere bisher aufgekommenen spekulativen Systeme hätten für die Praxis gar keinen Nutzen gehabt; die schärfere Beobachtung der Erscheinungen der Krankheiten, wozu ihre Prüfung am Krankenbette führte, müßte auch zu einem schärfern Studium der Gesetze des kranken Lebens anregen, und zu nützlichen Resultaten für die Praxis führen, auf welche man vielleicht ohne sie nicht gekommen wäre. Allein ich glaube, daß sie auf der andern Seite wohl eben so viel geschadet haben, indem sie, selbst auf einseitige Ansichten gegründet, auch dem Beobachtungsgeist eine *einseitige Richtung* gaben... Um nur ein Beispiel anzuführen, welche Sensation hat nicht das *Brownsche System*[2]) bei seiner Erscheinung gemacht! Haben ihm nicht alle erfahrenen Ärzte so gut, wie jüngern gehuldigt? Haben sie nicht (diese Erfahrungen als eben so viele Beweise für die Richtigkeit) ihr früheres Wissen als eiteln unnützen Quark, gegen die Brownsche Lehre vertauscht? Haben sie nicht von dem Augenblick an, da sie zu ihm übergingen, und nach Brownschen Grundsätzen zu handeln anfingen, ihre Erfahrungen diesem Grundsatz gemäß erklärt? Haben sie nicht diese Erfahrungen als eben so viele Beweise für die Richtigkeit jener Grundsätze angesehen, und auf alle Weise geltend zu machen gesucht? Aber das *Brownsche System*, von unbefangern, der wahren Erfahrung treuer

---

[1]) Vgl. E. Ebstein, Grundsätze der hippokratischen Schriftensammlung. Insel-Bücherei Nr. 151 [1914].
[2]) Siehe oben S. 71 Anm.

gebliebenen Ärzten näher geprüft und gestürzt, fiel, wie alle seine Vorgänger. Seine Anhänger kamen zur Besinnung, schämten sich Brownianer gewesen zu sein, dankten Gott für die der Natur verliehene Heilkraft; und also bekehrt gingen sie wieder zu ihrem verlassenen rationellen Empirismus über. Diese temporären Verirrungen schaden zwar durch die Mißgriffe, zu denen sie in der Praxis verleiten, sehr viel, und sie würden ohne Zweifel noch mehr schaden, wenn die Natur nicht wieder gut machte, was jene Mißgriffe verderben. Aber ich glaube, daß der Schaden noch größer ist, welchen sie in der Heilkunst selbst verursachen. Sie machen die frühern Erfahrungen zweifelhaft, sie bereichern die Heilkunst mit keinen sichern neuen Erfahrungen, der allgemeine Gewinn an wahrer Erfahrung wird geschmählert, und die Ausbildung das einzig wahre, für die Praxis brauchbarere System, des empirisch-rationellen, wird in ihren Fortschritten aufgehalten.

4.

Ich bin überzeugt, daß unser Heilmittelapparat, so sehr er auch mit unentbehrlichen und mit Recht auszumerzenden Mitteln überladen ist, doch einen ungleich größern *Schatz von wirksamen Mitteln aller Art* hat. Allein ich bin eben so sehr überzeugt, daß wir von einem schon großen Theil derselben noch nicht den *rechten Gebrauch* zu machen verstehen. Was uns hieran hindert, ist erstlich der häufige *Wechsel unserer Theorie und Systeme*. Jedes neue System bewirkt eine andere Ansicht der Krankheiten, die veränderte Ansicht der Krankheiten hat auch eine andere Ansicht der Wirkungsart der Heilmittel zur Folge, und nichts ist natürlicher, als daß bei diesen immer veränderten Ansichten ihrer Wirkungsart die Indikationen zu ihrem Gebrauch auf gleiche Weise unbestimmter und unsicher werden. So wurden z. B. der Moschus und das Opium, die früher allgemein für antispasmodische Mittel gehalten wurden, durch das Brownsche System zu reizenden, durch das naturphilosophische zu antiphlogistischen. Wie können wir wohl unter diesen Umständen unsere Heilmittel ihren Kräften gemäß anwenden lernen? Woraus sollen wir die Indikationen zu ihrem Gebrauch schöpfen, da die einzig lautere Quelle so getrübt ist? Wer sieht hier nicht die schlimme Wirkung unserer theoretischen Systeme?

Ein anderes, eben so großes Hindernis des richtigen Gebrauchs unserer Heilmittel, und insbesondere der Arzneien aus den Apotheken, ist, daß wir sie so selten *einzeln*, sondern gewöhnlich *in Verbindung mit andern*, anwenden.

... Zwar gibt es manche Kompositionen, von denen die einstimmige Erfahrung aller guten Praktiker lehrt, daß sie nur als solche die beabsichtigte Wirkung hervorbringen, wie z. B. das *Doversche* Pulver[1]). Allein um die Kräfte eines Arzneimittels ganz genau kennen zu lernen, es ist schlechterdings nothwendig, daß wir es für sich allein anwenden. So haben wir den Gebrauch der Chinarinde[2]) in den Wechselfiebern, des Opiums und Moschus im Typhus, des Quecksilbers in entzündlichen Krankheiten, des Eisens[3]) in der Bleichsucht, kennen gelernt, und so werden wir sicher auch zur Kenntnis der Kräfte anderer Arzneimittel gelangen...

5.

Ich bin überzeugt, daß unter den täglich *neu aufkommenden Heilmitteln* viele sehr wirksam sind. Allein ich bin eben so sehr überzeugt, daß nur eine Reihe auf das sorgfältigste angestellter Beobachtungen über ihren Wert entscheiden kann. Wir glauben dem, was ihre Erfinder von ihnen rühmen, zu sehr, wir sind sogleich bereit, Versuche mit ihnen zu machen, und wenn uns diese Versuche einige mal gelingen, so glauben wir Wunder was für einen Gewinn wir an dem neuen Mittel gemacht haben... In der Heilkunst kann nur die Erfahrung entscheiden, und nur der Stempel ist der echte, welchen die Erfahrung aufdrückt.

---

[1]) Thomas Dover, gest. 1742.
[2]) Kam 1646 nach Spanien, besonders von Sydenham (1624—89) als Specificum verwendet.
[3]) Auch mit Vorliebe von Sydenham angewandt.

6.

Ich bin überzeugt, daß mittelst der mit den Fortschritten in den Naturwissenschaften gleichen Schritt haltenden Ausbildung des empirisch-rationellen Systems am Krankenbette, die praktische Heilkunde allmählich sich zu einer Kunst erheben wird, welche den Spottnamen einer *Ars conjecturalis* nicht mehr verdient. Aber ich bin eben so sehr überzeugt, daß auch dann zum Glück in ihrer Ausübung eben so wenig, als bisher, das *Savoir faire* fehlen darf, und es wird immer wahr bleiben, was *Richter* sagt, daß, um ein gesuchter Arzt zu werden, ein Drittel Wissenschaft und zwei Drittel Savoir faire die rechte Proportion sei[1]). Wie immer, werden auch die größten Ärzte, wenn sie sich bloß auf ihre Kunst verlassen, ungesucht zu Hause sitzen; um sich bei dem Publikum geltend zu machen, müssen sie auch seine Gunst zu gewinnen wissen, und diese läßt sich nur durch persönliche Eigenschaften gewinnen, durch zuvorkommende Dienstfertigkeit, schmeichlerische Gefälligkeit, mitleidige Theilnahme an den Leiden der Kranken, geduldiges Anhören ihrer Klagen, kluge Nachgiebigkeit gegen ihre Launen, und was insbesondere das weibliche Geschlecht betrifft, durch ein ihrer Eitelkeit schmeichelndes galantes Betragen. Das ist nun freilich nicht die Sache eines jeden sich seiner Tüchtigkeit bewußten und auf seine Würde haltenden Arztes; allein dafür werden ihnen auch die geschmeidigen, gefälligen, schmeichelnden, und bei dem weiblichen Geschlecht den Rath des Mephistopheles befolgenden Ärzte in der Regel den Rang ablaufen. Hierzu kommt, daß die wissenschaftlichen Ärzte allerweits bald mehr bald weniger Charlatans neben sich haben, welche bekanntlich unter dem leichtgläubigen, wundersüchtigen Volk einen um so größern Anhang finden, je mehr sie, wie die *Gaßner* und *Hohenlohe*

---

[1]) Bei A. G. Richter (Die specielle Therapie. Bd. 1, 1817, S. 1—3 heißt es: „Zwei Unzen savoir faire und eine Unze Wissenschaft verschaffen mehr Kranke als das umgekehrte Verhältnis.")

seinen Glauben an Wunder, die *Cagliostros* und *Mesmer*[1]) an verborgene Naturkräfte, durch welche zu wirken nur wenigen auserwählten Menschen gegeben sei, und wie *Hahnemann*[2]) und seine Jünger an den homöopathischen Unsinn, zu ihren Zwecken zu benutzen verstehen...

Christoph Wilhelm Hufeland
(1762—1836)

Er wurde am 12. August 1762 in Langensalza geboren. 1783 übernahm er die Praxis des Vaters, der Leibarzt am Hofe in Weimar war. Dadurch hatte er Gelegenheit, die Weimarer Großen nicht nur persönlich, sondern auch ärztlich kennenzulernen. Durch Goethes Vermittelung kam er 1793 nach Jena als Professor, wo er bis 1801 blieb, zuletzt in derselben Eigenschaft und als Leibarzt in Berlin, bis zu seinem am 25. August 1836 erfolgten Tode. Dem Erblinden nahe hat er 1831 seine Selbstbiographie diktiert, die Göschen erst 1863 (Deutsche Klinik Nr. 13 ff.) veröffentlichte. Die wiedergegebenen Proben lassen durch Würde und Milde seines Charakters das Muster eines Arztes erkennen. Er huldigte einem Eklektizismus, der jeder Ansicht und Meinung ihr Recht gönnt und sie zum Nutzen der Menschheit zu verwenden strebt. In seinen Beziehungen zu Goethe und Kant kommt Hufeland in meinen Ärztebriefen (1920, S. 68—72) zu Wort.

Kindheit und Jugend.

Goethe zog im Jahre 1776 in Weimar ein. Dieser junge 27jährige feurige Herr Doctor — denn so hieß er damals — brachte eine wunderbare Revolution in diesem Ort hervor, der bisher ziemlich philisterhaft gewesen war und nun plötzlich genialisiert wurde. Es war kein Wunder. Man kann sich keinen schöneren Mann vorstellen. Dabei sein lebhafter Geist und seine Kraft, die seltenste Vereinigung geistiger und körperlicher Vollkommenheit, groß, stark und schön; in allen körperlichen Übungen: Reiten, Fechten, Voltigiren,

---

[1]) Über Franz Anton Mesmer, über den Teufelsbanner Gassner und den Magier Balsamo, genannt Graf Cagliostro vgl. Eugen Sierke, Schwärmer und Schwindler des 18. Jahrhunderts. Leipzig 1874. Gegen den Fürsten Alexander von Hohenlohe mußte sich noch 1821 Joh. Lucas Schönlein wenden. (E. Ebstein, Zeitschr. für physikal und diätet. Therapie. Band 18. Jahrgang 1914.)

[2]) Samuel Hahnemann (1755—1843). Vgl. über ihn: E. v. Behring, Gesammelte Abhandlungen. Bonn 1915, S. 139 f.

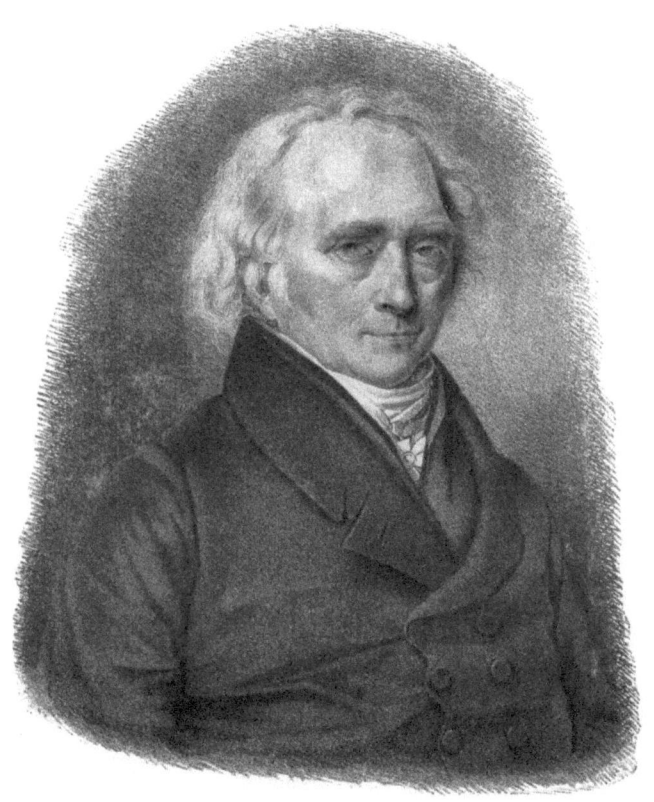

Christoph Wilhelm Hufeland.

Tanzen war er der Erste. Ich habe nie etwas Schöneres und Vollendeters gesehen, als ihn den Orestes in seiner Iphigenie darstellen, *Corona Schröter* die Iphigenie, *v. Knebel* den Thoas, Prinz Constantin den Pylades. Es war ein echtes Bild des schönsten klassischen Griechentums. Zu dem allen kam nun noch seine Gunst bei dem jungen Fürsten, der eben die Regierung angetreten hatte, und den er ebenfalls plötzlich aus einer pedantischen, beschränkten, verzärtelten Hofexistenz in's freie Leben hinausriß, und damit anfing, daß er ihn im Winter eiskalte Bäder nehmen ließ, ihn beständig in freier Luft erhielt und mit ihm in seinem Lande herumreiste, wobei dann überall brav gezecht wurde, wodurch man aber auch genaue Kenntnis des Landes und der Persönlichkeiten erwarb. Die erste natürliche Folge dieser heroischen Kur war freilich eine tödtliche Krankheit des Herzogs, aber er überstand sie glücklich, und der Erfolg war ein abgehärteter Körper für das ganze folgende Leben, so daß er ungeheure Strapatzen hat aushalten können. — Genug, es erfolgte eine vollständige Umwälzung. Alle jungen Leute legten *Goethes* Uniform: gelbe Weste und Beinkleider und dunkelblauer Frack an, und spielten junge Werther; die Alten murrten und seufzten. — Alles kaum aus seinen Fugen. — Auch so die Erziehungsmethode, die in einem Hause, mit welchem Goethe in genauer Verbindung lebte — dem *Stein'schen* — und mit dessen Jugend ich auch vereint war, gänzlich ins Geniale umgeschaffen wurde, unter ihres Hofmeister Kästners Leitung, der ganz in diese Ideen einging...

Aber wohl hatte jene Zeit auf mein Inneres bedeutenden Einfluß. Ich war im 16. Jahre. Einige Jahre lang hatte *Siegwart's* weinerlich empfindsame Periode[1] geherrscht, und ich hatte ihn gelesen und bittere Thränen auf dem Grabe der vor Liebe Verschmachteten vergossen. Nun kam Werther, der uns eine andere Art der Empfindsamkeit, die mehr heroische, darstellte, und beide vereinigt gaben meinem Gefühl die Richtung.

---

[1] Gemeint ist Joh. Martin Miller's: „Siegwart. Eine Klostergeschichte", die Leipzig 1776 erschienen war.

Das Theater war mit dem Schlosse abgebrannt und die Finanzen erlaubten nicht, eine neue Truppe zu engagieren, *Goethe*, der ganz im Theater lebte (man sehe Wilhelm Meister's Lehrjahre, die sein damaliges Leben darstellen) ruhte nicht, bis er eine Liebhabergesellschaft zusammengebracht hatte, und außer der großen noch eine kleine von Kindern und jungen Leuten, wozu ich die Ehre hatte mit ausgewählt zu werden. Es wurde zuerst eine kleines Stück gewählt, „der junge Don Quixote", und ich bekam die Rolle des Großvaters, mit Allongenperrücke und altväterischer Tracht. Nach einer Menge Proben erschien endlich der Tag der Aufführung. Die Liebhabertruppe spielte im Hauptmann'schen (nachher Reitzenstein'schen) Hause in der Esplanade, öffentlich vor dem Hof und dem Publikum. Mit klopfendem Herzen betraten wir (sämtlich zwischen 12 und 14 Jahren) das Haus, dazu kam, daß es ein schwüler Sommertag war, daß sich zugleich ein Gewitter einstellte. Vorher wurde „Ervin und Elmire" vorgestellt und mit Angst sahen wir schon während dessen die Blitze und hörten den Donner. Nun kam unsere Vorstellung. Das Gewitter tobte immer heftiger, und eben als ich noch auf den Knieen lag und eine Liebeserklärung hersagte, schlug der Blitz wirklich ins Haus ein, doch ohne zu zünden oder zu tödten. Aber nun war die Contenance der jungen Schauspieler-Gesellschaft vorbei; Alles rannte vom Theater weg und lief im strömenden Regen nach Hause. — Dieses Ereignis schien mir ein Omen: daß ich mich nicht dem Theater hingeben sollte. — Doch mußten wir nach einigen Wochen noch einmal spielen und nun ging Alles vortrefflich. Wir wurden applaudiert, zogen nachher am hellen Tage in unserm Costüm auf das Fürstenhaus und wurden da herrlich bewirthet.

... Aber wichtiger und höher steht *Herder's* Erscheinung aus jener Zeit vor mir. Dieser große, herrliche, schon durch seine äußere edle Gestalt imponierende Mann (auch durch *Goethe* hierher gebracht) trat jetzt als Prediger auf. Noch nie hatte ich solchen Prediger gehört, denn von ihm konnte man wirklich auch sagen: Er predigte gewaltig und nicht wie die Schriftgelehrten. Wie ein Apostel stand er auf der Kanzel, die Hände gefaltet vor ihm liegend, mit dem Gesicht gen Himmel gerichtet, ohne alle Gesticulationen, ja ohne alle Declamation, ruhig, aber kräftig in seiner tiefen Baßstimme Worte der Salbung und des höheren Lebens aussprechend, nicht als wenn es *seine* Worte wären, sondern als wenn sie ihm von Oben zuflössen, als wenn er nur das Organ wäre, durch welches eine höhere Macht zu uns spräche. Durch ihn lernte ich ein höheres Christentum (was bisher immer nur dogmatisch gewesen war) kennen, durch ihn wurde mein Geist näher zu Gott und zum ewigen Leben gehoben, — er brachte mich Gott näher. Dank Dir, edler Geist, dafür noch in jenen seligen Räumen, die Du jetzt bewohnst.

Arzt in Weimar 1783—1793.

Es war zu Ende des Julius, wo ich meinen Einzug in Weimar hielt.

... Mein medizinischer Eintritt war nicht sehr glücklich. Merkwürdig genug erkrankten gerade an dem Thor, durch welches ich eingezogen war, zwei Personen, ein Schmied und seine Frau an einem Faulfieber, übergaben sich meiner Kur und starben beide. Dieß schlug mich etwas nieder und hätte es als ein böses Omen betrachtet werden können. Aber ich führe es ausdrücklich an, um das Gegenteil zu beweisen, denn ich habe 10 Jahre mit vielem Glück in Weimar prakticiert.

... Meine Lebensordnung gestaltete sich nun bald in folgender Weise, die nachher die Ordnung für mein ganzes Leben geblieben ist. Die Morgenstunde — ich stand früh auf, im Sommer $1/_2 6$, im Winter 6 Uhr — war *dem Geiste* geweihet, dem stillen Nachdenken, dem eigenen produktiven Arbeiten (denn früh ist der Geist am reinsten und produktivsten, am meisten sich selbst gleich, am wenigsten gestört und getrübt durch das Irdische, und daher reinerer und höherer Eingebungen fähig, auch ist es die einzige Zeit, wo der Arzt noch ungestört ist. — Die Stunden im Sommer von 5, im Winter von 6—8 Uhr, sind daher durch mein ganzes Leben die einzigen geblieben, in denen ich schriftstellerische Arbeiten gemacht und alles geschrieben habe, was ich geschrieben, und das ist nicht wenig). Von 9 Uhr bis Abends 7—8 Uhr *der Welt*, d. h. den praktischen Geschäften (in der Folge auch den akademischen); — der Abend dem *Herzen* zum Genusse des häuslichen Familienkreises.

Mein praktisches Leben in Weimar war in der That viel mühseliger, als es sich mancher praktischer Arzt jetzt denken kann. Nicht allein nähmlich mußte ich von früh bis Abends zu Fuße herumlaufen, denn Weimar gehört zu den Mittelstädten, zu klein, um darin herumzufahren, und doch zu groß, um zu Fuß sich nicht recht sehr zu ermüden; sondern es kam noch die Landpraxis dazu. Bald schickte ein Pachter, bald ein reicher Bauer, oder ein Landpastor oder ein Gutsbesitzer einen Wagen, oder nur ein Pferd, oft ein schlechtes, um ihn zu besuchen; zuweilen 4—5 Meilen weit, am häufigsten jenseits des Ettersberges, nach Schwerstädt, Krautheim, Vippach, Brembach, Cölleda, Beichlingen, Wiehe, Heldrungen bis Mönchspfiffel, wo ich dann bei den damaligen abscheulichen Wegen und im Winter oder Frühjahr bei Thauwetter oft in Lebensgefahr gerieth. Und das Allerbeschwerlichste war, daß ich zugleich, nach der damaligen fast allgemein herrschenden Sitte, die Arznei selbst gab und also zum Theil den Apotheker machen mußte. Wenn ich also mit den Krankenbesuchen fertig war, so mußte ich nun noch Decocte, Pulver, Pillen machen und selbst dispensieren, und, was mir noch beschwerlicher war, Abends 9 Uhr, oft mit völlig ermüdeten und erschöpften Körper, mich hinsetzen und in die Krankenbücher die täglich verabreichten Arzneien eintragen, um zu Ende des Jahres oder der Krankheit die Rechnung machen zu können. Doch hatte dies wieder den Vortheil, daß ich zugleich genötigt war, täglich mein Krankenjournal ordentlich zu führen. Auch hatte das Selbstdispensieren manche Vorteile. Ich lernte die Arzneikörper weit besser kennen, konnte mich selbst von ihrer Güte und Echtheit überzeugen, war sicher, daß bei der Zubereitung nichts versehen wurde, und, was ein Hauptvorzug des Selbstdispensierens ist, auch bei der Zubereitung hatte ich oft noch einen glücklichen Einfall von dem oder jenem Zusatz (wie ein Koch von der oder jener Würze), der die Wirksamkeit erhöhte. Nicht zu gedenken des unendlich größeren Zutrauens, womit der Kranke die Arznei unmittelbar aus der Hand des Arztes empfing, und man weiß, wieviel dies zur Wirkung beiträgt. — Genug, es war in aller Hinsicht eine höchst vortreffliche praktische Schule, durch die ich in diesen ersten 10 Jahren ging, und ich genoß so die beste Vorbereitung für meine nachherige akademische Laufbahn, von der ich freilich damals noch nichts ahnte.

Ich war Abends oft so erschöpft und so von Sorgen niedergedrückt, daß ich wünschte: es möge die letzte Nacht sein. — Perfer et obdura, dolor hic tibi proderit olim, das rief ich mir dann zu.

Es ist gewiß eine der Hauptbeschwerden des praktischen Arztes, keinen Augenblick sicher für sich zu haben; selbst die Nacht ist nicht sein, und hierin genießt der geringste Holzhauer einen Vorzug, der Abends nach gethaner Arbeit Feierabend machen, seine Thür schließen und nun sicher auf Ruhe rechnen kann. Aber zwei große Folgen für das Innere entspringen daraus; einmal, daß der große Gedanke, die Basis des ganzen Christenthums — *nicht für sich, sondern für Andere zu leben* — immer lebendig in seiner Seele erhalten und immer praktisch in's Leben gerufen wird, — zweitens, daß er sich gewöhnt, nie mit Gewißheit auf Etwas — auch nicht auf Freuden und Genüsse zu rechnen, — eine Eigenschaft, die in diesem unsicheren Erdenleben überhaupt sehr nützlich ist.

... Was das Erste betraf, so hatte ich noch große Liebe für Physik, besonders die Lehre von der Elektrizität, und für Naturwissenschaften von Göttingen mitgebracht. Ich setzte meine Versuche mit der Elektrizität fort und stellte dann Versuche mit dem Hedysarum gyrans an, wovon mir mein Freund *Groschke* aus England mitgebracht hatte. Außerdem benutzte ich die auserlesene praktische Bibliothek meines

Vaters zum Studieren. Was das Zweite betraf, so war ich
so glücklich, des Umgangs der damals in Weimar zierenden
großen Geister *Wieland, Herder, Goethe, Schiller* zu genießen,
ja ihr Arzt zu sein, sie so noch viel genauer kennen zu lernen.
Aber mir näher traten vier, *Bode, Bertuch*, der Arzt *Buchholz*[1]),
Musäus; besonders die beiden ersten; sie wurden, obgleich
älter, meine wahren Freunde und wirkten viel auf mich.
Bode, der bekannte vortreffliche Übersetzer von *Yorick
Sterne*, war einer der merkwürdigsten Menschen. Seinen
Anfang hatte er als gemeiner Regimentspfeifer gemacht,
war dann Buchdrucker und Buchhändler in Hamburg geworden, durch eigene Anstrengung wissenschaftlich und
Schriftsteller, Freund von *Claudius* und *Klopstock*, zuletzt
von Minister Bernstorff, und nach dessen Tode Hausver-
walter und Gesellschaft seiner Wittwe, mit der er in Weimar
lebte. Er war von großem, starkem, kräftigem Körper,
grundehrlich, offen und wahr, gerade, freisinnig in allen Beziehungen; dabei voll Geist und Witz, der ganz die *Trist-
ram Shandy'sche* Manier angenommen hatte. Dadurch erwarb
er sich in Weimar einen großen Einfluß, am meisten auf junge
Leute, die er gern an sich zog. Natürlich war seine Wirkung
auf mich jungen Mann sehr groß, und auch er bewies mir
besondere Auszeichnung und Liebe. Seine Hauptstärke war
damals der Kampf gegen den Katholicismus und Jesuitismus (der sich in Deutschland, besonders Berlin, sehr wirksam zeigte, und von *Nicolai* und *Biester* bekriegt wurde),
und Reformationen der Maurerei. Damit vereinigte sich nun
das Eingehen in die Freiheitsideen und den Kampf gegen
Despotismus der damals in Frankreich vorbereitet wurde;
auch *Mirabeau* lernte ich bei ihm kennen. Er zog mich natürlich in das Interesse aller dieser Gegenstände. Er wollte nur
die Maurerei benutzen zur Bekämpfung des Jesuitismus und
Despotismus, und gründete dazu als höheren Grad den Illu-
minaten-Orden, woran er mit *Weishaupt* und *Knigge* thätig

---

[1]) Goethe nennt Buchholz, der die einzige Apotheke Weimars besaß, als Förderer seiner botanischen Studien.

arbeitete. Auch ich ward darin aufgenommen und glaubte damit Gott und der Wahrheit einen Dienst zu tun. Auch kann ich versichern, daß auf dem Standpunkt, auf welchem ich stand, nur auf Selbsterkenntnis, Aufklärung, Reinheit der Gesinnung und Sitten hingearbeitet wurde, und ich diesem recht viel Gutes für meine innere Ausbildung verdanke. Besonders war die zur Pflicht gemachte Führung eines Tagebuches und Notierung aller Gedanken und gelesenen Stellen, die einen besonderen Eindruck auf mich gemacht hatten, von vielem Nutzen.

Der zweite Mann, dem ich hier ein Dank- und Ehrendenkmal zu setzen habe, ist *Bertuch*. Er meinte es redlich und gut mit mir und wirkte durch seine mannigfaltigen Kenntnisse, ausgebreiteten Bekanntschaften, Mittheilung literarischer Erfahrungen und Neuigkeiten, und unermüdete Regsamkeit und literarisch-technische Thätigkeit auch aufregend auf mich, und Aufregung von außen und nach außen bedurfte mein Geist.

Und so wurde das damalige *Athen* von Deutschland besonders ein *Athen* für mich, und ich kann es nicht anders als eine Gnade Gottes und einen Haupteinfluß auf meine fernere geistige Entwicklung betrachten, in diesen hellen geistigen Elementen die ersten 10 Jahre meiner geistigen Entfaltung und Hervortreten in die Welt verlebt zu haben. So entwickelte sich auch meine Liebe zur Schriftstellerei, die vorher schon immer embryonisch in mir gekeimt hatte, zur Saat.

... Hier darf ich aber nicht unerwähnt lassen, daß schon in den letzten vier Jahren meines Weimarischen Lebens die Grundideen meiner Makrobiotik und Pathogenie sich in mir erzeugten und in den frühen Morgenstunden von mir niedergeschrieben wurden. Den ersten Anstoß zur Makrobiotik gab mir *Bacon's* Historia vitae et mortis, und meine Ideen über Leben und Lebenskraft bildeten sich aus von Beobachtung der Natur im gesunden und kranken Zustande, besondern aber des Eies, der Samen und der Germination, sowohl im vegetabilischen als animalischen Organismus, — sowie auch die Ideen von der Aufzehrung der Lebenskraft durch das Leben selbst und angewendet auf einzelne Functionen, Krankheiten, Krise, die Schwäche als natürliche Folge des Nachlasses durch die Überreizung und Selbstaufzehrung, und so hatte ich schon damals die ganze Idee von der nachmals von *Brown* genannten *indirekten Schwäche*, lange vorher (1787 bis 1790) ehe man noch wußte, daß ein *Brown* in der Welt war[1]).

Ich muß hier noch ein Wort von meinem Styl sagen, den man, wie ich in der Folge gehört habe, gut gefunden, und dem man besonders das Lob der Klarheit und Bestimmtheit ertheilt hat, und sagen, wie ich glaube dazu gekommen zu sein. Zuerst, daß ich mich beständig bestrebt, *klare und bestimmte Begriffe* von allen Dingen in meiner Seele zu bilden. Zweitens, daß ich besonders die römischen Autoren und vor allem *Cicero* in meiner Jugend studiert hatte; denn das glaube ich ist der Hauptvorzug der römischen Sprache, daß sie den Jüngling *nötigt*, bestimmt, kurz und energisch zu denken, und auch den Gedanken so auszudrücken. Selbst der Periodenbau hilft dazu und hilft zugleich in der Logik. Sehr viel hat mir auch dazu das Studium der Rhetorik (Ernestis Initia) und des Quintilianus geholfen, worauf der gute *Heinze* viel hielt. Drittens mag nachher die Beschäftigung mit der klassischen französischen Literatur viel beigetragen haben, dem Styl mehr Geschmeidigkeit zu geben. Und endlich ist gewiß noch ein Hauptgrund dieser, daß ich nie schrieb, ohne ganz von meinem Gegenstand erfüllt zu sein, und das Geschäft des Schriftstellers als etwas Hohes und Heiliges zu betrachten, ja als das Höchste, weil er ja hier nicht bloß zur Gegenwart, sondern auch zur Nachwelt spricht, und mir auch dies immer zum Hauptgesichtspunkt machte; nie bloß an der Gegenwart, an das Interesse des Tages oder der Mode zu denken, sondern die *Sache höher und für alle Zeiten zu fassen*...

Während ich nun so ruhig in meinem Berufe fortlebte, ereignete sich im Herbst 1792 ganz unerwartet ein Zufall, der meine ganze künftige Bestimmung, ja mein Leben änderte,

---

[1]) Siehe oben S. 71 Anm.

und der folglich kein Zufall war. *Goethe* hielt alle Freitage eine Gesellschaft gebildeter Menschen beiderlei Geschlechts, eine Art von Akademie, wo nach der Reihe Jeder etwas zur Unterhaltung vortrug. Die Reihe kam auch an mich und ich las ein Fragment über das organische Leben aus meinen Arbeiten über Makrobiotik vor. Der Herzog war gegenwärtig und gleich nachher sagte dieser zu *Goethe*: „der *Hufeland* paßt zu einem Professor, ich will ihn nach Jena versetzen." Dies wurde mir wiedergesagt. Ich fühlte nun zum ersten Mal, daß ich dazu im Inneren Neigung und Anlage hatte, ich erkannte zugleich in diesem ganz ohne mein Zuthun von außen an mich ergangenen Antrag eine Fügung und Berufung von Oben, und der Entschluß war gefaßt. Freund *Loder* tat alles Mögliche, um den Übergang zu erleichtern und zum nächsten Frühjahr wurde der Überzug festgesetzt...

Professor in Jena 1793—1801.

Meine Vorlesungen fanden mehr Beifall, als ich erwartet hatte und verdiente, besonders die Makrobiotik, die ich in dem großen Auditorium vor bis 500 Zuhörern öffentlich vortrug, und die, wegen ihrer moralischen Tendenz, die sie auf die Jugend haben mußte, mir viel Freude machte und Segen brachte.

... Hierzu kam nun noch der freundliche Empfang eines schönen Kreises hochgebildeter Collegen und Freunde: *Loder*, *Stark*, *Batsch*, *Fichte*, *Griesbach*, *Paulus*, *Hufeland*, *Schiller*, zu denen in der Folge sich noch *Schlegel* und *Schelling* gesellten.

Im Jahre 1795 gab ich meine Pathogenie, 1796 meine Makrobiotik heraus, wovon die erste in der wissenschaftlichen, die zweite in der populären Welt einen sehr vorteilhaften Eindruck machte, und von denen die letztere in alle europäischen Sprachen (englisch, französisch, italienisch, spanisch, polnisch, schwedisch, russisch, serbisch) übersetzt wurde...

Flucht nach Preußen. Exilium in Memel und Königsberg.

Den 14. Oktober 1806 war die unglückliche Schlacht bei Jena, den 16. hatten wir nichts als Siegesnachrichten davon in Berlin und feierlich mit *Fichte* Abends ein frohes Siegesmahl. Den 18. früh 6 Uhr ward ich auf königl. Palais zur Königin gerufen, die eben in der Nacht vom Schlachtfelde angekommen war. Ich fand sie mit verweinten Augen, aufgelösten Haaren, in voller Verzweiflung. Sie kam mir mit den Worten entgegen: „Alles ist verloren. Ich muß fliehen mit meinen Kindern und Sie müssen uns begleiten". Dies sagte sie mir um 6 Uhr und um 10 Uhr saß ich im Wagen, nachdem ich in aller Eile nur das Nothwendigste geordnet, meine Kranken übertragen und meine Arbeitsstube verschlossen hatte. Es war ein harter Kampf und eine schwere Stunde. Aber die heilige Pflicht gebot, denn auch die Prinzeß Wilhelm, deren Arzt ich war und die jeden Augenblick ihre Niederkunft erwartete, mußte fliehen und auch diese konnte ich nicht verlassen. Die Pflicht gebot dem Manne seinem Beruf treu zu folgen, der Frau das Haus und die Kinder zu bewahren. So machte ich meine Anordnung: Julie sollte ruhig während des Kriegs zu Hause bleiben und die Kinder, davon das jüngste erst 1 Jahr alt war, bewachen; aber, um dem ersten Einfall der Franzosen in Berlin zu entgehen, den man gefährlich glaubte, sollte sie so lange, bis die französische Armee weiter vorgerückt wäre, in Stargard bleiben und dann ruhig nach Berlin zurückkehren. Aber sie handelte leider anders. Statt nur bis Stargard zu reisen, reist sie mir mit sämtlichen Kindern (mit Ausnahme Eduards) bis Königsberg nach, wodurch nachher viel Noth und Unglück entstand.

Ich folgte treu meiner Pflicht, begleitete Prinzeß Wilhelm in beständiger ängstlicher Erwarten der Niederkunft bis nach Danzig, wo sie niederkam. Das Kind kam mit Krämpfen zur Welt (die natürliche Folge der zuletzt ausgestandenen Noth und Angst) und starb den 9. Tag unter Krämpfen. Die einzige noch lebende Tochter Amalie, $1^{1}/_{2}$ Jahr alt, legte sich nun auch, bekam ein heftiges Nervenfieber, und, als ich am 8. Tage desselben, wo die Gefahr eben etwas nachzulassen anfing, Abends bei ihr saß, bekam ich einen Courier von Königsberg, augenblicklich zur Rettung des Prinzen Karl, der auch vom Nervenfieber ergriffen, zu eilen. Ich machte mich sogleich auf den Weg, setzte bei stürmischem Novemberwetter bei Pillau über das Meer — ich mußte die Matrosen mit Gewalt zum Übersetzen zwingen, weil sie die Gefahr des Sturmes fürchteten — kam des Nachts um 2 Uhr in Königsberg an und fand den Prinzen im Zustande eines Sterbenden, ohne Besinnung, Puls 120, Krämpfe, Diarrhoe, den 7. Tag des Fiebers. Ein warmes Kräuterbad allein konnte retten, aber es war bei der höchsten Schwäche mit Lebensgefahr verbunden; doch ohne Rücksicht auf den Erfolg und meinen Ruf, nur der Pflicht: Alles zu thun, was zur Rettung möglich war, folgend, entschied ich mich. Das Bad wurde genommen und *Gott segnete es.* Von dem Augenblick an mäßigte sich das Fieber, der Kopf wurde freier und die Krämpfe ließen nach; der Anfang der Besserung war gemacht.

Es wurden fast alle Emigranten von dieser Krankheit ergriffen, ich war den ganzen Tag, auch Nächte, am Krankenbette, sehr angegriffen, ein Wunder, daß ich frei blieb! Endlich ergriff der böse Typhus auch unsere herrliche Königin, an der alle Herzen und auch unser Trost hing. — Sie lag sehr gefährlich darnieder, und nie werde ich die Nacht des 22. Dezembers vergessen, wo sie in Todesgefahr lag, ich bei ihr wachte und zugleich ein so fürchterlicher Sturm wüthete, daß er einen Giebel des Schlosses, in dem sie lag, herabriß, während das Schiff, welches den ganzen noch übrigen Schatz und alle Kostbarkeiten enthielt, auf der See war. — Indes, auch hier ließ Gottes Segen die Kur gelingen, sie fing an sich zu bessern. — Aber plötzlich kam die Nachricht, daß die Franzosen heranrückten. Sie erklärte bestimmt: „Ich will lieber in die Hände Gottes als dieses Menschen fallen". Und so wurde sie den 8. Januar 1807 bei der heftigsten Kälte, bei dem fürchterlichsten Sturm und Schneegestöber in den Wagen getragen und 20 Meilen weit über die Kurische

Nehrung nach Memel transportirt. Wir brachten 3 Tage und 3 Nächte, die Tage theils in den Sturmwellen des Meeres, theils im Eise fahrend, die Nächte in den elendesten Nachtquartieren zu — die erste Nacht lag die Königin in einer Stube, wo die Fenster zerbrochen waren und der Schnee ihr auf das Bett geweht wurde, ohne erquickende Nahrung — so hat noch keine Königin die Noth empfunden! Ich dabei in der beständigen ängstlichen Besorgniß, daß sie ein Schlagfluß treffen möchte. — Und dennoch erhielt sie ihren Muth, ihr himmlisches Vertrauen auf Gott aufrecht, und er belebte uns Alle. Selbst die freie Luft wirkte wohlthätig, statt sich zu verschlimmern, besserte sie sich auf der bösen Reise. Wir erblickten endlich Memel am jenseitigen Ufer, zum ersten Mal brach die Sonne durch und beleuchtete mild und schön die Stadt, die unser Ruhe- und Wendepunkt werden sollte. Wir nahmen es als ein gutes Omen an...

1820—1830.

Mein äußeres Leben blieb sich gleich. Berufsarbeiten, Vorlesungen, Klinik, Ministerialgeschäfte, Consultationen, arme Kranke, die Gesundheitssorge für den König und die Königl. Familie, literarische Arbeiten, Fortsetzung meines Journals, stille Abendunterhaltungen, Umgang mit einigen Freunden, Mittwochs ein größerer Cirkel, füllten auf die angenehmste und befriedigenste Weise meine Zeit aus, und so ging ein Tag nach dem andern mit Frieden im Innern und Thätigkeit nach Außen sich gleich, hin. — Des Königs Gnade und Vertrauen wendete sich mir immer mehr zu, und so hatte ich das Glück, selbst bei seiner zweiten Verheiratung, und noch mehr bei dem Übertritt seiner Gemahlin zur evangelischen Religion als Vertrauter mitzuwirken. Nur zu sehr suchte er mir seine Huld durch äußere *Gnadenbezeugungen* zu erkennen zu geben und brachte mich selbst dadurch in Verlegenheit. — Zuerst durch Orden. Von jeher waren mir diese äußerlichen Auszeichnungen zuwider. Ich konnte sie — nicht als Zeichen der Tugend und des Verdienstes, denn diese dürfen nicht zur Schau getragen werden, — sondern nur als Zeichen meiner *Treue und Anhänglichkeit an meinen Herrn* betrachten und gelten lassen. Daher hatte ich alle Ordenszeichen anderer Monarchen abzulehnen gesucht, oder sie nicht getragen, denn sie erschienen mir nur als *Decorationen,* die nicht für Männer, sondern für Weiber passen. Aber das Ordenszeichen meines Königs trug ich als Sinnbild meiner Treue gern und beständig. — Nun wollte aber seine Gnade mich und meine Kinder in den *Adelstand* erheben. Dieß setzte mich in große Verlegenheit, denn hier mußte ich nicht bloß für mich, sondern auch für meine Kinder entscheiden, und die Verantwortlichkeit sowohl des Adligseins als Nichtadligseins eines ganzen Geschlechts auf mich nehmen. Ich überlegte es vor Gott und meinem Gewissen und die Entscheidung war: *du darfst den Adel nicht annehmen,* wenn auch nicht deinet-, doch deiner Kinder und Nachkommen wegen.

Die Hauptgründe dagegen waren: 1) Es wird dadurch den Kindern mit dem Blute das *Princip des Stolzes* eingepflanzt, sich mehr und höher, ja wirklich aus anderem Blute bestehend zu denken, folglich Andere geringer zu achten, als sich, — gerade das Gegenteil von dem, was das Christentum lehrt. 2) Ebenso wird ihnen mit dem Blute das *Princip der Rache* eingeflößt, keine Beleidigung der *sogenannten* Ehre ungerochen zu lassen, sondern sie nur mit dem Blute, ja dem Leben des Beleidigers zu vergelten und auszulöschen. 3) Ebenso das falsche Princip der Adelsehre, der Gegensatz der Ehre, die vor Gott gilt, indem sich mit jener Ausschweifung, Ehebruch, Schuldenmachen (also Stehlen) recht gut verträgt. 4) Die darauf gegründete Pflicht des Duellierens, welches doch immer, wenn es unglücklich ausfällt, ein absichtlicher Mord bleibt. — Alles dieß Principien und Verpflichtungen, die geradezu den göttlichen und christlichen Geboten entgegengesetzt sind. — Außerdem lehrt noch in irdischer Rücksicht die Erfahrung und liegt in der Natur der Sache, daß adlige Jungens weniger lernen, als bürgerliche, auch weniger Aussicht haben, durch ein ehrliches Gewerbe oder Handwerk ihr Brod zu verdienen, und adlige Mädchen weniger Aussicht zum Heirathen haben.

Endlich hielt ich es auch für meine Pflicht, den ehrlichen Bürgerstand, in welchem ich geboren ward, zu ehren, und ihm das Bischen Ehre und Verdienst, was ich etwa in der Welt erworben, zuzuwenden. Also in Gottes Namen schlug ich es aus, und fühlte mich in meinem Gewissen recht erleichtert und beglückt, meinen Kindern und Nachkommen diesen ungöttlichen und unchristlichen Keim nicht eingepflanzt zu haben. Auch hatte ich die Freude, von ihnen völlige Übereinstimmung zu erhalten...

* * *

Ich rechne es zu den größten Vorzügen meines Lebens und zu den schönsten Seiten desselben, daß es mir vergönnt war, diesem großen Geiste, diesem Heros der teutschen Geisteswelt eine lange Reihe von Jahren hindurch persönlich nahe zu stehen und sie mit ihm zu verleben, so daß ich ihn als einen wesentlichen Bestandtheil meines eigenen Lebens betrachten kann. Als Knabe und Jüngling schon sah ich ihn im Jahre 1776 in Weimar erscheinen in voller Kraft und Blüthe der Jugend und des anfangenden Mannesalters. Nie werde ich den Eindruck vergessen, den er als *Orestes* im griechischen Costüm in der Darstellung seiner *Iphigenia* machte; man glaubte einen Apollo zu sehen. Noch nie erblickte man eine solche Vereinigung physischer und geistiger Vollkommenheit und Schönheit in einem Manne, als damals an *Goethe*. — Unglaublich war der mächtige Einfluß, den er damals auf gänzliche Umgestaltung der kleinen Weimarschen Welt hatte. — Nachher hatte ich das Glück 10 Jahre lang (von 1783—1793) als Arzt und Freund seines näheren Umgangs zu genießen. Zwar gab er dem Arzte wenig zu thun, seine Gesundheit war in der Regel, wenige vom Einfluß der Atmosphäre herrührende rheumatische und catarrhalische Beschwerden, und besonders die schon damals vorhandene Disposition zu catarrhalischer Angina abgerechnet, vortrefflich; aber desto lieber unterhielt er sich mit dem Arzte als Naturforscher, und so genoß ich bei ihm manche Stunden der interessantesten Mittheilung, Belehrung, und geistiger Erweckung.

Was seine physische Natur betrifft, so kann ich nur das, was der geistreiche Hr. Verfasser dieser ihres Gegenstandes so würdigen Schilderung[1]) gesagt hat, bekräftigen. Es ist mir nie ein Mensch vorgekommen, welcher zu gleicher Zei körperlich und geistig in so hohem Grade vom Himmel begabt gewesen wäre, und auf diese Weise in der That das Bild des vollkommensten Menschen darstellte. Aber nicht bloß die Kraft war zu bewundern, die bei ihm in so außerordentlichem Grade Leib und Seele erfüllte, sondern mehr noch das herrliche Gleichgewicht, was sich sowohl über die physischen als geistigen Funktionen ausbreitete, und die schöne Eintracht, in welcher beides vereinigt war, so daß keines, wie so oft geschieht, auf Kosten des andern lebte, oder es störte.

Man kann mit Wahrheit sagen, daß dieses hauptsächlich seinen Geist auszeichnete, daß alle Geisteskräfte in gleich hohem Grade und in der schönsten Harmonie vorhanden waren, und daß selbst die bei ihm so lebendige, so schöpferische Phantasie gemäßigt und gezügelt wurde. Und eben dieß gilt von dem Physischen; kein System, keine Funktion hatte das Übergewicht; alle wirkten gleichsam zusammen zur Erhaltung eines schönen Gleichgewichts. — Aber *Produktivität* war der Grundcharakter sowohl im Geistigen als Physischen, und im letzteren zeigte sie sich durch eine reiche Nutrition, äußerst schnelle und reichliche Sanguifikation und Reproduktion, kritische Selbsthülfe bei Krankheiten, und eine Fülle von Blutleben. Daher auch noch im hohen Alter die Blutkrisen und das Bedürfnis des Aderlasses.

Solche Erfahrungen gehören zu den seltensten Geschenken des Himmels. Es ist Freude zu sehen, daß die Entstehung so vollkommener Menschennatur auch noch in unsern Zeiten

---

[1]) Aus: Vogel, Carl: Die letzte Krankheit Goethes, ... nebst einer Nachschrift von C. W. Hufeland. Journal für prakt. Heilkunde. Bd. 76, S. 30—32, 1833 (Februar).

möglich ist, die so manche für eine Periode der Abnahme des Menschengeschlechts halten.

Es endete mit den Worten: „*Mehr Licht*" — *Ihm* ist es nun geworden. — *Wir* wollen es uns gesagt seyn lassen, als Nachruf, zur Ermunterung und Belebung.

Christoph Heinrich Pfaff
(1773—1852)

Er wurde geboren am 2. März 1773 in Stuttgart und starb in Kiel am 23. April 1852. In der ihm durch Erblindung gewordenen Muße diktierte er seine „Lebenserinnerungen", die H. Ratjen (Kiel 1854) herausgab. In den Jahren 1782—1793 genoß er Erziehung und Unterricht auf der Karls-Hochschule, auf der er mit Cuvier Freundschaft fürs Leben schloß. Dann nahm Pfaff ein Jahr (1793/94) Aufenthalt in Göttingen, aus dem sein Zusammentreffen mit Hahnemann und sein intimer Verkehr mit dem Physiker Lichtenberg hervorgehoben sein mag. (Erich Ebstein in: Janus, November 1904.) Auf einem Ausflug von Göttingen besuchte Pfaff in Helmstedt den berühmten Prof. Beireis (1730—1809), dem auch später — 1805 — Goethe die Ehre seines Besuches gab und diesen in den Annalen dieses Jahres ebenfalls ergötzlich geschildert hat. Inzwischen war Pfaff an das klinische Institut nach Kopenhagen gekommen und dort in nähere Beziehungen zu dem Grafen Reventlou getreten. Da dieser erkrankt war, wurde der berühmte Leibarzt C. L. Hoffmann in Mainz konsultiert. Darauf befand sich Pfaff längere Zeit auf Reisen, praktizierte auch einige Zeit, bis er 1798 als Professor der Physik nach Kopenhagen berufen wurde, wo er dann später auf verschiedenen Wissensgebieten lehren mußte. 1801 konnte Pfaff in Paris sowohl die Freundschaft mit seinem Jugendfreunde Cuvier sowie die Bekanntschaft mit Volta erneuern. Das Jahr 1829 führte ihn wieder nach Paris, wohin ihn wiederum als „Hauptmagnet" Cuvier zog. Außerdem lernte er dort u. a. Faraday und Larrey kennen, der Bonaparte nach Ägypten begleitet hatte; er nennt ihn „einen echten Imperialisten mit dunkelem Haar und kühnen schwarzen Augen". Neben seinen Reisen entfaltete Pfaff eine große literarische Tätigkeit, bis ihn die zunehmende Abnahme des Augenlichts daran hinderte. So trat Pfaff in seiner Schrift: „Über Newtons Farbentheorie, Herrn von Goethes Farbenlehre und den chemischen Gegensatz der Farben" (Leipzig 1813) mit Goethe, dem er seine Schrift zugesandt, in eine Meinungsdifferenz, deren Widerlegung sich dieser für später vorbehalten wollte. Jedenfalls bezeichnete Goethe die Zusendung des „sonst belobten Herrn Pfaff" als „eine den Deutschen angeborene unartige Zudringlichkeit". — Die Anmut der Frauen hat Pfaff, wie er öfter andeutet, immer mächtig angezogen, indes nahm er von ihrer Schilderung Abstand, weil er in sich auch „nur eine kleine Portion des genial-poetischen Geistes eines Goethe", wie dieser sich in Wahrheit und Dichtung „so unwiderstehlich anziehend dargestellt" vermißte. Er zog es daher vor, lieber von Männern zu reden, die ihm auf seinem Lebenswege begegneten, da es hm immer schwer wurde, sich ausschließlich mit sich selbst zu beschäftigen und sich gleichsam zum Mittelpunkt seiner „Lebenserinnerungen" zu machen.

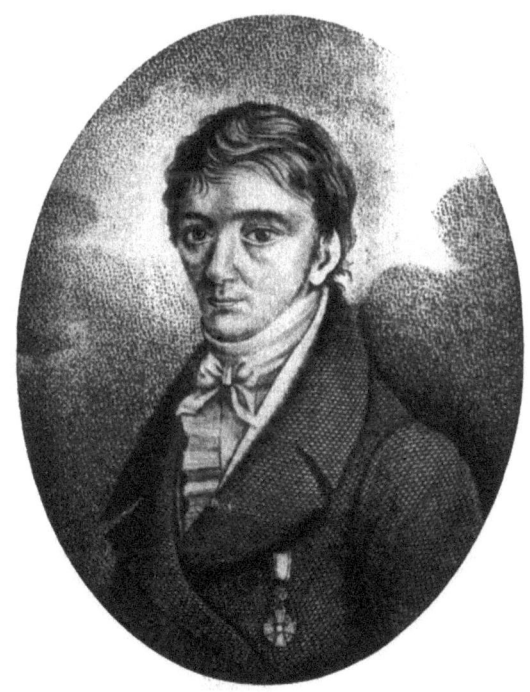

Christoph Heinr. Pfaff.

Aus: „Mein Aufenthalt in der Carls-Hochschule
von 1782—1793"

... Den bei weitem wichtigsten Gewinn gewährte mir das Zusammentreffen mit dem trefflichen *Cuvier*. Diese schöne Jugendzeit, diese Zeit meiner ersten Schritte auf dem Gebiete der Naturwissenschaften tritt freilich in den Hintergrund einer fernen Vergangenheit zurück, aber doch stehen noch viele Erinnerungen aus derselben lebhaft vor meiner Seele; vor allem leuchtet mir noch das unvergängliche Bild Cuviers als der Genius meines aufstrebenden Geistes freundlich entgegen. Cuvier studierte damals vorzugsweise Cameralwissenschaften, die mit den Naturwissenschaften so innig verbunden sind. Ich war noch in der philosophischen Lehrklasse, hatte mich aber bereits für die Arzneiwissenschaft entschieden, deren Studium ich ein Jahr später beginnen sollte. Gemeinschaftliche Studien und Sympathie der Gefühle knüpften bald das innigste Band zwischen uns, allein dieses schöne Verhältniß war nicht bloß das der Freundschaft, sondern zugleich das eines Lehrers zum Schüler. Cuvier war freilich erst 18 Jahre alt, also nur 4 Jahre älter als ich, aber man weiß, wie groß der Unterschied an Jahren in einer früheren Lebensperiode ist. Cuvier hatte außerdem das große Übergewicht seines angebornen Genies; er hatte schon große Fortschritte auf der Bahn gemacht, auf welcher ich, ein angehender Jüngling von 14 Jahren, die ersten Schritte versuchte. Ich wurde vom Anfang unserer Bekanntschaft der eifrigste Genosse seiner naturhistorischen Studien, für welche schon in dieser frühen Zeit das angeborene eminente Talent Cuviers und seine entschiedenste Vorliebe sich bewährten. Zu den schönsten Erinnerungen dieses unvergeßlichen Jahres von 1787—1788 gehört die eines naturhistorischen Vereins zur gemeinschaftlichen Cultur der Naturgeschichte in ihrem ganzen Umfange durch Anlegung von Sammlungen, Ausarbeitung von Aufsätzen und wechselseitige Mitteilung der gemachten Beobachtungen.

Cuvier entwarf die Statuten dieses Vereins; er, selbst die

Seele desselben, war unser Präsident, und verschaffte den wöchentlichen Sitzungen ihr vorzüglichstes Interesse durch seine gehaltvollen Vorträge...

Auch nach dem Abgang Cuviers im Frühjahr 1788 unterhielten wir, Marschall und ich, noch schriftlich diese Verbindung mit Cuvier, und die Frucht unserer wissenschaftlichen Correspondenz sind die von Professor Behn herausgegebenen Briefe George Cuviers an C. H. Pfaff aus den Jahren 1788—1792, naturhistorischen, politischen und literarischen Inhalts, Kiel 1845, welche ein herrliches Denkmal der frühen gediegenen Leistungen Cuviers auf dem Gebiet der gesamten Naturgeschichte liefern.

Das innige Verhältnis während dieses unvergeßlichen Jahres zwischen Cuvier und mir war nicht bloß das Verhältnis eines älteren Freundes sondern im eigentlichen Verstande auch das des Lehrers. Namentlich machte ich unter seiner Leitung meine ersten Fortschritte in der Physik und ich verdanke seinem Privatunterrichte weit mehr, als dem trockenen geistlosen Vortrage des damaligen Professors der Experimentalphysik. Noch jetzt erinnere ich mich lebhaft der großen Gabe der Deutlichkeit und Anschaulichkeit, welche Cuvier besonders in den optischen Wissenschaften durch die instruktivsten Zeichnungen seinem Unterrichte zu erteilen wußte, wobei sich die charakteristischen Züge seines großen Lehrertalentes offenbarten, das sich auf einem größeren Schauplatz gleichsam vor einem europäischen Publikum so glänzend entfalten sollte.

Aus: Aufenthalt in Göttingen vom Herbste 1793 bis zum Herbste 1794.

...Ich erinnere mich noch bei meinem ersten Besuch des Richterschen Clinicums, daß der gewaltige Herr aus dem Haufen der Studenten den neu angekommenen schwäbischen Doktor hervorrief, einen Kranken zu untersuchen und das Nöthige zu verordnen, bei welcher Probe ich mir glücklicherweise den Beifall des Meisters erwarb. Die beiden andern Clinica bei Stromeyer und *Osiander* waren ambulatorisch, und es wurde nur einigemale wöchentlich in den Sitzungen von den Practikanten referiert. Sie lieferten wenig Ausbeute. Osianders Freundschaft verschaffte mir, aus Anlaß seines Clinicums, eine zahlreiche, für mich sehr nützliche Praxis in den unteren Volksschichten in der damals stark herrschenden Ruhrepidemie, die indeß keinen bösartigen Charakter hatte, sondern nur einfach catarrhalisch war, und durch Opiumtinktur mit Vinum stibiatum leicht beseitigt wurde. Dies leitet mich auf meine damals gemachte Bekanntschaft des berühmten *Hahnemanns*, des von dem gläubigen Homöopathen hochgefeierten Reformators der practischen Medicin. Er war in einer Art von Emigranten-Wagen mit seiner ziemlich zahlreichen Familie in Göttingen angelangt. Ich lernte ihn zuerst bei seinem Besuch im Accouchir-Hospital kennen. Er machte auf mich den Eindruck eines Herrenhuters und Mystikers, und sein Mysticismus verrieth sich auch dadurch, daß er die Läden seiner vorderen Zimmer immer verschlossen hielt. Ich besuchte ihn öfters, ohne daß sich damals noch etwas von der Homöopathie an ihm verrieth, sondern er vielmehr von den chemischen Eigenschaften der Arzneimittel ihre Heilkraft erwartete. Eines seiner Kinder wurde auch von der Ruhr befallen, und Hahnemann hoffte durch die antiseptische Kohle den Feind zu bekämpfen; das Übel verschlimmerte sich, und da ich ihm versichern konnte, daß nach meiner Erfahrung bei den vielen Kranken, die ich zu behandeln hatte, meine Methode vortrefflich angeschlagen, so übergab er mir den kleinen Kranken, welchen ich glücklich durchbrachte. Neben meiner eigentlichen Brodwissenschaft waren es nun meine Lieblingsstudien, Physik, Chemie und auch Botanik, die ich in Göttingen verfolgte. Und hier muß ich vor allem *Lichtenberg*[1]) als den glänzendsten Stern hervorheben auf dieser Bahn.

Bei seinem bekanntlich entstellten Wuchse[2]) entschädigte

---

[1]) Vgl. Erich Ebstein, Aus G. C. Lichtenbergs Correspondenz. Stuttgart 1905 und Derselbe, Lichtenbergs Mädchen. München 1907.
[2]) Vgl. Th. Poppe, Deutsche Rundschau, Dezember 1901 und Ernst Bertram, G. C. Lichtenberg. Bonn 1919.

vollkommen sein herrlicher Kopf mit den nach der verschiedensten Geistesthätigkeit ergreifend leuchtenden und oft unwiderstehlich anziehenden großen Augen, und der immer geistige Blick. Etwas Auffallendes mußte es haben, daß, wenn er aus der Seitenthüre seines Wohnzimmers in das amphitheatralisch eingerichtete Auditorium trat, er, um jene Entstellung zu verbergen, immer gleichsam in der ersten Position, wie ein Schauspieler, der dem Parterre nie den Rücken bieten darf, sich an der Wand hinbewegte, und eben so wieder dahinglitt, so daß man immer nur die Vorderseite zu sehen bekam, wie die armen Erdenbewohner immer nur die eine Seite des Mondes. So populair auch seine Vorlesungen über Physik wegen des gemischten Auditoriums gehalten werden mußten, so geist- und lehrreich waren sie doch, und oft mit köstlichem Witze gewürzt.

Eine Hauptsorge wendete er auf die Versuche, deren Ausführung dem seit vielen Jahren wohlbekannten Magister Seide oblag, und dessen Geschicklichkeit Lichtenberg gelegentlich rühmte. Dem vortrefflichen Manne, schon durch meinen Bruder, der während seines Aufenthaltes in Göttingen ihm nahe befreundet wurde und gegen den er die größte Achtung hegte, empfohlen, brachte mich der Galvanismus näher und zu einem öfteren wissenschaftlichen Verkehr. Ich beschäftigte mich gerade damals mit den Vorarbeiten zu einer weiteren Ausführung meiner Dissertation in einem größeren Werke und meine Versuche, die ich zu diesem Behuf anstellte, machten mich mit neuen interessanten Thatsachen bekannt. Lichtenberg zeigte großes Interesse an mehreren Versuchen, die ich unter seinen Augen anstellte und er widmete den Resultaten derselben einen eigenen Artikel in seinem jährlich erscheinenden Almanache. Ich verdankte seiner lebhaften Theilnahme an diesem Gegenstande, so wie einigen Aufsätzen von meiner Seite, namentlich über Deluc's elektrische Theorie, manche, theils kleinere, theils größere schriftliche Zusendungen von seinem Gartenhause aus, das er im Sommer bewohnte...

In den Weihnachtsferien machte ich einen kleinen Ausflug zu meinem Bruder, dem Professor der Mathematik in Helmstädt. Dieser Musensitz contrastierte auffallend durch seine Stille mit dem durch seine vielen Studenten geräuschvollen Göttingen. Auch schien mir das Zusammenleben der Professoren viel gemütlicher als in Göttingen, wo in jener gelehrten Vornehmheit die Herren mehr getrennt und isoliert von einander standen. Ich war besonders begierig, den *Hofrath Beireis* näher kennen zu lernen, dessen Renommee als eines halben Wundermannes, so wie seiner merkwürdigen Sammlungen auch zu mir gedrungen war. Es ist über ihn so manches bereits im Drucke erschienen[1]), wie denn auch Goethe seinen Besuch bei demselben umständlich besprochen hat, daß es überflüssig erscheinen könnte, sich hier noch weiter über ihn auszulassen, wenn nicht meine Erfahrungen mit ihm durch ihr Piquantes, und durch die vielleicht richtige Charakteristik noch einiges Interesse einflößen könnte. Er überbot gegen mich im eigentlichsten Verstande noch Münchhausen, und ich kann es nicht dem Umstande zuschreiben, daß er glaubte, meiner Jugend mehr bieten zu können, weil er diesem Charakter noch treu blieb, als ich ihn später noch einigemal als ein mehr gereifter Professor besuchte. Sein Äußeres im Anzuge war altmodisch und konnte an einen Adepten erinnern. Er hatte eine wahre Fuchsphysiognomie, und trotz seines höheren Alters war er noch sehr lebhaft, rührig und mittheilend, indem ich bei dem ersten Besuche volle acht Stunden bei ihm zubrachte. Bei dem Eintritte auf die Vordiele seines Hauses wurde man sogleich durch den Anblick einer ganzen männlichen Figur mit einem Stabe in der Hand frappirt, der wie der Spiritus familaris des Hausbesitzers erscheinen konnte, außerdem waren auf derselben allerhand, jedoch veraltete physikalische Instrumente aufgestellt. Daß Beireis Alles, was Kunst und Wissenschaft

---

[1]) Vgl. auch Fr. Karl von Strombeck, Darstellungen aus meinem Leben. Teil I (Braunschweig 1833), der ihn etwa zur selben Zeit wie Pfaff aufsuchte und dort (S. 63—66) trefflich über den Charlatan in einem „hechtblauen Hofrocke" berichtet hat. Außerdem Carl von Heisters Buch: Nachrichten über Beireis. Berlin 1860 und B. Schuchardt im Correspondenzbl. des ärztl. Vereins f. Thüringen XVI, 1887, S. 185—199.

darbietet, umfaßte, konnte man schon einigermaßen aus der Unterschrift eines Kupferstiches, den ich von ihm besitze, abnehmen, in welcher er als Professor von zwölf verschiedenen Wissenschaften, namentlich Logik, Anatomie, Chemie, Physiologie, Pathologie, Therapie, Chirurgie u. s. w. aufgeführt war. Als ganz glaubwürdig ist mir von ihm erzählt worden, daß, als der berühmte Volta bei seinem Besuche in Helmstädt ihn nach der Zahl der Stunden, die er täglich lese, frug, er äußerte: sonst täglich 12 Stunden gelesen, und diese Zahl nur etwas beschränkt zu haben, da er sich die Spitze seiner Zunge weggelesen. Seine erste Frage an mich war, welche von den 11 oder 13 Sammlungen ich zu sehen wünsche, worauf ich ihm erklärte, daß ich zu allen gleiche Lust habe. Ich konnte diese Zahl aber nur herausbringen, wenn ich für seine naturhistorischen Sammlungen eben so viele besondere Sammlungen zugab, als man Hauptabtheilungen des Thierreichs unterscheidet. Diese letzteren boten wenig Interesse dar, waren auch schlecht aufgestellt und in jeder Hinsicht unvollständig. Dasselbige galt von seiner Mineraliensammlung, die jedoch einige seltene Stücke, namentlich einige Prachtexemplare des sogenannten elastischen Sandsteins aus Brasilien enthielt; von dem berühmten Diamanten war diesmal nicht die Rede, doch wird er später vorkommen. Sehr ausgezeichnet war ohne Zweifel seine reiche Münz- und Medaillensammlung, deren Werth er ungeheuer anschlug. Ein eigenes Zimmer war von den Gemälden eingenommen, die aber zu einem nicht geringen Theil unordentlich an der Wand herumstanden. Als ich bei einem zweiten Besuche nach meiner Rückkehr aus Italien diese Sammlung wieder besah, wurde ich von einigen Stücken sehr angezogen, bei welcher Gelegenheit Beireis gegen mich äußerte, daß ein Engländer ihm erklärt habe, um Italien in Rücksicht auf Kunst kennen zu lernen, müsse man seine (Beireis) Sammlungen in Augenschein nehmen. Er hatte mich bereits mit allerlei Münchhausenschen Anekdoten in Rücksicht auf Preis und Ankauf seiner Gemälde und wie er selbst durch eigene Preisaufgaben einige derselben, namentlich eine weibliche Figur erworben, die mit dem von ihm aufgestellten Ideale übereinstimmend, welchem gemäß diese Venus ansehnliche Füße haben müsse, weil das Weib bestimmt sei, Kinder zu tragen, unterhalten, und ich war schon in der Thüre, als er mich zurückrief, und aus einer Schachtel eine seiner größten Seltenheiten, nämlich ein Überbleibsel des von Herostrat verbrannten Dianentempels vorwies, welches in ein paar regelmäßigen Stücken Glas, die mit Gold incrustiert waren, bestanden, wobei er bemerkte, daß er diese Kostbarkeit einem seiner Commisionaire, die er an verschiedenen Orten unterhalte, verdanke, der an Ort und Stelle, wo dieser Tempel sich befunden, nachgeforscht habe. Die sogenannten Vaucansonischen Automaten, nämlich Flötenspieler, der Tambourinspieler und die Ente, die nicht blos schnatterte, sondern auch ihr Futter verzehrte und mit allen Folgen verdaute, mit ihren Flügeln schlug u. s. w., waren in einem eigenen Zimmer aufgestellt, aber in Unordnung, so daß sie ihre Kunststücke nicht machen konnten.[1]) An seinen Lieberkühnischen Präparaten, die eine eigene Sammlung bildeten, mußte ich allerdings die Feinheit der Injektionen bewundern, die in mehreren Geweben einen nicht geahnten Reichtum von Gefäßen zeigten. Auch die Farbenpräparate wurden vorgewiesen, namentlich verschiedene Zinnoberarten, aber ein Convolut wurde nicht enthüllt, weil er von der Farbenintensität dieser Probe Gefahr für meine Augen fürchtete. In seiner Unterhaltung mit mir war er in seinen Urtheilen sehr scharf und kritisch. Er habe sich früh von den Fesseln der Autorität los gemacht, und namentlich die Entlassung seines Hauslehrers bewirkt, der ihn hart darüber angefahren, daß er Newton's Optik als unheilbares Zeug verworfen habe. Als dasjenige Collegium, auf welches er den größten Wert lege, nannte er seine Anweisung, neue Entdeckungen zu machen, die bei manchen seiner Zuhörer nicht ohne Frucht geblieben sei.

Bei einer Theatercollation, an der ich zu einer anderen Zeit Theil nahm und bei der mehrere Notabilitäten Helm-

---

[1]) Vgl. Goethes ergötzliche Schilderung in den Annalen 1805.

städts, namentlich der Abt Henke, anwesend waren, wurde
der Thee aus einem chinesischen Kästchen genommen, und
zugleich aus demselben ein Stück Seidenpapier hervorgezogen,
auf welchem sich chinesische Schriftzeichen befanden, die
er dechiffrirte.

Ich sah ihn zum letztenmale bei einem Besuch meines
Bruders im Jahre 1809. Im Äußeren und in der Unterhaltung
fand ich ihn unverändert und hier setzte er Allem, was ich
bisher von ihm erzählt, die Krone auf. Ich erkundigte mich
nämlich nach seinen berühmten Diamanten: ach! sagte er,
der existirt nicht mehr, ich habe ihn aufopfern müssen, um
nicht ein armer Mann zu werden; bei der Kriegssteuer, die
im Verhältniß des Vermögens im Königreiche Westphalen,
zu dem damals Helmstädt gehörte, ausgeschrieben war,
hätte ich eine ungeheure Summe zahlen müssen, da mein
Diamant dem Werthe nach kaum dem ganzen Herzogthum
nachstand, und so habe ich ihn verbrannt; das war aber auch
das göttlichste Schauspiel, welches mir dieser Verbrennungs-
Proceß darbot. — Übrigens war Beireis ein sehr geschätzter
practischer Arzt und wurde in allen wichtigen Krankheits-
fällen in höheren Ständen consultirt.

Geheimrath Hoffmann.

... Der Hauptzweck meiner Zusammenkunft war, mich
mit dem berühmten Leibarzte des Churfürsten von Mainz
C. L. Hoffmann, der mit seinem Herrn seine Zuflucht nach
Aschaffenburg genommen hatte, über die Krankheit des
Grafen Reventlow zu berathen. Dieser Arzt war dem Grafen
von der Fürstin Gallitzin und dem berühmten F. H. Jacobi,
dringend empfohlen worden. Er hatte früher seinen Aufenthalt in Münster gehabt und sich das höchste Ansehen und
Vertrauen unter seinen katholischen Glaubensgenossen erworben, für die er durch seine Unfehlbarkeit und seinen doc-
trinairen Dogmatismus wie geschaffen war.

Der ärztlichen Welt ist er durch mehrere ausgezeichnete Schriften, aber auch durch seine seltsamen Theorien

und bizarre Hypothese namentlich die nur einmalige Ansteckung der Blattern betreffend, hinlänglich bekannt.

Bei seinem großen ärztlichen Renommee wurde er als Leibarzt nach Mainz berufen. Hierüber ist mir nun folgende Anekdote als verbürgt erzählt worden. Es war ihm wohlbekannt, daß die hypochondrischen Beschwerden seines neuen Kranken, des Churfürsten, zum Theil mit von dem etwas reichlichen Genuß des vortrefflichen Rheinweins herrührten. Nach seiner Ankunft in dem ihm im Schlosse angewiesenen Quartiere war sein erstes, es sich bequem zu machen, sich in den Schlafrock zu werfen und seine Pfeife anzuzünden. Der Hofmarschall, welcher ihn begrüßen sollte, war nicht wenig bestürzt, als er den Tabaksdampf aufwirbeln sah. Er äußerte gegen den neuen Leibarzt, daß dem Churfürsten nichts mehr wie Tabaksrauch zuwider sei, und daß für die unverbesserlichen Raucher hundert Schritte vom Schlosse ein Pavillon angewiesen sei, wenn sie rauchen wollten. Nun, nun, erwiederte Hoffmann, unserm gnädigen Herrn würde bei seinen Beschwerden eine Pfeife Tabak des Morgens sehr heilsam sein. Der Herr Hofmarschall zuckte aber bedenklich die Achseln bei dieser Äußerung. Nachdem der bedächtige Leibarzt bei seiner ersten Audienz die ausführlichen Klagen über seine Beschwerden von dem hohen Patienten geduldig angehört und sich eine Zeitlang besonnen hatte, äußerte er gegen denselben, daß eine Pfeife Tabak des Morgens mancher Beschwerde abhelfen würde. Aber, mein Gott, lieber Hoffman, erwiederte der Churfürst, der Tabaksrauch ist mir das Unerträglichste, das ich kenne; nun, nun, Ihre churfürstliche Gnaden, wir fangen mit wohlriechenden Kräutern an und mischen allmählig etwas Tabak bei. Nur ein Mann wie Hoffmann, an den der unbedingte Glauben herrschte, konnte den Churfürsten allmählig in einen Raucher verwandeln.

Ich war, als ich zum Behuf einer Consultation demselben einen Besuch machte, schon durch sein Äußeres frappirt.

Sein ungewöhnlich großer Kopf hatte auf die Gräfin einen solchen Eindruck gemacht, daß sie ihn nur den Minotaurus nannte. Er verordnete dem Grafen Reventlow das von ihm in die Arzneikunst vorzüglich eingeführte, mit dem Namen *Calx Antimonii cum Sulphure* bezeichnete Mittel in einer Abkochung, auf welches er großen Wert legte, das aber dem Kranken leider keine Hülfe brachte[1] ...

Aus: Reise nach Paris im Frühjahr 1801.

Außerdem zog mich mächtig gleich einem Magnet mein alter seitdem zu so hohem Ruhme gelangter Lehrer und Freund, *George Cuvier*, dorthin, durch dessen Vermittlung ich auch mit den bedeutenden Wissenschaftsmännern meines Faches näher bekannt zu werden hoffen durfte.

So trat ich denn meine Reise dahin am 1. April, dem Tage vor jenem vor die dänische Marine so ruhmvollen aber unglücklichen Kampfe mit der englischen Übermacht unter Nelson, an, und es kamen uns auf unserer Reise erst erfreuliche Nachrichten über den Sieg auf unserer Seite, dann aber auch später Äußerungen der wärmsten Sympathie für die muthigen Kämpfer des Nordens entgegen.

Mein erstes Geschäft nach meiner Ankunft in Paris war, meinen alten Freund Cuvier aufzusuchen. Er hatte, nachdem die von Professor Behn herausgegebene Correspondenz Cuviers mit mir im Jahre 1792 aufgehört hatte, alle Stürme der Revolution durchgemacht, und für seine großen Leistungen in allen Theilen der Naturgeschichte die höchste Anerkennung und die Anstellung eines Professors der vergleichenden Anatomie am *jardin des plantes* und als Secretair des Instituts errungen. Es war ein für die Wissenschaft und ihre Pflege höchst günstiger Zeitpunkt, wo sich der erste Consul durch den Titel „Mitglied des Instituts" noch hochgeehrt fühlte, und diesen Titel allen übrigen vorsetzte, und wo die ersten

---

[1] Auch G. A. Bürger nennt Hoffmann, der ihn im Sommer 1778 in Hofgeismar behandelte, „den schnurrigen Hoffmann": „Er hatte mich ganz ausnehmend in Affection genommen; aber dennoch konnte ich über seine Schnurrigkeit soviel nicht erhalten, daß er mir gegen die Beschwerden meines Leichnams was gerathen oder verordnet hätte.... Heute hatten wir weiter nichts zu thun, als von der Existenz der Pockendrüsen, von seinen Streitschriften über allerhand logische Spitzfindigkeiten usw. zu disputieren."

Männer in der Wissenschaft, wie ein Laplace, Chaptal und Monge, zugleich an die Spitze der Staatsverwaltung gesetzt wurden. Das großartige Institut des *jardin des plantes*, in welchem besondere hochberühmte Lehrer für jeden Zweig der Naturgeschichte, für Geographie, Geologie, für theoretische und technische Chemie angestellt waren und mit welchem die großen National-Museen in Verbindung standen, hatte sich dieser Pflege und Aufmunterung im hohen Grade zu erfreuen. Hier fand sich auch die reiche Sammlung für vergleichende Anatomie, die von Cuvier so gut wie neu geschaffen, die aber damals noch in einem sehr unscheinbaren Locale aufgestellt war. Cuviers Wohnung selbst bestand in einem Pavillon von sehr beschränkten Räumlichkeiten, auch seine Haushaltung war damals noch höchst einfach, eine einzige Haushälterin besorgte die einfache Wirtschaft, kein Bedienter störte die gleichsam noch republikanische Einfachheit. Cuvier befand sich in jener glücklichen Lage, ganz den Wissenschaften leben zu können, ohne durch einen nach einem erborgten Glanze strebenden Ehrgeiz auf eine diesem heiligen Dienste fremde Laufbahn verlockt zu werden. Cuvier war damals gleichsam noch ein halber Deutscher. Wenn er gleich die Leichtigkeit in der deutschen Unterhaltung verloren hatte, so liebte er doch die deutsche Unterhaltung mit mir. Auch einigen seiner gelehrten Freunde hatte er die Lust zu dieser Sprache eingeflößt, namentlich trieb Biot das Studium derselben mit Eifer. Cuviers ganze Zeit war unter seinen tiefen Studien im Cabinet und seinen mannigfaltigen Berufsarbeiten als Lehrer und Secretair der naturhistorischen Classe des Instituts getheilt, und nur wenige Zeit widmete er der Erholung. Ich war glücklich genug dies Alles mit ihm zu theilen, und seine ganze seltene Virtuosität und Individualität kennen zu lernen, sowohl durch meine Theilnahme an seinen Vorlesungen, wie auch als sein täglicher Tischgenosse. In dem Kreise der wenigen Freunde, welche er von Zeit zu Zeit um sich versammelte, war er unstreitig der geistreichste. Hier schwand auch jener Ernst, der wenigstens in seinem Äußeren am charakteristischsten hervortrat, Cuvier war der heiterste, belebteste Gesellschafter, die Unterhaltung war frei von pedantischer gesuchter Gelehrsamkeit, und wenn sie in eine Disputation ausarten wollte, so schnitt sie Cuvier mit einem brisons là dessus ab. Übrigens war meines Freundes literarische Thätigkeit, sowohl als Lehrer wie auch als Schriftsteller in diesem Zeitpunkte bewunderungswürdig, worüber ich als sein täglicher Tischgenosse und Theilnehmer an dieser Thätigkeit, und in gewisser Hinsicht als Schüler desselben das vollständigste Zeugnis ablegen kann. Er hielt während eines Theils des Sommers Vorlesungen über die vergleichende Anatomie im Pflanzengarten vor einem sehr zahlreichen Auditorium, und noch außerdem populaire Vorträge über die Naturgeschichte in dem sogenannten Athenäum vor einem sehr gemischten Publicum, wozu auch Damen gehörten. Diese Vorträge zeichneten sich nicht so sehr durch glänzende Beredsamkeit, als vielmehr durch ihre Klarheit, Gründlichkeit und doch zugleich durch ihre Eleganz auf. Es war um diese Zeit gerade ein Stör von außerordentlicher Größe für das Museum eingegangen, dessen Zergliederung durch Cuvier und Dumenil für uns sehr lehrreich war, und den die Professoren des Pflanzengartens am Ende für ihre Mahlzeit unter einander theilten...

Alexander Volta war in Paris angekommen, um die Franzosen mit seinen Entdeckungen näher bekannt zu machen. So wichtig und tief eingreifend auch die Arbeiten Coulombs in der Lehre von der Electricität gewesen waren, so wenig hatten die Männer, die sich mit dem Studium der Naturwissenschaften beschäftigten, und namentlich die Chemiker, die eine Hauptrolle im Nationalinstitute spielten, Notiz davon genommen, und vor allem war die Lehre vom Galvanismus eine wahre terra incognita für dieselben. Volta machte also das größte Aufsehen unter ihnen und mußte sie buchstäblich erst in die Schule nehmen, um ihnen die Theorie seiner unsterblichen Erfindung, der Säule, verständlich zu machen. Mir das besondere Glück zu Theil, dem großen italienischen Physiker durch meine Inaugural-Dissertation bekannt geworden zu sein. Hier hatte ich dem Scharfblicke und dem großen Experimentir-Genie Voltas das Hauptverdienst in dem Anbau dieses neuen Gebietes der merkwürdigsten Naturerscheinungen vindicirt, was in Beziehung auf Galvani mehr ein glücklicher Zufall gewesen; vielleicht mochte das mit zu der freundschaftlichen Aufnahme und Beachtung beigetragen haben, die mir von diesem herrlichen Manne zu Theil wurde. Ich muß ihn mit diesen Namen bezeichnen, denn nie habe ich so große Bescheidenheit, so viel ächte Einfalt mit so vielen Verdiensten vereinigt gefunden. Und der schöne Ausdruck seines Geistes in den sprechenden Augen, verbunden mit der charakteristischen lombardisch-italienischen Physiognomie, mit einer hohen Gestalt und der würdigen Haltung ist meiner Phantasie unvergänglich eingeprägt geblieben. Je mehr die Volta auszeichnende Eigenschaften den Franzosen oft fehlen, um so größere Gewalt scheinen erstere über dieselben auszuüben, wenn sie im Bunde mit großen Verdiensten und einem wahren wissenschaftlichen Genie auftreten, und so ward denn auch Volta dieselbe günstige Aufnahme zu Theil, wie zwanzig Jahre vorher seinem Geistesverwandten Franklin.

Volta und Cuvier hatte ich es damals zu verdanken, daß ich zu den Sitzungen der Commission gezogen wurde, welcher die Prüfung der neuen Entdeckungen Voltas übertragen war. Noch trat damals die Voltasche Säule in ihrer bescheidenen Gestalt von kleinen Zink- und Kupferplatten in einem Etui von weißem Blech eingeschlossen auf, erregte aber nicht wenig Erstaunen, als Volta durch Hülfe seines Condensators und Strohhalm-Electromotors die Gesetze derselben entwickelte. Ich war leider schon abgereist, als jene merkwürdige Sitzung des Nationalinstituts statt fand, in welcher Volta seine Epoche machende Abhandlung über die „Säule" vorlas, jene Sitzung, an welcher der erste Consul selbst Theil nahm und zugleich die allgemeine Begeisterung theilte, wodurch die Aussetzung jener zwei galvanischen Preise, eines kleineren von 3000 Franken und eines größeren von 100 000 Franken veranlaßt wurde, von denen ersterer, mitten im Kriege zwischen Frankreich und England, Humphry Davy, und seine, freilich nicht lange die Probe bestehende Entdeckung der sogenannten uni- und bipolaren Leiter der Electricität zuerkannt wurde.

Karl Friedrich Burdach
(1776—1847)

Er wurde am 12. Juni 1776 in Leipzig geboren, ließ sich dort als praktischer Arzt nieder und wurde da 1806 a. o. Professor der Medizin. 1811 kam er als Ordinarius der Anatomie nach Dorpat, von da in der gleichen Eigenschaft nach Königsberg, wo er nach einem reichen wissenschaftlichen Leben am 16. Juli 1847 starb. Nach dem Tode erschien seine Selbstbiographie: ,,Rückblick auf mein Leben" (Leipzig 1848), die er 1842 zu schreiben anfing und kurz vor seinem Tode beendigen konnte. Es sollte auch seine letzte literarische Arbeit werden: ,,ich wollte nichts beschönigen, aber man sollte auch nicht an mir irre werden und die Gesinnungen, die ich geäußert, nicht für Heuchelei halten." Auf Grund einer eigenen Analyse gelangt er über sich selbst zu folgenden Urtheil: ,,Waren auch meine Geisteskräfte nur mäßig, so fehlte es mir dafür nicht an lebendiger Gemüthskraft; in meinen Ansichten und Gefühlen, meinen wissenschaftlichen Bestrebungen und meinem Handeln fand ich eine Einheit, die mich glücklich machte, so daß ich selbst eine reinere Begabung gern entbehrte." Im ganzen sind Burdachs Erinnerungen deshalb so wichtig, weil sie völlig objektiv sind und weil sie uns einen vorzüglichen Einblick in den Stand der damaligen wissenschaftlichen Bestrebungen verschaffen. Am bekanntesten hat Burdach gemacht: ,,Vom Baue und Leben des Gehirns und Rückenmarks. 3 Bände, Leipzig 1819—25, in dem der später nach ihm benannte Fasciculus cuneatus (Burdachscher Strang) beschrieben ist. Interessant und ganz besonders wertvoll erscheint mir K. Ernst von Baers Urteil über Burdach der ihn einen sehr liebenswürdigen und geistreichen Mann nennt, aber dabei betont, daß er nicht die Gewohnheit hatte, oder das Bedürfnis fühlte, selbst viel zu zergliedern." (Baer, Selbstbiographie S. 419.)

... Ehe dieses geschah, hatte ich mit meinem Sohne noch ein schweres anatomisches Geschäft. Ein Hauptmann *von Droste* hatte vor mehreren Jahren, als er den baldigen Tod seiner Gemahlin befürchtete, bei mir anfragen lassen, ob ich es übernehmen sollte, ihren Leichnam einzubalsamiren. Jetzt aber war er selbst, gegen siebzig Jahre alt, gestorben und seine Gemahlin übertrug mir nun am 11. August 1827 diese Procedur an seinem Leichname, da sie denselben in einem Glaskasten in ihrem Wohnzimmer aufgestellt sehen wollte. Es war ein wohlgenährter Körper von ungewöhnlicher Größe, und man hatte ihn nach dem Tode zwanzig Stunden lang bei

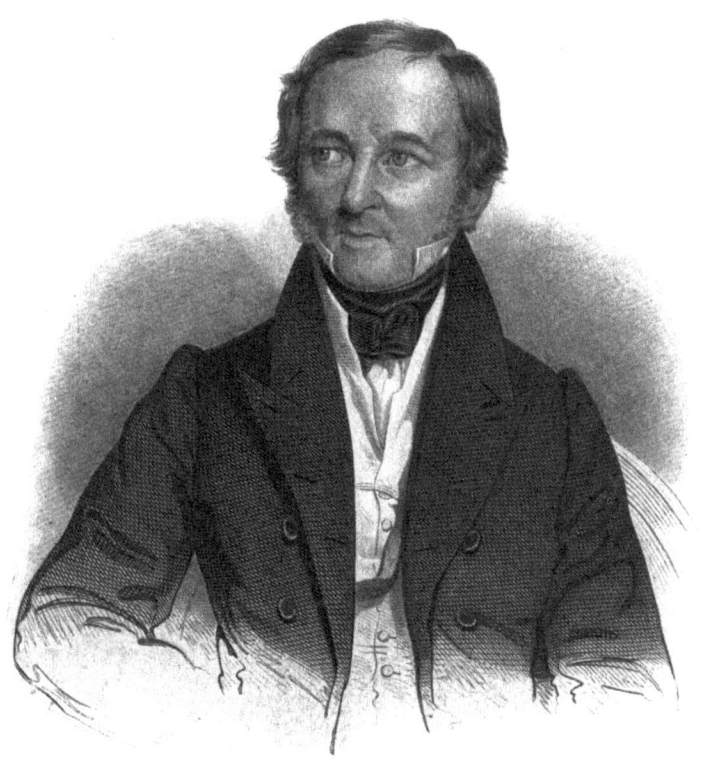

Karl Friedrich Burdach.

der starken Sommerhitze im Bette liegen lassen, ehe er mir und meinem Sohne in der anatomischen Anstalt übergeben wurde. Nachdem wir ihn exenterirt hatten, spritzten wir eine Kalilauge in die aufsteigende Aorta, die *arteria anonyma* und die beiden Hüftarterien so lange, bis alles Blut verflüssigt und durch die entsprechenden Venen ausgetrieben worden war, so daß das nunmehr eingespritzte Wasser, welches die Kalilauge selbst hinwegnahm, ungefärbt abfloß. Nachdem diese Operation mit dem vollkommensten Erfolge vor sich gegangen war, spritzten wir eine feine rothe Wachsmasse in beide Carotiden und hatten die Freude, zu sehen, wie das Gesicht seine Falten verlor und die Wangen sich rundeten, den Schein lebendigen Turgors, ja selbst einen leisen Schimmer von Röthe gewannen. Wir wünschten uns Glück und legten den Leichnam in eine Lauge von Aetzsublimat, und da er nicht auf dem Boden der Wanne blieb, was uns freilich etwas stutzig machte, so hielten wir ihn durch aufgelegte große Steine darnieder. Am folgenden Morgen sahen wir zu unserm Schrecken, daß er die Steine abgeworfen hatte und oben schwamm: es war offenbar, daß die Fäulnis mit aller Macht hereinbrach. Wir nahmen durch Trepanöffnungen das Gehirn, in welchem wir die feinsten Haargefäße mit unserer Injektionsflüssigkeit gefüllt fanden und, so weit es möglich war, das Rückenmark heraus, exstirpirten die Augen, legten den Leichnam in eine frisch bereitete, stärkere Lauge von Aetzsublimat und beschwerten ihn mit mehreren Centnern schweren Steinen. Demungeachtet schwamm er bald wieder oben und die Fäulniß schritt fort. Wir machten nun an der Rückseite des Rumpfes und der Gliedmaßen tiefe Einschnitte, spritzten von der Sublimatlösung so viel als möglich zwischen die Muskelmasse, machten immer frische und stärkere Lauge, hingen leinene Beutelchen mit Sublimat in Substanz darein, so daß fast der ganze Vorrath davon in den Königsberger Droguerie-handlungen und Apotheken darauf ging: Alles vergeblich; der Leichnam warf die größten Steine herab und schwamm oben auf. Wir bändigten ihn nicht eher, als bis wir ihn durch eine an der Decke angebrachte Rolle an einem Seile in die

Höhe zogen, so in ein über sieben Fuß hohes Faß, mit Sublimatlauge gefüllt versenkten und mittels eines eingepaßten Deckels darnieder hielten. Die Dauerhaftigkeit, welche er in dieser dreiwöchentlichen Clausur erlangte, stimmte jedoch nicht zu dem, was sich indeß im Hause des Verstorbenen ereignete: die Wittwe nämlich hatte ihr Herz einem jungen Manne zugewendet, und da sie schon zu alt war, um das Glück der Liebe lange hinausschieben zu können, verlobte sie sich mit ihm, ehe sie noch einen Monat in dem traurigen Wittwenstande zugebracht hatte. Der zum Erben eingesetzte Bräutigam meldete mir schon am 8. September, daß sie gestorben sei, und er sie ihrem Wunsche gemäß sammt ihrem Gemahle, dessen Einbalsamirung nun unterbleiben müsse, beerdigen lassen wolle. Ich erwiderte, daß die Einbalsamirung bereits vollbracht sei; der Leichnam wurde vollständig mumificirt herausgehoben, angekleidet und in den Sarg gelegt; die Augenhöhlen wurden mit Baumwolle gefüllt, die Augenlider, Lippen und Wangen durch Drücken und Streichen in die normalen Formen gebracht: unser Werk war auf das Beste gelungen und macht uns nach der vielen Mühe und Sorge nicht wenig Freude. Allein der Erbe war sehr verdrießlich darüber, daß er die Kosten der Einbalsamirung tragen mußte und machte seiner üblen Laune Luft, indem er es sehr unrecht fand, daß wir die Mumie zur Schau ausgestellt hatten, auch behauptete, sie sehe dem alten Herrn nicht ähnlich, was in sofern richtig war, als sie nicht mehr die durch Alter und Krankheit gezogenen Furchen zeigte. Unser Kunstwerk wurde wirklich begraben!

Ich selbst.

1. Geisteskräfte.

Nachdem ich nun erzählt, was ich erfahren und gethan, bleibt mir nur wenig, aber doch Einiges über mich selbst zu sagen übrig. Wie ich in dem Berichte von meinen Leistungen über diese gegenwärtig ein richtigeres Urtheil fällen zu können glaubte, weil mir meine Arbeiten, da ich sie selten wieder nachgesehen hatte, einigermaßen fremd geworden sind, so traue ich auch dem Urtheile über mich selbst jetzt um so mehr Unbefangenheit zu, da ich am Ziele meiner Laufbahn stehe und mich als einen bereits Abgeschiedenen anschaue. Wie dort, so werde ich auch hier mich ganz offenherzig aussprechen: ich habe nicht allein den Muth, meine Mängel zu bekennen, sondern auch den größeren, mich meiner guten Eigenschaften zu rühmen; und sollte ich mich dabei hin und wieder täuschen, so will ich auch diese Schwäche nicht verhehlen, da sie ebenfalls zu meiner Charakteristik gehört.

... Vermöge meiner geistigen Constitution ging ich nur darauf aus, eine schlichte Anschauung der Natur dadurch zu gewinnen, daß ich ihre Erscheinungen nach dem Gebote der Vernunft im Zusammenhange betrachtete; und man kann mich der Flachheit zeihen, indem ich von spitzfindigen Erörterungen einzelner Gegenstände, so wie von tiefsinnigen Forschungen fern blieb. Ich habe mich mit *Kant, Fichte, Schelling, Hegel* bekannt gemacht, aber Keinem und Letzterem am Wenigsten, in die Tiefe der Speculation ganz folgen können; ich eignete mir von ihnen nur das an, was ich verstand und wovon sie mich überzeugten, so daß ich denn auch kein Nachbeter von ihnen geworden bin; zum Beispiel die Kategorien von Quantität und Qualität, Relation und Modalität habe ich nicht etwa angewendet, weil ich *Kanten* folgte, sondern ich bin im Laufe meiner Studien und auf empirischem Wege dazu gekommen. Als ich nämlich die Sinne unter einander verglich, um sie als ein Ganzes und dessen Gliederung zu erkennen, überzeugte ich mich, daß sie nicht nach einem einfachen Maßstabe beurtheilt werden dürften, sondern aus verschiedenen Gesichtspunkten zu betrachten wären, und fand nun, daß es solcher Gesichtspuncte nur vier gäbe, diese aber den *Kantschen* Kategorien entsprächen (vom Baue und Leben des Gehirns, Bd. III, S. 115—222). Dasselbe bestätigte sich mir im Betreff der Verhältnisse der Befruchtung (Physiologie, Bd. I, S. 286, 296) und der Lebensalter (ebendas. Bd. III, S. 644, 650). Über den Grund der Kategorien wollte ich eine ausführliche Untersuchung bekannt machen; indeß

habe ich nur eine Andeutung davon gegeben (Blicke ins
Leben, Bd. II, S. 174 flgg.).

Sich mit speziellen Untersuchungen beschäftigen, ist eben
so angenehm und lohnend: man wählt sich den Gegenstand,
der gerade interessiert oder über welchen der Zufall besondere
Aufschlüsse gewährt hat, und läßt liegen, was gleichgültig
oder unbequem ist; man bewegt sich mit völliger Freiheit, und
bei nöthiger Aufmerksamkeit und Ausdauer bleibt es nicht
leicht ohne Ausbeute: *ut enim naturam novi, vix unquam eum
dimittit, a quo consulitur, quin aliquod laboris praemium
reddat* (Haller opp. min. Tom. II. p. 185); das dabei erworbene Verdienst wird endlich von den Zeitgenossen allgemein anerkannt und bleibt als Thatsache auch bei den kommenden Generationen in Ehren. Wer dagegen sich mit Zu-
sammenstellung des Beobachteten beschäftigt, um Resultate
daraus zu ziehen, ist mehr gebunden, und seine Arbeit wird,
wenn auch gar wohl benutzt, doch verhältnißmäßig gering
geschätzt, zumal bei einer erwerbsüchtigen und materialistischen Richtung des Zeitalters. Den Einzelheiten nachjagend
legt man oft nur auf diese einen Werth, indem man meint,
denken könne Jeder, und dies sei im Grunde nur eine Art
des Müßiggehens, ungefähr wie der Tagelöhner sich nicht davon überzeugt, daß man ruhig am Tische sitzend arbeiten
kann. Man will immer mehr Stoff für die Wissenschaft gewinnen und kommt darüber am Ende gar nicht zum Denken,
da man es stets verschiebt. Indem man dies nicht achtet,
macht man auch keinen Unterschied zwischen einer wissenschaftlichen Combination und einer geistlosen Compilation.
Wie eine Opernsängerin es unter ihrer Würde hält, im Schauspiele aufzutreten, weil das Sprechen keine Kunst ist, so
fürchtet der wissenschaftliche Detaillist, durch eine syste-
matische Arbeit seinem Rufe zu schaden; wie denn ein geachteter Naturforscher vor Kurzem den Ausspruch that:
ein tüchtiger Mann schreibt jetzt kein Buch, sondern nur Abhandlungen. Man bedenkt nicht, daß die Disciplinen auf
solche Weise in Gefahr kommen würden, unter der Last des
Stoffes zu erliegen; daß eine noch so große Menge vereinzelter

Kenntnisse immer noch keine wirkliche Wissenschaft giebt; daß es nöthig ist, von Zeit zu Zeit in der empirischen Forschung anzuhalten und im Überblicke des gegenwärtigen Zustandes der Wissenschaft zu erkennen, was nun noch zu thun ist. — In dem Urtheile über meine Leistungen hat sich jene Einseitigkeit der Detaillisten öfters gezeigt. Ich bin im Gebiete specieller Forschung keineswegs ganz unthätig gewesen. Ich habe die Resultate meiner Untersuchungen über die Formen der Verzweigung der Haargefäße und über den Mechanismus der Herzklappen bekannt gemacht und in Betreff der Centraltheile des Nervensystems Manches entdeckt, z. B. die Textur des Rückenmarkzapfens und seines Endfadens, die Verhältnisse der doppelten Fasern der Pyramiden und des Hülsenstranges, den Zusammenhang der Oliven, die Art, wie die einzelnen Schichten des kleinen Hirns sich fortsetzen, die Vormauer, die Linsenkerne, die Zwingen u. s. w. Auch habe ich über manche meiner physiologischen Experimente berichtet, namentlich über die Bildung der Stimme, über den Herzschlag, über die Bewegung des Gehirns, über den Einfluß des sympathischen Nerven auf die Eingeweide, über die Function des fünften und siebenten Hirnnerven; auch habe ich nicht unterlassen, mich über andere Lebenserscheinungen durch eigene Beobachtung zu unterrichten. Daß ich auf dem Gebiete der empirischen Forschung nicht mehr geleistet habe, hat seinen Grund zum Theil allerdings in der vorwaltenden Neigung zur Theorie; zum Theil aber auch darin, daß meine Lage erst spät mir gestattete, mich eigenen Beobachtungen hinzugeben (S. 161, 229): als ich einmal an einem alphabetischen Register, um bald fertig zu werden, mit großer Emsigkeit gearbeitet hatte, konnte ich mir anfangs zwei Dinge nicht zusammen denken, ohne zugleich der Reihenfolge ihrer Namen im Alphabete mich zu erinnern, — und so mag die Gewöhnung auch in Betreff systematischer Arbeiten ihre Macht über mich bewiesen haben. Nach der Regel: *a potiori fit denominatio* mußte ich es mir gefallen lassen, daß man mich als Systematiker bezeichnete, wiewohl ich mich nicht überzeugen konnte, daß man darum meine speciellen Unter-

suchungen, z. B. über die Halsrippen, über die zweileibigen
Mißgeburten u. s. w. ganz übersehen mußte. Wie man aber,
um Menschenkenntniß zu erlangen, nicht gerade weit zu
reisen braucht, so schien mir eine mäßige Reihe eigener Beobachtungen über die wichtigsten Lebenserscheinungen hinreichend, um unter fleißiger Benutzung fremder Erfahrungen
die Physiologie gründlich bearbeiten zu können.

In der zeitgemäßen Bearbeitung der Physiologie fand ich
zunächst zwei große Nebenbuhler, die durch Umfang und
Gehalt ihrer speciellen Forschungen ohne allen Vergleich
größere Verdienste sich erworben hatten, als ich, in wissenschaftlicher Hinsicht aber nach entgegengesetzten Richtungen
hin von mir abwichen: den geistreichen *Carus*,[1]) der mit poetischem Sinne die Idee des Lebens auffaßte, aber oft unklar
und phantastisch erschien; und den unermüdlichen *Johannes
Müller*,[2]) der bei empirischem Reichthume und philosophischem
Raffinement in vereinzelten materialistischen Theorien sich
verlor. Ich aber stand zwischen ihnen, indem ich im Geiste
wirklicher Erfahrungswissenschaft mich treu an die Erscheinungen hielt, sie jedoch im Zusammenhange betrachtete und
dadurch allein die Anschauung derselben nach ihrem Wesen
erstrebte. Daß mich frühzeitig die Naturphilosophen als
bloßen Empiriker verrufen (S. 162 flg.) und die Empiriker als
philosophischen Träumer verdächtigt hatten, habe ich bereits angeführt. Ich ging unbekümmert auf meiner Bahn
fort. In der alten Schule erzogen, hindurchgegangen durch
die Stadien der Nervenpathologie, des Brownianismus, der
Naturphilosophie und der Chemiatrie schien ich mir zu einem
unbefangenen Urtheile über die Ereignisse der neuesten Zeit
herangereift zu sein. Ich folgte nicht dem Beispiele der Greise,
welche das Treiben der neuen Generation, weil es ihnen fremd
ist, verdammen, und, wenn sie zu vorsichtig sind, um in
offene Opposition zu treten, mit der Gegenwart grollen; vielmehr achtete ich die Bereicherung unserer Kenntnisse, die

---

[1]) Carus, vgl. unten S. 177 ff.
[2]) Briefproben bei Ebstein a. a. O. S. 110—123.

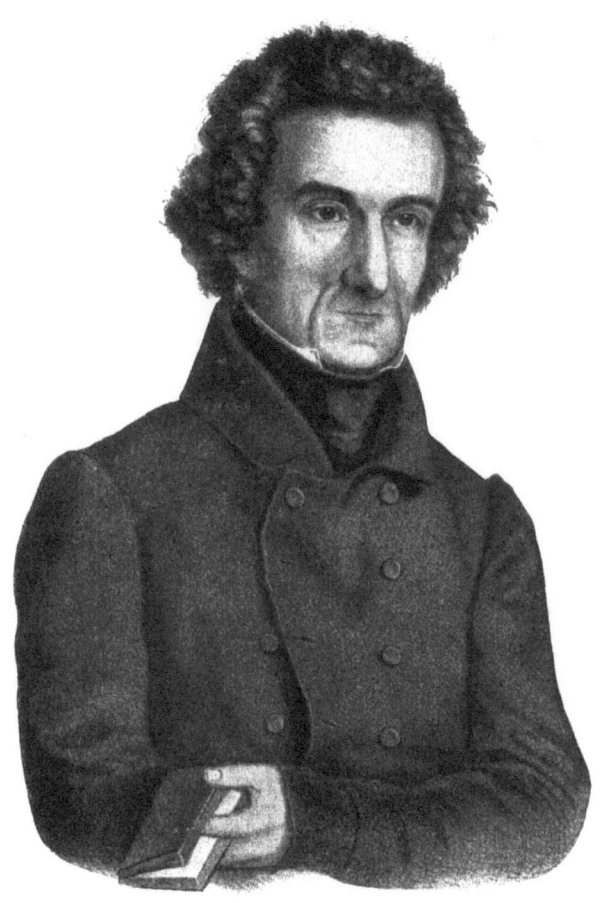

Johann Nepomuk von Ringseis.

wir der nach Besiegung der naturphilosophischen Revolution erfolgten Restauration des Empirismus verdanken, konnte mich aber nicht für alle geringfügige Einzelheiten, auf welche die jüngern Forscher großes Gewicht legen, interessieren, da ich über das Ganze meine Ansicht ausgebildet hatte.

Johann Nepomuk von Ringseis
(1785—1880)

Er wurde als der Sohn eines Gastwirts in Schwarzhofen in der Oberpfalz am 16. Mai 1785 geboren. Er studierte 1805—1812 in Landshut unter Tiedemann und Walther, machte bei Röschlaub „mit seinem Atome spaltenden dialektischen Scharfsinn" seine Doktorarbeit und wurde dann Assistent bei ihm. In diese Zeit fällt die für ihn bedeutungsvoll gewordene Freundschaft mit Clemens und Bettina von Brentano. Auf seinen Studienreisen kam er 1812 nach Wien und 1814/15 nach Berlin, wo ihn der alte Heim am meisten anzog. Mit Goethe, den er ebenfalls 1815 besuchte, teilte er die Vorliebe fürs Mineraliensammeln. 1815/16 machte er als Spitalmedikus den Feldzug nach Frankreich mit und ließ sich 1816 in München nieder, wo die Philosophen Baader, Schelling und Feuerbach zu seinen Patienten gehörten. Dadurch, daß er zum Reisebegleiter des Kronprinzen Ludwig ernannt wurde, erhielt er auch gleich die Oberarztstelle an der medizinischen Abteilung des dortigen Krankenhauses. Seit 1818 las er Vorlesungen in lateinischer, seit 1836 in deutscher Sprache an der 1826 nach München verlegten Hochschule. Die Diagnostik stand für ihn im Mittelpunkt des Interesses. So war er es auch, der den Gebrauch des Stethoskops in München eingeführt. In späterer Zeit betätigte er sich politisch und galt für einen politischen Schwärmer. In seiner Polemik konnte er recht scharf sein, besonders gegen Schönlein, den er mit „Großfürsten medicinische Wissenschaft" anredet. Die Angriffe auf Schönlein hat dessen Schüler Siebert mit derselben Grobheit und Gehässigkeit zurückgewiesen. Ringseis' (1841) System der Medizin wurde nicht ernst genommen, und er selbst konnte sich nicht mehr halten. 1852 wurde er „wegen vorgerückten Alters" seiner Stellung enthoben. Er hatte aber noch ein langes Leben vor sich: 1872 wurde er als Universitätsprofessor pensioniert. Von 1875 ab arbeitete er an seinen Memoiren. Die letzten Jahre verbrachte er auf einem Landhaus in Tutzing am Starnbergersee, wo er am 22. Mai 1880 im Alter von 95 Jahren starb. (Vgl. über ihn Kerschensteiner: Geschichte der Münchener Krankenanstalten. München 1913, S. 195—211.)

... Vom Wichtigsten war mir der Verkehr mit dem „*alten Heim*"[1]), dem gefeierten, aus Meiningen gebürtigen Arzte und Geheimrath, dessen Genialität als Diagnostiker und Praktiker

---

[1]) Vgl. G. W. Kessler, Leben Ernst Ludwig Heims. Leipzig 1846.

sowie in seiner ganzen Persönlichkeit mir einen großen und
dabei äußerst liebenswürdigen Eindruck hinterlassen hat.
Seine freundliche Heiterkeit, seine anspruchslose Unbefangenheit, sein nicht selten kindlich anmuthiger Scherz, stachen
auffallend ab von der kalt vornehmen Gemessenheit mancher
seiner Kollegen, z. B. des ebenfalls berühmten *Formey*. Heim
erwies mir die Ehre, zu seinen täglichen von 6—7 Uhr stattfindenden Morgenordinationen an Arme (oder an Jeden, der
die Stunde nicht scheute) mich aufzufordern, und täuscht
mich nicht die Erinnerung, so war dazumal, vermuthlich in
Folge der kriegerischen Zeitläufte, kein anderer junger Arzt
zugegen. Heim erschien hier noch in Hemdsärmeln und vollendete, um Zeit zu gewinnen, seinen Anzug während der
Ordinationen. — Auch in der Privatpraxis nahm er mich in
merkwürdigen Fällen mit sich, und überdieß erfreute ich mich
an seinem Tisch, zu dem er mich ofter geladen, seines geistvollen und heiteren Gesprächs.

Ich habe bei Heim Verordnungen von höchster Genialität
gesehen, womit ich nichts zu vergleichen wüßte, was ich vorher und nachher an anderen Ärzten beobachtete. (*Peter
Frank* praktizierte nicht mehr, als ich zu Wien ihn traf.) —
Alle genialen Ärzte sind für gewöhnlich sparsam in ihren
Mitteln, aber sie haben die Einsicht, daß sie das Außerordentlichste und Kühnste wagen dürfen und müssen, und die
Kühnheit, dieser Einsicht zu folgen.

Die Feinheit von Heims Sinnen war bekannt. Als er einst
in meiner Gegenwart in seinem Ordinationszimmer sich mit
Kranken beschäftigte, trat eine Magd mit einem Kinde herein
und setzte sich gleich neben der Thür auf einen Stuhl. Ohne
die Person, mit der er sprach, zu verlassen, und den kleinen
Patienten in Augenschein zu nehmen, rief er: „Das Kind
hat den Scharlach." Am Geruch hat er dieß erkannt. Die
Graviditas extrauterina eines Kindes merkte er aus der Besonderheit im Schmerzensschrei der Mutter.

... Als einst Heim wiederum mit seinem scharfen Geruchsinn einen Scharlach gewittert hatte, der aber nicht zum Vorschein gekommen war, setzte er den Patienten in ein kaltes

Bad, aus welchem derselbe schon ganz rothgefleckt herauskam.[1])

Einer Prinzessin, die ihn zum Leibarzt begehrte, setzte er, wie er mir erzählt hat, folgende drei Bedingungen, die sie angenommen: 1) daß sie ihn nicht mit *Er* anrede, sondern mit *Sie*; 2) daß er nicht in Schuhen und seidenen Strümpfen zu erscheinen brauche und 3) daß sie ihn nie länger als höchstens fünf Minuten warten lasse. Es ist bekannt, wie hohe und höchste Herrschaften oft rücksichtslos mit der Zeit anderer Menschen umgehen, daß wohl ein vielbeschäftigter Arzt darüber aus der Haut fahren möchte.

... Zunächst gelangte ich über das erfreulich gelegene Naumburg mit seinem schönen Dom und über Jena, wo ich in den zwei Tagen, die ich blieb, die verschiedenen Professoren besuchte und namentlich mehr als zwölf Stunden lang mit *Oken* verkehrte, nach Weimar. *Clemens Brentano* hatte mich durch einen Brief an *Goethe* empfohlen; ich gab das Schreiben ab, er ließ im Gasthaus fragen, wie lang ich bliebe, und beschied mich für den folgenden Tag. Im Vorzimmer fand ich *Dannecker's* kürzlich eingetroffene kolossale Schillerbüste, dann ward ich in das jeden Schmuckes, auch des künstlerischen, entbehrende Zimmer geführt, wo der in Erscheinung und Weis imponierende Dichter mich sehr freundlich empfing. Das etwa einstündige Gespräch spann sich im gemeinsamen Auf- und Niedergehen ab. Eine der ersten Fragen Goethes war: „Was macht mein Freund Clemens?" — „Er befindet sich in Gemütsaufregung." — „Wie das?" — „Er beginnt an seinem Unglauben irre zu werden, er nähert sich wieder dem Christenthum." Ein unmuthiges Zurückwerfen des Hauptes und ein halbunterdrückter Laut der Ungeduld entfuhren dem Dichter; galten diese Zeichen der Umkehr Brentanos an und für sich, oder entsprangen sie dem Zweifel am Meinungsernst in des ruhelosen Freundes Gemüth, das muß ich dahingestellt lassen. Nachdem wir von den andern Berliner Freunden

---

[1]) Vgl. Erich Ebstein, Der Geruch in der klinischen Diagnostik. Leipzig (Kabitzsch) 1920. S. 5 f.

gesprochen, gerieth die Rede auf die in München lebenden Schelling und Baader, und er äußerte über Letzteren: „Ich fühle, daß an dem Manne Bedeutendes ist, aber ich verstehe ihn nicht." Von Görres und Arndt aber meinte er: „Diese Männer werden die Kluft zwischen dem nördlichen und südlichen Deutschland noch erweitern." Man wird sich erinnern, daß Görres damals den „Rheinischen Merkur" herausgab, und in der vorhergegangenen napoleonischen Epoche die bayrische Regierung ob ihres selbstsüchtig einseitigen Partikularismus befehdet hatte; über Arndt habe ich selber mich weiter oben ausgesprochen.

Seit dieser Begegnung blieb ich mit Goethe in mineralogischem Verkehr und Tauschgeschäft ...

Justinus Kerner
(1786—1862)

Justinus Andreas Christian Kerner, dessen Genealogie man auch nachgegangen ist (H. Zeller in Arch. f. Stamm- und Wappenkunde, 5. Jahrg., Nr. 5/6, 1904/5 S. 65 f. und 81 f.), wurde am 18. September 1786 in Ludwigsburg geboren. In seinem „Bilderbuch aus meiner Knabenzeit", das zuerst 1849 erschien, hat er in anschaulicher Lebendigkeit seine Jugendzeit selbst erzählt. Er schildert dort die Schwierigkeiten, die er durchzumachen hatte, um sich den Weg zur Universität zu erkämpfen. Der frühe Tod seines Vaters (1799) und die dadurch bedingten Umstände hätten aus ihm bald einen Konditor gemacht, aber nicht besser schmeckten ihm die beiden Lehrjahre in einer Ludwigsburger Tuchfabrik, in der er Leinwandsäcke zuschneiden, Tuchballen einnähen und signieren mußte — dabei heimlich Satiren und Gedichte schreibend. 1804 konnte er die Universität Tübingen beziehen, auf der er im Dezember 1808 promovierte mit: „Observata de functione singularum partium auris" (Verhandl. der deutschen otolog. Gesellschaft, 1913, S. 207 f.). Im Frühjahr 1809 trat er eine Reise zu seiner weiteren Ausbildung an, die ihn u. a. nach Hamburg, Berlin und Wien führte. Er begann dann die medizinische Praxis in Dürrmenz, dann in Wildbad und von 1818 in Weinsberg, wo er sich ein Häuschen baute, das er bis an sein Lebensende — 21. Februar 1862 — bewohnte. Außer seinen Dichtungen machte er sich auf medizinischem Gebiet durch seine Arbeiten über Wurstvergiftung bekannt, die 1817, 1821 und 1822 erschienen. Das letztere Werk (1822) führt den Titel: „Das Fettgift oder die Fettsäure und ihre Wirkungen auf den thierischen Organismus, ein Beytrag zur Untersuchung des in verdorbenen Würsten giftig wirkenden Stoffes" und enthält die erste treffliche Beschreibung der Wurstvergiftung. — Aus dem „Bilderbuch" sei die

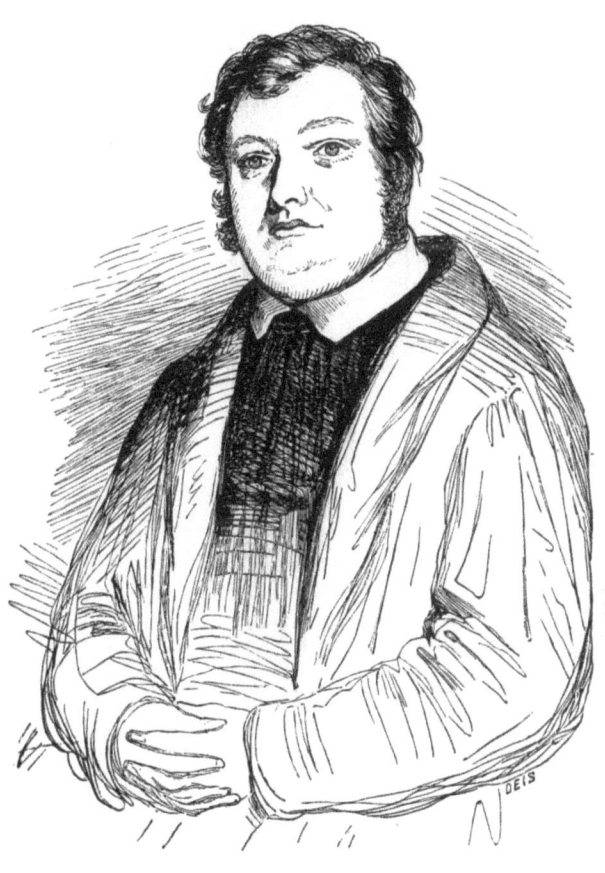

Justinus Kerner.

Wunderkur des damals in Heilbronn lebenden Geheimen Etatsrats Weikard[1])
wiedergegeben, die sein nervöses Magenübel auch nicht beheben konnte,
bis Dr. Gmelin ihn durch Magnetisieren heilte, ein Ereignis, das sein ganzes
weitere Leben beeinflussen sollte. (Vgl. auch den Abschnitt Romantische
Ärzte in: Ricarda Huchs Ausbreitung und Verfall der Romantik. Leipzig
1902, S. 273ff.)

[Mein Erkranken.

Mein Vater war im Begriffe, mich in eine größere Stadt zur Erziehung zu geben, da er mich nach Knittlingen nicht wieder zurückzubringen wünschte: denn der wundersame Präfektor Braun daselbst vertiefte sich immer mehr in die Erklärung der Offenbarung Johannes, wodurch dessen psychischer Zustand meinem Vater immer verdächtiger wurde, als eine Krankheit meinen Körper befiel, die mit großer Hartnäckigkeit fast ein Jahr andauerte. Mein Wachstum ging äußerst schnell vor sich, und wahrscheinlich als Entwicklungskrankheit trat eine außerordentliche Reizbarkeit der Nerven meines Magens ein, so daß ich alles, was ich aß und trank, oft nach einer Stunde wieder erbrechen mußte. Es wurden viele Ärzte gebraucht, deren Kunst an diesem hartnäckigen Übel scheiterte. Es ist mir noch unbegreiflich, daß ich nicht den oft ganz unsinnigen Mitteln dieser Heilkünstler erlag; und vielleicht geschah es nur daher, daß ihre Mixturen, Pulver, Latwergen und Pillen von meinem Magen ohne allen Respekt sogleich wieder weggeworfen wurden, und sie nicht durch längeres Verweilen in ihm ihre Wunder verrichten konnten.

Einer dieser Äskulape machte die Verordnung, man solle mich, so lange es nur möglich sei, gar nichts mehr von Speise durch den Mund nehmen lassen, sondern mir täglich nur Gerstenschleim durch ein Klysma, statt der Speise beibringen.

Es waren lauter lamentable Tage dieses Versuches, in welchen ich, wenn sich die andern zu Tische setzten, zur Entschädigung und um das Essen zu vergessen, mit dem Matthias auf einen Spazierritt geschickt wurde. Die Marter war um so größer, da ich beständigen Hunger hatte, so daß ich im Reiten

---

[1]) Weikard, s. oben S. 70ff.

oft heimlich Laub von den Bäumen streifte und aß. Ich weiß nicht, wie viele Tage lang man diese Kur an mir versuchte, aber ich wurde dadurch natürlich fast zum Hungertode gebracht, konnte auf dem Rappen mich nicht mehr halten, und verfiel in Ohnmachten und Krämpfe, in denen jener Äskulap der erste war, der nach Suppe und weichen Eiern sprang und sie mir auf dem alten natürlichen Wege beibrachte.

Aufenthalt in Brackenheim.

Besonders geschickt zur Heilung meines Leidens hielt man einen damals zu Brackenheim, fünf Stunden von Maulbronn, wohnenden Arzt, und da sich daselbst gerade auch ein sehr tüchtiger Lehrer der alten Sprachen befand, und der Dekan des Orts, Uhland, (Oheim des Dichters), der Neffe meines Vaters war, so brachte man mich auf mehrere Monate dahin.

Bei all diesem körperlichen Jammer hatte ich meine Elastizität und Munterkeit beibehalten, denn mein Leiden war nie derart, so bleich und mager es mich auch machte, daß ich zu Bett liegen mußte. Es war in mir kein fieberhafter Zustand, der mich verzehrte; es war nur der zu wenige Nahrungsstoff, der in mir haften blieb, was mich bleich und mager machte.

Der Frühling war da, ich hatte meine Blumenbeete aufs beste angesäet und bepflanzt, als nach Brackenheim abgeschickt wurde. Die abermalige Trennung fiel schwer, aber der Aufenthalt im Hause des Dekan Uhland ward mir durch freundliche Behandlung und den Umgang mit dem Sohne, der mit mir fast im gleichen Alter stand erleichtert. Er hieß Ernst, und paarte mit äußerm Ernste und Trockenheit ein sehr gemütliches und joviales inneres Wesen. Wir fanden uns später zu Tübingen auf der Universität wieder, wo wir miteinander im sogenannten Neuenbau wohnten. Er war der redlichste, offenste, treueste Mensch der Welt. Zum Jammer aller, die ihn kannten, starb er schon im frühen Mannesalter, als geschätzter Mensch und Arzt, in meiner Geburtsstadt Ludwigsburg.

Die Fortschritte in meiner Gesundheit durch die Mittel des Brackenheimer Äskulaps waren nur scheinbar oder nichts, das Übel blieb wie es war: bessere Fortschritte machte ich aber hier in Erlernung der alten Sprachen, denn dieser Lehrer gehörte unter die besten jungen Schulmänner der damaligen Zeit. Er paarte Strenge mit Wohlwollen. Er war oftmals unser Führer auf Spaziergängen und beim Bade in den frischen Wellen der Zaber, das mir meiner Gesundheit wegen vorgeschrieben war. Eine Ohrfeige, die ich einmal von ihm erhielt, bleibt mir noch jetzt schmerzlich im Gedächtnis. Es geschah mir damals fast wie dem Knaben, der: „vox populi, vox Dei," mit den Worten: „die Stimme der Pappel, die Stimme Gottes" übersetzte, und dieser hatte doch gewiß recht ...

Die Reise nach Heilbronn und der Wunderdoktor.

Mit meinem körperlichen Leiden blieb es, wie ich schon anführte, auch hier beinahe immer auf derselben Stufe. Ich war sehr abgemagert, bleich und hochaufgeschossen, jedoch noch immer in keinem fieberhaften Zustande und nicht geschwächter als früher. Nachdem man mich auch hier mit Arzneien überhäuft, sah man ein, daß auch der gerühmte Äskulap von Brackenheim für dieses Leiden kein Kräutlein finde. Dagegen wurde damals viel von den Wunderkuren des russischen Geheimrats Dr. Weikard gesprochen, der sich zu Heilbronn aufhielt, Leibarzt der Kaiserin Katharina gewesen war und sich durch seine Schriften als gewaltiger Brownianer bekannt gemacht hatte. Unter dessen prüfende Augen sollte ich nun gestellt werden. Es kam zu diesem Zweck meine gute Mutter nach Brackenheim und fuhr eines Morgens im väterlichen Gefährt mit den Rappen unter Leitung des Matthias mit mir nach Heilbronn ab.

Wir stiegen auf dem Marktplatze bei der Mutter des Fräuleins vom Osterholz, (der Frau von Stetinkh, die hier getrennt von ihrem Manne lebte) ab. Es war bald Mittag, als wir ankamen. Matthias holte mich sogleich auf den freien Platz vor dem Rathause, denn es war bald zwölf Uhr, wo die Böcke an der künstlichen Uhr des Rathauses zwölfmal gegen einander stoßen, und der Engel posaunt. Das war ein neuer Anblick, besonders für Matthias, der, als die Böcke mit dem Schlag zwölf Uhr zu stoßen anfingen, ihre Bewegungen nachmachend, mit dem Kopfe vorwärts stoßend einen mächtigen Satz machte, und einen vorübergehenden Herrn in einem roten Bordenrocke und einem Höcker dergestalt auf denselben stieß, daß derselbe unaufhaltbar unter einen dort stehenden Güterwagen fiel. Der Herr erhob sich zum Glücke unverletzt wieder und sah sich auf sein spanisches Rohr gestützt, nach der Ursache seines Falls um, aber Matthias hatte sich noch schneller als der Herr erhoben, unter die auf dem Markte stehende Menge gemacht, und ich blieb, nach dem soeben posaunenden Engel schauend, stehen, als bemerkte ich sonst nichts. Aber das bemerkten ich und der Matthias, als wir nach Hause kehrten, zu unserer großen Verlegenheit, daß der Herr in dem roten Rock nun gerade auf unser Haus zulief, zu dem wir zurückkehrten, auf die Wohnung der Frau von Stetinkh, dort anläutete und nun fast zu gleicher Zeit mit uns die Treppe hinaufstieg, während er immer an seinem staubig gewordenen Rock wischte. Ich wußte nicht, sollte ich umkehren: denn ich befürchtete, er komme nur, uns seines Falles wegen zu verklagen; aber Matthias hatte die Unverschämtheit genug und rief dem Herrn zu: „Erlaubnis! Sie sind auf ihrem Rücken ganz weiß wie ein Zuckerhut," und klopfte ihm dabei unter Danksagung des Herrn den Höcker aus, auch reinigte er ihm noch vor dem Zimmer den bestäubten Hut, während ich dasselbe mit großer Bangigkeit und Herzklopfen vorausgeeilt war. Der Herr trat ein und wurde von der Frau von Stetinkh als der Herr Geheimrat Weikard bekomplementiert, und ihm meine Mutter und ich als die Ursache vorgestellt, wegen der sie sich die Freiheit genommen, ihn zu sich zu bitten, denn die Frau Regierungsrätin sei von der Reise sehr ermüdet, und ihr Söhnlein, wie er sehe, äußerst angegriffen und erkrankt.

Ich stand in einer Ecke des Zimmers, mager und weißlichblau, wie eine Thermometer-Röhre, die man mit blauem Spiritus gefüllt hatte, und mußte nun auf den Ruf meiner

Mutter: „Christian, wo bist Du?" vor den auf dem Sopha platzgenommenen Geheimrat mich stellen. Es war eine kleine, stark ausgewachsene Figur, mit hoher Frisur, blitzenden grauen Augen und sehr beweglichen Gesichtsmuskeln. Meine Mutter hatte ihm einen schweren Pack Rezepte der von mir früher gebrauchten Ärzte überreicht, die er flüchtig durchging, während er bald in den Ruf: entsetzlich! bald in den: verkehrt! bald in den: lächerlich! bald in den Tödlich! ausbrach, und endlich den Pack mit den Worten beiseite legte: „Mich wundert nur, daß Ihr Sohn noch lebt, ob er gleich in Wahrheit zum Gespenste herabgebracht worden zu sein scheint!" — Ich erwiderte: „Ich habe diese Sachen in dem Pack alsbald wieder herausgebrochen, und so konnten sie mich nicht töten!" — „Das war noch das Beste!" versetzte der Herr Geheimrat mit lautem Gelächter. „Nun, was ich Ihnen jetzt verordne," sprach er weiter, „muß bei Ihnen bleiben." Ach! dachte ich, nur das nicht, sonst muß ich sterben! — Das Männlein kam mir wie der gestiefelte Kater vor, der mir aus dem alten Märchen bekannt war; es war mir plötzlich, als hätte ich an ihm, als er am Wagen umgefallen war, auch einen Schwanz hinten bemerkt. Es wurde mir ganz märchenhaft und wunderbar zu Mute, als er nun seine Finger ausstreckte, die ziemlich große Nägel hatten, mir den Puls fühlte und daß die Augenlider mir mit denselben auseinanderzog, und mit seinen grauen blitzenden Augen tief in den Augenstern hineinsah, während er das Kinn auf dem goldnen Knopf seines spanischen Rohres aufgestützt hielt. Ich bekam Herzklopfen, es kam mir vom Bauche kalt bis in die Stirne herauf, die Leute, die um mich waren, sah ich alle in Tiergestalt und fiel auf einmal bewußtlos zu Boden. „Das ist die erklärteste Asthenie" (hörte ich den Herrn Geheimrat sagen, als ich von kölnischen Wasser duftend wieder zu mir kam) „und da werden Hoppelpoppel und Pfefferkörner die zweckmäßigste Diät sein!" — Und ich werde sie sogleich wieder herausbrechen, daß ich nicht sterbe, dachte ich bei mir.

Der Herr Geheimrat verschrieb mir nun eine Mixtur zu stündlichem Gebrauch und eine Einreibung in den Magen, auch gab er eine lange diätetische Vorschrift, in welcher Hoppelpoppel und Pfefferkörner eine Hauptrolle spielten.

Hoppelpoppel war ein Getränk von Thee, Eigelb und Kirschengeist, echt russischer Art, wie wahrscheinlich auch der Name Hoppelpoppel. Pfefferkörner sollten nach jeder Speise geschluckt werden, sagte der Herr Geheimrat zu meiner Mutter. „Furchtbare Asthenie durch zu schnelle Entwicklung ist es, sonst nichts," sprach er, „und da müssen nur stärkende Mittel gereicht werden."

Meine Mutter versprach, ihm in allem Folge zu leisten und ihm Nachricht von dem Erfolge seiner Mittel zu geben, und sich seinen ferneren Rat zu erbitten. Nach erhaltenem Honorar entfernte sich der Herr Geheimrat sehr freundlich, indem er mir strenge Diät und Folgsamkeit empfahl und gewiß Genesung versprach. „Glauben Sie mir, liebe Freundin," sagte die Frau von Stetinkh zu meiner Mutter, „die Heilungen dieses Mannes sind ganz entsetzlich. Menschen, die man begraben wollte, brachte er durch Hoppelpoppel wieder ins Leben, und ich bin versichert, daß der liebe Christian durch die Heilmittel dieses erstaunlichen Arztes in wenigen Wochen von seinem Übel befreit wird; aber sogleich werde ich ihm den Hoppelpoppel bereiten."

Aus: Die magnetischen Träume und die allmähliche Genesung.

... Reine Wahrheit ist; daß ich von dieser Zeit an durch mein ganzes Leben voraussagende Träume behielt, die mir zu einer wahren Qual im Leben wurden, eine Qual, die ich keinem wünsche und die mich gleichsam praktisch kennen lehrte, welch ein Unglück es für den Menschen wäre, hätte ihm Gottes weise Hand die Zukunft nicht verschlossen. Diese voraussagenden Träume finden bei mir gegen Morgen statt, besonders wenn eine schlaflose Nacht mich erst gegen Morgen ruhen und in Schlaf sinken läßt. Sie kamen immer unter Bildern und symbolisch vor. Erscheinen von Licht bedeutet kommende Freude (ach! es erscheint mir solches in meinem Alter immer seltener!).

175

Nachdem mich diese Lichtträume lange als frohe Vorbedeutung durchs Leben begleitet, träumte mir einmal (es war im vorgeschrittenen Alter), ich sehe an den vier Ecken meines Hauses eine leuchtende Glut, die aber einer mit einem Zweispitz herauszuhauen trachtete. Ich konnte mir wachend den Traum nicht sogleich deuten, hoffte noch auf eine kommende Freude, aber später erkannte ich, daß mir durch diesen Traum symbolisch angedeutet wurde, es solle fortan mit jenen Lichterscheinungen (Freuden) aus sein, sie sollen gleichsam aus meinem Hause herausgehauen werden; denn von dort an hatte ich keinen Traum von Licht mehr und kam auch keine wahre Freude mehr in mich. Seit damals scheint mich auch meine Grundzahl verlassen zu haben, die Zahl Sieben, in der mir immer etwas Freudiges wurde, während sie jetzt im Gegenteil immer nur Trauer bringt.

Zu den lichten Erscheinungen, als Freude bedeutend, gehörte noch: daß mein verstorbener Tochtermann Dr. Niethammer zu Heilbronn sehr oft, wenn er wegen irgend eines Vorfalles in Kummer wachend im Bette lag, vor sich einen Stern im Zimmer sah, was ihm immer bedeutete, daß ihm bald wieder Freude werden würde, aber in seiner letzten, fast ein Jahr lang andauernden Krankheit, von der er nicht mehr genas, geschah das nicht, er sah nie den Stern mehr. Wasser bedeutet bei mir Verdruß und Betrübnis; springendes Wasser keine Betrübnis, mehr Freude; Kot wüste Händel; Schnee und Eis Krankheit; so auch Essen von Trauben, schwarzen Beeren, Krankheiten, letzteres besonders Krankheiten von Kindern; Blut bedeutet Verdruß mit Verwandten; Fliegen im Traum deutet auf Kummer, den man gerade hat. Merkwürdig ist, und noch einer Erklärung wartend, daß nicht nur ich, sondern auch andere, die Bemerkung machten: daß, wenn sie von einem Zimmer träumen, welches das ihre sein sollte, es nie dasselbe war, es immer ganz anders gestaltet und möbliert war.

Diese voraussagenden Träume entstehen völlig von der Herzgrube, den Solarnerven aus, und kommen beim Erwachen einem zur Erinnerung nur, so lange das völlig wach gewordene Gehirn noch nicht das Übergewicht über jenes erhielt. Will man erwacht mit dem Gehirn darüber nachdenken, so entstehen oft in der Herzgrube (dem Solargeflechte) Schmerzen, und man muß mit dem Gehirn zu denken aufhören.

Da ich auf das Eintreffen solcher voraussagender Träume gewiß rechnen kann, so sind sie mir eine wahre Pein im Leben, besonders da ihre Erfüllung oft erst nach drei Tagen stattfindet, doch meistens am gleichen Tage des Erwachens aus ihnen.

Bei meinem damals ohnedies vorherrschenden Gemütsleben hatte jene magnetische Manipulation, so kurz sie auch war, ein magnetisches Leben in mir erweckt, das mir von dort an jene voraussagenden Träume und Ahnungen gab und in mir später selbst eine Vorliebe für die Erscheinungen des Nachtlebens der Natur, für Magnetismus und Pneumatologie schuf. Von da an schien auch wirklich eine Abnahme meines körperlichen Leidens sich einzustellen. Ich wurde zwar sehr geplagt, die Vorschriften des Herrn Geheimrats Weikard getreu zu befolgen; aber ich tat es nicht, nahm zwar dessen Arzeneien von meinen Eltern ein, aber brach sie geflissentlich sogleich wieder; denn ich hatte das innere Gefühl, daß sie nur schaden würden. Darauf verschonte man mich mit denselben, und das Übel verschwand nach und nach, auch mit Aufhören des schnellen Wachstums.

Bis ins hohe Alter blieb mir aber die Eigenheit, daß in mir die der willkürlichen Bewegung sonst nicht unterworfenen Muskeln des Magens ganz meinem Willen sich unterordneten, daß ich ohne vorausgegangenes Wehsein, nach meinem Willen, was in den Magen gekommen, wieder aus demselben, wie aus einer Hand, werfen konnte. Auch die Bewegung der Regenbogenhaut meiner Augen (der Iris) blieb meinem Willen unterworfen, ich konnte ohne Einfluß des Lichts, blos mit meinem Willen, das Sehloch meiner Augen erweitern oder verengern. Kanzler von Autenrieth und der alte Professor Ploucquet in Tübingen stellten mit mir darüber bestätigende Versuche an. Dem zuletzt gebrauchten Arzte blieb der Sieg und Ruhm

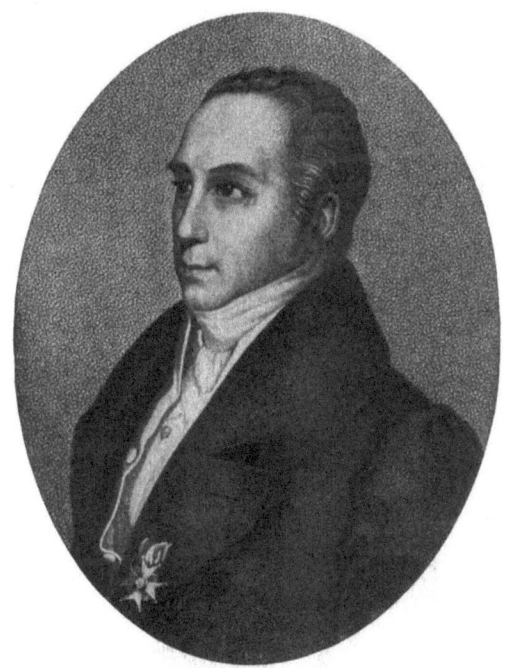

Carl Gustav Carus.

über die vielen früher gebrauchten und meine gute Mutter konnte jedem Kranken die Wunder des Hoppelpoppel und der Pfefferkörner des Herrn Geheimerats Weikard nicht genug preisen.

Carl Gustav Carus
(1789—1869)

Er wurde am 3. Januar des Revolutionsjahres 1789 in Leipzig geboren, wo er auch Medizin studierte und 1811 Privatdozent wurde. 1814 ging er als Professor und Direktor der geburtshilflichen Klinik nach Dresden, wo er seit 1827 Leibarzt der königlichen Familie war. Sein Leben hat er in seinen: „Lebenserinnerungen und Denkwürdigkeiten. 4 Teile, Leipzig 1865/66) anschaulich, wenn auch mit einer gewissen Breite beschrieben. Ricarda Huch hat Carus in ihrem Buche „Ausbreitung und Verfall der Romantik (Leipzig 1902) unter den romantischen Ärzten gewürdigt und ihn den strengsten und behutsamsten unter den romantischen Denkern genannt. „Weniger die Fülle schöpferischer Ideen zeichnete ihn aus, als hervorragende Fassungskraft, umfassender Blick, feines, logisches consequentes Denken." Carus war Goethe nicht nur für seine Bildung unendlich dankbar, sondern Goethe war und blieb sein Leitstern für sein weiteres Leben. Am 23. März 1818 schrieb Goethe bereits — am 21. Juli 1821 sah ihn Carus auf der Durchreise in Weimar — die schmeichelhaften Worte: „Das Alter kann kein größeres Glück empfinden, als daß es sich in die Jugend hineingewachsen fühlt und mit ihr nun fortwächst." Später hat Carus (1843 und 1863) Goethe zum Gegenstand zweier Werke gemacht; in dem letzten schildert er Goethes Bedeutung für unsere und die kommende Zeit. Beide Männer verband besonders die Kunst. Denn Carus war Landschaftsmaler in seinen Mußestunden und auf Reisen. Viel Anregung empfing Carus von dem Maler Caspar David Friedrich, dessen stimmungsvolle Meer- und Heidebilder die Erstlinge einer romantischen Landschaftskunst waren. Seine Ansichten hat Carus in „Neun Briefen über Landschaftsmalerei" niedergelegt. (Vgl. Peltzer, Alfred: Goethe und die Ursprünge der neueren deutschen Landschaftsmalerei. Leipzig 1907, worin auch „Fragmente eines malerischen Tagebuchs" von Carus abgedruckt sind.) Bis an sein Lebensende — den 28. Juli 1869, da er in Dresden starb — blieb er neben seinem Beruf seiner Liebhaberei treu, die sich weit über den Dilettantismus erhob. Noch 1867 hat er „Betrachtungen und Gedanken vor ausgewählten Bildern der Dresdner Gallerie" veröffentlicht. Als Naturforscher, der den Blick auf das Weite und Ganze gerichtet hatte, soll es ihm nicht vergessen werden, daß er zu jenen wenigen Männern gehörte, die im September 1822 der von Lorenz Oken eröffneten ersten Versammlung deutscher Naturforschesr und Ärzte beiwohnten.

... Die Kunst that übrigens meine naturwissenschaftlichen Studien nicht nur keinen Eintrag, sondern sie ging mit ihnen Hand in Hand und brachte sogar mannigfaltige Vor-

theile; denn einestheils gab es bei Botanik, Zoologie und
Geologie manche Gelegenheit, wo bildliche Darstellungen
höchst erwünscht und nützlich waren (so zeichnete und colo-
rirte ich Pflanzen für Schwägrichen, und malte sauber in
Gouache fast sämmtliche in Leipzigs Flora vorkommenden
Pilze), anderntheils übte das Zeichnen den Sinn für Formen
ganz außerordentlich, und es wurde mir somit immer leichter,
im Geiste Gestaltungsverhältnisse festzuhalten und den Me-
tamorphosen derselben mit regsamer Phantasie nachzugehen,
während dieselben von andern nur mit Mühe deutlich erkannt
und nur unvollkommen begriffen zu werden pflegten. Werde
ich doch späterhin noch oftmals auf das seltsame Verhältniß
der Kunst und Wissenschaft zurückkommen, welches durch
mein Leben immerfort sich hindurchgezogen hat — ein Verhältniß, über welches ich heimlich und öffentlich mit viel-
fachem Tadel oft genug angegriffen worden bin, und welches
doch allein im Stand war, gerade in derjenigen Weise mich
entwickeln zu lassen, in welcher ich endlich mich doch entwickelt habe. Allein wer wüßte nicht, daß die Menge überall
gern nach einem gewissen festen angeerbten oder anerzogenen
Maßstabe urtheilt, und daß dieser Maßstab weniger von einer
oder der andern prägnanten Individualität als größerntheils
von einem gewissen Mittelgute der Menschheit entnommen
zu werden pflegt.

... Für jetzt ist nun eine andere Aufgabe noch vorliegend,
nämlich: mir deutlich zurückzurufen und darzustellen, wie
und unter welchen innern Bewegungen mein Eintritt in das
eigentliche Wirken des Arztes sich damals begab. Ich habe nämlich früher erzählt, daß die besondere sensible Natur in mir,
welche vielleicht namentlich von meiner Mutter auf mich
übergegangen sein mochte, mir eine gewisse physisch begründete Scheu gegen die Atmosphäre jedes Krankenzimmers gegeben hatte, eine Scheu, die mehr noch in einem besondern
schmerzlichen Mitgefühl und dem unwillkürlichen Widerwillen eines innerlich Gesunden gegen Krankheit an sich begründet war, als in irgendeiner Furcht. Schon das wissenschaftliche Studium der verschiedenen Formen des Krank-

seins und ebenso die vielfältige praktische Beschäftigung mit Anatomie hatten nun freilich diese Apprehension sehr gemindert, dessenungeachtet war es aber immer auch in dieser Beziehung ein Ereigniß für mich, als ich mit dem Jahre 1809 zuerst unter Reinhold und dann unter Clarus in die Krankensäle des Jakobshospitals[1]) eintrat, und nun selbst anfing, an der Behandlung der Kranken Antheil zu nehmen.

Ich darf sagen, daß ich schon dazumal, wie sodann immerfort in meinem Leben, den Beruf des Arztes nur in einem würdigen und großen Sinne gefaßt hatte; die Annäherung der Heilkunst an das Priesterthum, welche schon die alten Geschichten griechisch ärztlichen Tempeldienstes mir deutlich werden ließen, trat mir noch weit näher, indem sich mir jetzt ein lebendiger Blick in die unzähligen Formen menschlicher Leiden und menschlichen Elends eröffnete, und wie nun einestheils schon durch die Größe des Gefühls, zur Minderung dieser Leiden berufen zu sein, die letzte Spur jener ursprünglichen Scheu meines Wesens gegen Krankenatmosphären wirklich aufgehoben wurde, so trat anderntheils auch jetzt eine Stimmung hervor, welche von einer neuen Seite mich gegen diesen Beruf immer entschiedener hinzog. Indem ich mir nämlich einer großen innern Reizbarkeit und Empfänglichkeit gar wohl bewußt war, und mir auch ebendadurch nicht entgehen konnte, daß ich selbst der Mitteilung schädlicher Lufteinwirkungen in einem Spitale, welches gerade zu jener Zeit eine Menge typhöser Fieber umfaßte, immerfort weit offener als viele andere sein würde, so konnte es nicht fehlen, daß es mir alsbald groß und würdig erscheinen mußte, mich für ein so hohes Ziel gleichsam selbst als Opfer meines Berufs darzubieten. Ich entsinne mich daher noch ganz gut der eigenen Empfindung, welche ich hatte, als ich das erste mal, mit meinen Mitschülern dem Lehrer folgend, die Treppe hinanstieg zu den Krankenzimmern, welche die Typhuskranken enthielten, es war ganz das Gefühl des jungen

---

[1]) W. His, Geschichte der medicinischen Klinik zu Leipzig. Leipzig 1899. Enthält u. a. ein Bild von Clarus.

Kriegers, der für einen hohen Zweck muthig zur Schlacht geht; und doch ahnte ich damals noch nicht, daß vier Jahre später mich wirklich die Atmosphäre der Kriegslazarethe ganz an den Rand des Grabes bringen sollte! Bei dem allen focht damals der regelmäßige Besuch der Klinik meine Gesundheit durchaus nicht an, ich wurde allmählich vertrauter mit dem Umgang mit Kranken, und es war vielleicht für meine eigene Entwicklung in dieser Sphäre noch besonders günstig, da ich etwas über ein Jahr später, noch außer den Krankenbesuchen des Spitals, Gelegenheit erhielt, in die Behandlung von Kranken innerhalb ihrer Familien durch eine übernommene Famulatur eingeführt zu werden.

So wichtig es nämlich auch dem jungen Arzte ist, bald durch Benutzung großer Spitäler möglichst mannigfaltige Formen von Krankheiten kennen zu lernen, so wenig wird ihm doch eine bloße Spitalpraxis das eigentlich so schöne und echte menschliche Verhältniß des Arztes, seinen Kranken gegenüber, aufzuschließen im Stande sein. Allzu leicht wird ihm, wenn außer der ärztlichen Untersuchung und Anordnung gar keine Beziehung zu den Kranken eintreten kann, dieser selbst nach und nach blos zu einem Objekt seiner Kunst, zu einem Phantom, an welchem man im Diagnosticiren sich üben, und zu einem Plastron, gegen welches man die verschiedenen Arzneiwirkungen mehr oder weniger rücksichtslos versuchen darf. Wie nachtheilig dies in manchen Staaten, wo junge Ärzte drei und vier Jahre hindurch blos im Behandeln der Kranken in Krankenhäusern festgehalten werden, schon auf die öffentliche Übung der Medizin gewirkt hat, darüber habe ich mich bereits an andern Orten ausgesprochen und den Gegenstand ernstester Berücksichtigung empfohlen.

Was mich betraf, so sollten also auch in dieser Beziehung zeitig schon günstigere Verhältnisse mir eröffnet werden. Dr. *Jörg*, damals ein junger strebender Mann, der vergleichenden Anatomie besonders zugethan und sie für sein eigentliches Fach, die Geburtshilfe, besonders in Beziehung auf die Lehre von Fruchtentwicklung vielfältig heranziehend, machte mir, dem ich aus seinen Vorlesungen und durch meine zootomischen

Studien bekannt worden war, zu Anfang des Jahres 1810 den Vorschlag, ihn in der Behandlung seiner Kranken zu unterstützen. Ich nahm es an, und meine Arbeiten und meine Thätigkeit erhielt in diesem neuen Felde dann abermals einen bedeutenden Zuwachs. Freilich kam es nun vor, daß eigene fortgesetzte Arbeiten und gehäufte äußere Beschäftigungen meine Zeit jetzt dergestalt in Anspruch nahmen, daß ich manche Nacht daran geben mußte, und da mir außerdem nicht verborgen blieb, daß die Vermögensumstände meiner Eltern mehr ab- als zunahmen, und da sofort manche Sorgen auch von dieser Seite mich umdrängten, so erinnere ich mich denn wohl, daß damals mein körperliches Befinden wahrhaft zurückging und daß ich nach und nach in ein bleiches angegriffenes Aussehen verfiel, von dem ich erst später mich erholen konnte.

Besonders wurde mir nun aber auch klar, daß, wenn bei meinem ersten Eintreten in die von Contagien erfüllten Krankensäle eine eigene Art von Todesverachtung in mir gefordert worden war, dagegen jetzt der Eintritt als Arzt in die Familien das Opfer der Zurücksetzung der eigenen Lebensgewohnheiten in vieler Beziehung gebieterisch verlangte. Tritt doch hier das sonderbare Verhältniß ein, daß der Arzt, sowie er sich einmals als solcher dem Publikum gegenüber darstellt, gewissermaßen auf seine eigene menschliche Freiheit Verzicht leisten muß; und wer da weiß, was das Wort „Freiheit" inbegreift, wird dieses Opfer ohne Zweifel nicht niedriger anschlagen als die Gefahr des Todes.

Von dem Augenblick an nämlich, daß wir uns den Familien gegenüber als Arzt darstellen, geben wir gewissermaßen einem jeden Kranken das Recht, über unsere Zeit zu gebieten. Es giebt keine uns noch so werthe und wichtige Beschäftigung oder Arbeit, von welcher uns nicht, sei es Tag oder Nacht, der Leidende abzurufen das Recht hat; wir hören bis auf einen gewissen Grad auf, uns unsere Lebensordnung selbst vorzuschreiben, wir können in allem unterbrochen, überall gestört werden, und wir sind in diesem Sinne wirklich, wie mir schon früher einmal ein alter Arzt sagte, „unsers Lebens nicht mehr sicher".

Auf mich verfehlten denn allerdings diese Wahrnehmungen, die mir erst nach und nach hervortraten, keineswegs eine eigene und anfangs oft bedrückende Wirkung zu machen, die schwermüthige Stimmung, die mir aus andern Gründen, wie ich schon anführte, oftmals kam, wurde durch dergleichen natürlich eher gesteigert als gemindert, und ich erinnere mich noch immer, wie schwer sie mir einst in einer Nacht hervortrat, als ich für Jörg bei einem gefährlichen Kranken zu wachen berufen war. Das Bett des Leidenden nämlich war, wie man es oft einzurichten pflegt, mit einer spanischen Wand umstellt und gegen Zug so gesichert. Ich selbst befand mich auf meinem Sessel mit einem Buche bei spärlicher Beleuchtung vor diesem Schirme, um jede Regung des Kranken sogleich hören zu können. Mitternacht war vorüber und die Augen brannten mir vom Lesen, denn eben hatte der Kranke etwas geruht. Ich legte das Buch weg und musterte etwas das Zimmer; da fielen meine Augen auf die altfränkischen Malereien des Bettschirms: allerhand Sinnbilder, jedes mit seinem Motto, waren in großen Ovalen daran angebracht; endlich haftete ich auf dem einen — es stellte einen Mann dar, der unter einer schweren Last nur mühsam daherschritt, darum war geschrieben: „*Aliis inserviendo consumor*"[1]), und sogleich trat mir die ganze Schwere des Berufs, dem ich mich gewidmet hatte, ihrem vollen Gewichte nach entgegen, prophetisch genug! Denn unter vielem Guten und Schönen, das ich dankbar empfangend zu verehren niemals ermangelt habe, ist mir denn doch auch diese Schattenseite oft genug empfindlichst fühlbar geworden.

Es konnte nun freilich nicht fehlen, daß Betrachtungen dieser Art bei vielen Gelegenheiten sich wiederholen mußten, und daß ich zuweilen wohl nachzudenken anfing, ob es mir gerade bei diesem lebhaften und schweren Empfinden einer solchen Freiheitsbeschränkung wirklich ganz angemessen bleiben werde, mich unbedingt dem ärztlichen Berufe dahinzugeben? Hinzu trat das immer steigende Interesse für meine

---

[1]) „Andern dienend werde ich aufgerieben."

vergleichenden anatomischen Forschungen, und die Überzeugung, daß ich, wenn die nach außen mich führenden Geschäfte mehr und mehr sich häufen würden, auf keinen Fall im Stande bleiben könnte, der tief in mir begründeten Neigung für rein theoretische Wissenschaft in dem Maße nachzugeben, wie ich es doch für eigene innere Ausbildung dringend zu wünschen alle Ursache hatte. Die Laufbahn des akademischen Lehrers war unter diesen Umständen die, welche mich mehr und mehr anziehen mußte. Hier war es, wo eine freie und wenn auch anfänglich nur spärlich gesicherte Existenz den Strebenden und Tüchtigen erwartete. Eine fortgesetzte, aber nicht ausschließlich praktisch-ärztliche Beschäftigung, die in anderer Beziehung doch auch mir sehr werth war, ließ sich, wie ich es bei mehrern Professoren bemerkte, sehr wohl damit verbinden, und von nun an hatte ich nichts Eifrigeres zu thun, als mich für diesen zweifachen Beruf durch möglichst angestrengte Thätigkeit vorzubereiten.

Im Jahre 1811 war es daher, daß ich um die Würde mich bewarb, durch welche erst die Möglichkeit gegeben werden konnte, mich im Beruf eines akademischen Lehrers zu versuchen. Es bestand damals auf der Universität, wie auch noch jetzt, der aus vergangenen Jahrhunderten hergebrachte Gebrauch, den an sich so bedeutungsvollen Titel eines Doctors der Philosophie, als den ersten leicht erreichbaren, dem jungen Gelehrten hinzugeben. Gleichzeitig erhielt er dann auch die Bezeichnung eines Magister liberalium artium, und man fand so manchen alt gewordenen Studiosus an der Alma mater, dem zeitlebens nur dieser etwas verbrauchte und veraltete Lorber ums Haupt gelegt blieb. Nach einigen eingereichten Arbeiten und mündlicher Prüfung wurde denn auch mir durch ein Diplom unter Datum des Sonntags Lätare (24. März) 1811 diese Würde verliehen, allein um das in neuerer Zeit noch weit mehr beschränkte Recht zu erlangen, Vorlesungen öffentlich anzukündigen und zu halten, genügte dieser Titel nicht: ich mußte, wie man es nannte, mich habilitiren, d. h. eine Dissertation schreiben und öffentlich vertheidigen ...

Die öffentliche Vertheidigung hatte statt am 15. Oct. 1811 ...

… Übrigens war die ganze Lokalität, in welcher damals dergleichen öffentliche Actus gehalten wurden, merkwürdig genug. Dieser alte, fast kellerhafte Saal — man nannte ihn das „Philosophicum" — lag in einem an den ehemaligen Wall stoßenden Hintergebäude des sogenannten „Schwarzen Brets", eines der Universität seit Jahrhunderten gehörigen Hauses in der Ritterstraße, unter dessen Thore sämmtliche Patente und Placate der Universitätsgerichte wie des Studentenverkehrs an eine schwarze Tafel angeheftet zu werden pflegten Jener urväterliche, mit ausgetretenen Backsteinen gepflasterte Saal trug denn auch die Farbe und das Gepräge vorübergegangener Jahrhunderte vollständig; er enthielt ein höheres und ein davor angebrachtes niederes Katheder, über welchen ein altes vergittertes Oberlicht vom Walle her nothdürftigen Tag hereinließ; alte hölzerne Pfeiler trugen die mit Holzwerk und verrauchten Malereien verzierte Decke, an den Wänden herum liefen die erhöhten Bänke für die Professoren und Doctoren, über diesen hingen einige kaum recht mehr erkenntliche lebensgroße Bilder ehemaliger Kurfürsten von Sachsen, und der untere mittlere Raum enthielt endlich die hölzernen verschlagenen Bänke für die zuhörenden Studenten. Überhaupt konnte damals die Universität in ihren Gebäuden des Altertümlichen noch viel auszeigen, wie denn namentlich das alte Paulinum mit der ganz klösterlich eingerichteten, hinter hölzernen Verschlägen in spitzbogigen Gewölben aufgestellten und mit alten Bildern der Reformatoren gezierten Bibliothek ein Local war, welches mit seinen gothischen Fenstern und deren kleinen runden Scheiben Goethe manchmal vorgeschwebt haben mag, als die ersten Scenen des „Faust" in seinem Geiste zu reifen begannen.

Auch war damals das Geschichtliche all dieser Einrichtungen uns erst kürzlich recht vergegenwärtigt worden, indem nur zwei Jahre früher, 1809, das vierhundertjährige Jubiläum des Auszugs der Studenten und Lehrer aus Prag und die Begründung ihres neuen Wohnsitzes in Leipzig mit großem Kirchgang und abendlichen Fackelzügen von allem, was zur Universität gehörte, feierlichst begangen worden war, wobei ich denn selbst diesmal als Adjutant des Zugs mit Schläger, Schärpe und Dreimaster eine kurze Rolle übernommen hatte, während sonst alles studentische Wesen mir stets fern geblieben war.

Doch ich kehre zurück zu meiner Disputation, welche nach etwa einer Stunde damit sich endigte, daß mir die Erlaubniß, Vorlesungen halten zu dürfen, verliehen, und ich als Privatdocent und (wie man es in einem gewissen Mönchslatein nannte) als *Magister legens* in die Verzeichnisse der Lehrer an der Universität aufgenommen wurde.

Von diesem erlangten Rechte machte ich nun auch sofort beim Anfang des nächsten Cursus der Vorlesungen Gebrauch, indem ich auf gut Glück hin „Vorlesungen über einen Theil der vergleichenden Anatomie" ankündigte, eine Wissenschaft, die damals auch eben erst anfing, eine allgemeine Geltung zu erhalten, in Deutschland zuerst durch Blumenbach, an der Leipziger Universität aber noch niemals vorgetragen worden war ...

... Zuerst darf ich es hier seltsam genug nennen, daß gerade in diesem Sommer, wo mit vermehrter Gewalt durchaus praktische Geschäfte mich soviel mehr als früher fesselten, eine Neigung wieder stärker hervortrat, welche durch die rein wissenschaftlichen Bestrebungen der vorausgehenden Jahre bedeutend zurückgedrängt worden war, nämlich die Neigung zur Kunst. Indeß immerfort, nur einmal mehr einmal weniger, erscheint das Leben des Menschen aus Gegensätzen, ja oft genug aus Widersprüchen zusammengewoben, und ebendeshalb mag wohl auch hier gerade die nach einer Seite überschlagende Richtung eines unmittelbar thätigen Eingreifens ins wirkliche Leben schon Grund genug gewesen sein, die Seele zeitweise wieder in das gerade entgegengesetzte Element stiller und tiefer Betrachtung und Empfindung zu versenken. So fand ich also nicht nur hier und da noch Zeit, landschaftliche Studien zu zeichnen, sondern ich begann auch, mich im Oelmalen zu versuchen, wobei ich denn, da ich ganz als Autodidaktos verfahren mußte, mit Behandelung der Farben, Trocknen und Anwendung der Firnisse u. s. w. Noth genug mir bereitete. Erst später gelang es mir, ein paar kleine Gemälde von Klengel in Dresden, dem damals berühmtesten Landschaftsmaler Sachsens, zu erhalten, und die ganz sauber gelungenen Copien nach denselben verwahre ich noch jetzt, dankbar für alles, was ich daran gelernt habe, als Zeichen jenes Fleißes und an sich als ganz anmuthige Bilder. Kam ich übrigens dazu, an stillen Nachmittagen mich ein paar Stunden in die Waldeinsamkeit des Rosenthals zu versenken, und an Studien nach alten Baumstämmen, Laubmassen und üppigen Pflanzengruppen mich zu erholen, so veranlaßte mich zugleich nicht selten zu besonderen Betrachtungen, wenn ich bedachte, wie ruhig und groß das Naturleben in seinem Gange dahinzöge, während der Mensch mit seinen Eroberungsplänen, Völkerbewegungen und Kämpfen gern glauben machen möchte, daß er die Gestaltung der Erde zu verändern im Stande sei, indem er das zu schaffen glaubt, was wir mit dem stolzen Namen einer *Weltgeschichte* belegen. Da lag der große Eichenwald in seiner tiefen Ruhe, das Leben der Vögel drang durch die Zweige, die Wiesen wallten in dem vollen Wuchse ihrer Pflanzen, die Wolken zogen ruhig ihren Weg, gleichgültig, ob die ganze Menschheit wache oder schlafe, und so hatte man das Gefühl, die Erde lebt ihr stilles unbewußtes Leben nach ewigen Gesetzen von Tag zu Tag dahin, und alles, was wir Übermüthigen als Weltbegebenheiten preisen, es drängt sich auf schmalen Landstraßen und in verhältnißmäßig so kleinen Ortschaften zusammen, dergestalt, daß kein eben sehr entfernter Standpunkt von der Erde dazu gehören würde, um gar nichts mehr davon gewahr zu werden.

In einer Zeit, wo die Züge großer Armeen sich rastlos durch unser Land drängten, wo die Entscheidungsschlacht von Leipzig sich vorbereitete und das Schicksal jedes einzelnen mehr oder weniger in Frage gestellt wurde, that es besonders wohl, durch solche Gedanken die innere Ruhe des Geistes zu befestigen, und im Hinblick auf ein ewig gesetzmäßig Fortschreitendes, ein Gegengewicht gegen den unruhigen Wogenschlag des Menschenlebens zu gewinnen.

Ich finde in einem alten Tagebuche vom Herbst 1813

eine Stelle, welche die Beziehung auf jene damals sich neu hervordrängende Neigung zur Kunst so klar und ganz in meiner damaligen Weise ausspricht, daß sie als charakteristisch wohl hier eingeschaltet zu werden verdient.

„Die Kunstfertigkeit, die ich im Zeichnen und Malen erlange, wächst immer mehr, und oft strebt mein ganzes Wesen gewaltsam in diesen Cirkel hinein, das prosaische Leben zurückstoßend. Ich möchte diese Neigung oft hemmen, und doch dauert es mich, eine so schön sich erschließende Blume zu brechen. Nein! ich will sie nicht brechen, und mein Ziel sei zu gleichen den Bäumen Italiens: Früchte zu tragen und Blüten zugleich. Nicht mangelt mir die Erkenntniß, wie schwer es sei, ein solches Ziel zu erreichen, allein wenn es wahr ist, daß nur dann der Mensch zum höchsten Ziel gelangt, wenn er das Schöne, das Gute und Wahre zugleich umfaßt, so fühle ich auch, daß mein Weg der Weg zu menschlicher Vollendung sein muß, und muthig schreite ich deshalb vorwärts ..."

... Nach diesen mannigfachen Betrachtungen wissenschaftlicher Richtungen und Begegnungen jener Lebensperiode ist es nun wieder an der Zeit, der künstlerischen Seite zu gedenken, und auch in dieser Beziehung noch manches der Vergessenheit zu entreißen. Das Nächste ist jedenfalls hier, über meine Beziehungen zu Friedrich, sowie über die Wirkungen, welche die Galerie und Antiken nach längerm und öfterm Betrachten auf mich ausübten, eine etwas ausführlichere Darlegung zu versuchen. Was meinen verewigten Freund *Kaspar David Friedrich*[1] betrifft, so waren wir schon um das Jahr 1818 einander näher gekommen. Er stand damals in den vierziger Jahren, und die Schärfe seiner Individualität war eben um diese Zeit leiblich und geistig am entschiedensten ausgeprägt. Gebürtig vom Strande der Ostsee, eine recht scharfgezeichnete norddeutsche Natur, mit blondem Haar und Backenbart, einem bedeutenden Kopfbau und von hagerm, starkknochigem Körper, trug er einen

---

[1] K. D. Friedrich 1774–1840. Vgl. über ihn: Otto Fischer, Stuttgart 1922.

eigenen melancholischen Ausdruck in seinem meist bleichen
Gesicht, dessen blaues Augenpaar so unter dem stark vor-
springenden Orbitalrande und buschigen, ebenfalls blonden
Augenbrauen verborgen lag, daß darin schon der Blick des
die Lichtwirkung im höchsten Grade concentrirenden Malers
sehr charakteristisch sich erklärt fand. Friedrich erfuhr als
Jüngling das Schreckliche, daß beim Schlittschuhlaufen ein
besonders geliebter Bruder, mit dem er sich bei Greifswald
auf dem Eise befand, vor seinen Augen einbrach und von
der Tiefe verschlungen wurde. Kam nun hinzu ein sehr hoher
Begriff von der Kunst, ein an sich düsteres Naturell und eine
aus beiden hervorgehende tiefe Unzufriedenheit mit seinen
eigenen Leistungen, so begriff man leicht, wie er einst wirklich
zu einem Versuche des Selbstmords sich verleitet finden
konnte. Er hüllte dies immer in ein tiefes Geheimniß, aber
man wird fühlen, wie gerade eine solche schon begonnene,
obwohl noch zu rechter Zeit gehinderte That nothwendig
eine dumpfe und dunkle Nachwirkung auf eine Individualität
dieser Art ausüben mußte. Seine ersten Studien hatte er
auf der Akademie zu Kopenhagen gemacht und im Jahre 1795
kam er nach Dresden, wo er 1817 zum Mitgliede der Akademie
und später zum Professor der Landschaftsmalerei erwählt
wurde. In Dresden hatte er sich stets sehr abgesondert gehalten, an keinen der damaligen Professoren sich angeschlossen
und so allmählich einen eigenen tiefpoetischen, doch oft auch
etwas finstern und schroffen Stil der Landschaft sich ausgebildet. Wie in der Kunst, so war er auch im Leben; von
strenger Rechtlichkeit, Geradheit und Abgeschlossenheit —
deutsch durch und durch — nie hatte er auch nur versucht,
eine der fremden modernen Sprachen zu erlernen, aller Ostenta-
tion ebenso fremd wie jeder luxuriösen Geselligkeit. Man
sah ihn fast nie unter Menschen, und ich erinnere mich eines
einzigen Abends, da es uns gelungen war, ihn in einem kleinen
Familienzirkel bei uns festzuhalten. Die Dämmerung war
sein Element, früh im ersten Morgenlicht ein einsamer Spaziergang, und ebenso ein zweiter abends bei oder nach Sonnen-
untergang, wobei er indeß die Begleitung eines Freundes

gern sah: das waren seine einzigen Zerstreuungen; übrigens brütete er in seinem stark beschatteten Zimmer fast fortwährend über seinen Kunstschöpfungen. Man kann denken, daß diese Natur mich reizte, und ich darf sagen, auch er hatte mich bald liebgewonnen und folgte ebenso meiner Art von Natur- und Kunstanschauung mit aufrichtiger Theilnahme.

Es war mir von großer Wichtigkeit, Friedrichs Verfahren bei Entwerfung seiner Bilder kennen zu lernen. Er machte nie Skizzen, Cartons, Farbenentwürfe zu seinen Gemälden, denn er behauptete (und gewiß nicht ganz mit Unrecht), die Phantasie erkalte immer etwas durch diese Hülfsmittel. Er fing das Bild nicht an, bis es lebendig vor seiner Seele stand, dann zeichnete er auf die reinlich aufgespannte Leinwand erst flüchtig mit Kreide und Bleistift, dann sauber und vollständig mit der Rohrfeder und Tusche das Ganze auf, und schritt hierauf bald zur Untermalung. Seine Bilder sahen daher in jeder Stufe ihrer Entstehung stets bestimmt und geordnet aus, und gaben immer den Abdruck seiner Eigenthümlichkeit und der Stimmung, in welcher sie ihm zuerst innerlich erschienen waren.

„Ein Bild soll nicht erfunden, sondern empfunden sein," war sein Grundsatz, und man darf sagen, alle seine Bilder sind auf diese Weise entstanden. Sehr lehrreich für mich war das entschiedene Gefühl für reine Concentration des Lichts, welche seine Werke auszeichnete. Er sagte mir einmal: „ein Traum habe ihm zuerst darüber die rechte Erkenntniß gegeben," und er hielt diese Erkenntniß, welcher von Künstlern selten die ganz gebührende Rechnung getragen wird, sehr fest. Ist doch überhaupt in dieser Beziehung einer künftigen „Wissenschaft der Kunst", noch viel vorbehalten klar auszusprechen, was jetzt nur einzeln dunkel gefühlt wird.

Was künstlich ist, verlangt geschloß'nen Raum,
Natürlichem genügt das Weltall kaum;

ist ein Wort, das man hier als Grundthema betrachten dürfte. was Bild, könnte man sagen, ist *ein fixirter Blick*, das gewöhnliche *Sehen*, als ein bewegliches und stets bewegtes Umschauen in der natürlichen Welt, kennt keine Concentration der Massen und des Lichts, der möglichst festgeheftete Blick dagegen (einen absolut festgehaltenen gibt es nicht, wegen der steten innern Erzitterung des Auges) zeigt uns allemal in der Mitte des Sehfeldes, da, wo die beiden Augenachsen sich vereinigen, die größte Deutlichkeit, d. h. also auch die vollkommenste Lichtwirkung; das Bild folglich, welches als solches die Anschauung bieten soll eines nachgeahmten, aber durch Geistesabstraktion wirklich fixirten Sehfeldes oder Blicks, verlangt ebendarum durchaus theils den „geschlossenen Raum" theils auch objektiv die Concentration der Lichtwirkung und unwillkürlich und halb unbewußt fühlt es daher sogleich der Beschauer als einen Mangel, wenn diesen Beziehungen nicht vollständig entsprochen ist. Friedrich empfahl mir einst ein Experiment, welches mich sehr aufklärte, und welches ich hier noch erzähle, weil es wohl manchem nützlich werden könnte. Ein Mondscheinbild fand er einst auf meiner Staffelei, was ihm wahrhaft gefiel seiner Empfindung und Anordnung nach, welchem aber eben jene Concentration noch sehr fehlte. Da bat er mich, eine dunkle Lasur auf die Palette zu nehmen und außerhalb des Mondes und der nächsterleuchteten Stellen alles, und je mehr gegen den Rand des Bildes um so dunkler, damit zu übertuschen und dann auf die veränderte Wirkung Acht zu geben. Ich that es, und das Bild war mit eins ein anderes geworden; nun erst war die Illusion der Mondbeleuchtung deutlich.

Dabei erfreute ihn übrigens sehr ein gewisser freier Naturalismus in meinen Bildern, wie er eben nur aus unzähligen Naturstudien vollkommen hervorzugehen pflegt. Friedrich war es daher namentlich, der mich ermuthigte, einige kleine Oelbilder an Goethe zu senden, dem sie gewiß gefallen würden. Auch dies that ich, und der alte Meister hat denn auch dieser Dinge in seinen Heften von Kunst und Alterthum sehr theilnehmend gedacht, besonders eines Osterabends mit Faust und Wagner, welches späterhin Eigenthum der Königin Karoline von Baiern geworden ist.

Unter all diesen Betrachtungen war indeß 11 Uhr (21. Juli 1821) herangerückt, ja vorübergegangen, und ich eilte nun, *Goethes* Wohnung aufzufinden[1]). Gleich beim Eintritt in das mäßig große, im einfach antiken Stil gebaute Haus, deuteten die breiten sehr allmählich sich hebenden Treppen, sowie die Verzierung der Treppenruhe mit dem Hunde der Diana und dem jungen Faun von Belevedere, die Neigungen des Besitzers an. Weiter oben fiel die Gruppe der Dioskuren angenehm in die Augen, und am Fußboden empfing den in den Vorsaal Eintretenden, blau ausgelegt, ein einladendes Salve. Der Vorsaal selbst war mit Kupferstichen und Büsten auf das reichste verziert und öffnete sich gegen die Rückseite des Hauses durch eine zweite Büstenhalle, auf den lustig umrankten Altan und auf die zum Garten hinabführende Treppe. In ein anderes Zimmer geführt, sah ich aufs neue mich von Kunstwerken und Alterthümern umgeben; schön geschliffene Schalen von Calcedon standen auf Marmortischen umher, über dem Sofa verdeckten halb und halb grüne Vorhänge eine große Nachbildung des unter dem Namen der Aldobrandinischen Hochzeit bekannten Wandgemäldes, und außerdem forderte die Wahl der unter Glas und Rahmen bewahrten Kunstwerke, meistens Gegenstände alter Geschichte nachbildend, zu aufmerksamer Betrachtung auf. Endlich kündigte ein rüstiger Schritt durch die anstoßenden Zimmer den werthen Mann selbst an. Einfach, im blauen Zeugoberrock gekleidet, gestiefelt, in kurzem, etwas gepudertem Haar, mit dem bekannten von Rauch herrlich aufgefaßten Gesichtszügen, in gerader kräftiger Haltung schritt er auf mich zu und führte mich zum Sofa. Die zweiundsiebzig Jahre haben auf Goethe wenig Eindruck gemacht, der Arcus senilis in der Hornhaut beider Augen beginnt zwar sich zu bilden, aber ohne dem Feuer des Auges zu schaden. Überhaupt ist das Auge an ihm vorzüglich sprechend, und mir erschien darin zumeist die ganze Weichheit des Dichtergemüths, welche sein übriger ablehnender Anstand nur mit Mühe zurückzuhalten und gegen

---

[1]) Vgl. auch C. G. Carus, Goethe. Zu dessen näherem Verständnis. Leipzig 1843. S. 11 ff.

das Eindringen und Belästigen der Welt zu schützen scheint; doch auch das ganze Feuer des hochbegabten Sehers leuchtete in einzelnen Momenten des weitern mehr erwärmten Gesprächs mit fast dämonischer Gewalt aus den schnell aufgeschlagenen Augen.

So saß ich denn nun ihm gegenüber! Die Erscheinung eines Menschen, welchem ich selbst einen so großen Einfluß auf meine Entwicklung zugestehen mußte, war mir plötzlich nahe gerückt, und ich war um so mehr bemüht, diese merkwürdige Gegenwart genau zu beachten und zu erfassen. Die gewöhnlichen einleitenden Gespräche waren bald beseitigt, ich erzählte von meinen neuen Arbeiten über die Ur-Theile des Knochengerüstes, und konnte ihm die Bestätigung seiner früheren Vermuthung über das Dasein von sechs Kopfwirbeln mittheilen. Zur schnellern Darlegung des Ganzen ersuchte ich um Bleistift und Papier; wir gingen in ein zweites Zimmer, und wie ich nun den Typus des Fischkopfes in seiner Gesetzmäßigkeit schematisch entwickelte, unterbrach er mich oft durch beifällige Ausrufungen und freudiges Kopfnicken. „Ja, ja! die Sache ist in guten Händen," sagte er; „da haben uns der Spix und Bojanus so etwas hergedunkelt! nun nun! ja ja!"[1] Der Diener brachte eine kleine Collation. Es war mir ein rührendes Verhältniß Goethe zu sehen, wie er mir den Wein eingoß und ein Brot mit mir theilte, selbst von der einen Hälfte genießend und mir die andere reichend! — Dabei sprach er von meinen beiden Bildern, die ich ihm vor einem Jahre durch Frommann gesendet hatte, erzählte, wie ihm das eine (das Haus auf der Brockenspitze) längere Zeit seiner Bedeutung nach räthselhaft geblieben, wie nur später erst eine dritte Person[2] ihm den Aufschluß darüber gegeben, und wie diese Dinge überhaupt wol in Ehren gehalten würden. Dann ließ er sein Portefeuille über vergleichende Anatomie bringen, und zeigte seine früheren Arbeiten. Späterhin kamen wir auf das Bedeutungsvolle in der Form der Felsen und Gebirge

---

[1] Mit diesen, auf eigenthümlich gutmüthige Weise betonten Worten pflegte er überhaupt alle Pausen des Gesprächs zu beleben. (Carus)

[2] Der Großherzog, wie Frommann mir sagte. (Carus)

für Bestimmung der Art des Gesteins, ja für die gesamte Bildung der Erdoberfläche; und auch in diesen Ideen war er völlig einheimisch, ja er hatte dafür gesammelt, wie eine zweite wohlgefüllte Mappe mit Felsenzeichnungen vom Harz und andern Orten deutlich bewies.

Merkwürdig war mir, als ich jetzt kurze Zeit im Zimmer allein blieb, die Anordnungen und Ausschmückungen desselben. Außer einem hohen Gestelle mit gewaltigen Mappen für Kupferstiche in ihrer geschichtlichen Folge, interessirte mich ein mit Schubkästen, behufs der Aufbewahrung einer Münzsammlung, versehener Schrank. Der Aufsatz desselben trug nämlich unter Glas eine ansehnliche Menge antiker Götterbildchen, Laren, Faunen u. s. w., unter welchen ein ganz kleiner goldener Napoleon, in das glockenförmig verschlossene Ende einer Barometerröhre gestellt, sich sonderbar genug ausnahm. Auch sonst aber wollte noch manches beachtet sein; so beschäftigte mich ein alterthümliches wunderliches Schloß, welches mit seinem Schlüssel am Fenstergewände hing, so forderten auch hier manche Kupferstiche zur Betrachtung auf, ja selbst die Einrichtung der Zimmerthür war bemerkenswerth, da sie nicht in den Angeln sich bewegte, sondern auf dem Thürgewände hervor-und zurückgeschoben werden mußte. Zuletzt noch sprachen wir über entoptische Farben, und es brachte ihn dies darauf, karlsbaderGlasbecher mit gelber durchsichtiger Malerei herbeibringen zu lassen, an denen er mich die fast wunderbar scheinenden Verwandlungen von Gelb in Blau und Roth in Grün, je nachdem die Beleuchtung auf eine oder die andere Weise geleitet wurde, wahrnehmen ließ[1]). — Äußerungen über die ungünstige Aufnahme so mancher seiner wissenschaftlichen Arbeiten konnte er hierbei doch nicht ganz unterdrücken. — Gegen 1 Uhr

---

[1]) Ich hatte damals sehr den Wunsch, solchen Glasbecher zu erlangen, allein der verehrte Mann sagte mir, dergleichen wären jetzt nicht mehr zu haben, aber er versprach mir einen Ersatz dafür. In Wahrheit sendete er mir später einen hübschen kleinen Apparat, in welchem sich über schwarz und weißem Felde schwachfarbige Glasplättchen hin- und herschieben lassen und das Phänomen vortrefflich zeigen. — Ich bewahre diesen kleinen Apparat als theueres Andenken. (Carus)

entfernte ich mich endlich, in aller Hinsicht erfreut und erwärmt.

... Von all dergleichen Speculationen wurde ich indeß im Herbste wieder losgerissen und ganz dem Leben und den frischen Naturstudien zugewendet durch einen Ausflug nach Leipzig, wohin *Oken* zum 18. September 1822 *die deutschen Naturforscher und Ärzte* berufen hatte. Es war dies der erste Versuch, jene Versammlung zu begründen, welche von da an sich immer zahlreicher gestalteten, später fast ohne Unterbrechung jährlich an den verschiedensten Orten Deutschlands abgehalten worden sind, dann in der Schweiz, in England, Frankreich, Italien, sowie auf der skandinavischen Halbinsel vielfache Nachahmung und Wiederholung gefunden haben, und in vieler Hinsicht belebend und fördernd für den Aufschwung der Naturwissenschaft und Heilkunde gewesen sind. Auch hier war der Anfang klein, aus welchem nachmals eine große Bewegung hervorging. Okens Aufruf war von den meisten der leipziger Professoren für eine bloße exentrische Idee genommen worden, und auch nur wenige von andern Orten hatten das Bedeutungsvolle desselben erkannt. Als ich daher mit Freund Reichenbach von Dresden ankam, fanden wir noch wenig Glauben an irgendeinen Erfolg des Unternehmens, und kaum einige Vorkehrung, um der Versammlung doch wenigstens ein Local anzuweisen. Nach und nach kam indeß eine geringe Zahl Theilnehmender zusammen, und in einem kleinen Auditorium wurde durch einige kräftig und entschiedene Worte Okens endlich die Versammlung eröffnet. — Wie es denn schon in dem Aufrufe ausgesprochen worden war, daß diese Zusammenkünfte wesentlich den Zweck persönlicher Bekanntschaft und wechselseitiger Unterstützung für wissenschaftliche Arbeiten haben sollten, so war auch mir zunächst die Persönlichkeit Okens selbst der interessanteste Erfolg dieser Reise. Oken war damals noch Professor in Jena, und sein Wesen hatte den vollen Ausdruck von Schärfe, Lebendigkeit und Thatkraft. Seine Arbeiten, namentlich seine Naturphilosophie hatten, wie ich dies früher schon erzählt habe, vielfältige Wirkung auf mich geübt, aber ich freute mich nun auch, an ihm wahrzunehmen, daß jene gewisse ideale Richtung des Geistes ihn keineswegs verhindert hatte, zugleich eine große Kenntniß des Speciellen der Naturwissenschaft, und eine rege Thätigkeit im Leben zu beweisen, ja zu behaupten. Seine Gestalt war nicht groß, wenig beleibt, aber elastisch, die Stirn wohlgebaut, und stark, doch nicht übermäßig breit, das Auge braun und lebendig, der Mund scharf geschnitten mit schmalen Lippen. Wir kamen ganz gut zusammen aus, eine Rede, die ich zu Hause entworfen hatte und nun vortrug — über die Bedeutung der Naturwissenschaften — (sie wurde alsbald gedruckt und viel verbreitet) hatte ganz seinen Beifall, manche andere Naturforscher hielten dann ebenfalls kürzere Vorträge und zeigten Seltenheiten vor, meine schönen, von Genua mitgebrachten Abbildungen dortiger Sepien wurden bewundert, kurz, es kam nach und nach mehr Leben in die Zusammenkünfte, und eine neue Versammlung auf nächstes Jahr in Halle wurde beschlossen, von welcher man denn schon jetzt voraussehen konnte, daß sie weit zahlreicher und umfänglicher sich gestalten würde. So schloß denn also dieser erste Versuch nach wenig Tagen doch sehr befriedigend, und es ist mir immer angenehm, mich zu erinnern, daß ich einer der Mitbegründer eines Unternehmens gewesen bin, welches für die Förderung jenes höhern und rechtmäßigen Socialismus der Wissenschaft stets wird bedeutend genannt werden müssen.

Unter den übrigen Versammelten ist mir *Formey*[1]), einer der zu jener Zeit berühmtesten Ärzte Berlins, noch am entschiedensten im Gedächtniß geblieben. Er repräsentirte namentlich in dieser kleinen Zahl die praktische Medizin, und fiel uns auf durch eine gewisse imponirende Persönlichkeit, wobei der Ruf seiner ausgezeichneten *Praxis aurea* nicht wenig mitwirkte. Irgend bedeutendere wissenschaftliche Mittheilungen bot er nicht dar, aber er beförderte den geselligen Verkehr durch einen eigenthümlichen berlinischen Humor, wie er mir denn noch ganz deutlich vorschwebt,

---
[1]) Von Formey stammt z. B. A. W. Ifflands „Krankengeschichte". Berlin 1814.

wie er bei unsern Nachmittagszusammenkünften in Rudolphs Garten — einem damals beliebten Café Leipzigs — perorirend saß und dabei aus einer stattlichen, gekrümmten Hornpfeife mit porzellanenem Kopfe emsig rauchte[1]).

Karl Ernst von Baer
(1792—1876)

Am 17. Februar, alten, dem 28. Februar, neuen Stils, 1792, wurde dem estländischen Edelmann Magnus von Baer auf seinem Gute Piep in der kinderreichen Ehe mit seiner leiblichen Cousine der dritte Sohn Karl Ernst geboren. Bis zum achten Jahr genoß er die Erziehung auf dem Lande, dann lernte er zu Hause lesen und schreiben. Besonders früh zeigte er auffallend starke Begabung für Mathematik. 1807 kam er auf die Ritter- und Domschule in Reval, wo er sich in den alten Sprachen vervollkommnete, so daß er zeitlebens ein gediegener Kenner des klassischen Altertums war. Dafür zeugt seine Schrift (1873) über den Schauplatz der Fahrten des Odysseus. Auf der Dorpater Universität (1810—1814) zeigte es sich, daß die praktische Seite der Medizin seiner inneren Organisation nicht entsprach. Ebenso machte er auf einer Studienreise in Wien die gleiche Erfahrung. Ein glücklicher Zufall führte Baer im Herbste 1815 zu dem vergleichenden Anatomen Döllinger, bei dem gerade Johann Lucas Schönlein seine Doktorarbeit zu Ende geführt hatte. Es war die Zeit, als Döllinger mit Pander die Untersuchungen über die Entwicklung des Hühnchens im Ei zu bearbeiten anfingen. Es wurden so zahlreiche Brütversuche angestellt, daß auf dem Würzburger Markt der Preis der Hühnereier bedeutend stieg und die ganze Bevölkerung das neue Beginnen mit regstem Anteil verfolgte. Panders zweite Schrift von 1819 gab Baer den Sporn zu seinen eigenen entwicklungsgeschichtlichen Untersuchungen. Inzwischen war Baer von Burdach als Prosektor nach Königsberg gerufen, wo er 17 Jahre (1817—1834) blieb, seit 1822 zum ord. Professor der Zoologie und später auch der Anatomie ernannt. Diese Königsberger Zeit bildet den Glanzpunkt seiner Forschungen. Denn im Mai 1827 gelang es Baer, das reife Eierstockei aus dem Graafschen Follikel einer Hündin unter dem Mikroskop zu erblicken. Den Eindruck, den dieser Fund auf ihn machte, hat er geradezu dramatisch in seiner Selbstbiographie (St. Petersburg 1865) zur Darstellung gebracht. Von seinem Petersburger Aufenthalt, der ihn auf den Gebieten der Anthropologie, Ethnologie, Zoologie und Geographie als bahnbrechenden Meister zeigte und ihm den Namen des russischen Humboldt verschaffte, hat Baer uns nur wenig erzählt. Diese Lücke hat später Ludwig Stieda in einer biographischen Skizze über seinen Lehrer (Braunschweig 1878) ausgefüllt. Nach der am 29. August 1864 unter großer Teilnahme des In- und Auslandes begangenen Feier seines 50jährigen Doktorjubiläums löste Baer allmählich

---

[1]) Vgl. Erich, Ebstein, Zur Jahrhundertfeier der Deutschen Naturforscherversammlung. Leipziger Illustrierte Zeitung (1922) Nr. 4083.

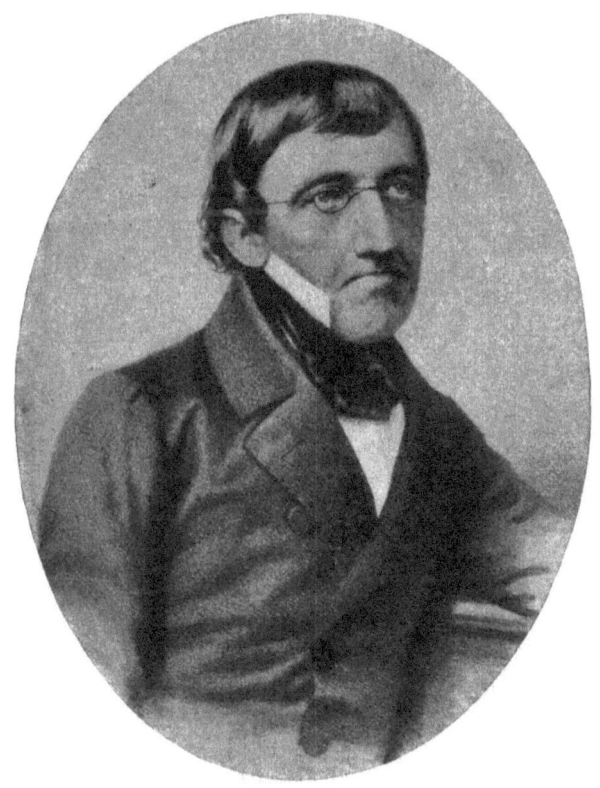

Karl Ernst von Baer.

seine Beziehungen zur Petersburger Akademie und siedelte 1867 nach Dorpat über, wo er, bis zum Ende geistesfrisch, am 16./28. November 1876 starb. — Was v. Baer von Humboldt sagte, findet auch auf ihn selbst Anwendung: „Es sind häufig ganze Strömungen wissenschaftlicher Forschung, durch die der Geschiedene immer noch fortwirkt und Mancher folgt der Strömung, ohne zu ahnen, wer zuerst die Schleusen eröffnet hat."

... Im Jahre 1826 hatte ich schon mehrmals kleine durchsichtige Eier von $1/2$ bis $1^1/_2$ Linien Durchmesser, wie *Prévost* und *Dumas* sie gesehen hatten, in den Hörnern des Uterus und selbst in den Eileitern gefunden, im Frühling 1827 aber bedeutend kleinere, viel weniger durchsichtige und deshalb kenntliche in den Eileitern. Ich zweifelte nicht, dieses auch für Eier zu halten, da es ja wahrscheinlicher war, daß die Dottermasse auch bei Säugetieren ursprünglich undurchsichtig seyn werde. Ich sprach im April oder in den ersten Tagen des Mai des zuletzt genannten Jahres mit *Burdach* darüber, daß ich gar nicht mehr im Zweifel seyn könnte, die Eier der Säugetiere kämen fertig gebildet aus dem Eierstocke, und daß ich sehr wünschte, eine Hündin zu erhalten, die erst vor ein paar Tagen sich belaufen habe. Nach *Prévost's* und *Dumas's* Beobachtungen mußte man nämlich glauben, daß man um diese Zeit bei Hunden die Graafischen Bläschen noch geschlossen finden werde, aber reif zur Eröffnung. Man glaubte damals, daß die Eröffnung der Eikapsel oder der Graafischen Bläschen unmittelbar von der Paarung abhänge, was nicht richtig ist. Zufällig besaß *Burdach* im eigenen Hause eine solche Hündin, die längere Zeit schon Hausgenossin gewesen war. Sie wurde geopfert. Als ich sie öffnete, fand ich einige Graafische Bläschen geborsten, keine dem Bersten sehr nahe. Indem ich, niedergeschlagen, daß die Hoffnung wieder nicht erfüllt sey, den Eierstock betrachtete, bemerkte ich ein gelbes Fleckchen in einem Bläschen, sodann auch in mehreren andern, da in den meisten, und immer nur ein Fleckchen. Sonderbar! dachte ich, was muß das seyn? Ich öffnete ein Bläschen und hob vorsichtig das Fleckchen mit dem Messer in ein mit Wasser gefülltes Uhrglas, das ich unter das Mikroskop brachte. Als ich in dieses einen Blick geworfen hatte, fuhr ich, wie vom Blitze getroffen zurück, denn ich sah deutlich eine sehr kleine, scharf ausgebildete gelbe Dotterkugel. Ich mußte mich erholen, da ich besorgte, ein Phantom habe mich betrogen. Es scheint sonderbar, daß ein Anblick, den man erwartet und ersehnt hat, erschrecken kann, wenn er da ist. Allerdings war aber doch etwas unerwartetes dabei. Ich hatte nicht gedacht, daß der Inhalt des Eies der Säugetiere dem Dotter der Vögel so ähnlich sehen würde. Da ich aber nur ein einfaches Mikroskop mit dreifacher Linse hingestellt hatte, war die Vergrößerung nur mäßig und die gelbe Farbe blieb kenntlich, die bei stärkerer Vergrößerung und Beleuchtung von unten, schwarz erscheint. Was mich erschreckte war also, daß ich ein scharf umschriebenes, von einer starken Haut umschlossenes, regelmäßiges Kügelchen vor mir sah, von dem Vogeldotter nur durch die derbe, etwas abstehende äußere Haut unterschieden. Auch die kleinen undurchsichtigen Eichen, die ich im Eileiter gefunden hatte, hatten nur eine gelblich-weiße Färbung gehabt, ohne Zweifel weil der Dotter schon in Auflösung begriffen war; die größeren waren durchsichtig. Es wurden noch mehrere solcher unaufgelöster Dotterkugeln ausgehoben, und alle auch von *Burdach* gesehen, der bald hinzugekommen war.

Das ursprüngliche Ei des Hundes war also gefunden!

... Ich durfte nach dem Gesagten, wohl die Entdeckung des wahren Verhältnisses der Erzeugung der Säugetiere, den Menschen mit einbegriffen, mir zuschreiben, wobei ich gern anerkenne, daß ich sie weniger sehr angestrengten Untersuchungen oder großem Scharfsinne, als der Schärfe meines Auges in früheren Jahren, und einer bei den Untersuchungen des Hühnchens gewonnenen Überzeugung verdanke. Mein Auge, das mir durch seine Kurzsichtigkeit im gewöhnlichen Leben gar manche Verlegenheit bereitet hat, leistete mir bei anatomischen Untersuchungen treue Dienste, indem es kleine Bilder scharf auffaßte. Ich habe einmal Versuche mit etwa 20 Zuhörern gemacht, und unter diesen nur Einen gefunden, dessen Augen ich den Vorzug vor den meinigen gegeben hätte, da er in der Nähe eben so scharf zu sehen schien, aber gar nicht myopisch war. Besonders befähigt schien es mir, bei halbdurchsichtigen Gegenständen aus den Abschattungen die Neigungen der Flächen mit Sicherheit zu erkennen, was mir bei Eiern von Fischen sehr gut zu Statten kam; auch durfte ich es wohl durabel nennen, wenn ich mich erinnere, daß ich (in späterer Zeit) die Theilungen der schwarzen Eier der Batrachier wohl zwei Wochen hindurch ununterbrochen beobachtet hatte, und als ich sie zeichnen lassen wollte, der Zeichner, der doch zugleich Kupferstecher war, in 2 Tagen so völlig geblendet wurde, daß er die Arbeit aufgeben mußte. Es war vorzüglich das linke Auge, das mir so treue Dienste leistete; aber seit 20 Jahren etwa wurde es etwas schwächer und jetzt gibt es selbst für größere Gegenstände nur sehr trübe Bilder. Es hat ausgedient.

... Ich habe mich lange bei dem vorliegenden Gegenstande aufgehalten, weil ich es nicht verhehlen will, daß ich mich noch jetzt freue, diesen Fund gemacht zu haben, obgleich ich gern einräume, daß mehr Glück als Verdienst dabei war. Ich beschloß ihn bald zu publiciren und schickte einen rasch entworfenen Bericht in der Form eines dankenden Sendschreibens an die Akademie zu St. Petersburg, die mich zu ihren correspondirenden Mitgliede ernannt hatte, unter dem Titel: *de ovi mammalium et hominis genesi epistola etc.* in der Mitte des Juli 1827 an Herrn *L. Voß* in Leipzig ab. Da nur eine einfache Kupfertafel zu stechen war, so zweifelte ich nicht, daß diese Schrift im Laufe des genannten Jahres erscheinen würde, denn der Text betrug nur wenige Bogen. Ich glaubte sie, ihres Gegenstandes wegen, auch für den großen Concurs, der in Paris am Schlusse jedes Jahres abgehalten wird, einreichen zu können und verfaßte meine Zuschrift an die Akademie zeitig. Allein der Kupferstecher hatte diese Arbeit unterbrochen und andere angenommen, daher wurde meine Schrift erst im Januar 1828 ausgegeben, obgleich das Jahr 1827 auf dem Titel steht. Nach Paris wird sie erst zu Ende des Januars angekommen seyn. Ich erhielt nur das „*trop tard!*" zur Antwort, welches später für die Familie *Orleans* so verhängnisvoll werden sollte. Überhaupt hatte ich im Anfange mehr Verdruß als Freude von dem Buche. Ich hatte absichtlich den Titel *de ovi mammalium et hominis genesi* erwählt, um gleich in der ersten Zeile anzudeuten, daß ich nicht nur das menschliche Ei auch aufgesucht hatte, sondern das im Allgemeinen Gesagte auch auf dieses mit beziehen wollte. Als ich den Titel für die Reinschrift, die zum Druck abgehen sollte, niedergeschrieben hatte, wurde ich wieder bedenklich, denn ich fand es zweckmäßiger, den Menschen wegzustreichen. Man wird dir eine lächerliche Tautologie vorwerfen, man wird fragen, ob du denn nicht weißt, oder zweifelst, daß der Mensch auch unter die Säugetiere gehört. Aber ein solcher Vorwurf würde dir doch weniger empfindlich seyn, mußte ich zu mir selbst sagen, als wenn Jemand aufträte und prahlerisch verkündete, er habe das vorgebildete Ei, das du nur im Vieh gesehen, jetzt auch im Menschen gefunden. So ließ ich den Titel, wie er war. Indessen, man entgeht seinem Schicksal nicht. Das erste Gedruckte, das ich über meine Schrift fand, war die Verkündigung eines Anonymus in einer Deutschen Zeitschrift: Jetzt habe ein Franzose (ich denke es war *Velpeau*), das Ei im Eierstocke der Weibes nachgewiesen, das ich in Tieren gefunden habe. Wie kann auch ein Deutscher Berichterstatter, der nach Paris visirt, wissen, was auf Leipziger Titelblättern steht? Was hatte ich nun vom *homo*? Vielleicht hätte ich *femina* sagen sollen. — Der Minister *Altenstein*, dem ich, nach hergebrachter Sitte, ein Exemplar zugeschickt hatte, antwortete: er freue sich, daß ich das Ei der Säugetiere im Eierstocke wieder aufgefunden habe. Für den war also nichts Neues in meiner Schrift. In den recensirenden Instituten herrschte während des ganzen Jahres 1828 *altum silentium*. Das war mir eben nicht auffallend, denn häufig vergeht wohl ein Jahr, bis eine neue Schrift irgendwo angezeigt wird, besonders eine Schrift von einem noch wenig bekannten Manne. Aber auffallend war es mir, als ich im September des genannten Jahres die Versammlung der Naturforscher in Berlin besuchte, daß nicht ein einziger der anwesenden Anatomen, deren Bekanntschaft ich machte, dieser Schrift mit einer Sylbe erwähnte. Sie war doch schon in der Mitte des Januars ausgegeben, ganz unbekannt konnte sie allen wohl nicht seyn. Auch hatte ich sie Einigen, wenn auch nicht vielen, zuschicken lassen. Überdies hatte ich, in der Besorgnis, mein Sendschreiben möge zu kurz gefaßt seyn, einen ausführlichen Commentar in *Heusingers* Zeitschrift für organische Physik, Bd. II. (Januar 1828) erscheinen lassen. Ich war zu stolz oder zu eitel, in Berlin selbst davon anzufangen. Sollte man sie allgemein für eine bloße Radotade oder für einen groben Irrtum halten? Oder sollte man diese Sache an sich für zu unbedeutend ansehen, um darüber ein Wort zu verlieren? Ich wußte es in der That nicht. Aber da noch im Jahre 1821 die Göttinger Societät der Wissenschaften einen Preis auf die Entdeckung der Bildungsstätte des Eies der Säugetiere gesetzt und im Jahre 1824 den Preis einer Arbeit von *Hausmann* zuerkannt hatte, welche dieses Ei lange nach der Paarung aus der ergossenen Flüssigkeit werden ließ — so schien eine ganz widersprechende Darstellung doch Theilnahme zu verdienen. Daß die alten Herren meine Schrift nicht lesen oder wenigstens in ihren Überzeugungen sich nicht würden stören lassen, konnte ich mir wohl denken — aber auch die jungen schwiegen, das fiel mir auf! Endlich, am letzten Tage der Versammlung, fragte mich Professor *A. Retzius* — also ein Schwede, kein Deutscher: Können Sie uns nicht das Säugethier-Ei im Eierstock zeigen? ,,Mit Vergnügen, wenn ich eine Hündin erhalten kann". Eine solche wurde beim Aufwärter der Anatomie gefunden und der Nachmittag zur Demonstration bestimmt. Es fanden sich nun ziemlich viele der jüngeren Anatomen ein, außer *Retzius, Johannes Müller, Ernst Weber, Purkinje*[1]) und andere Bekannte und Unbekannte. Fast schien es aber, als ob das tückische Schicksal mir einen Streich spielen wollte. Der Hund des Aufwärters war so gut genährt, daß er überall eine Masse Fett angesetzt hatte, auch am Eierstocke. Die Graafischen Bläschen ragten nur sehr wenig vor. War es diese Fettmasse, oder ein gewisse Befangenheit in mir? Ich konnte zuvörderst kein

---

[1]) Vgl. Ebstein, Ärzte-Briefe a. a. O. S. 87 ff.

Ei ohne Zergliederung erkennen, was mir noch nicht vorgekommen war. Endlich sah ich eins undeutlich durchschimmern und brachte es glücklich unter das Mikroskop. Man schien allgemein überzeugt, so viel ich bemerken konnte. Doch mögen vorher noch viele Zweifel bestanden haben. Jedenfalls muß ich glauben, daß Niemand vorher versucht hatte, diese Dotterkugel oder dieses Ei aufzufinden. Vielleicht hielt man diese Operation für zu schwierig, was sie gar nicht ist.

Johann Franz Wenzel Krimer
(1795—1834)

Krimer wurde am 12. September 1795 in Datschitz in Mähren geboren, wo er auch seine erste Jugend verlebte. Seine Gymnasialerlebnisse im Kloster Neureusch entbehren in ihrer Offenheit und Realistik keineswegs eines besonderen Reizes, um so mehr, als er es ausgezeichnet versteht, lebensvolle Bilder der Zeit aufzurollen. Krimer hat in der Vorrede zu seinen Memoiren betont, daß er mit aller Freimütigkeit, streng wahrheitsgetreu, nicht nur ohne alle Scheu seine guten Seiten, sondern ebenso schonungslos alle seine Schwächen, Torheiten, Unbesonnenheiten, Irrtümer und Fehler geschildert habe. Im Mittelpunkt stehen jedenfalls Krimer'sErlebnisse im Lützowschen Freikorps, in dem er auch mit Theodor Körner bekannt wurde. Bis zur Auflösung der Freischar machte Krimer den Feldzug von 1813 mit, folgte dann der Armee als Arzt nach Dresden, Culm und Leipzig und übernahm hierauf die Leitung des Typhusspitales in Stadt-Ilm. Diese Schilderung sei hier u. a. wiedergegeben, wie der geglückte Versuch, Goethes Haus in Weimar zu retten. 1814 zog er nach Frankreich und 1815 durch Flandern über Waterloo nach Paris. Nach Beendigung des Krieges ließ er sich in Halle immatrikulieren und wurde dort schließlich medizinischer Doktor.[1]) Hiermit schließen die Memoiren ab, die aus Anlaß der Jahrhundertjahrfeier der Befreiungskriege erst wieder ausgegraben werden mußten. Als Schüler von Friedrich Nasse habilitierte sich Krimer in Bonn und hat sich durch eine große Anzahl (39) von Arbeiten bekannt gemacht, in denen besonders seine Vorliebe für das Praktische und für Technizismen am Krankenbett auffallen. So verdankt man ihm die Einrichtung, daß jeder Soldat im Futter seines Tschako zwei Binden, ein Tuch und eine Handvoll Charpie bei sich tragen mußte. Diese Krimerschen „Verbandpäckchen" wurden erst 1869 allgemein eingeführt. (Vgl.

---

[1]) Ich erwähne aus Krimers Hallenser Zeit: „Versuche und Beobachtungen über die Wirkung einiger Stoffe auf die Harnabsonderung, in Bezug auf das Entstehen der honigartigen Harnruhr. (Arch. f. med. Erfahrung 1818, S. 502—543). Krimer verfütterte Buchweizen bei Hund und Kaninchen, um Diabetes mellitus zu erzeugen, allerdings ohne Erfolg.

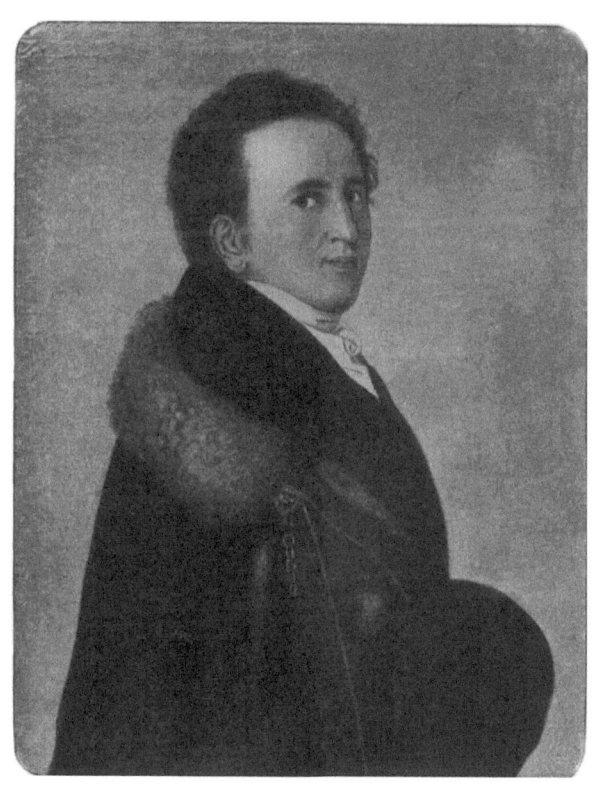

Joh. Franz Wenzel Krimer.

Fischer, J.: Wien. klin. Wochenschr. 1916, Nr. 49, und Bergeat: Münch. med. Wochenschr. 1915, Nr. 6, S. 215.) Außerdem hat er das Dynamometer für die Untersuchung der Muskelkraft eingeführt und den Vorschlag gemacht, zur Untersuchung des Mastdarms sich des Lisfrancschen Mutterspiegels zu bedienen. Besonders bemerkenswert ist Krimers „Bericht über einige Versuche, welche in der Absicht angestellt wurden, um besondere Fälle von Lungenschwindsucht durch chirurgische Kunsthilfe zu heilen", die er mit anderen Arbeiten in Gräfe und Walhers Journal für Chirurgie, Bd. 13, 1829, veröffentlichte. Dabei machte Krimer zu dem Titel der heute modern anmutenden Arbeit die bescheidene Anmerkung: „Obige Aufschrift wird zwar manchem paradox klingen, mancher Medicinae practicus wird zwar kopfschüttelnd und mitleidig lächelnd sagen: ‚das muß ich gestehen! Schwindsucht durch eine Operation heilen! wahrlich, magnus mihi eris Apollo! „Nun — er lese nur unbefangen weiter!" Allein, unerfüllte Versprechungen, getäuschte Hoffnungen, Gram und Nahrungssorgen trieben Krimer an, wie er selbst ebenda berichtet, seinen Wirkungskreis zu verlassen und sich als praktischer Arzt nach Aachen zurückzuziehen. Ein Jahr vor dem am 22. November 1834 erfolgten Tode vollendete er die Niederschrift seiner Memoiren. Er, dem dreizehn Verwundungen in drei Feldzügen, zahllose Krankheiten, Unglücksfälle und Duelle nichts anhaben konnten, ging an einem Speiseröhrenkrebs zugrunde (Hartung in Hufelands Journal 1838, Bd. 86, Juni, S. 35).

Theodor Körner.

Schon in Wien hatte ich Gelegenheit, mit dem gefeierten Dichter, der damals durch sein Trauerspiel „Czriny" Epoche machte, in Berührung zu kommen. Da war er ein gar loser, lebenslustiger Zeisig und allerliebst liederlich, wenngleich von vortrefflichem Herzen. Er stand mit einer Schauspielerin, die Nanette hieß und in seinen Gedichten öfters erwähnt wird, von der man sich aber gar erbauliche Liebesexempel erzählt, und die am Ende den bis über die Ohren in sie verschossenen Poeten garstig gerupft hat, in einem gar vertraulichen Verhältnis. Soviel war allgemein bekannt, daß Körner leichtsinnig, flatterhaft und über alle Begriffe verschwenderisch lebte. So erhielt er z. B. für das Stück „Czriny" von dem Verleger 200 Dukaten, lebte nun lustig darauf los, und nach etwa acht Tagen hatte er keinen Kreuzer mehr in der Tasche, so daß wir, seine Freunde, überall aushelfen mußten. Später lernte er seine vortreffliche Tony kennen, die ihn umwandelte. Allein wie war er als Soldat verwandelt! Der sonst so heitere, von Witz und Laune übersprudelnde Jüngling war nun ernst, verschlossen, nur wenigen Freunden zugänglich, wortkarg, tiefsinnig; nie sah man ihn lachen oder an Vergnügungen teilnehmen. Stundenlang saß er einsam sinnend oder vor sich hinstierend, eine Brieftafel in der Hand, unbekümmert, was um ihn her vorging. Im Gefecht focht er mit dem Mute eines Verzweifelten. Dabei war er blaß, eingefallen, sein Blick hohl; nur in dichterischer Begeisterung oder wenn seine Kriegslieder gesungen wurden, strahlte sein schönes Auge und lächelte wehmütig sein Mund. Fortwährend hatte er die Vorahnung eines baldigen Todes. Alle seine Kameraden liebten und schätzten ihn.

Ich war bei seiner verräterischen Ermordung nicht zugegen, aber von Augenzeugen wurde sie mir folgenderweise geschildert: Zwei Stunden vor einem nicht eben beträchtlichen Gefecht, längs einer an einem Waldsaum hinlaufenden Pläne reitend, und während man noch keine Ahnung von der Anwesenheit eines Feindes hatte, erklärte Körner, heute sei sein Sterbetag, und dichtete das bekannte Lied „An mein Schwert". Das Gefecht hatte bereits zu unserem Vorteil geendet; er war unverletzt, hatte sich durch Tapferkeit ausgezeichnet und einen französischen Offizier samt seinem Bedienten gefangen genommen. Beide transportierte er zu der Nachhut; doch während er auf der Straße längs dem Walde hinreitet, springt der gefangene Diener über den Graben, zieht ein Pistol hervor und schießt Körner durch die Brust, der kaum noch imstande ist, das Notzeichen zu geben und tödlich getroffen vom Pferde sinkt. Was half es, daß von seinen herbeigeeilten Kameraden der verruchte Mörder eingeholt und zu Krautstücken zusammengehauen wurde? Einige Stunden danach war Körner nicht mehr; seine Ahnung hatte ihn nicht getäuscht. Unstreitig hat dieser Meuchelmord und die Entrüstung darüber zu den späteren Grausamkeiten an den Feinden vieles beigetragen.

Ich selbst besaß von seiner eigenen Hand ein Angedenken, ein Schützenlied. Leider ging mir auch dies bei Culm verloren. So weit ich mich seines Inhalts noch erinnere, begann die erste Strophe wie folgt:

Hussa! ihr Schützen der schwarzen Schar,
Lustig durch Berge und Wälder!
Der Büchse Knall,
Der Hörner Schall
Rufen zum Kampfe euch Paar an Paar,
Rufet die Losung zum Siege!
Hurra! Hurra! Hurra!
Hoch lebe Lützows schwarze Jagd!

Mit der Sauvegarde in Weimar — Goethes Haus — Zusammentreffen mit Bernadotte.

... Unaufhaltsam rückten wir nun vor. In Weimar wurde ich mit 30 Mann unserer reitenden Jäger als Sauvegarde detachiert. (October 1805.)

Ich wohnte bei dem Maler *Breier*, dessen Haus von dem des Vater Goethe nur durch zwei kleine Häuser geschieden war, dessen Garten aber an den des letzteren angrenzte. Dort hatte ich Gelegenheit, den gefeierten Dichter oft ganz in der Nähe zu sehen und einmal selbst zu sprechen. Sein Haus wurde von den alliierten Truppen wie ein Heiligtum verehrt und geachtet und blieb vor jeder Einquartierung frei, während kein Bürger davon befreit blieb. Die ganze Stadt wimmelte von Soldaten aller Nationen Europas. Eines Mittags kommen zu dem Sterntore herein zwei russische Kürassiere, bleiben vor dem stattlichen Hause Goethes stehen, steigen ab, binden ihre Pferde an die Fensterladen an und schellen heftig an der Haustüre; als ihnen nicht sogleich geöffnet wird, fangen sie an zu fluchen und zu toben und versuchen die Türe einzusprengen. Mehrere Menschen laufen herbei und suchen den Rasenden Vorstellungen zu machen, doch vergebens; sie wurden noch wütender, zogen ihre Säbel, hieben in die Türe und drohten den Leuten unter fortwährenden Rufen: All kaput! — Jebuit mat! Franzusky!"

Endlich wurde die Tür geöffnet und in dem Hausflur entstand ein fürchterlicher Lärm; auf der Straße rief man nach Wache und Sauvegarde; dies hörte ich, warf schnell einen Säbel um, steckte meine Pistolen zu mir und lief davon;

ich traf die Kerle mit blanken Säbeln im Gemenge mit ein paar Domestiken und einigen Bürgern, ging auf sie mit gespanntem Pistol zu und frug in russischer Sprache, was sie hier zu suchen haben? Das ginge mich nichts an, war die Antwort. Im Namen ihres Kaisers befahl ich ihnen, augenblicklich das Haus zu räumen; darüber lachten sie, ich zeigte ihnen die Sauvegarde-Karte, die in fünf Sprachen abgefaßt war, und machte ihnen begreiflich, wozu ich im Falle ihrer Weigerung ermächtigt sei; vergebens; einer sagte lachend er wolle sich nur einen Eimer holen, um sein Pferd zu tränken. Sogleich schickte ich nach der Wache, die nicht fern war, und drohte denjenigen, der mir das geringste anrührte, niederzuschießen.

In diesem Augenblick tritt hastig ein Mann herzu von mittlerer Größe, in schlichtem blauen Rock, worunter eine schwedische Offizier-Uniform, mit einem braunen, hageren, ausdrucksvollen Gesicht, funkelnden schwarzen Augen, einer Habichtsnase und dem St. Annen-Orden mit Brillanten vor der Brust. Ich kannte ihn nicht, sah aber wohl, daß er ein Offizier von hohem Range sein müsse; es war Bernadotte, damals Kronprinz von Schweden, nachher König.

Blaß vor Zorn, mit glühenden Augen und bebenden Lippen trat er an mich heran und frug mich nach einem französischen Kernfluche, was es hier gebe; ich entschuldigte mich, daß ich das Französische nicht verstünde; er wandte sich nach seinem hinter ihm folgenden Adjudanten um, der die Achseln zuckte; nun frug er mich nochmals in leidlichem Deutsch; ich erzählte, was ich wußte, zugleich auch, wer ich und zu welchem Zwecke ich hier und wie die beiden die heiligen Rechte der Sauvegarde verhöhnt haben.

Da wurde er glühend rot im Gesicht, riß seinen Degen aus der Scheide und wollte einen der Kerle niederstoßen, was aber wegen des Panzers nicht möglich war; darauf hieb er ihm einige mal ins Gesicht; jetzt holte der Kerl mit seinem Säbel aus und wollte zuhauen; dies bemerkend, zog auch ich sogleich und hieb ihn von der Seite so über den Arm, daß ihm die Waffe entsank. Auch der Adjudant sprang hinzu;

Bernadotte schäumte vor Wut. Der andere Kerl sah, wie die Sachen standen; der St. Annenorden schien ihm Respekt eingeflößt zu haben, ebenso wie das gespannte Pistol, das ich ihm dicht vors Gesicht hielt, und so steckte er ängstlich seinen Säbel in die Scheide.

In diesem Augenblick erschien ein preußischer Offizier mit der Wache, der den Kronprinzen kannte und sogleich mit „Königliche Hoheit" titulierend tief salutierte. Jene beiden wurden sogleich abgeführt. Jetzt frug mich der Kronprinz nochmals über den Hergang der Sache. Ich erzählte ausführlich. „Warum haben Sie die Kerle nicht sogleich niedergeschossen, als sie Ihnen keine Folge leisteten?" sagte er, noch vor Zorn bebend. — „Weil ich dazu keine Macht habe, in meinem plein pouvoir heißt es, ich solle nur dann von meiner Waffe Gebrauch machen, wenn tätliche Widersetzlichkeit stattfindet." — „Die verfluchten Hunde!" erwiderte er. „Wie heißen Sie, von welchem Regiment?" Ich beantwortete es. „Ich danke Ihnen recht sehr, lieber Oberjäger, für Ihren tätigen Diensteifer, womit sie dies Haus vor den Niederträchtigen beschützt haben." Damit zog er höflich den Hut. Jetzt erschien auch *Goethe*, und nachdem er den Kronprinzen freundlich bewillkommnet, wandte er sich an mich und drückte mir die Hand mit den Worten: „Vorläufig meinen herzlichsten Dank, lieber Herr Nachbar, für Ihre gütige Teilnahme." Damit trat er mit seinem Gaste ins Zimmer.

Am folgenden Tage hatte ich nochmals Gelegenheit, mit jenem Helden zusammenzutreffen. In einer einsamen Mühle bei Weimar ließ ich durch meine Leute fünf schwedische Marodeurs, welche geplündert und die armen Bewohner mißhandelt hatten, arretieren und begleitete sie durch die Jäger-Allee nach der Stadt. Von zwei Offizieren begleitet, begegnete uns Bernadotte, spazieren reitend; als wir nahe waren, sprengte er an mich heran, grüßte lächelnd und frug: „Wir haben uns wohl schon gesehen, Oberjäger?" „Ja, Königliche Hoheit, gestern bei unserem großen Dichter." Beifällig lächelnd frug er weiter: „Was gibt es hier zu tun?" „Arretierte Marodeurs, welche arme Leute geplündert und mißhandelt haben. — Schweden!" sagte ich etwas ängstlich. „Die Kanaillen!" sagte er mürrisch. „Sogleich bringen Sie sie zum schwedischen Kommandanten und sagen, ich habe es befohlen! Wo wohnen die armen Leute?" Ich zeigte die nicht gar ferne Mühle. Sogleich sagte er einige mir unverständliche Worte zu einem seiner Begleiter, der fort und der Mühle zusprengte, und zu mir sich wendend und grüßend, äußerte er höflich: „Sie haben einen schweren Posten, mein Freund?" „Ja, wohl, Königliche Hoheit! da vorne," nach Erfurt deutend, „wäre ich bei Gott viel lieber, als hier feige Memmen zusammenzutreiben!" Lachend ritt er weiter. Die Arrestanten wurden mit unerbittlicher Strenge bestraft; auch erfuhr ich, daß den geplünderten Leuten durch einen schwedischen Offizier 20 Louisdor zugestellt wurden.

Im Typhushospital zu Stadt-Ilm.

... Jetzt bekam ich Befehl, nach Stadt-Ilm im Schwarzburg-Rudolstädtischen abzugehen und die Leitung des dortigen großen Hospitals zu übernehmen, in welchem nahe an 100, meistens Typhus-Kranke lagen, und welches wegen der daselbst herrschenden ausgezeichneten Bösartigkeit dieser Epidemie berüchtigt war. Manchem anderen wäre dieser Befehl wie ein Todesurteil vorgekommen. Denn die daselbst herrschende Sterblichkeit war so groß, daß von den bisher dahin beorderten 4 Oberärzten und 12 Chirurgen kein einziger am Leben blieb; alle wurden, wenn sie dahin kamen, vom Typhus angesteckt und starben nach wenigen Tagen. Es war am Ende so arg, daß kein Arzt mehr hingehen sollte und sich alle dem diesfallsigen Befehle geradezu widersetzten. Der Bataillonsarzt Trebbe vom 2. Bataillon des 18. Regiments, ein schon bejahrter, aber ängstlicher Mann und Familienvater, ließ sich lieber zu sechsmonatlicher Festungsstrafe verurteilen, weil er nicht dahin gehen wollte. Ich machte mir nichts daraus; ich vertraute auf meine feste Gesundheit und auf die Erfahrung, daß der Typhus (den ich bereits im Feldzuge 1809 überstanden) nur einmal im Leben anstecke.

Bei meiner Ankunft fand ich nichts als Jammer und die grenzenloseste Unordnung. Die Kranken lagen teils in dem fürstlichen Schlosse, teils in einem großen Wirtshause vor der Stadt, im Schießhause und in einem eine Stunde entfernten Dorf, ohne Aufsicht, ohne ärztliche Pflege, ohne Wartung; kein Arzt, kein Verwalter, Rechnungsführer, Krankenwärter war da; kaum, daß die Unglücklichen noch gehörige Nahrung bekamen, und einer mußte den anderen pflegen. Nicht einmal ein Nachweis war vorhanden, wieviel Kranke da seien, geschweige wieviel aufgenommen worden, wieviele starben und wer sie waren. Jetzt hieß es arbeiten, um Ordnung zu schaffen, da ich auf mich allein beschränkt war. In der ganzen Stadt waren nur zwei Zivilärzte; einer davon, Dr. Hoffmann, Bürgermeister, kränklich, mit Geschäften überhäuft, hätte um keinen Preis das Hospital besucht, der andere lag am Typhus krank darnieder.

So war ich denn ohne Ernennung plötzlich Arzt, Stadtkommandant, Ökonomie-Inspektor, Kassierer, Schreiber, kurz ein Faktotum.

Das erste, was ich nun tat, war, mir von der Fürstin von Rudolstadt eine ausgedehnte Vollmacht und eine Schutzwache auszubitten; denn alle Leute scheuten so sehr jeden, der mit den Kranken in Berührung stand, aus Furcht vor Ansteckung, daß ich überall auf Hindernisse traf, und einigemale, als ich ernstliche Maßregeln ergreifen wollte, selbst in Lebensgefahr geriet.

Ich stellte einen rekonvaleszenten Unteroffizier als Schreiber an, ordentliche Krankenlisten wurden angefertigt, die Ökonomieverwaltung geregelt, die Beköstigung der Kranken zu bestimmten Preisen in Entreprise gegeben, die Kasse revidiert und geordnet; die Stadt mußte schleunigst für gehörige Lagerstätten und für Krankenwärter sorgen. Aber letzteres kostete große Mühe. Hier mußte ich Gewalt anwenden, weil niemand freiwillig dieses Geschäft übernehmen wollte, ich mochte auch noch so viel Geld bieten; sie wurden durch die zu meiner Disposition gestellten Landhusaren gepreßt. Jetzt konnte auch Reinlichkeit und Ordnung eingeführt werden. Damit ließ die Sterblichkeit und allmählich die Furchtsamkeit der Bürger vor Ansteckung zusehends nach. In allen Krankenlokalen sowie allen Straßen wurden Tag und Nacht Chlor-Räucherungen durchgeführt und Feuer von Wachholderholz mit Pech unterhalten. Niemand durfte weder in das Schloß noch daraus heraus, ohne durchräuchert zu sein und ohne spezielle Erlaubnis. Die Kleidungsstücke der Verstorbenen wurden alle verbrannt. Ich selbst hatte eine besondere Kleidung, die ich bei dem Krankenbesuche, der täglich zweimal geschah, anzog, und nach dessen Beendigung mit einer anderen wechselte. Alles dies gewann mir allmählich das Vertrauen der Bürger, die mich anfänglich wie einen Verpesteten flohen und mich samt meinem Hospital zu allen Teufeln wünschten.

Verwundung. Selbstoperation.

... Meine Kameraden lachten mich zudem noch über diese sonderbare Beute[1]) nicht wenig aus. Ich wußte vorläufig damit nichts besseres zu tun, als sie zu behalten.

Als ich nach St. Quentin kam, war ich es müde, diese Sachen mitzuschleppen, und ohne sie weiter berührt zu haben, bot ich sie daselbst einem Pfarrer zum Kaufe an; dieser erhob aber statt eines Kaufgebotes ein fürchterliches Zetergeschrei, und unter Fluchen und Drohungen verlangte er alles umsonst. Ich war aber so dummfromm nicht, um mir für nichts und wieder nichts von einem fanatischen Pfaffen eine Kugel in den Hintern haben schießen zu lassen. Ich schenkte ihm zwar die Monstranz, schüttete aus dem Ciborium die Hostien auf den Tisch, nahm alles, was von Silber war, hübsch mit. Kelch

---

[1]) Der Verfasser ritt die letzte Attacke der preußischen Husaten mit, wobei Napoleons Wagen erbeutet wurde, während dieser selbst entkam. Krimer sprengte auf einen zweiten Wagen los und rief dem darin Sitzenden zu: „Rendez-vous" (Ergebt Euch). Die Antwort war ein Pistolenschuß, der den Verfasser im Gesäß traf; der Schmerz raubte ihm die Sehkraft. Blindlings stach er mit dem Säbel in den Wagen hinein. Als er die Augen wieder öffnen konnte, lag im Wagen mit durchstochener Brust ein französischer Aumonier (Feldgeistlicher) der viele wertvolle Kirchengeräte bei sich führte. (Anmerkung des ersten Herausgebers.)

und Meßkännchen samt Teller habe ich für 600 Franken an einen Goldschmied verkauft.

Der brennende Schmerz an der Stelle, wo die Kugel saß, nahm so zu, daß ich es fast nicht aushalten konnte; an Reiten war nicht zu denken; ich konnte weder stehen noch sitzen, ja kaum liegen; niemand war da, der mir die Kugel herausziehen oder herausschneiden konnte; die Nacht war stockdunkel und kein Licht vorhanden. So mußte ich mich unter den fürchterlichsten Schmerzen und im Wundfieber bis zum anderen Morgen bequemen. Als nun auch da noch kein Wundarzt aufzutreiben war und ich keine Lust hatte, das Bataillon zu verlassen, mußte ich mich selbst zum Operieren entschließen. Mit Hilfe eines Spiegels und eines durch das am vorigen Tage so häufige verrichtete Amputieren und Kugelausschneiden ganz stumpf gewordenen Bistouris, schnitt ich mir nach vieler Mühe die Kugel heraus.

Nun war aber guter Rat teuer; zurückbleiben oder in ein Hospital gehen wollte ich um keinen Preis, und fortkommen konnte ich zu Pferd oder zu Fuß nicht; zum Fahren war keine Gelegenheit da. Glücklicherweise half mir ein Feldwebel unseres Bataillons aus der weiteren Verlegenheit. Er hatte für seine Frau, die jeden Augenblick ihre Entbindung erwartete, einen zweispännigen Bauernwagen aufgetrieben, und so hatte ich Gelegenheit, mit ihr bequem fortzukommen. Diese Frau war bei uns der Gegenstand allgemeiner Achtung; sie machte einen solchen Unterschied von den gewöhnlichen Soldatenweibern, daß man sie fast bei der ganzen Brigade die brave und schöne Marketenderin hieß. Sie war wirklich schön, schlank gebaut, dabei sanft, bescheiden, züchtig streng. Niemand würde es gewagt haben, auch nur ein zweideutiges Wort an sie zu richten; man verehrte sie wegen ihrer Anhänglichkeit an ihren Gatten, mit dem sie alle Beschwerden teilte; selbst in der Schlacht blieb sie an seiner Seite, scheute keinen Kugelregen, half den Verwundeten und teilte im Notfalle an die ermüdeten Soldaten Branntwein aus.

Schon am anderen Tage begegnete mir ein seltenes Abenteuer. Ich ahnte nicht, daß ihre Niederkunft so nahe sei,

noch viel weniger die Weise, wie sie stattfinden würde. Der
Schmerz in der Schußwunde hatte nachgelassen, von den
Strapazen und vom Blutverlust schlief ich an ihrer Seite
fest ein. Nach etwa anderthalb Stunden weckte mich heftiges Kindesgeschrei aus tiefem Schlafe auf, ich sehe mich
um und siehe da, meine Begleiterin hatte bereits ihr neugeborenes Kind auf dem Schoß, von dem sie während dem
Fahren, ohne daß jemand merkte, entbunden worden war.
Dabei sah sie so heiter aus, als wäre nichts geschehen. Ich
wurde Pathe des Kindes; es erhielt den Namen Julius Gallicius zur Erinnerung an unsern Franzosenzug. Sein Vater
hieß Schneider, war ein rechtschaffener, braver Mann und
Soldat und Inhaber der ersten und zweiten Klasse des eisernen
Kreuzes. Mehrmals hatte man ihm zum Lohne seiner Tapferkeit eine Offizierstelle angeboten, er schlug sie aber jedesmal
aus.

Wir setzten unseren Marsch über das Schlachtfeld fort.
Bei dieser Gelegenheit sahen wir auch das Gerüste, von welchem aus Napoleon die Schlacht beobachtet hatte. Vor und
in dem Städtchen Jemappes fanden wir die Zeichen des
eiligen und regellosen Rückzuges der Feinde; es sah da fürchterlich aus. Überall ein Gewirr von Wagen, Kanonen, totgeräderten Menschen und Pferden; fast auf keinem Hause
ein Dach, keine Türe oder Fenster, alles Holzwerk zu Biwakfeuer verbraucht.

Carl Heinrich Alexander Pagenstecher
(1799—1869)

Am 11. Juli 1799 wurde Pagenstecher in Herborn geboren, wo er auch
seine Jugend verlebte. In den Jahren 1816—19 nahm er als Student der
Medizin und Mitglied der damals als „Teutonen" bezeichneten burschenschaftlichen Verbindung am demagogischen Burschenschaftsleben Heidelbergs teil. Nach der Promotion (1819) wurden Studienreisen nach Paris,
Rom und Neapel unternommen. Nach einer kurzen Tätigkeit als Medizinalassistent in Nassau ließ er sich in Elberfeld nieder, wo er ein Menschenalter
hindurch nicht nur praktisch und wissenschaftlich, sondern auch politisch
tätig war. So kam Pagenstecher 1848 in das Frankfurter Vorparlament,
in den Fünfziger-Ausschuß und als Abgeordneter für Elberfeld und Barmen

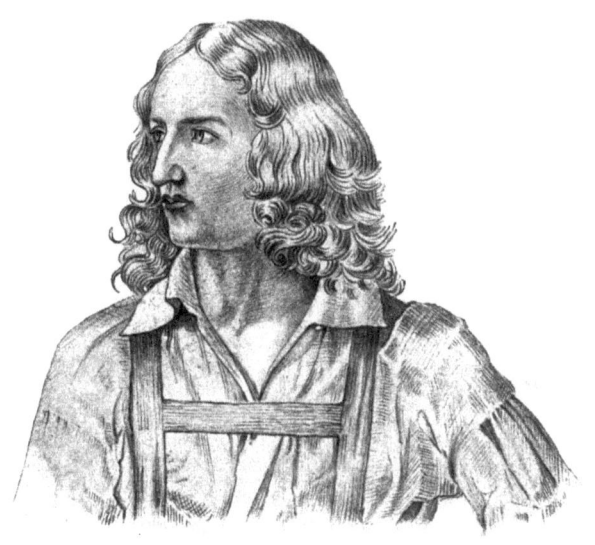

Carl Heinrich Alexander Pagenstecher.

ins erste deutsche Parlament. 1854 überließ er seinen beiden Söhnen seine ausgedehnte Praxis und zog sich nach Heidelberg zurück, um in den ersten Jahren ganz der Ruhe zu leben. Indes immer wieder zog es ihn ins politische Leben. 1863 wurde er als Abgeordneter in den badischen Landtag gewählt. Er gehörte zu den wenigen, die in Baden die Hoffnungen auf Preußen aufrecht erhielten, anfangs mit bewußter Opposition gegen Bismarck; erst 1866 erkannte er die Richtigkeit des Bismarckschen Prinzips und sah in ihm den Mann, der allein imstande war, die Hoffnungen, die der Student in Heidelberg und später der Parlamentarier in Frankfurt gehegt hatte, zu verwirklichen. ,,Die Geschichte seines Lebens" hatte er bis zum Jahre 1867 fortgeführt, als ihn am 20. März 1869 der Tod ereilte, wie er es ausgesprochen wünschte und so oft bewies: ,,Nach so vielen Erlebnissen, Bestrebungen, Freuden und Leiden, im Frieden mit seinem Schicksal, mit Gott und den Menschen."

Klinische und wissenschaftliche Studien in Heidelberg.

... Die Kliniken von Conradi, Chelius und Nägele nahmen während des Winters 1818/19 den größten Teil meiner Zeit in Anspruch. In der medizinischen Klinik unter *Conradi* führte ich von jetzt an das Buch, das heißt ich trug die Namen der Kranken, die Diagnose der Krankheit sowie den Verlauf und die Behandlung derselben ein. Die Tätigkeit in dieser Klinik war eine sehr mäßige, eigentlich nur auf die regelmäßigen Visiten und die daran sich knüpfenden Erörterungen der Lehrer beschränkt. Wenn das Rezept geschrieben war, so hatten wir unsere Schuldigkeit getan, und nach 24 Stunden sahen wir nach, ob die Natur unseren Aufträgen artig entsprochen oder ob sie in ungezogener Weise ihre Irrwege verfolgt hatte. Genaß der Kranke, so wurde das angewandte Heilverfahren, besonders das zuletzt verordnete Mittel, höchlichst gepriesen und sorgfältig notiert. Starb er, so war man, bei der Unüberwindlichkeit der Krankheit, vollkommen beruhigt und suchte und fand immer den genügenden Beweis, daß hier alle rationelle Kunsthilfe nur eitler Luxus gewesen sei. In diesen Räumen war nichts imstande, unser wissenschaftliches Selbstgefühl, unseren geringen Witz und unser großes Behagen zu stören.

Etwas anders schon sah es in der Poliklinik aus, wo wir in die Hütten der armen Leute am Schloßberg und in der Vorstadt eindrangen, und, ohne den schützenden Schild des

Lehrers, selbständig verordnen und die Verantwortung des Erfolges tragen mußten. In der Stille dieser dumpfen Gemächer, im Angesicht dieser sich monatelang ziemlich gleichbleibenden, meist chronischen Leidenszustände, beschlich mich denn doch schon jetzt vielfach der Zweifel, ob meine Medikamente, mein Baldrian, mein Zink, meine Gummiharze wirklich einen nennenswerten Einfluß auf die Krankheit ausübten, und ich fing an, mich ängstlich nach der Brücke umzuschauen, welche die Pathologie mit der Therapie verbinden sollte. Das im Staate Dänemark etwas faul sei, fühlte ich sehr deutlich, wie aber dem Schaden abzuhelfen sei, das war mir absolut unklar.

Inzwischen tröstete ich mich leicht über diese Forderung mit dem Gedanken, daß ich ja noch das Beste lernen werde, und mit dem Hochgefühl der Jugend, die doch, wenn sie von der rechten Art ist, das Größte aus sich selbst zu erzeugen, niemals zweifelt. Daneben hatte ich die Freude zu empfinden, daß fast alle Kranken schnell Zutrauen und Liebe zu mir faßten, und daß ich auf sie, sogar auf die Irren, einen guten, persönlichen Eindruck übte. Diese Gabe, für den praktischen Arzt das erwünschteste Geschenk der gütigen Götter, hat mich durch mein ganzes Leben begleitet und mir den sonst so schweren Beruf ungemein erleichtert. Schon jetzt trug sie mir bei den Kranken innige Anhänglichkeit, bei den Genesenen warme Danksagungen und freundliche Erinnerungszeichen, Briefe, Blumensträuße, Obstkörbchen, Handarbeiten ein. Ich fühlte mich doch schon als Diener, wenn auch noch nicht als Priester der Hygiäa. Wenn der Dogmatismus Conradis uns auf der einen Seite mit dem damals vorhandenen wissenschaftlichen Material in ergiebiger Weise bekannt machte, so führte sein vorsichtiger therapeutischer Eklektizismus uns zu einer bescheidenen Handlungsweise an. Er war stolz auf den Namen eines Hippokratikers, und das war das Beste an dieser Klinik, daß wir, trotz allem Glauben an die Weisheit der Doktrin, doch die Krankheiten sich selbst überließen, und so wenigstens zu der Einsicht befähigt wurden, daß der Naturprozeß die Hauptsache spiele.

Ganz anders aber verhielt es sich in der Klinik bei *Chelius*. Hier saß die Chirurgie, die medicina efficax, auf dem Thron. Hier wurden wir buchstäblich gewahr, quae medicina non sanat, ferrum sanat, quae ferrum non sanat, ignis sanat. *Chelius* hat als Militärarzt die Feldzüge von 1814/15 im badischen Heere mitgemacht, die beiden folgenden Jahre, durch Reisestipendien von der Regierung freigebig unterstützt, zu seiner höheren Ausbildung in Berlin, Wien und Paris verbracht. Nun stand er, verlobt mit der Tochter des Finanzministers v. Sonsberg, seit einem Jahre als erster ordentlicher Professor der Chirurgie der Direktion der Klinik vor. Der ganz junge, kaum 30 jährige Mann erfreute sich schon eines gediegenen, wissenschaftlichen Rufes und war, wenigstens für die damalige Zeit, ein sehr wackerer Lehrer und Führer der Jugend. Allerdings hat *Chelius*, wie in seinen wissenschaftlichen Leistungen, so in seinem Auftreten und Handeln, keine Spur von geistiger Tiefe, von genialer Schöpfungskraft, dagegen aber ist er wirklich groß im treuen Festhalten und präzisen Ausbilden des Gegebenen, in der besonnenen Konsequenz und in der gleichmäßigen, gleichmütigen Unerschütterlichkeit des Geistes und Charakters. Durch diese Eigenschaften, mit welchem eine männlich imposante Persönlichkeit und eine immer maßhaltende, taktvolle Würde sittlichen Ernstes sich vereinigte, wußte er seinen Schülern und Kranken gegenüber jedenfalls eine bedeutende Stellung einzunehmen, und ich bekenne gern, daß ich ihm das Brauchbarste, was ich von der Universität in das praktische Leben mitbrachte, verdanke. Seine Lehren waren weder auf Spekulation gebaut, noch aus dem dürren Schulstaube herausgekehrt. Bei Chelius sahen wir die wirkliche Natur, frisch und objektiv in ihren eigentlichen Formen und Umwandlungen, bei ihm lernten wir mit den Kranken einfach verständig umgehen, ihre Leiden mit unseren Sinnen erfassen und unterscheiden und in letzter Instanz sie auch wirklich und augenscheinlich heilen. Wenn deshalb Chelius zwar weniger wie *Tiedemann* und *Conradi* als Repräsentanten der selbständigen Forschung und Gelehrsamkeit erschien, so trafen wir dagegen in ihm den Mann der Tat, des gesunden praktischen Verstandes, der wirklichen Hilfe. Er wußte, was er konnte, und konnte, was er wußte. Demnach ist es nicht zu verwundern, daß in dieser Epoche wissenschaftlicher Abgelebtheit und Zerfahrenheit die beschränkte, aber gesicherte Sphäre, wie die reinlich exakte Methode uns als Oase in der Wüste erschien und wir mächtig zu ihm und seiner Chirurgie hinübergezogen wurden.

Dabei war er persönlich gegen uns sehr liebenswürdig, gleichmäßig und gehalten, immer bereit, zu belehren und nachzuhelfen, offen gegen uns mit Besonnenheit, hingebend gegen seine Kranken mit Ruhe und kaltblütiger Berechnung. Zwei kleine Züge mögen ihn in seiner Stellung gegenüber seinen Schülern und Kranken charakterisieren. Er operierte ein Ektropium des unteren Augenlides mit Bestreichen durch Schwefelsäure. Ich mußte das Glas halten und goß ihm in der Spannung des Zuschauens, einen Teil der ätzenden Flüssigkeit auf die Beine. Ich war verzweifelt über mein Mißgeschick, während er in der heitersten Ruhe nur bemüht war, mich zu trösten, und den irreparablen Schaden an dem neuen grauen Beinkleide und was darunter verborgen war, unbedingt für gar nichts erklärte.

Kurz nachher gab es eine große Operation, eine Exartikulation eines Fußes. Ich sah zu, und während der langdauernden, ziemlich grausamen Operation an einem abgemergelten Jungen, der entsetzlich jammerte, wurde es mir höchst elend zumute, und beinahe wäre ich in Ohnmacht gefallen. Nachdem alles vorüber war, ging ich zu Chelius und erklärte ihm, daß ich nicht glaubte, für das chirurgische Handwerk zu passen, und lieber die Sache aufgeben wollte. Er lächelte. „Das nächste Mal", sagte er, „sollen Sie mithelfen, dann wird es schon gehen." Und richtig, bei der nächsten, bald folgenden Operation bekam ich die Instrumente zuzureichen, half die Arterien unterbinden und den Verband anlegen, und siehe, nicht nur alles ging gut, sondern ich war von da an ein leidenschaftlicher Operateur. So wurden wir zu den Lehren, zu dem Manne und besonders seiner Klinik immer mehr hingezogen: hier gab es stets etwas Neues, stets zu lernen, stets zu tun, Knochenbrüche zu verbinden, Verrenkungen einzurichten, Panaritien aufzuschneiden, Ätzungen und Einspritzungen vorzunehmen, bei größeren Operationen zu assistieren, abgenommene Gliedmaßen zu untersuchen, Operierte zu bewachen. Stunden, Tage und Nächte brachten wir hier zu, und der eigentliche Geist, der ausdauernd zähe Charakter ärztlicher Praxis, kam hier über uns. Hiergegen gehalten war alles Frühere nur Vorbereitung und wissenschaftliche Gymnastik gewesen. Als Assistent in den drei Kliniken fungierte ein gewisser Breitenbach, ein gar guter Geselle, der uns überalle freie Hand ließ, so daß die Strebsamen überall mit an die Arbeit gelangen und selbst die freiwillige Assistentenrolle spielen konnten. So fand ein edler Wettkampf aller statt, und Chelius hat mir noch 30 Jahre nachher die Versicherung gegeben, daß er eine solche Klinik nie wieder gehabt habe.

Nägele[1]), oder wie er sich lieber schrieb: *Nägelé* war die dritte klinische Größe, an welche ich auch jetzt herangezogen wurde. Nägele war ein höchst eigentümlicher Charakter. Vom katholischen Niederrhein, aus Düsseldorf stammend, war er zum Klerikerstande bestimmt gewesen, hatte die dahin eingeschlagenen Studien bereits vollendet und, wie man behauptete, die erste Weihe bereits empfangen, als er, ich weiß nicht durch welchen Umstand, veranlaßt wurde, die geistliche Laufbahn aufzugeben, und sich der Heilkunst zuzuwenden. Ebensowenig weiß ich, wie er nach Heidelberg gekommen ist, denn die ersten Jahre seines praktischen Lebens brachte er in Barmen bei Elberfeld zu, und plötzlich erschien er in Heidelberg als Professor der Geburtshilfe und als Schwiegersohn des dortigen sehr einflußreichen und wohlhabenden Geheimrates May.

Von dem geistlichen Gepräge trug der damalige Herr Hofrat Nägele nichts Hervorstechendes mehr an sich. Freilich hatte seine ganze Lehrmethode etwas Kasuistisches,

---

[1]) Vgl. Ebstein, Ärzte-Briefe a. a. O. S. 79 f.

seine ganze wissenschaftliche Bildung und die Erörterungen
seines Systems einen pulverisierten, scholastischen Charakter,
freilich streifte sein Vortrag, besonders wenn er den sittlichen Ernst hervorkehren wollte, an das Salbungsvolle. Dabei
blieb es aber auch. Im ganzen machte er den Eindruck eines
durch und durch schlauen Weltkindes, eines verschmitzten
Hof- und Damenarztes, eines schelmischen Spötters.

Er war unerschöpflich an launigen Einfällen, raschen
sarkastischen Bemerkungen, wohl angebrachten Bonmots,
boshaften Angriffen gegen fast alle lebenden Kollegen und
kostbaren, allerliebsten Anekdoten, die er meisterhaft zu
komponieren und zu erzählen verstand. Dabei war er ein
höchst fleißiger Arbeiter, ein skrupulöser Sammler und uner-
müdlicher Sichter des Gesammelten. Immer wachsam, immer
belebt, immer anregend, immer siebend und feilend an Inhalt
und Vortrag seiner Lehren, selten mit sich selbst zufrieden,
nie mit anderen. Der Gegenstand, den er gefaßt hatte, ob
groß oder klein, ob Hauptsache oder Bagatelle, wurde bearbeitet und zerarbeitet bis auf seine Atome, monatelang, jahrelang, bis zum Überdruß der Schüler und oft auch zum einseitigen Zeitverderb. Indes führte diese skrupulöse Behandlung der Wissenschaft doch auf den Weg tatsächlicher Forschung und gab, wenn auch vorläufig kein Ziel, doch den
Weg dahin an. Aus dieser und anderen Ursachen lernten
wir bei dem rastlosen Lehrer in Wahrheit nichts Ganzes und
Rechtes, während er selbst mühsam Stück für Stück einzelne Fundamentsteine der Wissenschaft sammelte und
sorgfältig polierte und so ein Jahrzehnt später in der wissenschaftlichen Welt einen unbestritten ausgezeichneten Rang
einnahm. Wenn ein Mensch durch Unermüdlichkeit, durch
kluges Abwägen und Abwarten, durch das Nonum prematur
in annum seine Zelebrität erstritten hat, so ist dies Nägele.
Aus einem suchenden, tastenden, namentlich im wichtigsten
Gebiete der operativen Hilfe vollständig unsicheren und un-
entschlossenen Anfänger ist er nach zwanzigjähriger akademischer Wirksamkeit ein Licht der Wissenschaft geworden
und steht, je älter er wird, um so höher als Autorität unter

seinen Fachgenossen. Er verdankt seinen Reichtum mehr seinem finanziellen Talent, dem besonnenen langsamen Erwerb, dem klugen Ordnen, den zähen Sparen und Festhalten als der genialen, aber gewagten Spekulation. Mitten in der ersten Hälfte seiner Tätigkeit, wo Nägele noch nicht so groß und sicher war, fällt die Zeit meines Zusammentreffens mit ihm.

Sein damaliger Standpunkt war ein theoretischer, nur war er nicht auf die gelehrte Tradition basiert wie der Conradische, sondern auf die Vorgänge in der Natur. Diese zu ergründen, die Normen und Abnormitäten mit Haarschärfe zu ermitteln und sie ad unguem zu demonstrieren, das war Nägeles unermüdliches Streben, und das lernten wir auch unter ihm bis zur Vollendung. Aber die so wichtige Kunsthilfe lernten wir nicht von ihm, ja er behandelte dieselbe unausgesetzt mit Geringschätzung, mit Skepsis, und wir trösteten uns mit ihm, daß unsere theoretische Einsicht die Hauptsache und die gute Mutter Natur die wahre und sicherste Eileiterin sei. Diese dünkelhafte Befangenheit dauerte auch bei mir gerade solange, bis ich zum selbständigen Handeln berufen wurde und nun schmerzlich empfinden mußte, daß auf diesem Gebiete der Heilkunst vor allen Dingen technische Ausbildung nottut.

Vorläufig besuchten wir diese Vorlesungen und klinischen Übungen aufs eifrigste und notierten die Resultate unserer Betrachtungen sorgfältig und gewissenhaft. Wunderlicherweise fiel in dem ganzen Jahre meiner Teilnahme an dieser Klinik nicht eine einzige erschwerte Geburt vor, und in die Privatpraxis nahm Nägele uns nie mit, vielleicht, weil er die Zuziehung von Studenten für unschicklich hielt, vielleicht auch, weil sein Assistent Breitenbach, wie dieser im Vertrauen gestand, hier alle nötigen Eingriffe besorgte.

Von einer obstetrizischen Ausbildung war also hier keine Rede; denn, daß man am Phantom ebensowenig operieren wie im Bett schwimmen lernt, ist einleuchtend.

Dagegen lernten wir den Bau und die Eigentümlichkeiten des menschlichen Körpers, die Veränderungen desselben durch die Gravidität und den Prozeß des Gebäraktes in seinen normalen oder doch in der Norm nur wenig abweichenden Verhältnissen vortrefflich kennen. Alles dahin Einschlagende wurde auf das gründlichste und unermüdlichste studiert, beobachtet, untersucht, gemessen und gewogen, gezeichnet und bis ins Endlose durchgesprochen und verglichen. So war unser Treiben ein ganz bewegtes, und Tage und Nächte brachten wir auch in den Räumen der Klinik unter ächzenden Frauen und schreienden Kindern zu. Wie ernsthaft aber im allgemeinen wir die Sache behandelten, konnte es bei dem Verkehr mit so wunderlichem Volk in so wunderlichen Verhältnissen, sowie bei dem humoristischen Geiste, der von dem Meister selbst uns unaufhörlich anblies, an obligatem Ulk nicht fehlen.

Und so wurde denn diese Klinik nicht bloß als Schule der Wissenschaft, sondern auch als Brennpunkt aller tollen medizinischen Einfälle und Streiche mit Vorliebe kultiviert.

Vor allem diente ein junger Schweizer, Schwab, gegenwärtig Arzt in Basel, ein gar treuherziger Geselle, zur Zielscheibe unserer Eulenspiegeliaden, die sich freilich nicht wohl nacherzählen lassen. Er wurde eben in aller Weise in den April geschickt, indem man ihm z. B. einen von der Anatomie herbeigeschleppten Arm als den Arm einer Wöchnerin in die Hand drückte oder ihn ein mit einer alten Perücke bedeckten Stapelholz als den Kopf eines Kindes untersuchen ließ und was dergleichen Witze mehr sind, die unser rasendes Gelächter erregten und von ihm mit der unverwüstlichsten Gutmütigkeit verdaut wurden. Wir liebten ihn darum um so mehr, als er mit dieser unbezahlbaren Schwabennatur den trefflichsten, zuverlässigsten Charakter und ein sehr solides Streben nach wissenschaftlicher Ausbildung verband. Zum großen Ergötzen der ganzen Bande dichtete ich eine Operette, worin unser Schwab die Hauptrolle spielte und die wir nach Gassenhauermelodien in jenen geheiligten Räumen absangen.

Inzwischen war der Tag der Preisverteilung und der Wiederherstellung der Universität durch Karl Friedrich gekommen, der 22. November. Über das Schicksal meiner Arbeit schwebte ich nicht in großen Sorgen, indem einesteils kein Mitbewerber aufgetreten war und ich andererseits gewiß war, so ziemlich im Sinne meiner Lehrer und mit allen ihnen zu Gebote stehenden Hilfsquellen gearbeitet zu haben. So war ich denn auch nicht allzu überrascht und erstaunt, als gegen Mittag derselbe Herr Krings, der mich das Jahr zuvor in den Karzer abgeführt hatte, jetzt mit vielen Bücklingen mir meinen Sieg verkündete und mich von Senats wegen zu Festmahl in den „Goldenen Hecht" einlud.

Hier wurde ich vom Prorektor und Dekan freundlichst beglückwünscht, erhielt die sechs Karolin schwere goldene Medaille eigenhändigst und einen Ehrenplatz an der Tafel zur Seite des Herrn Stadtdirektors Dr. Pfister. Dieser Pfister war ein großer Schwerenöter, der vor einigen Jahren in schlauer, arglistiger Weise die Räuberbande des berüchtigten Hölzerlips eingefangen hatte und die Bösewichte durch Vertraulichkeiten und Schöntuereien zum umfassenden, sie auf das Schafott führenden Geständnissen gebracht hatte. Mit einem weniger als zweideutigen Charakter verband er aber das Talent eines vortrefflichen Gesellschafters, und unter reichlichem Wein- und Champagnergenuß unterhielt ich mich mit seinen Witzen und Schnurren auf das beste, auch gedachte er meiner, nachdem die Obligationstoaste ausgebracht waren, in folgendem Impromptu:

> Nun noch einen Ehrenbecher
> Meinem Nachbar Pagenstecher,
> Dem nicht minder wackeren Zecher
> Als literarischen Lanzenbrecher.

So war ich also gekrönt und besungen, und als ich am Abend, ziemlich animiert, im Institut einkehrte, wurde ich vom gesamten Frauenpersonal mit großem Jubel empfangen, und Sophie drückte mir einen Lorbeerkranz auf den Kopf mit den Worten aus Goethes „Tasso":

„Es lebe der zum erstenmal Bekränzte!"

Da seit jener Zeit beinahe 40 Jahre verflossen sind, ohne daß der Akt der Bekränzung sich wiederholt hätte, so wird wohl jenes erste- zugleich auch das letztemal gewesen sein. ...

Die Ermordung Kotzebues und was darauf folgte.

So verging der Winter 1818/19. Der März des neuen Jahres brachte für das Studentenleben, ja für ganz Deutschland, eine ungeheure Katastrophe. Jener unselige junge Thüringer, der Jenaer Student *Ludwig Sand*[1]), ließ sich zu einer ebenso abscheulichen wie unseligen Tat — am 23. März 1819 —, der Ermordung des alten russischen Staatsrates Kotzebue[2]) in Mannheim, verleiten.

Ob dies albernste aller politischen Verbrechen ausschließlich im Kopfe Sands entsprungen war oder ob andere Gesinnungsgenossen darum gewußt haben, ist mir unbekannt geblieben, doch halte ich das letztere nicht für ganz unmöglich. Kotzebue war in unseren Kreisen eine systematisch gehaßte Persönlichkeit. Einmal war er durch die romantische Schule, Tieck und Schlegel an der Spitze, als Widersacher aller Poesie, als verkörperter Gegensatz der nationalen, gemütvollen, sinnigen und sittigen, kurz der romantisch mittelalterlichen Tendenz gebrandmarkt und verfemt. Dann wurde er von uns wegen der Liederlichkeit seiner Muse verabscheut, und endlich galt er, in Zusammenhang gebracht mit den Sturdzaschen Denunziationen über die deutschen Universitäten und dem immer deutlicher hervortretenden Bestreben Rußlands, auf die deutsche Entwicklung lähmend einzuwirken, für einen bezahlten Satelliten unseres neuesten, gefährlichsten Erbfeindes, für einen russischen Spion. Dies war die notorische Stimmung über den pensionierten Lustspieldichter, und ich glaube auch jetzt nicht, daß sie ganz unbegründet war.

---

1) Sand, geb. 1795, wurde am 20. Mai 1820 hingerichtet.
2) Kotzebue, geb. 1761 in Weimar. Vgl. über sein Leben und seine Werke: Ch. Rabany, Kotzebue. Paris u. Nancy 1893. — Über seine Krankengeschichte: E. Ebstein, Archiv f. Verdauungskrankheiten XXV (1919), S. 510—515.

Wenn aber diese Anschauungsweise und die daraus hervorgehende Feindseligkeit sich bis zu einem prämeditierten Mord steigern konnte, so ist es nicht bloß den Anhängern Kotzebues, sondern überhaupt allen Regierungen nicht zu verargen, wenn sie von diesem Augenblick an ihren Verdacht gegen die Genossen dieses Fanatikers vollkommen bestätigt fanden, und alle Mittel aufboten, diese deutsch-romantische Patriotenschule, welche zu so ganz undeutschen, echt jesuitischen Mitteln zur Erreichung ihrer Zwecke greifen wollte, mit Stumpf und Stiel zu vertilgen,.

Eine Partei, die einen Ravaillac zu ihren Mitgliedern zählt, darf sich nicht beklagen, wenn sie der ganzen Strenge der weltlichen und sittlichen Gerichte verfällt.

Wenn dies nicht in weit härterem Maße uns traf, als es wirklich geschehen ist, so hat das darin seinen guten Grund, daß auch unsere Gegner keineswegs frei von Schuld und Verrat sich wußten und daß Kotzebue kein Henri IV. war. So war denn auch der Eindruck, den die Tat auf das Volk machte, ein gemischter, im ganzen sehr lauer. Den sittlichen oder vielmehr unsittlichen Gehalt derselben schienen nur wenige zu fühlen. Den Gemordeten bedauerte fast niemand, für den jugendlichen Mörder dagegen, wenn auch seine politischen Motive nicht so erkannt und gefeiert wurden, wie derselbe erwartet haben mochte, regte sich bald allgemeines Mitleid und Teilnahme. Dazu kam noch, daß er unmittelbar nach der Tat sich den Dolch in die Brust gestoßen hatte, was ihm denn in Wahrheit den Nimbus eines Märtyrers verlieh.

Dies war auch der Eindruck, den das Ereignis auf mich und meine Freunde machte; wir fühlten mehr die Abgeschmacktheit als die Gottlosigkeit der Tat und beklagten den hingeopferten Täter; mir war Sand bisher kaum dem Namen nach bekannt gewesen. Bei dem Wartburgfeste, im Oktober 1817, hatte er mißliebige Bücher verbrennen helfen. Seither hatte ich nichts mehr von ihm gehört. Wenige Tage aber vor seiner blutigen Tat war ein Brief von ihm an einen seiner hiesigen Freunde eingetroffen, worin er in mysteriösen Ausdrücken von großen Aufgaben und großen Opfern sprach und der uns zwar ahnen ließ, daß etwas Außergewöhnliches im Werke sei, ohne doch irgendeine nähere Andeutung dessen, was geschehen sollte, zu enthalten. Am Morgen des Tages nach dem begangenen Verbrechen zeigte uns Conradi vor Eröffnung der Klinik, vom Katheder herab in bewegten Worten die Schauergeschichte an.

„Sand?" rief ich entsetzt von meinem Platze aus. „Ja, Sand!" war Conradis Antwort. „Kennen Sie ihn?"

Ich war ganz zermalmt und weiß nicht, was ich weiter antwortete. Ebenso scheu und zerrüttet fand ich nachher meine Freunde. Freilich hatten wir alle oft genug von dem Tod für Freiheit und Vaterland gesprochen und gesungen und hielten uns jede Stunde bereit zu jedem Wagnis und Opfer, aber diese grauenhafte Wirklichkeit mit dem vollen Gepräge des Wahnsinns, dieser aller praktischen Zwecke bare wie alles natürlichen Menschenverstandes entbehrende Meuchelmord machte auf uns den vollen Eindruck eines eiskalten Bades. Es sah aus, als ob wir alle uns vor uns selber und voreinander geschämt hätten.

Indessen hielt dies erste und sehr richtige Gefühl doch nicht lange an. Einerseits waren unsere Köpfe noch zu erhitzt für eine rasche Heilung, andrerseits klangen die Urteile der Menge über die Tat von Stunde zu Stunde immer entschuldigender, und es dauerte gar nicht lange, so war Sand in ihren Augen ein begeisterter Politiker und Märtyrer; man fand sein Bild in allen Häusern und Hütten, und die Jungfrauen priesen sich glücklich, wenn sie ein Löckchen von seinem Haupte zu erhaschen wußten. Natürlich war uns das wohl recht, und wir fühlten uns sehr erleichtert, denn, wenn wir auch faktisch bei der Sache unbeteiligt gewesen waren, so sprach unser Gewissen uns doch nicht von der dahin führenden Theorie frei.

So erhoben wir denn schnell wieder die Köpfe und gewöhnten uns bald daran, in dem begangenen Doppelmord nur den Mut, die Aufopferung und den unbegreiflichen Tiefsinn, der dahin geführt hatte, zu bewundern, ja uns für den ganzen Aberwitz nach Kräften zu begeistern.

Die Führer der Verbindung taten hierzu ihr Möglichstes. Wenige Wochen nach der Tat erhielt ich von Gießen oder Jena aus einen Brief Sands an seine Mutter, der kurz vor der Tat geschrieben war und den ich zur Öffentlichkeit befördern sollte. So ging ich denn eines schönen Frühlingsmorgens nach Speyer, um dem alten Buttenschön das Schreiben zum Einrücken in seine Zeitung zu übergeben.

Als ich im schwarzen deutschen Gewande, mit dem langen, mähneartigen Haupthaar und wahrscheinlich mit verdächtigem Gesichtsausdruck in das Geschäftszimmer des alten Republikaners trat, mochte dieser einen zweiten Sand in mir vermuten. Wenigstens sprang er entsetzt auf, verbarrikadierte sich hinter seinem Arbeitsstuhl und schrie: ,,Wer sind Sie? Was wollen Sie von mir?" Ich hatte alle Mühe, ihn zur Besinnung zu bringen, ihn zu überzeugen, daß wir uns ja schon kannten und die besten Freunde seien, und ihm endlich mein Anliegen vorzutragen. Er blieb aber zitternd und verstimmt, versprach zwar, den Brief einzurücken, war aber sichtlich froh, als ich ihn wieder verließ. Dieser Spaziergang in Verbindung mit der ungemessenen Verehrung eines neuen Freundes brachte mich einige Monate später ins Gefängnis....

Die letzte Zeit des Heidelberger Aufenthaltes

Nachdem ich aus der Demagogenhaft entlassen war, meldete ich mich sofort, frohen und stolzen Sinnes, in lateinischem Anschreiben an die Fakultät zum Examen rigorosum, *ad summos in medicina et chirurgia arteque obstetricia capessendos honores.* *Schelver* war zu der Zeit Dekan, und in seinem Hause, ziemlich hoch an der Burgstraße, in einem Zimmer mit herrlicher Aussicht in die Rheinebene, fand das Examen statt. Wenn ich hier den Tag durch im Konklave gesessen, gedacht und geschrieben hatte, dann vergoldete am Abend das Licht der sinkenden Sonne die Wände des Gemaches, und in einem großen Spiegel, der mir gegenüber an der Wand hing, erblickte ich das Dunkelblau der fernen Berge und den prismatischen Farbenglanz des Himmels, der sich darüber wölbte. Die Ausführung der Arbeiten, ohne Ausnahme, gewährte mir die heiterste Befriedigung; mit dem Material der Wissenschaft war ich innig vertraut, und durch meine philosophischen und ästhetischen Studien hatte meine Auffassungsweise und die Art der Darstellung Schwung und Politur bekommen. Wenn die Arbeiten auch nicht überall ganz korrekt waren, so trugen sie doch das Gepräge der Bildung und Originalität und fanden selbst bei den in spekulativen Fragen strengen Lehrern, wie *Tiedemann* und *Conradi*, lebhaften Beifall.

Das mündliche Examen fand gleichfalls in der Wohnung Schelvers statt, mit Zugabe von Wein und Kuchen, gemeinschaftlich mit einem jungen Kollegen Müller aus Elfeld, später Medizinalrat in Wiesbaden, einem sehr fleißigen, etwas trockenen Burschen. Alles verlief auf das heiterste, und wir beide wurden mit dem höchsten Belobigungsprädikate — summa cum laude — entlassen. Am 2. Oktober legten wir den alten hippokratischen Eid[1] auf die akademischen Zepter ab, und nun waren wir Doktoren in optima forma, ausgerüstet mit den schweren Privilegien, unsere zweischneidige Kunst nach bestem Wissen und Gewissen an der kranken Menschheit zu üben.

Mit diesem feierlichen Akte waren die Jahre, welche man vorzugsweise Lehrjahre nennt, für mich beschlossen, wenngleich für den Klugen und Einsichtsvollen die Zeit des Lernens das ganze Leben hindurch fortdauert. Aber die Schulzeit ist mit den Universitätsjahren beendigt, keine Überwachung des Fleißes, keine Zeugnisse der Leistungen finden mehr statt. Der Jüngling streift das letzte Band der Abhängigkeit von sich ab und ist ganz der Selbstbestimmung, der edlen geistigen Freiheit anheimgegeben.

---

[1] Otto Koerner, Der Eid des Hippocrates. München-Wiesbaden (Bergmann) 1921.

Martin Mandt
(1800—1858)

Er wurde am 6. August 1800 zu Beyenburg a. d. Wipper als Sohn eines Wundarztes geboren. Dieser hatte ihn in die ersten Anfangsgründe seines künftigen Berufs eingeführt, so daß er in den Kriegsjahren 1813/15 — eben erst fünfzehn Jahre alt — unter die Lazarettchirurgen aufgenommen wurde. Bis 1819 war Mandt in preußischen Militärlazaretten tätig; in eben diesem Jahre konnte er erst sich in Berlin — besonders unter dem Physiologen Rudolphi und unter dem Chirurgen Rust regelrecht ausbilden. Nachdem er noch 1821 als Schiffsarzt in Grönland und in Spitzbergen gewesen war, wurde er bei Rudolphi Assistent und machte dort seine Doktorarbeit auf Grund seiner Reisebeobachtungen über arktische Säugetiere. Bereits 1830 kam Mandt — vorher Kreisarzt in Küstrin — als Professor der Chirurgie nach Greifswald. In diese Zeit fällt seine Berufung an den russischen Hof, wo er erst Leibarzt der Großfürstin Pawlowna und sechs Jahre später auch des Kaisers Nikolaus I. († 1855) wurde. Seiner ihm gestellten Aufgabe hat sich Mandt mit bewunderungswürdigem Geschick entledigt. Auch Pirogow, mit dem Mandt eine Zeit lang am Militärmusterhospital in Petersburg lehrte, konnte ihm, wenn sie sich auch nicht recht näher kamen, seine Achtung nicht versagen. Mandt starb am 20. November 1858 in Frankfurt a. O.

... Man hatte den Kaiser mannigfach gebeten, sich einmal von mir untersuchen zu lassen, und mehr um andern, besonders der Kaiserin, gefällig zu sein, als aus eigenem Antriebe, gab er sich eines Tages dazu her. Er für seine Person hatte nämlich zur Arzneikunde gar kein Vertrauen, und so war man seit Jahren gewohnt, Symptome bei ihm zu behandeln, und sich, wenn diese beseitigt waren, nicht mehr um seine Gesundheit zu kümmern.

Dabei fühlte sich der Kaiser nicht allein krank, sondern er sah seinen Unterleib als die Ursache der häufigen Anfälle von Kopfweh an, die sich nicht selten mit Schwindel verbanden und ihn nicht ohne Sorgen ließen. Zwei Grundgedanken, um sie nicht Vorurteile zu nennen, hatten sich fast seit früher Jugend seiner bemächtigt und haben bei manchem Entschluß des hohen Herrn bewußt oder unbewußt eine Rolle gespielt. Einmal nämlich war er fest davon überzeugt, nicht alt zu werden, so wie dies nicht bei den Brüdern, nicht bei den männlichen Vorfahren der Fall gewesen; niemals hatte er darum ernstlich daran geglaubt, das 25. Jahr seiner Regierung zu erleben¹). Dann nahm er im allgemeinen sowohl wie in bezug auf sich selbst ganz besonders ein unmittelbares Walten der Vorsehung an, welches seine Lebenszeit bis zur Minute vorher bestimmt habe, ohne irgend ein menschliches Eingreifen zu gestatten. Der Wissenschaft bediente er sich daher persönlich mehr formell und des Beispiels wegen, als daß er irgend an Ziel und Zweck derselben geglaubt hätte.

Es war im Mai 1841 in Zarskoje-Sselo, als die Untersuchung stattfand. Ich bat ihn, sich entkleiden. „Warum das? Das hat man noch nicht getan!" redete er mich ernst an. „Die Kleider hindern jede genaue Untersuchung," antwortete ich ganz kurz. Er sah mir einen Augenblick starr ins Gesicht und fing dann damit an, langsam den Überrock abzulegen. Ich untersuchte seine Brust mit dem Stethoskope und bat dann, ohne eine einzige Bemerkung zu machen, nun auch den Unterleib bis aufs Hemd zu entblößen. Dies geschah ohne alle Widerrede, und er legte sich auf seinem Sofa ganz still in die von mir angegebene Stellung. Nach einer sorgfältigen Untersuchung ließ ich wieder aufstehen und reichte ihm seinen Überrock. „Danke, danke," sagte er, während er sich damit bekleidete. Dann: „Nun, was haben Sie gefunden?" Der Ausdruck des Gesichts war ernst, und so, als ob durch den Druck auf die Organe irgend ein stärkerer Schmerz hervorgebracht worden.

„Ich habe breite Lungen gefunden, die nicht ganz im Verhältnis atmen, ein ganz gesundes Herz und eine schon seit vielen Jahren kranke Leber."

Die Einfachheit und Bestimmtheit der Anwort brachte einen merkbaren Eindruck auf den Kaiser hervor, und er sagte mit einer milden gewordenen Stimme: „Was die Leber betrifft, so haben Sie gewiß Recht; denn ich fühle Ihre Finger jetzt noch. Mit den Lungen, das verstehe ich nicht; ich habe die besten Lungen von der Welt; sehen Sie selbst."

Hier hielt er den Atem eine ungewöhnlich lange Zeit an

---

¹) Das er im Alter von 54 Jahren (1850) feierte.

sich ohne sichtbare Beschwerde, und seine schöne breite Brust gewann dabei auch an Dimensionen.

„Glauben Sie denn im allgemeinen, daß gegen eine kranke Leber etwas getan werden kann?" „Gewiß ist etwas dagegen zu tun, und Ew. Majestät sind sogar berechtigt, dies als eine Forderung an die Wissenschaft zu stellen."

„Ja, wenn ich daran glaubte, daß menschliches Wissen und Wirken im geringsten etwas daran ändern könnte, was mir von Gott beschieden ist!"

Ich kannte diesen Glauben des Kaisers damals noch nicht, und mein erstauntes Gesicht trug deutlich das Gepräge meiner Gedanken. Auch entgegnete er sogleich:

„Denken Sie das nicht?"

„Darf ich frei meine Meinung sagen?"

„Ich will es!"

„Wenn der Schöpfer," entgegnete ich, „aus seiner Hand ein Geschöpf mit einer Konstitution hervorgehen ließ, die für 80 Lebensjahre berechnet war, wenn er außerdem dieses Geschöpf, mit Selbstbewußtsein und Vernunft begabte, so denke ich mir diesen Vaterschöpfer in seinem Recht, ein solches Geschöpf, wenn es vor jenem bezeichneten Zeitraum vor ihm erscheint, mit strengem Ernst zu fragen: „Warum so früh? Wie ist mit dem anvertrauten Pfunde, (starker Gesundheit und Selbstbestimmungsfähigkeit) gewirtschaftet worden?" — Ew. Majestät haben von der Natur einen Körper erhalten, der wenigstens für die Dauer von 80 Jahren zugeschnitten ist. Über den geistigen Teil des anvertrauten Pfundes sage ich nichts, um nicht in den Verdacht der Schmeichelei zu kommen."

So einfach und natürlich, jedenfalls unvorbereitet die Antwort war, schien der Kaiser doch sichtbar davon ergriffen. Er entgegnete nichts, reichte mir aber mit den Worten: „Ich danke Ihnen," die Hand und entließ mich.

Etwa acht Tage später durfte ich ihm einen Kurplan vorlegen, der Jahre lang mit möglichster Konsequenz und unter steter Abnahme des Übels, woran er so lange gelitten, durchgeführt worden ist.

Eduard Kaspar Jacob von Siebold
(1801—1861)

Er wurde am 19. März 1801 zu Würzburg geboren als Sohn des Adam Elias von Siebold, Professors der Medizin und des späteren Begründers des Berliner klinischen Instituts für Geburtshilfe. Er studierte in Berlin und in Göttingen, wurde dann Assistent seines Vaters und nach dessen Tode (1828) provisorischer Lehrer der geburtshilflichen Klinik. Als Busch 1829 Nachfolger seines Vaters wurde, kam er selbst als Professor nach Marburg, von wo er aber schon 1833 nach Göttingen ging. Hier wirkte er als Direktor der geburtshilflichen Klinik bis zu seinem Tode, am 27. Oktober 1861. Besonders bekannt machte ihn der „Versuch einer Geschichte der Geburtshilfe", Berlin 1839—45, die noch 1901 und 1902 wieder neu gedruckt und (von Dohrn) fortgesetzt wurde. Sein ursprünglicher Wunsch, klassische Philologie zu studieren, wurde durch des Vaters Machtspruch vereitelt, aber trotzdem bildete bis an sein Ende die Beschäftigung mit den lateinischen Klassikern seine liebste Erholung. Davon zeugt seine metrische Übersetzung von Juvenals Satiren (Leipzig 1858). Außerdem war er gleich seinem Bruder Karl äußerst musikalisch und handhabte verschiedene Instrumente mit großem Geschick. K. E. Hasse überraschte eines Tages die beiden Brüder, wie sie seelenvergnügt ein Duett, der eine auf einer hessischen, der andere auf einer hannoverschen Maultrommel aufführten. Auch verschmähte er es nicht, in sangesfroher Runde getreuer Freunde den Becher zu schwingen. Wiederholte Gichtanfälle — die er als eigentliche Geburtshelferkrankheiten bezeichnete, und die auch seine Vorgänger in Göttingen (Osiander, Mende) heimgesucht hatten, führten mit einem komplizierenden Herzleiden seinen Tod herbei. In seinen „Geburtshilfliche Briefe" (Braunschweig 1862), die seinen Nekrolog ersetzen sollten, hat er ungeschminkt nicht nur eine Lebensskizze von sich gegeben, sondern auch über Geburtshelfer, Hebammen, Gebäranstalten sich verbreitet. In den letzten vier Briefen gibt Siebold Beiträge zur Psychologie des Weibes, die „zum Verständnis der weiblichen Tugenden sowohl als ihrer Schwächen dienen können".

... Das Ziel meines sehnsüchtigen Wunsches, dereinst in Göttingen lehren zu können, war demnach früher erreicht, als ich es selbst gedacht hatte: im Herbst 1825 verließ ich diese Hochschule als Studiosus medicinae, und Ostern 1833, also nach noch nicht ganz verflossenen acht Jahren, zog ich als Professor ordinarius wieder ein. Alle Mitglieder der medicinischen Facultät, vom ehrwürdigen Blumenbach an bis zum jüngsten Mitgliede, Professor Marx, waren meine Lehrer gewesen, und ich muß es gestehen, es ward mir anfangs nicht leicht, mich in diese neuen Verhältnisse zu finden, doch ließ

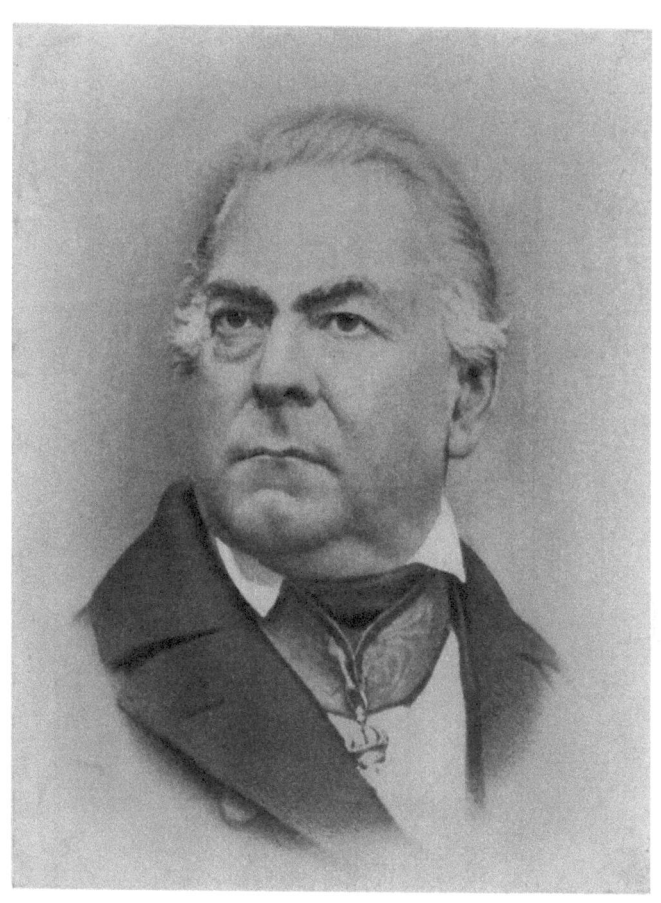

Eduard Kaspar Jakob von Siebold.

mich ihre zuvorkommende Güte und das mir von meiner Ankunft an zugewendete Wohlwollen bald darüber hinwegsehen. Ich bezog sogleich meine neue Amtswohnung im Entbindungshospitale, richtete mich gehörig ein, stellte meine mitgebrachten Sammlungen, meine reichhaltige Bibliothek auf und begann Anfangs Mai meine Vorlesungen über Geburtshülfe, über gerichtliche Medicin, welche letztere viel von Juristen besucht wurde, und erläuterte in einem Publicum den Solayrès de Renhac[1]) über den Geburtsmechanismus. Zugleich eröffnete ich die geburtshülfliche Klinik, der ich aber eine andere Einrichtung gab, als sie bei meinem Vorgänger Mende hatte. Dieser versammelte seine Zuhörer nur bei vorfallenden Geburten und wöchentlich einmal zu Explorations-Übungen. Ich änderte das dahin ab, daß ich in feststehenden Stunden klinischen Unterricht gab; diese Stunde bestimmte ich zur Vorstellung von Schwangern und zum Examen derselben: ich erläuterte in denselben Alles, was in der Anstalt vorgekommen, namentlich wurden vorgefallene abnorme Geburten, Operationen genauer durchgegangen, die letzteren am Phantome wiederholt; ich besuchte mit meinen Zuhörern die Wöchnerinnen, und wenn weiter nichts vorlag, wählte ich einzelne Capitel aus der Geburtshülfe und ging diese näher durch. Dabei ward stets die examinirende Methode angewendet, deren Vortheile ich durch die Erfahrung kennen gelernt hatte. Die sehr oft glänzenden Vorträge der klinischen Lehrer, wie ich sie namentlich in Paris gehört habe, bestechen zwar das Urtheil der Zuhörer ungemein, aber sie stiften nicht den Nutzen, welchen die sokratische Examinir-Methode der Einzelnen hat. Ich richtete dabei diese klinischen Unterhaltungen so ein, daß ich die erste Hälfte des Semesters vorzugsweise der Betrachtung des Gesundheitsgemäßen, des Normalen der Schwangerschaft und Geburt widmete, und in der zweiten Hälfte das Pathologische berücksichtigte. In eigenen Stunden wurden dann die Praktikanten in der Untersuchungskunst geübt, wobei ich auch der so wichtigen Aus-

---

[1]) Solayrès de Renhac geb. 1717, gest. 1772 in Paris.

cultation die gebührende Berücksichtigung schenkte. Bei solcher Einrichtung konnte ich meine Zuhörer gleich bei ihrer ersten Beschäftigung mit dem Fache, wenn sie die theoretischen Vorlesungen hörten, praktisch mit der Geburtshilfe bekannt machen, indem ich diese als sogen. Auscultanten, wie in den anderen Kliniken, jene stabilen Stunden besuchen und sie zugleich als Zuschauer und Beobachter zu jeder Geburt rufen ließ, da gerade die Beobachtung natürlicher Geburten, ihr ganzer Verlauf und Hergang für die Behandlung vorkommender Abnormitäten von so großer Wichtigkeit ist und diese Gelegenheit, wie sie in Gebäranstalten geboten wird, dem künftigen Praktiker in solcher Weise nicht wieder vorkommt. Mit Kranken bleibt der Arzt in ständiger Berührung, aber nicht mit Gebärenden, am allerwenigsten mit normalen Geburtsfällen, die den Hebammen überlassen bleiben, und darum kann er auf Universitäten nicht früh genug mit der geburtshülflichen Praxis in der größten Ausdehnung bekannt gemacht werden. Ich habe dabei noch den Vortheil, daß mir dann der klinische Unterricht selbst mit meinen Praktikanten, die früher schon die Klinik als Auscultanten besucht haben, bedeutend erleichtert wird. — Meine übrigen Lehrvorträge, welche ich seit dem Beginn meiner Wirksamkeit in Göttingen hielt, waren folgende: In jedem Semester wurde die Theorie der Geburtshülfe gelehrt und dann in besonderen Stunden für die, welche jene gehört, ein Operationscursus am Phantome gehalten. Von Zeit zu Zeit las ich in öffentlichen Stunden über Krankheiten der Wöchnerinnen, trug die Geschichte der Geburtshülfe in Verbindung mit Instrumentenlehre vor, oder ich erläuterte den Mechanismus partus, wobei ich Solayrès de Renhac interpretirte. Es wurde ferner Medicina forensis gelehrt, bis zum Jahre 1848 in jedem Semester, dann aber nur alle Winter, da in jenem Jahre die sogenannten Zwangscollegia aufgehoben wurden — eine Errungenschaft für die Studirenden — und nun besonders die Herren Juristen sich lieber ganz von dem Hören der für sie doch so wichtigen Medicina forensis dispensirten.

. . . . Es wird aber nicht leicht einen Ort geben,

der in jeder Beziehung so zu geistigen Beschäftigungen gemacht ist, als gerade *Göttingen*. Bei der Vereinigung so vieler ausgezeichneter Männer in jedem einzelnen Fache der Wissenschaft ist Jeder dem Anderen nachzuahmendes Vorbild: Zerstreuungen, wie sie in anderen größeren Universitätsstädten sich darbieten und geistigen Arbeiten ablenken, finden sich hier gar nicht; dazu die großen Hülfsmittel der Königlichen Bibliothek, die wahrhaft väterliche Vorsorge des Königlichen Curatoriums für die Universität, welches jeden billigen Wunsch um Verbesserung der Institute und sonstiger Attribute erfüllt; alles dies befördert die Arbeiten der Einzelnen und spornt sie zu dem größten Fleiße an, so daß man Göttingen selbst eine große Studirstube nennen könnte.

... Ich will in aller Kürze von meinen unternommenen Reisen schreiben; sie haben wesentlich auf meine weitere Ausbildung eingewirkt.

... Nach Wien zogen mich 1847 die großartigen geburtshülflichen Anstalten, nach Italien die Sehnsucht, den classischen Boden, von welchem aus jede höhere Bildung sich verbreitet hatte, selbst zu sehen. Von Regensburg aus, wo mir noch liebe Verwandte wohnten, machte ich zu Wasser die Fahrt auf dem herrlichen Donaustrome und traf am 22. August in Wien ein. Mein erster Gang war nach dem allgemeinen Krankenhause in der Alservorstadt, um sogleich das Gebärhaus zu besuchen und das Nöthige wegen Benutzung desselben einzuleiten. War ja das doch der Hauptzweck, weßwegen ich mich nach Wien verfügte. Ich wollte die Wiener Schule mit ihren Grundsätzen an Ort und Stelle studiren, ich wollte hier an der Großartigkeit des Materials, die *Boer'schen* Lehren, denen ich mich längst zugewendet hatte, von neuem prüfen, und mich mit den wunderbaren Kräften der Natur bei der Vollendung ihres schönsten Werkes recht innig vertraut machen. Ich fand bei dem damaligen Vorstande der ersten Klinik des Gebärhauses, Professor *Klein*, eine ausgezeichnete Aufnahme, so wie mir auch sein Secundärarzt Semmelweis die größte Zuvorkommenheit erwies, wofür ich beiden noch heute ein dankbares Herz bewahrt habe, und daher auch dem Freunde *Semmelweis*[1]) gerne verzeihe, daß er mich vor kurzem, nachdem ihm die puerperale Sonne aufgegangen, wie er sich ausdrückte, in einem offenen Briefe mit eben diesen Strahlen verbrennen wollte, weil ich mich nicht unbedingt seinen Ansichten über das Kindbettfieber und dessen Verhütung zugewendet habe. Täglich wanderte ich in den Vormittagsstunden in das Gebärhaus, und da manchen Tag 20 bis 24 Gebärende in dem Gebärsaale zusammenlagen, so können Sie sich denken, welche Gelegenheit zu Beobachtungen der verschiedensten Art sich darbot. Hier wurde mir klar, daß Boer nothwendiger Weise auf die Gründung einer „natürlichen Geburtshülfe" kommen mußte, wie er denn selbst in seinen älteren Jahren dies Verdienst nicht sich, sondern dem großen Material, das ihm in Wien zu Gebote stand, zugeschrieben. ... Dagegen ward mir in diesen großartigen Räumen auch klar, daß nur Derjenige wahren Nutzen von einer solchen massenhaften Zahl von Geburten haben kann, welcher bereits mit der Geburtshülfe vertraut ist und das Einzelne zu sichten versteht: dem Anfänger wird es schwer, sich gehörig zu orientiren, seine Aufmerksamkeit fliegt von einem Falle zum andern, und da der Lehrer über alle vorliegenden Fälle nicht zu gleicher Zeit sprechen kann, so bleibt dem Zuhörer manches unklar, wozu gerade noch in Wien kommt, daß für Jeden der geburtshülfliche Cursus nur sechs Wochen dauert, daß dieser selbst nie von vorne beginnt, sondern jeder neu Eintretende immer in „medias res" kommt, daher auch von einer solchen systematischen Abhaltung der Klinik nicht die Rede sein kann. Für den Anfänger sind daher kleine Gebärhäuser, deren Stoff er bewältigen kann, viel ersprießlicher; er hat hier einen tüchtigen Grund gelegt, dann mag er den größeren Instituten zueilen und hier sich weiter vervollkommnen. ... Von den übrigen Abtheilungen des allgemeinen Krankenhauses besuchte ich keine, da ich meine Zeit nur der Gebärklinik widmete; nur das Leichenhaus ward täglich fre-

---

[1]) Semmelweis' gesammelte Werke (geb. 1818, gest. 1865) hat T. von Györy (Jena 1905) herausgegeben. — Briefprobe bei Ebstein a. a. O. S. 148f.

quentirt, wo der liebenswürdige Rokitansky wirkte, und wo man, wie in einem Salon, sich täglich in der Frühstunde versammelte, theils um interessanten Sectionen beizuwohnen, theils um mit der Morgencigarre im Munde sich in dem das Gebäude umschließenden Hofe zu ergehen, Bekannte zu sprechen, fremde Ärzte, die täglich hier eintrafen, kennen zu lernen, und von hier aus dann die einzelnen Abteilungen des Krankenhauses zu besuchen.

... Die großen Ferien der folgenden beiden Jahre 1851 und 1852 sahen mich dagegen wieder in voller geburtshülflicher Beschäftigung in Wien. Vor meinem Eintreffen in Wien hatte ich im Jahre 1851 Prag besucht und die dortige Gebäranstalt nebst gynäkologischer Klinik unter Lange und Seiffert kennen gelernt. Kiwisch war abwesend. Ich rathe Jedem, den Geburtshülfe interessirt, wenn er nach seinen vollendeten akademischen Studien Wien nicht besuchen will, doch wenigstens nach Prag zu gehen. Er wird hier genug sehen und lernen können, ich habe fast täglich vier bis fünf Geburten gezählt, die im Gebärhause vorkamen: außerdem sind auch die übrigen Hospitäler in vortrefflichem Zustande. In Wien fand ich *Semmelweis* abgegangen; statt seiner fungirte *Carl Braun*, der jetzige Direktor, dem ich für die große Güte, die er mir während der beiden Jahre wo ich die Wiener Anstalt besuchte, erwies, höchst dankbar bin. Ich habe in den zwei genannten Jahren fast nur dem Gebärhause gelebt, und da ich in der Nähe wohnte, so verfügte ich mich manchmal noch, wenn ich aus dem Theater nach Hause kehrte, vorher in den Gebärsaal, um zu sehen, ob sich nichts Neues zugetragen. Ich blieb wohl auch die Nacht im Gebärsaale, legte mich auf ein leeres Gebärbett, bis mich am Ende die Hebamme auch dem letzten (24sten) mit den Worten trieb: „Herr Professor, jetzt müssens auch hier 'naus" und mich nöthigte einen Stuhl zu suchen. Leider ward ich 1851 ein gezwungener Bewohner des allgemeinen Krankenhauses: ein Gichtanfall nöthigte mich, auf der sogenannten Zahlabtheilung Zuflucht zusuchen, und ich muß gestehen, ich bin noch nirgends besser verpflegt worden, als eben da. Das Andenken meines Arztes und nachherigen Freundes, des Primarius Bittner, er hat vor einigen Jahren das Zeitliche gesegnet, wird bei mir nie erlöschen. Daß mein Wiener Aufenthalt diese beiden letzten Male für mich noch viel lehrreicher ward, da er weit länger dauerte, brauche ich nicht zu versichern: hinzufügen will ich nur noch, daß ich das letzte Mal 1852 einen kleinen Abstecher nach Pesth und Ofen unternahm und dort Freund *Semmelweis* besuchte.

... Im Sommer-Semester 1854 hörte ich bei meinem alten Freunde K. Fr. Hermann, seit Winter 1842 der Unsrige, den Juvenal, im Sommer 1855 den Persius interpretiren. Schon längst hatte ich mich mit vollster Lust und Liebe mit dem Juvenal beschäftigt: ich bearbeitete im Sommer 1854 die sechste Satire, übersetzte sie metrisch und ließ sie im genannten Jahre gedruckt erscheinen. Zugleich kündigte ich für das Wintersemester 1854 bis 1855 folgende Vorlesung an, da ich mich einmal in einem philologischen Collegium versuchen wollte: „Über vergleichende Psychologie des weiblichen Geschlechts der älteren und neueren Zeit, wobei die Erklärung der sechsten Satire des Juvenals zu Grunde gelegt wird." Diese Vorlesung, ein Publicum, war so besucht, daß der größte Hörsaal nicht hinreichte, sämmtliche Zuhörer zu fassen, was ich freilich nicht meinem Verdienste, sondern einzig und allein dem pikanten Stoffe zuschreiben muß. In den folgenden Jahren verwendete ich meine Erholungsstunden dazu, eine Gesammtausgabe meines Lieblingsdichters in metrischer Übersetzung und mit Anmerkungen vorzubereiten, welche 1858 in Druck erschien. In einem philologischen Kränzchen, lasen wir in regelmäßigen Zusammenkünften Martial, die Bacchides des Plautus, die Troades des Seneca, die Ranae des Aristophanes und den Petronius. Endlich habe ich noch im vergangenen Sommer-Semester 1861 die geistreichen Vorlesungen meines verehrten Collegen Curtius über ausgewählte Satiren des Juvenal gehört.

... Ich glaube nicht, daß auf irgend einen andern ärztlichen Stand so viele widrige Einflüsse einstürmen, als gerade auf den geburtshülflichen ...

... Nun unterliegt aber auch die Hand des Geburtshelfers in einzelnen Fällen der Gefahr der topischen Ansteckung und der von da sich weiter erstreckenden Verbreitung derselben. Ich habe Geburtshelfer gekannt, unter diesen zwei Lehrer, welche bei der Ausübung ihres Berufes so angesteckt wurden, daß sie *Angina syphilitica* bekamen, wodurch Gaumen und Nasenbein bedroht oder wirklich zerstört wurden. Ich habe selbst ein paar meiner Hebammenschülerinnen Atteste nach Hause senden müssen, nachdem sie bald nach ihrer Ankunft in der Heimath von *Syphilis* ergriffen wurden, daß sie während ihres hiesigen Aufenthaltes notorisch Syphilitische in Behandlung bekommen hatten, wie dies die Journale der Anstalt auswiesen. Wie aber nun solche Unfälle vermeiden? Sobald der Geburtshelfer eine völlig unverletzte Haut an seiner Hand oder an seinen Fingern hat, kann er ganz unverzagt die Untersuchung und Entbindung solcher unglücklicher Geschöpfe, die mit der Syphilis behaftet sind, vornehmen, aber der geringste Nadel- oder Federmesserstich, jede sonstige Ritze u. dgl. machen ihn für die Aufnahme des Giftes empfänglich. Er beaufsichtige daher seine Finger im höchsten Grade, fette oder öle aber selbst die gesunden Hände, hat er es mit einer Syphilitischen zu thun, auf das Äußerste ein, wozu er sich des Baumöls, des Talgs bedienen kann. Muß die Zange gebraucht werden, so können Handschuhe, am besten von Leinwand, angezogen werden, die noch dazu tüchtig eingeölt sein müssen: Andere empfehlen in warmem Wasser erweichte dünne Rindsblasen; eben so bei Extractionen an den Füßen; dagegen sind bei Wendungen die Handschuhe kaum zu gebrauchen. Oelinjektionen in die Scheide mindern theils die Schmerzhaftigkeit bei dem Durchtritte des Kopfes, theils ebenfalls die Gefahr der Ansteckung. Ist Alles beendigt, dann die bestmögliche Reinigung und Waschung der Hände mit Weinessig, kaustischem Salmiakgeist, Chlorkalk: fürchtet man dennoch an einer Stelle, die man erst nachträglich entdeckt, Infection, dann auf der Stelle Höllenstein, so wie man auch schon vorher solche Stellen mit Höllenstein betupfen muß, wenn man nicht lieber seines eigenen Besten wegen von der Entbindung ganz absehen will, um sie anderen Händen zu überlassen. Ich für meinen Theil habe mehrere Male Syphilitische, die es in hohem Grade waren, durch Wendung, Extraction an den Füßen oder Zange, entbunden, bei obigen Vorsichtsmaßregeln aber nie etwas davon getragen. Da ich es mir zum Grundsatz gemacht, bei syphilitischen Gebärenden den Kopf des Kindes, sobald er anfängt, mit dem Gesichte mit den afficirten Stellen in Berührung zu kommen, rasch mit der Zange durchzuführen, um die so unangenehme Ophthalmia neonat. syphilitica zu verhüten, so sind solche Operationen bei uns nicht ganz selten, da Göttingen und die Umgegend nicht gerade arm an syphilitischen Schwangeren ist: ich habe aber weder bei mir, wie ich schon anführte, noch bei meinen Schülern, welchen ich Operationen überließ, üble Folgen gesehen.

Georg Friedrich Louis Stromeyer
(1804—1876)

Er wurde am 6. März 1804 in Hannover als Sohn Chr. Fr. Stromeyers geboren, der mit als erster die Jennersche Kuhpockenimpfung in Deutschland einführte. Er studierte u. a. in Göttingen und in Berlin, wo er im April 1826 „als der erste im Ausland promovierte Hannoveraner" die medizinische Doktorwürde erwarb. Eine längere Studienreise schloß sich an seine Universitätszeit an. In den „Erinnerungen eines deutschen Arztes" (Zwei Bände 1875) hat er uns sein Leben köstlich erzählt. Sein dort mitgeteilter Besuch bei Goethe wurde der Goetheforschung erst 1914 (Jahrbuch der Goethe-Gesellschaft, Bd. 1, S. 145—151) bekannt, so daß ich ihn hier auch mitteilen will. Professor wurde Stromeyer 1838 in Erlangen, 1841 in München, 1842 in Freiburg und 1848 in Kiel, wo er — mit Unterbrechung der Teilnahme am schleswig-hosteinischen Kriege — bis 1854 tätig war. Dann entfaltete Stromeyer in Hannover — in seiner Eigenschaft als Generalstabsarzt — eine segensreiche Tätigkeit. Nach seiner Pensionierung 1866 war er weiter als Arzt und Berater tätig, und im Kriege 1870/71 als konsultierender Chirurg. Nach dem Kriege reiste Stromeyer noch einmal nach England, das er bereits auf seinen Reisen als junger Mann kennengelernt hatte. Aber auch in Deutschland war die erste Gabe auf dem Gebiete der Chirurgie, die das geeinigte Deutschland anderen Ländern geboten hat, Esmarchs blutlose Operationen. Stromeyers Verdienste hat Billroth wie folgend gewürdigt: „Die Erfindung der subcutanen Tenotomie, die Schieloperation, die Feststellung vieler Principien in der Orthopädie und Kriegschirurgie sind Taten gleich Eroberungen unbekannter Landstriche auf dem Gebiete der Heilkunst, ohne die uns das letztere jetzt als verstümmelt erscheinen würde."

„Stromeyer und Dieffenbach verhalten sich zu einander wie Gedanke und Tat ... Dieffenbach verwandelte die Stromeyerschen Ideen in die Tat und förderte dadurch ebenso seinen eigenen Ruhm als den seines Freundes." Kußmaul, der Stromeyer — Dieffenbach war am 11. Januar 1848 gestorben — 1857 auf der Naturforscherversammlung sah, nennt ihn den „berühmten Chirurgen und schönsten Mann in Gestalt und Haltung" (II, 82). (Rohlfs, H.: Stromeyer, in: Deutsch. Arch. f. Gesch. d. Med. 1884, 195—261 u. 273—327, sowie Kimmle: Kriegschirurgen und Feldärzte. Berlin 1904, Abschnitt 2 des III. Teiles, S. 144—229 u. 287—294.)

... Wie konnte ich Professor werden? als königlich hannoverscher Assistenzarzt schwerlich. Wollte ich mich nicht mit dem Gewöhnlichen begnügen, so mußte ich wohl einen höheren Einsatz wagen, als die Zinsen meines Vermögens, das Capital mußte der Einsatz sein. Was aus mir wird, findet sich, der akademischen Carrière geradezu nachzustreben, fiel mir nicht ein, der rechte Professor muß geboren sein, man kann ihn nicht auffüttern, er muß sich im Leben bewähren, und dann muß die Welt ihn finden. Es giebt außerdem nichts Traurigeres, als das Leben eines Privatdocenten für praktische Fächer, er verschmachtet, weil es ihm an Lern- und Lehrstoff fehlt und versitzt seine besten Jahre, unter Bemühungen, ein Colleg zu Stande zu bringen. Die beste Vorbereitung zu einem Lehrstuhle der Chirurgie bildet die Rolle eines Assistenten einer chirurgischen Klinik. Aber wie war es damit zu jener Zeit in Deutschland bestellt? Suchten die Professor der Chirurgie, sich ihre Nachfolger zu bilden oder nicht? Sie hielten sich bequeme Handlanger, von denen sie keine Conkurrenz zu besorgen hatten. So war es in Göttingen und anderswo. Gelang es mir, durch irgend eine nützliche Erfindung meinen Beruf zum Lehrfache an das Licht zu stellen, so wurde ich vielleicht Professor, sonst nicht. Über eins war ich entschlossen, nicht in Militairdienst zu treten, dies hätte die gelehrte Carrière ausgeschlossen. Daß man auf Reisen nur lernt, wenn man schon einige Jahre praktisirt hat, ist gewiß, aber welchen Zuwachs finden die Kenntnisse eines jungen Arztes einer großen Stadt in den ersten Jahren der Praxis? Wenn er gut gewachsen ist, so arrangirt er Bälle, zeigt sich fleißig an öffentlichen Orten, um sich bekannt zu machen; damit wird man kein Professor. Junge Ärzte mit etwas mehr gelehrter Bildung bringen es wohl zu einer Übersetzung aus dem Englischen oder Französischen, oder wenn sie eine mehr industrielle Richtung haben, so schreiben sie ein populär medicinisches Büchlein. Am schlimmsten ist es, wenn der junge Arzt zum Wunderdoctor erhoben wird. Mit dem wissenschaftlichen Streben ist es dann vorbei, der Mann ist fertig, er braucht nichts mehr zu lernen und hat keine andere Aufgabe, als durch Aufmerksamkeit das zu erhalten, was ihm zugeflossen ist. Die schönsten Talente können dabei verkommen.

Mit diesen Erwägungen beschloß ich, meine Studien und Reisen uno tenore abzumachen und dann erst zu sehen, was ich mit meiner Weisheit anfangen könne.

Ostern 1825.

Die Einladung nach Weimar zu kommen, ... machte damals noch keinen großen Eindruck. ... Der April 1825 war ein schlimmer Monat, es schneite und regnete fast beständig, ich sah fast nichts von den Gegenden, die ich zu durchreisen hatte, ja kaum etwas von den nächsten Umgebungen Weimars. Aber in dieser Stadt gab es ein Haus, in dem ein ewiger Frühling thronte, Licht und Wärme in anderen verbreitend, und das war *Goethes Haus*. Es ist von außen nicht sehr bestechend, schmucklos, durch die Mansarden des zweiten Stocks sogar unschön, dazu liegt es an einem kleinen, wenig belebten Platze, der dem Auge nichts Anziehendes darbietet, und doch giebt es in ganz Deutschland kein Haus, wohin so viele andächtige Pilger aus allen Ländern der Welt gewandert sind.

... Schon am Tage nach meiner Ankunft betrat ich das Goethesche Haus, um der Frau von Goethe vorgestellt zu werden, welche mit den Damen Schopenhauer im freundschaftlichsten Verhältnisse stand. Frau Ottilie von Goethe, geborene von Pogwisch, des Dichters Schwiegertochter, war eine sehr anziehende Erscheinung. Sie war ungefähr 32 [29] Jahre alt, von zartem Körperbau; eine hohe Stirn, große dunkle Augen, eine fein gebogene Nase, ein bewegtes

Mienenspiel drückten Verstand, Gemüth und Heiterkeit aus. Mit ihren schönen beiden Knaben neben sich war sie ein Bild des Glücks und der Anmuth. Ihr Gatte war ein stattlicher Mann, dessen große dunkle Augen an den Vater erinnerten. Ihre Schwester Ulrike von Pogwisch hat hellere Augen und lichteres Haar, als Frau von Goethe, sie ist witzig und heiter wie diese, aber zur Zeit etwas leidend durch einen Sturz auf das Hinterhaupt, welchen die Ungeschicklichkeit eines Tänzers verschuldete. Sie mußte sich führen lassen, weil sie die Fähigkeit verloren hatte, geradeaus zu gehen, wurde aber völlig davon geheilt.

Ich würde es nicht gewagt haben, den Wunsch auszudrücken, Goethe selbst vorgestellt zu werden, und hätte ruhig gewartet, bis sich die Gelegenheit, ihn zu sehen, gefunden hätte, ohne ihm beschwerlich zu werden, aber die Damen-Lenkerinnen unseres Geschickes hatten es anders beschlossen. Einige Tage später mußte mich Eduard Morgens 11 Uhr vorstellen. Wenn man die schöne malerische Treppe bis zum ersten Stock erstiegen hat, sieht man auf dem Vorplatze die Büste der Juno. Im Vorzimmer stand Byrons Colossalbüste, im Empfangszimmer, zwischen dem Fenster und der Thür, welche in das folgende Zimmer führte, der colossale Jupiterkopf. Goethe trat bald zu uns ein, ich hatte das Glück, ihm eine halbe Stunde gegenüber zu sitzen, unsere Unterhaltung drehte sich um Göttingen, die dortigen Professoren, namentlich um Blumenbach. Sein Kopf war auf das günstigste beleuchtet, er hatte den Rücken dem Jupiter zugewandt, vom Fenster fiel das volle Licht auf seine linke Seite. Ich habe ihn später öfter gesehen, aber dieser erste Eindruck war bleibend. Er war damals 75 Jahre alt und doch noch von großer unvergleichlicher Schönheit. Ich konnte nicht umhin, seinen Kopf mit dem des olympischen Zeus zu vergleichen. Wie viel edler ist doch Goethes Haupt! ... *Carus*, der Goethe 1821 sah[1]), bemerkt über dessen Aussehen: ganz wie uns Rauch ihn dargestellt hat! Ganz wie gemalt!

---

[1]) Siehe oben S. 191.

würde Gumpelino gesagt haben. Allen Respekt vor Rauch, aber Goethe war doch schöner als Rauchs Büste ihn darstellt, er lebte ja und sprach. Man sagt wohl, ein sprechendes Bildniß, aber das sind Redensarten, noch nie hat ein Bild gesprochen. Wie muß er erst ausgesehen haben, ehe ein breiter Altersring einen Theil seiner dunklen Iris versteckte. Er schien majestätischer, wenn er saß; wenn er stand, bemerkte man, daß seine Unterextremitäten etwa um einen Zoll zu kurz waren. Carus, der auch schon den Greisenbogen sah, hat dies nicht bemerkt, obgleich er eine Proportionslehre für Maler geschrieben hat ...

Von den Soiréen, denen ich in seinem Hause beiwohnte, erinnere ich mich vorzüglich der liebenswürdigen Art, wie seine Schwiegertochter mit ihm umging, und wie glücklich ihn dies zu machen schien. Man irrt, wenn man glaubt, sein Alter sei verlassen gewesen, für eine beglückende Hausfrau konnte ihm Niemand besseren Ersatz geben, als Frau Ottilie ...

Wenn man Goethe gesehen hat, wird es begreiflich, daß er es unterlassen konnte, sich die passende Lebensgefährtin zu suchen. Seine Siege wurden ihm zu leicht; weil er selbst nicht genug gequält wurde, quälte er seine Geliebte, bis es mit der Liebe vorbei war. *Signor, la donna ognora, tempo ha, di dir cosi* singt Susanna in Figaros Hochzeit. Aber auch Susanna würde vielleicht zu früh Ja gesagt haben, wenn Goethe um sie geworben hätte.

Nach dem Besuche bei Goethe freute ich mich, daß ich ihm gegenüber nicht verlegen gewesen war, und machte mir auch keine Gewissensbisse darüber, ihm eine halbe Stunde geraubt zu haben. Er klagt ja doch, daß die Zeit nicht immer gut hinzubringen sei und macht seine Studien bei Besuchen, die er erhält. Sein Urtheil über junge Leute, welche ihn damals aufsuchten, lautet nicht günstig. (Eckermanns Gespräche [vom 11. März 1828] mit Goethe III, pag. 251) ...

... Goethe wird sich über uns nicht beschwert haben, denn wir unterhielten uns unter seinem eigenen Dache vortrefflich mit Dingen, die ihm selbst theuer waren, nur eine

Treppe höher, denn Frau Ottilie wohnte in der Mansarden-Etage, wo wir täglich einige Stunden zubrachten, während Goethe mit Eckermann beschäftigt war.

... Eckermann kannte ich schon von Hannover her, er kam nie zum Vorschein, sein Leben war ganz dem Dienste des alten Dichters geweiht, dem er seine eigene Poesie zum Opfer brachte. Er hat wohl daran gethan; was hätte er Besseres schaffen können, als das schöne Bild Goethes im Spiegel einer reinen liebenden Seele? ...

Meine Promotion in Berlin am 6. April 1826.

Ich hatte eigentlich den Wunsch, in Göttingen meinen Doctorhut zu erwerben. Ganz wider Erwarten und im Widerspruche mit früheren Vorgängen sollte sich die Göttinger Facultät nicht darauf einlassen, mir meine $2^1/_2$ jährigen Studien in Hannover anzurechnen, ich sollte erst das *Triennium academicum* nachweisen ...

... Die Göttinger Facultät verfuhr dabei freilich nicht nach dem alten Principe: *Sumimus pecuniam et mittimus Doctorem in patriam.*[1]) Das verdient Anerkennung. Es ist doch etwas Schönes um die Treue, welche man den alten Gebräuchen bewahrt. Drei Jahre muß ein Doctor auf Universitäten studirt haben, keine Stunde weniger, was er sonst gelernt hat, kommt nicht in Betracht. Erst dann verdient er es, daß man ihm zu Ehren einen Esel schlachtet und seinen Namen, so wie den des zeitigen Prorectors, auf das Fell desselben drucken läßt, mit großen Buchstaben, so daß es schön aussieht und am schwarzen Brette weithin leuchtet, und daß die Welt erfährt: Jetzt ist ein Esel weniger und ein Doctor mehr auf der Welt.

Es that mir aber doch leid, nicht in Göttingen promovirt zu werden. Meine Examinatoren waren Linck, Rudolphi[2]), Behrends und Graefe. Ehe ich in das Examen ging, spielte ich mir die schöne Melodie aus Webers Euryanthe: Ich bau auf Gott, welche Adolar zu singen hat, das machte mir Muth

---

[1]) Vgl. oben S. 25 Anm. 1.
[2]) Rudolphi, vgl. Ebstein, Ärzte-Briefe a. a. O. S. 73 ff.

und ich blieb ganz unbefangen. Alle vier Herren examinierten vortrefflich, wie es von so klugen und erfahrenen Männern zu erwarten war. Nur auf eine Frage von Behrends blieb ich die Antwort schuldig. Er examinirte über die symptomatische Behandlung des Erbrechens. Ich nannte die gebräuchlichen Mittel, aber eins fehlte, ich wußte es nicht! *Clysterum donare* hätte ich nach Molière antworten müssen. Ich hätte es wissen sollen, denn den *Malade imaginaire* hatte ich schon gelesen, und mein Vater hatte mir erzählt, daß er in London eine Aufführung davon gesehen, wobei in der Pantomime der Patient floh, auf die Logenbrüstung sprang, um das ganze Logenhaus herumlief, hinter ihm her sechs Apotheker mit Klystierspritze bewaffnet. Aber Behrends Vorliebe für dies Instrument kam mir theuer zu stehen, ich erhielt nur den zweiten Charakter.

Zwei andere junge Leute, welche mit mir examinirt wurden, wußten gar nichts, man schickte sie aber doch als Doctoren in ihr Vaterland. Sie dauerten mich, sie kamen den ganzen Abend vor Angst nicht dazu, den guten Rheinwein zu versuchen, mit dem wir tractirt wurden.

Reise nach Wien. Sommersemester 1826.

... Für die Reise, welche ich vorhatte, versprach der Doctorhut seine Vortheile. Er erleichtert den Zutritt bei berühmten Männern und die Benutzung der österreichischen Lehranstalten in der liberalsten Weise. Der Kaiserstaat war in dieser Beziehung großmüthiger als Preußen. In Berlin konnte man keine Klinik betreten, ohne eine mit Gold erkaufte Karte vorzuzeigen, die man immer bei sich führen mußte, sonst riskirte man, an der Thür zurückgewiesen zu werden. Die Berliner Professoren hatten einen wahren *horror vacui*, eine Scheu vor den leeren Taschen der Hospitanten.

Seit den Zeiten *Heims*, welcher seine gelehrten Reisen von 1772 bis 1775 machte, haben die deutschen Ärzte in der Urbanität große Fortschritte gemacht. Weit entfernt, jungen reisenden Doctoren Mißtrauen entgegenzusetzen, nehmen sie dieselben freundlich auf, theilen ihnen gern Alles mit und betrachten die pilgernden Jünger als Brieftauben, welche die Nachrichten von einer Stadt zur andern tragen. Seit Einführung der Eisenbahnen werden viele praktische Neuerungen schneller durch Studenten als durch Journale und Bücher verbreitet. Heutzutage würde es keinem einfallen, wie Heim noch Ärzte zu preisen, die ihre Recepte nicht geheimhalten. Die Kliniker sind sehr liberal mit ihren Erfindungen, nur die Anatomen wollen sich ihre Prioritäten nicht verderben lassen, machen ihre neuesten Untersuchungen in verschlossenen Cabinetten und publiciren sofort ihre embryonalen Entdeckungen, die Sensationsnovellen der Wissenschaft, welche oft weder Novitäten sind, noch Sensation machen.

Männer von wissenschaftlicher Bedeutung, so dachte ich mir schon frühzeitig, können es erwarten, daß Diejenigen, welche ihnen einen Besuch machen, mit ihren Leistungen bekannt sind.

Man will auch nicht bloß das Gesicht kennen lernen, sondern Ideen austauschen, Zweifel beseitigen, neue Anregungen empfangen, dies ist unmöglich, wenn man den Standpunkt nicht kennt, auf dem der Gelehrte steht. Ohne diese Vorbedingung kann ihm ein Besuch kaum willkommen sein, wie der eines Weinreisenden. Es ist mir, als ich schon Professor der Chirurgie war, passirt, daß mich ältere Ärzte mit meinem Vater verwechselten, von dessen Kuhpockenimpfungen sie vor dreißig bis vierzig Jahren gehört hatten.

Halle, vom 9. bis zum 15. April 1826.

Wer Halle lange nicht gesehen hat, weiß vielleicht gar nicht mehr, wie es aussieht, denn schön ist es nicht, aber wie es riecht, das hat er gewiß nicht vergessen, säuerlich-brenzlich, wie der Rauch der Braunkohlen. Dieser infernalische Geruch haftet an allen Kleidern und scheint auch bis in die Gemüther zu dringen, deren säuerlich-brenzliche Stimmung die Streitigkeiten der Professoren verewigt.

Es waren zwei Professoren der Chirurgie vorhanden; Weinhold, ein Mann von ganz bäurischen Aussehen, dem der Kopf tief zwischen den Schultern steckte, war jetzt klinischer

Professor, er hatte den Sieg davongetragen über Dzondi, welcher früher diese Stelle einnahm. Die Klinik war in den Ferien geschlossen, ich suchte Weinhold mehrere Male vergebens in seiner Wohnung und fand ihn zuletzt in einem Wirthshause. Seine Leistungen als Chirurg lernte ich in *Meckels pathologischer Sammlung* kennen.

Dzondi hatte nach dem Verluste der akademischen Klinik eine Privatklinik angelegt, wo ich ihn operiren sah und dociren hörte. Er war, wie Weinhold, ein Mann zwischen vierzig und fünfzig Jahren, seine schlanke Gestalt, seine Gesichtsbildung ließen auf eine edler angelegte Natur schließen. Er war in seiner Jugend Maler gewesen und erst spät dazu gelangt, Medizin zu studiren. Seine Züge trugen die Spuren von Entbehrungen, der Leidenschaften, des verfehlten Lebens, unter günstigeren Umständen hätte er vielleicht viel geleistet. Er hatte sich eine gewisse Celebrität verschafft durch seine Methode, den Sublimat anzuwenden, die Dzondische Pillencur verdrängte den einst so berühmten Swietenschen Liquor. Weinhold hatte es vergebens versucht, ihm durch seine Calomelcur Concurrenz zu machen. Jetzt sind sie beide vergessen; wer seine Reputation auf Quecksilber gründet, hat schlimmer als auf Sand gebaut. Keiner der beiden Chirurgen stand unter den Studenten in sonderlichem Ansehen, die Koryphäen der medizinischen Facultät waren Johann Friedrich Meckel und Peter Krukenberg.

Meckel, der Professor der Anatomie und Physiologie (geb. 1781, gest. 1833) damals 45 Jahre alt, hatte schöne große blaue Augen, eine hohe Stirn und ausdrucksvolle Züge, er sprach mit großer Lebhaftigkeit, klug eindringlich und witzig. Seine sanftere Gattin war ihm ebenbürtig an Geist und Bildung. Er nahm mich sehr freundlich auf, ich brachte meine Abende bei diesem interessanten Ehepaar zu.

Meckels Schriften und sein Cabinet bewiesen, daß er ein Wunder von Fleiß, Gründlichkeit und Scharfsinn war, in allen Gebieten der Anatomie hat er Vorzügliches geleistet. Warum, kann man fragen, ist er nicht der Gründer einer neuen Schule der Medicin geworden, welche auf vergleichender und pathologischer Anatomie beruht? Er verkam an einer Universität, an welcher er nicht einmal ein Colleg über pathologische Anatomie zu Stande bringen konnte, er wurde streitsüchtig, weil er in einem so engen Kreise keinen Raum für seinen Thatendrang fand. In Berlin wäre er der Rokitansky des Nordens geworden ...

Peter Krukenberg[1]), Professor der medicinischen Klinik, der Schwiegersohn seines früh verstorbenen berühmten Vorgängers Reil, war mit Meckel ungefähr in einem Alter. In seinem auffallend blassen Gesichte machten die weitgeöffneten stechenden Augen einen Anfangs sehr erkältenden Eindruck, seine Figur war gedrungen, seine Haltung sehr vernachlässigt. Er hielt seine Klinik in den Ferien mit derselben Regelmäßigkeit und Sorgfalt, wie im Semester. Seine Rede war klar und fließend, sein Krankenexamen kurz und bündig, gleich auf den Kern eindringend. Die ganze Einrichtung des klinischen Unterrichts war durchaus lehrreich und praktisch. Seine Therapie war einfach und wirksam, der Antiphlogistik zugethan. Es verdroß mich nur, daß er sich auch mit chirurgischen Fällen befaßte, von denen er nichts verstand, ich sah ihn mit einem Hautkrebse am Kopfe umgehen, als ob es Abceß gewesen wäre. Ich hätte ihm gern die Augen geöffnet. Er machte eigenhändig die Section einer am Uteruskrebs gestorbenen Frau. Meckel sagte mir nachher, die Section sei ihm zugekommen, er werde Krukenberg deshalb verklagen. Welch traurige Verhältnisse, wenn ein klinischer Lehrer einen großen Aanatomen zur Seite hat, der die Sektionen machen sollte, und er kränkt diesen, indem er selbst secirt. Aber so ist es noch an manchen Universitäten, wo der Kliniker zu der Ansicht gelangt ist, daß die pathologischen Anatomen gefährliche Leute sind.

Als Schriftsteller hat Krukenberg nichts geleistet, aber seine Ansichten sind durch zahlreiche Schüler, namentlich in Norddeutschland, weit verbreitet worden. Ich habe viele von ihnen gekannt, sie waren eifrige Therapeuten, wußten die

---

[1]) Vgl. H. Rohlfs, Geschichte der deutschen Medizin. 1. Abteil. Stuttgart 1875. S. 520ff.

pathologische Anatomie zu schätzen und waren bewandert in der physikalischen Untersuchung. Auf diesen Elementen beruhte die Anziehungskraft der Haller medicinischen Klinik ...

Leipzig, vom 8. bis 10. Mai 1826.

... Leipzig gefiel mir nicht, es ist eine ungemüthliche Stadt, die Häuser sind hoch, die Straßen eng, schöne Gebäude giebt es nicht, die Anlagen waren noch kahl, das Rosenthal erschien mir nur kümmerlich im Vergleich zu dem schönen Walde bei Hannover, der Eilenriede. Die klinischen Anstalten im Jacobshospital waren ein Aggregat von alten Häusern, der Professor mußte mit seinen Schülern von Haus zu Haus gehen, um ein paar Kranke zu sehen, welche in dumpfigen Zimmern lagen, denen alle Ventilation fehlte, wie mein Journal bemerkt. Die Chirurgie war gar nicht vertreten, Professor Kuhl war ein invalider alter Mann, der nicht mehr operiren und nicht mehr reden konnte.

Wie war es möglich, daß Leipzig die Chirurgie vergaß und so elende Hospitäler hat. Welche deutsche Stadt hätte die Wohlthat guter Chirurgen und Anstalten so schätzen lernen müssen? Nach der Schlacht im October 1813 lagen 40000 Kranke und Verwundete in Leipzig. Das Gemälde, welches *Reil*[1]), der sich dort durch Typhusansteckung den Tod holte, von dem Zustande der Verwundeten entworfen hat, ist ergreifender als eine Tragödie von Sophokles, man wird seinen Brief an Stein noch nach Jahrhunderten lesen, und auf die Leipziger hat die grause Wirklichkeit so wenig Eindruck gemacht! Im Frieden muß man lernen, wie man mit den Kranken umzugehen hat, wenn man es im Kriege verstehen will, wo ein langes Besinnen unmöglich ist.

Hofrath *Clarus*, der Professor der medicinischen Klinik hatte es nicht verdient, daß man so wenig für ihn that, er gefiel mir außerordentlich! Seine hohe Stirn, seine schönen braunen Augen, sein edler Anstand, seine Freundlichkeit

---

[1]) M. Neuburger, Joh. Chr. Reil. Stuttgart 1913.

gegen die Kranken und gegen seine Schüler, das elegante Latein, in welchem er sich am Krankenbette so einsichtsvoll vernehmen ließ, Alles imponirte mir! Mein Journal sagt von ihm, noch kein Arzt habe meinem Ideale eines Heilkünstlers und Lehrers so nahe gestanden! Als ich ihn in seiner Wohnung besuchte, sprach er sich gegen mich aus über die Vortheile der lateinischen Sprache beim klinischen Unterrichte, welche er in Leipzig eingeführt hatte. Der Studierende muß durch classische Vorbildung erst im Denken geübt werden, ehe man sein Gedächtniß mit vielen materiellen Dingen erfüllt, deren Benutzung dem ungeübten Geiste schwer fällt. Die Begriffe werden besser verarbeitet, wenn der Schüler das in einer anderen Sprache Erlernte in das Lateinische überträgt, Sophismen und leere Phrasen kommen dabei weniger zum Vorschein, endlich kann man in Gegenwart der Kranken sich frei über die Krankheit und ihre Prognose aussprechen. Diese Vortheile der lateinischen Sprache für den klinischen Unterricht sind nicht zu bestreiten, nichtsdestoweniger ist sie abgekommen, Professoren und Studenten können nicht mehr, wie früher, Lateinisch sprechen. Das Warum scheint mir daran zu liegen, daß ein Volk sich nur so lange einer fremden Sprache für wissenschaftliche Gegenstände bedienen wird, als es selbst noch keine ausgebildete Sprache und Nationalliteratur besitzt. Seitdem wir Deutsche diese durch unsere großen Dichter und Schriftsteller besitzen, dienen die alten Classiker dazu, uns die eigene Sprache und Literatur verständlich zu machen. Die deutschen Classiker müssen uns in das Leben einführen, nicht die Griechen und Römer. Ein Schüler von Clarus, Professor Günther, einer meiner Vorgänger in Kiel, führte dort in der Klinik die lateinische Sprache ein. Er sprach ein sehr fließendes Küchenlatein, *ad modum obscurorum virorum*, seine lateinischen Brocken lebten noch in heitern Erinnerungen, unter denen sich die lateinische Klinik, auch wohl an anderen Orten, im Sande verlaufen hat.

Ich sah zwei Sektionen in der Klinik von *Clarus*, die eine ist mir öfter wieder eingefallen und nützlich gewesen. Sie betraf eine Frau, bei welcher der Verdacht auf Magenkrebs stattgefunden hatte. Es fand sich eine von der Milz ausgehende Eiterhöhle, welche sich durch Verwachsungen zwischen Leber, Magen und Zwerchfell abgesackt hatte. Clarus erläuterte den symptomatischen Unterschied eines solchen Falles vom Magenkrebse durch das temporäre Nachlassen des Erbrechens ...

Carlsbad.

Man könnte ohne Übertreibung sagen: Carlsbad ist der wichtigste Gesundbrunnen der Welt. Alle anderen lassen sich ersetzen, für gewisse Fälle ist Carlsbad unentbehrlich, wie dies von allen Ärzten anerkannt wird. Seit Jahrhunderten spenden die Quellen zahllosen Leidenden ihre Hülfe, die Heilkraft ihrer Wasser bleibt stets dieselbe, während die Systeme der Ärzte beständig wechseln. Sie werden dadurch gezwungen, den Ursachen ihrer Erfolge nachzuforschen, und haben schon Vieles darin erreicht, das beweist die Wirksamkeit des künstlichen Carlsbader Wassers, welche gar nicht abzuleugnen ist. Mit jedem Jahre wächst die Zahl der Patienten und die Krankheiten mehren sich, gegen welche in Carlsbad Hülfe gesucht wird.

Die Curgäste sind größtentheils Männer und gehören den wohlhabenden Ständen an, viele sind aus heißen Ländern und anderen fernen Gegenden herbeigekommen. Fast alle haben, ehe sie nach Carlsbad gingen, einen renommirten Arzt zu Rathe gezogen, es gilt für ein Wagstück, Carlsbad zu gebrauchen. Es ist auch jetzt noch so, aber die Heilkünstler haben Fortschritte gemacht, welche man der pathologischen Anatomie und der physikalischen Untersuchungsmethode zu danken hat. Man verwechselt nicht so leicht mehr ein rechtseitiges pleuritisches Exsudat mit einem Lebertumor, man erkennt durch Percussion den vergrößerten Umfang der Leber, man hat in der chirurgischen Klinik Fluctation zu fühlen gelernt und weiß, daß es Abscesse der Leber, aber auch Echinococcussäcke derselben giebt und daß beide nicht nach Carlsbad gehören. Die pathologische Anatomie hat die Häufigkeit der chronischen Magengeschwüre gelehrt, welche früher unter der großen Rubrik Magenkrampf durchschlüpften. Man weiß viele Magengeschwüre auch daheim zu heilen und schickt nur die Patienten nach Carlsbad, bei denen die Magengeschwüre von Stauungen im Pfortadersysteme abhängen. Perforationen des Magens und davon abhängende plötzliche Todesfälle werden jetzt nicht mehr so leicht in Carlsbad vorkommen, denn die von Blutstasen abhängigen flachen Geschwüre perforiren nicht, wie die runden.

Man kennt jetzt Leberkrebs und Lebercirrhosen und weiß sie durch Gefühl und Percussion zu erkennen. Indem man es mehr und mehr gelernt hat, grobe Fehler zu vermeiden, ist man übrigens dreister geworden und läßt auf der einen Seite Leute mit einfacher catarrhalischer Gelbsucht zu Hause genesen, auf der andern schickt man Leute mit Lebertumoren nach Carlsbad, schon ehe das kranke Organ mit den Händen zu greifen ist. Das verlangen freilich noch manche Ärzte, die sich nicht auf die Percussion verlassen, weil sie entweder gar nicht oder nur mit den Fingern percutiren, nicht mit Hammer und Plessimeter, welche für die Untersuchung der Unterleibsorgane viel wichtiger sind, als für die Respirationsorgane Man schickt zahlreiche Gichtkranke nach Carlsbad, anstatt wie sonst in die Schwefelbäder, oder in die indifferenten Thermen, weil man eingesehen hat, daß es besser sei, dort der Entstehung neuer Gichtanfälle entgegenzuwirken, als sich blos damit zu beschäftigen, die durch Gicht geschwächten Extremitäten durch warme Bäder zu stärken. Man läßt die an Gries und Nierensteinen Leidenden beträchtliche Quantitäten Carlsbader Wasser trinken und die Concremente gehen dabei ab, ohne sich an die Chemiker zu kehren, welche uns beweisen, daß die Steine sich nicht in dem Wasser auflösen. Es ist hinreichend, wenn sie ausgeschwemmt oder brüchig werden, durch Auflösung des ihre Schichten bindenden organischen Leims, wie man an den Steinen sieht, welche die Patienten zuweilen mit nach Hause bringen, die wie eine Zwiebel in Schaalen zerfallen. Auf ähnliche Art verhält es sich mit den Gallensteinen. Der Zuwachs, welchen Carlsbad an den Zukkerkranken gewonnen hat, ist vielleicht weniger erwünscht und doch eine Wohlthat für Viele und ein Vortheil für die Wissenschaft. Man kann nicht erwarten, daß eine Krankheit, welche mit der Tuberkulose verwandt ist, oft gründlich geheilt werde, in wissenschaftlicher Beziehung wird der Nutzen des Carlsbader Wassers in der Zuckerkrankheit dazu dienen, dieses räthselhafte Übel aufzuhellen. Das kohlensaure Natron scheint der Bestandtheil zu sein, welcher vorzugsweise wirkt. In der That sind keine größere Dosen davon nöthig, als der Patient bekommt, wenn er acht Becher Sprudel trinkt, um unter günstigen Umständen den Zucker bis auf Spuren verschwinden zu machen. Massige Dosen sind nicht bloß unnöthig, sondern schädlich, so gut wie exclusive Fleischkost. In einer Beziehung scheint man in neuester Zeit Rückschritte gemacht zu haben, die Diät ist nicht mehr so streng. Patienten und Doctoren finden sich Nachmittags bei einem Glase Bier; dies mag für Manchen keinen Schaden bringen, aber man schickt die Leute nicht nach Carlsbad, um Bier zu trinken oder bei ihren Ärzten lucullische Mahlzeiten einzunehmen, die den ganzen Curerfolg wieder vernichten. Nicht allzu dreist, meine Herren! Das Carlsbader Wasser ist ein Wundertrank, aber für Leute, welche Diät halten, nicht blos während der Cur, sondern noch lange nachher. Nach Mr. *Shandy* besteht das ganze Geheimniß der Gesundheit in dem richtigen Verhältniß des radicalen Feuers und des radicalen Wassers. Bei den meisten Leuten, die nach Carlsbad kommen, ist das Feuer zu sehr geschürt worden durch tropische Hitze, durch Leidenschaften, durch feurigen Wein, durch heiße Gewürze. In Carlsbad soll das radicale Wasser wieder zur Geltung kommen. Bei manchen ist nur relativ zu stark eingeheizt worden, weil sie durch angeborene Disposition oder durch Aufenthalt in Malaria-Gegenden Schwellungen der Leber und Milz davongetragen hatten.

Hospitäler und Ärzte in London.

... Sir *Charles Bell* (geb. 1778, gest. 1842) war der jüngste von drei ausgezeichneten Brüdern ... Charles Bell sah mit neunundvierzig Jahren noch sehr gut aus, er war von gedrungener Figur mit regelmäßigen Gesichtszügen und sehr durchdringenden Augen. Er machte den Eindruck von Festigkeit und des Scharfsinns. Er war gütig und freundlich, aber nicht sehr gesprächig. Ich sah ihn öfter am Krankenbette und hörte Vorträge von ihm, sah ihn aber zufällig nie operiren. Er galt für einen durchaus geschickten Operateur, was für einen solchen Denker freilich eine untergeordnete Eigenschaft war, für seine Carriere aber doch wichtig. Schon achtundfünfzig Jahre alt wurde er noch als Professor der chirurgischen Klinik nach Edinburg berufen, wo er sechs Jahre später starb. Er war als Praktiker nicht so gesucht, wie andere weniger bedeutende Männer, und klagt selbst darüber, daß seine wissenschaftliche Richtung ihm dem Publikum gegenüber Schaden thue. Nach jedem neuen Werke, sagt er, muß man sich, um Verzeihung dafür zu finden, doppelte Mühe mit der Praxis geben. Er war allerdings ein fleißiger Schriftsteller, und einige seiner Arbeiten scheinen keine praktische Zwecke zu verfolgen, wie das Buch über Anatomie und Physiologie des mimischen Ausdrucks in Verbindung mit den schönen Künsten. Doch kann man wohl behaupten, daß ihn gerade diese durch die schönen Künste angeregten Untersuchungen zu seiner großen Entdeckung über die verschiedenen Wurzeln der motorischen und sensitiven Nerven führten. Er erforschte den Ursprung des mimischen Gesichtsnerven und fand dabei die Function der Wurzeln der Rückenmarksnerven. Es giebt kaum ein schlagenderes Beispiel von dem Einflusse der schönen Künste auf wissenschaftliche Untersuchungen. Der Sinn für Poesie und schöne Künste ist bei Ärzten ziemlich verbreitet, wo er ganz fehlt, zeigen die ärztlichen Leistungen oft beklagenswerthe Lücken.

Kein Physiolog hat seiner Zeit so viel zu arbeiten gegeben, wie Charles Bell, ich schätze mich besonders glücklich, ihn erlebt zu haben, er hat auch mir zu denken gegeben. Seit Harveys Entdeckung des Blutkreislaufs sind bald drittehalb Jahrhundert verflossen und doch ist diese Lehre besonders in ihrer Anwendung auf die Pathologie, noch keineswegs erschöpft, wie Esmarchs blutlose Operationen eben gezeigt haben. Man darf sich also nicht wundern, wenn Bells Entdeckung[1]), ungeachtet der Arbeiten von Magendie, Johannes Müller, Purkinje, Marshall Hall, Claude Bernard, Longet, Ludwig, Dubois-Reymond und Andere über Nervenphysiologie, noch nicht ihre volle Entwickelung und Anwendung auf die Pathologie gefunden hat. *Harveys* Lehre fand hinsichtlich der Pathologie ihren größten Bearbeiter in *John Hunter*. Für die Nervenphysiologie ist ein Mann wie er noch zu erwarten, und es ist zu bedauern, daß sich in Deutschland die Physiologen von der klinischen Beobachtung abgewendet haben. Harvey, Hunter und Bell waren Praktiker, welche am Krankenbette physiologische Beobachtungen zu machen wußten, die sie durch das Experiment zu bewahrheiten suchten. Jetzt hat man das Experiment vorangestellt. Als ich 1828 nach Hannover zurückkehrte, wußte man dort von C. Bells Arbeiten noch wenig, ich mußte es gleich erleben, daß selbst *Wedemeyer* eine peripherische Facialis-Lähmung für apoplektisch hielt und mit Aderlässen behandelte. Noch zehn Jahre später wurde ich in Erlangen mit meiner Diagnose in solchen Fällen ausgelacht. Jetzt weiß man das besser, aber die Bellsche Lähmung ist so ziemlich das einzige, was man von der Anwendung seiner physiologischen Entdeckungen auf die Praxis kennt. Bells letztes Werk, seine Institutionen der Chirurgie sind jetzt wohl nur wenigen deutschen Wundärzten bekannt. Sie passen auch nicht besonders zu der mechanischen Richtung, welche die Chirurgie bei uns eingeschlagen hat, aber sind voller Bemerkungen, die man anderswo vergebens sucht. Graefe, der ihre deutsche Übersetzung von Mörer mit einer Vorrede versah[2]), klagt 1838 schon über die allzu gehäuften Produkte der Buchdruckerkunst, in denen das zum hundersten Male Gelesene unter einem unglücklich verschnittenen und noch unglücklicher wieder zusammengeflickten Gewande immer wieder zu lesen ist. Er stellt diesen Produkten Bells originellen Reichthum

---

[1]) Ch. Bell, Idee einer neuen Hirnanatomie. Originaltext u. Übersetzung. Mit Einleitung herausgegeben von Erich Ebstein. Leipzig 1911.
[2]) Ch. Bell, Grundlehren der Chirurgie. Berlin 1838.

und seine Kürze gegenüber. Versucht es doch einmal, Ihr Epigonen, diese Grundlehren der Chirurgie wieder zu lesen und mit den Erzeugnissen der Presse seit vierunddreißig Jahren zu vergleichen. Es lohnt sich der Mühe. Ich habe Charles Bell eine meiner ersten schriftstellerischen Arbeiten (Über Paralyse der Inspirations-Muskeln, 1836) gewidmet und bewahre ein Dankschreiben von ihm als theures Andenken ...

Aufenthalt in Paris.
Dupuytren.

Er war der erste den ich in Paris kennen lernte und wird der letzte sein, den ich je vergesse. Ich hatte schon viel von ihm gehört, aber er zog mich doch noch mehr an als ich erwartete. Genie, Ausdauer, Beredsamkeit und operative Gewandheit, das waren die Eigenschaften mit denen er seine Zeitgenossen gewann und der Nachwelt ein leuchtendes Beispiel bleiben wird, denn manche seiner Erfindungen werden nicht untergehen und man wird sich fragen, wie er dazu gelangt sei?

Im Jahre 1828 war er 51 Jahre alt, sah aber noch sehr stattlich aus. Man sieht ihn gewöhnlich abgebildet mit einem breiten Ordensbande auf der Brust, für gewöhnlich ging er sehr einfach gekleidet, im Hospitale trug er eine weiße Schürze, nach der Klinik sah man ihn davon gehen mit einem Brote unter dem Arme, welches zu seinen Deputaten am *Hotel Dieu* gehörte. Auch mit diesen Attributen sah er wie ein vornehmer Mann, aber keineswegs hochmüthig aus. Er hatte eine Ähnlichkeit mit Philipp von Walther, doch war der Totaleindruck ein Anderer, weil Dupuytrens Haltung besser war. An Größe und anfangender Corpulenz waren sie ziemlich gleich. Dupuytren's ernster Gesichtsausdruck charakterisirte meistens den klugen, ruhigen Beobachter. Er konnte aber auch heftig werden, wenn die Dummheit ihn allzusehr reizte, sein Zorn ergoß sich dann in einem Strome, der Alles vor sich nieder warf. Nur gegen die barmherzigen Schwestern zeigte er die größte Langmuth und strafte sie nur dadurch, daß er selbst das that, was ihnen obgelegen hätte, z. B. ein Glied selbst säuberte, welches vor Schmutz starrte. Walther hielt nur theoretische Katheder-Vorträge außerhalb der Klinik, denn dort war er stumm, Dupuytren knüpfte seine Vorträge immer an die Fälle, welche man unmittelbar vorher gesehen hatte.

Man ging mit ihm zuerst durch die Krankensäle und suchte einen Platz zu erhaschen neben einem von den Betten, wo er sich vermuthlich aufhalten würde, dann wieder an einem anderen. Dies war ein Lotteriespiel, bei welchem es viele Nieten gab, denn die Zahl der Schüler war übermäßig groß. Nach der Visite versammelte man sich in dem großen Amphitheater, wo jeder sitzen, hören und sehen konnte was vorging. Es wurden zuerst Operationen gemacht, oder eine Elite von ambulatorischen Kranken abgefertigt. Dann folgte der klinische Vortrag, welcher immer in gleicher Weise anhob. Er nannte den Saal und die Nummer, wo der Patient lag, schilderte dessen Zustand mit Hinweisung auf das so eben beobachtete, leitete daraus die Diagnose ab, erklärte das Wesen des Übels vom anatomisch-physiologischen Standpunkte und wußte dasselbe mit solcher Geschicklichkeit auszumalen, daß sich die Therapie daraus von selbst ergab. Der Reiz des Vortrags bestand darin, daß er nicht nach der Chablone die Anamnese, den *status praesens*, die Diagnose, die Prognose und Therapie ableierte, sondern dasjenige hervortreten ließ, was den besonderen Fall interessant und wichtig machte. Dies ist die einzige Art, die Aufmerksamkeit zu fesseln und die Beobachtungsgabe zu schärfen. In der Klinik soll man nie von allgemeinen Ideen auf den besonderen Fall übergehen, sondern umgekehrt zeigen, wie die neueste Beobachtung sich zu den Regeln der Kunst verhält. Ein guter klinischer Vortrag soll nichts anderes sein, als die in einfachen Worten gegebene Schilderung dessen, was in der Seele eines klugen, menschenfreundlichen Arztes vorgeht, wenn er einen wichtigen Fall zu beurtheilen hat. Es ist oft ein Monolog, welcher an den von Hamlet erinnert: Sein oder nicht sein, das ist die Frage! Es wird darin auch wohl erwogen, was der

Patient denkt von jenem unbekannten Lande, aus dem noch kein Wanderer wiederkehre. Dupuytrens letzter klinischer Vortrag 1835 betraf seine eigene hoffnungslose Lage. Man wollte ihm ein *pleuritisches Exsudat* ablassen, während er vom Schlagflusse gelähmt darnieder lag. Ich will lieber von Gottes Hand sterben, als von Menschen Hand, sagte er fast wie Hamlet, als der Gedanke in ihm auftauchte, seinen Leiden ein Ende zu machen durch ein blankes Eisen. Die anatomisch-physiologische Darstellung einer Krankheit oder Verletzung ist wie ein Schachbrett in kritischen Momenten. Der kluge Spieler weiß sogleich, welche Züge noch gemacht werden können, um zu siegen oder um matt zu werden. Das Mechanische dabei ist gleichgültig, man kann die linke Hand gebrauchen oder die rechte, es kommt Alles darauf an, in welcher Richtung man vorgeht. Wie mancher klinische Lehrer der Chirurgie vertieft sich in die wundervollen Fortschritte der Mechanik und vergißt dabei, daß menschliche Gliedmaßen nicht von Holz sind. Die Physiologie kann die Mechanik zu Hülfe rufen, aber der Mechaniker soll sich nie einbilden, physiologische Gesetze ignoriren zu dürfen. In mechanischer Hinsicht habe ich Manches anders gemacht als Dupuytren, aber seinen physiologischen Entwickelungen konnte ich fast immer folgen, wie bei den Fracturen des unteren Endes der Radius und der Fibula, für die ich einen andern, aber auf denselben Principien beruhenden Verband gebrauche. Dupuytrens Organ war biegsam und sonor, man verlor kein Wort von dem, was er sagte. *Philipp von Walther's* Vortrag war ein eintöniger Gesang, bei Dupuytrens wurde man an die römischen Redner erinnert, welche einen Flötenbläser neben sich hatten, der sie an das poco piu und poco meno erinnerte. Dupuytren sprach in der Klinik nie mit seinen Schülern, *Rust*[1]) liebte die sokratischen Dialoge mit Praktikanten, welche zu antworten verstanden, *Behrends* zog nicht selten einen jungen Böotier in Mitleidenschaft, der die Rolle eines Clown in der klinischen Komödie übernehmen mußte.

---

[1]) Joh. Nep. Rust (1775—1840).

Die von Dupuytrens Schülern herausgegebene Leçons orales geben keine richtige Vorstellung von seiner Klinik, sie sind zusammengestoppelt, seine Vorträge waren improvisirt. Leider hatte der große Mann keine Neigung zu schriftstellerischen Arbeiten[1]), aber wer möchte ihn darum schelten. Es ist kein neidenswertes Metier über Chirurgie zu schreiben. Ein großer Dichter zu sein, der die Bildung eines ganzen Volkes in sich trägt, und so schön ausdrückt, daß man nach Jahrtausenden noch seinen Worten lauscht, das ist noch der Mühe wert! Dupuytren mochte denken, wenn die Könige bauen, dann haben die Kärrner zu schaffen. Sie ließen es nicht daran fehlen. Dupuytrens Lehren wurden mit Beifall aufgenommen, von Anderen weiter verbreitet und noch lange nach seinem Tode mit Achtung behandelt ...

Larrey[2]).

Napoleon I. wußte sich die Gefährten seines Ruhmes, der den Völkern so theuer zu stehen kam, gut zu wählen, große Generäle, Staatsmänner und Gelehrte, er wollte selbst Goethe nach Paris ziehen. Es ist kaum einer unter ihnen, dessen Charakterbild der Nachwelt so rein erschiene, als das von Larrey. In den schlimmen Tagen auf St. Helena, wo Napoleon sein wechselvolles Leben an sich vorüberziehen ließ, verweilt sein Auge mit sichtlichem Wohlgefallen auf Larrey. Er nennt ihn den tugendhaftesten Mann, den er gekannt habe, dem die Welt nie das vergelten könne, was er ihr geleistet habe. Sie hat ihm ein ehrenvolles Andenken gewidmet und wird es hoffentlich thun bis zu einer Zeit, wo man aufhören wird, Kriege zu führen. So lange dies geschieht, wird man Larreys Rath nöthig haben. Eine Kriegserfahrung wie die seinige, ist unerhört in der übrigen Geschichte und wird es hoffentlich bleiben. Kein Arzt wird wieder Gelegenheit haben, vierundzwanzig Feldzüge mitzumachen, nur wenige werden sich finden, die, wie Larrey, ihre Erlebnisse wissen-

---

[1]) Auch nach Dorow war Dupuytren ein Feind alles Schreibens (Ärzte-Briefe S. 196.).
[2]) Vgl. auch Bergelt u. Klitscher, Larrey. Berlin 1913.

schaftlich zu verwerthen wissen, in Schriften und klinischen Vorträgen, die er selbst in Feindesland nicht aufgab. Er ließ die Erfahrung auf sich wirken, und hielt mit großer Energie an den Grundsätzen fest, welche sie ihn gelehrt hatte. Die Ehrlichkeit und Uneigennützigkeit seines Charakters machte es ihm wohl unmöglich, auf Neuerungen zu sinnen, welche keinen anderen Zweck haben, als von sich reden zu machen. Die von ihm ersonnenen Operationstypen sind so einfach und zweckmäßig, daß man nie ganz aufhören wird, sich ihrer zu bedienen. Er war vor allen Dingen ein Vorkämpfer der Rechte Aller, welche durch Krieg und Schlachtfeld an den Rand des Grabes gebracht werden. Er wollte auch diejenigen retten, bei denen dies nur durch große Operationen möglich ist, denn er wußte recht gut, daß wenn es gelingt, auch für die anderen um so besser gesorgt wird. Die Zahl der am Leben bleibenden Oberschenkel-Amputirten ist der Höhenmesser der Humanität in der Kriegschirurgie. Man mache sich doch keine Illusionen darüber, diesen Maßstab je verläugnen zu können. Es giebt jetzt Leute, die sich und andern gern einreden möchten, die Todesfälle nach Oberschenkel-Amputationen erfolgen nach ewigen Naturgesetzen, gegen die der Mensch nichts ausrichten könne. Dummheit und Trägheit sind keine Naturgesetze, sie werden es auch dann nicht, wenn sie an einflußreicher Stelle vertreten sind. Man braucht nur, wie Larrey, die Verwundeten schon auf dem Schlachtfelde aufzusuchen, dann kommen die Gesetze zur Geltung, bei denen das Leben fortbesteht. Dieser Lehrsatz, früh zu amputiren, war die große Errungenschaft von vierundzwanzig Feldzügen; ihm zu Ehren schuf Larrey seine Ambulanzen, ein Geschwader leichter Fahrzeuge, welche die eben Gefallenen vom Schlachtfelde holten. Zu Larreys Zeiten hatten es die Heerführer begriffen, daß nicht die Lust am Schneiden die Ärzte antrieb, ihr eigenes Leben auf den Schlachtfeldern daran zu setzen, um die großen Operationen schnell auszuführen, obgleich sie damit nur Invalide zu erhalten vermögen. Sobald man den Grundsatz der primären Operationen aufgiebt, hat man der Militairchirurgie die Spitze abgebrochen. Wenn diese die am schwersten Verwundeten, aber Heilbaren aufopfert, wird ihre Humanität fraglich; von Ärzten wenigstens sollte dies nie geschehen.

Im Jahre 1828 war der sechzigjährige Larrey schon eine Ruine, aber eine unzerstörbare, wie der Obelisk von Luxor, den man wieder aufrichtet, wenn auch der Sand der Wüste Tausende von Jahren darüber hingelagert war. Er ist der Vertreter eines ewigen Gedankens. Ich konnte den ehrwürdigen Mann nie ohne Gemüthsbewegung sehen und ging oft nach dem *Val de Grace*, wo er noch Klinik hielt.

Er war von kleiner gedrungener Statur, mit ernsten, aber milden dunklen Augen unter einer mächtigen Stirn. Sein Colorit trug die Spuren der atmosphärischen Einflüsse, denen er sein Haupt unter den verschiedensten Himmelsgegenden preisgegeben hatte. Es wurde malerisch gehoben durch das lange schwarze Haar, welches über seinen Nacken fiel ...

Esmarchs blutlose Operationen, 1873 und 1874.

... Ich hätte die Wiedergewinnung von Elsaß-Lothringen wohl auch übergehen können, wenn ich 1874 davon schweigen wollte, daß mein bester Freund, Friedrich Esmarch, der Chirurgie eine neue Provinz erobert hat, deren reiche Früchte allen Völkern zu Gute kommen. Ohne Blutvergießen gewonnen, trägt sie das Wort „blutlos" in ihrer Fahne. Was mich dabei besonders freute, war, daß dies Panier von einem Deutschen vorangetragen wurde und andere Völker uns einmal wieder folgen müssen.

Am 18. April 1873 theilte Esmarch dem in Berlin versammelten Chirurgen-Congresse seine Erfindung[1]) mit, an den Extremitäten blutlos zu operiren. Sein Vortrag erregte keine Aufmerksamkeit, er war der letzte kurz vor Tisch, bei der Sitzung am folgenden Tage war nicht davon die Rede. Der Gedanke hatte keine zündende Kraft gezeigt.

Dr. Iversen, ein Schüler von Esmarch, schrieb bald darauf seine Inaugural-Abhandlung über die künstliche Ischämie

---

[1]) Vgl. Ebstein, Ärzte-Briefe, S. 161 f.

bei Operationen, worin er Esmarchs Verfahren schilderte und vom physiologischen und praktischen Standpunkte beleuchtete. Er machte Versuche an sich, an Anderen und an Thieren, welche die Ausführbarkeit des blutlosen Verfahrens erläutern und gab nützliche Winke über den Gebrauch der elastischen Binde und des Gummischlauchs. Im September 1873 erschien Esmarchs klinischer Vortrag über blutlose Operationen in der Sammlung von Volkmann. Im October 1873 zeigte er in Wien während des internationalen Privat-Vereins sein Verfahren bei einer Amputation des Oberschenkels und einer Resektion des Ellenbogengelenks, wobei Demarquai aus Paris zugegen war.

... In England fand die Erfindung enthusiastischen Aufnahme. Ich hatte *Mac Cormac* Nachricht davon gegeben, der sogleich im St. Thomas-Hospitale Versuche anstellte, die sehr gut ausfielen und allgemeine Nacheiferung erregten. Der berühmte Senior der Chirurgen am Thomas-Hospitale, Simon, sprach sich sehr liebenswürdig darüber aus: „Was für thörichte Leute sind wir doch gewesen, indem wir die langen Jahre hindurch Blut vergossen und unsere Operationen erschwerten, wo ein so einfaches Verfahren hinreichte, es zu vermeiden, wenn wir nur die Grütze (gumption) gehabt hätten, es zu finden."

Die Instrumentenmacher hatten Monate lang fast nichts zu thun, als Esmarchs Apparate zu versenden[1]).

In Edinburgh zeigte sich eine Opposition, wie dies bei Allem zu geschehen pflegt, was man in London bewundert. In Nordamerka wurde Esmarchs Erfindung 1873 bekannt und 1874 schon eifrig angewendet.

In der ersten Sitzung des 1874 zusammengetretenen Berliner Chirurgen-Congresses hielt Esmarch am 8. April einen zweiten Vortrag über sein Verfahren. Er schilderte zuerst

---

[1]) Man sieht, die Engländer sind doch wohl befähigt, fremde Verdienste anzuerkennen. Virchow hat dies bestritten, indem er sie bei dem Naturforscherverein in Wiesbaden 1873 mit den Juden verglich, die sich für das auserwählte Volk hielten. Bei der kurz vorhergegangenen medizinischen Association in London hatte man es in Virchows Gegenwart gewagt, einen Satz seiner Cellularpathologie anzuzweifeln. (Stromeyer.)

den Einfluß, welchen dasselbe auf die Resultate gehabt hatte. Seit Februar 1873 hatte er über 200 blutlose Operationen gemacht ...

Er erklärte die guten Erfolge: 1) durch die Blutersparung, weil Anämie die accidentellen Blutkrankheiten begünstigt; 2) durch die Schonung der großen Gefäße, welche bei Anwendung von Digitalcompressen mehr gequetscht werden; 3) durch Entbehrlichkeit der Schwämme, welche die Wände reizen und inficiren können.

Nachtheile seiner Methode hatte Esmarch nicht entdeckt und weder Brand noch Lähmung darnach gesehen. Er legte das elastische Tourniquet aber immer selbst an.

Außer den 1873 bereits erwähnten Vortheilen der Methode fand er noch folgende:

1) die mitunter eintretende Anästhesie, welche es, vorzüglich an den Fingern, erlaubt, ohne Chloroform zu operiren; sie läßt sich durch Richardsons Aetherspritze beschleunigen, weil kein warmes Blut zugeleitet wird;
2) die Möglichkeit, kranke Theile vor der Operation anatomisch genau zu untersuchen;
3) die Leichtigkeit, fremde Körper aufzufinden und verletzte Arterien freizulegen;
4) die Entbehrlichkeit kunstgerechter Assistenz;
5) die Möglichkeit, bei Verblutung das fliehende Leben durch Einwickelung der Extremitäten aufzuhalten.

Der Wirkungskreis der Methode umfaßt auch das Schultergelenk und das Hüftgelenk.

Esmarchs Vortrage folgte eine längere Disputation, in welcher die Anwesenden ihm Gerechtigkeit widerfahren ließen.

Esmarchs Grundgedanke war: Jede Operation an den Extremitäten, welche nicht den Zweck hat, Blut zu entziehen, muß blutlos gemacht werden. Dies ist dadurch möglich, daß menschliche Organe ohne Nachtheil lange genug blutleer gehalten werden können, um jede, auch die schwierigste Operation vornehmen zu können. Bei Amputationen, welche ohnehin schnell vollendet werden, schneidet man die Theile weg, die man blutleer gemacht hat, bei allen anderen Operationen sollen sie erhalten werden.

Um diese Lehre zu begründen, bedurfte es einer Erfahrung an menschlichen Körpern, welche vor Esmarch Niemand besaß. Es ist deshalb nicht zu verwundern, daß man ihn überall als den Erfinder des Grundsatzes betrachtet, an den Extremitäten blutlos zu operiren, sogar in Frankreich, wo man jetzt nicht geneigt ist, Deutsche zu begünstigen. Diese Zugeständniß ist kein geringes, denn es handelt sich dabei um einen ewigen Gedanken, den man nie wieder aufgeben kann.

Die rasche Verbreitung der blutlosen Operation erinnert an die 1846 von Morton in Philadelphia erfundene Aetherisation, welche mit gleicher Schnelligkeit allgemeines Eigenthum wurde. Sie gab, wie diese, der operativen Chirurgie ein neues Fundamental-Princip und verspricht großen Einfluß auf die Mortalität der Operirten. Wie die Anästhesie vermag sie der Chirurgie neue Bahnen zu öffnen, an die man jetzt kaum denkt ...

... Esmarchs blutlose Operation ist im Gebiet der Chirurgie die erste Gabe, welche das geeinigte Deutschland anderen Ländern geboten hat. Sie wurde freudig aufgenommen und belebte unsern friedlichen Verkehr mit den Nachbarn ...

Carl Ernst Bock
(1809—1874)

Geboren am 21. Februar 1809 in Leipzig, gestorben am 19. Februar 1874 in Wiesbaden. — Bocks hier folgende autobiographische Skizze „Mein Lebensbild" reicht nur bis in die ersten fünfziger Jahre und wurde noch vor dem Erscheinen des „Buchs vom gesunden und kranken Menschen" geschrieben. Seit dem Bestehen der Gartenlaube (1853) ließ er es sich angelegen sein, die Ergebnisse der Wissenschaft dem Volke zugänglich zu machen. So entstand auch 1865 der „Volksgesundheitslehrer" und 1868 das Schulbuch: „Bau, Leben und Pflege des menschlichen Körpers". Bock ist es zu danken, daß im Schulunterricht plastisch-anatomische Modelle verwendet wurden.

Am 21. Februar 1809 zu Leipzig geboren, wurde ich schon von früher Jugend an von meinem Vater, Prosektor am Leipziger anatomischen Theater, in die menschliche Anatomie praktisch eingeführt und bekam sehr zeitig durch die zahlreichen Amputationen, denen ich nach der Leipziger Schlacht in einem Hospitale beiwohnen durfte, Neigung zur operativen Chirurgie. Ich übernahm deshalb, nachdem ich vom Jahre 1827 bis 1830 auf der Leipziger Universität Medicin und Chirurgie studirt hatte, die Assistentenstelle bei einem sehr geschickten und beschäftigten Wundarzt Leipzigs, sowie an der chirurgischen Station des Stadtkrankenhauses.

Als im Jahre 1830 von den Polen Ärzte für ihre Armee gesucht wurden, begab ich mich nach vorheriger Erlangung des Leipziger Doctorgrades, zu Anfang 1831 nach Warschau, erhielt hier als sogenannter Stabsarzt eine Abtheilung für innere und äußere Krankheiten in einem der größten Hospitäler und fand so Gelegenheit, die Cholera, den Typhus, Entzündungen und Verwundungen aller Art sattsam kennen zu lernen, sowie zahlreiche Operationen auszuführen. Nach der Übergabe Warschaus an die Russen diente ich bei diesen noch einige Zeit in derselben Stellung als Stabsarzt und kehrte Ende 1831 nach Leipzig zurück. Hier habilitirte ich mich als Privatdozent und praktischer Arzt, wurde aber sehr bald (zu Anfang 1833) durch den Tod meines Vaters, welcher außer meiner Mutter und mir noch vier großentheils unerzogene Kinder ganz mittellos hinterließ, vorzugsweise in die akademische und leider auch in die literarische Laufbahn gedrängt, um die Hinterlassenen erhalten und die kleineren Geschwister erziehen zu können. Daß ich auf diese Weise schon im vierundzwanzigsten Lebensjahre die schweren Pflichten eines Versorgers einer größeren Familie übernehmen mußte, und ich die Pflichten durch zahlreiche Examinatorien und literarische Arbeiten auch zu erfüllen im Stande war, das scheint in mir einen ziemlichen Grad von Vertrauen auf eigene Kraft ausgebildet zu haben, ließ mich aber freilich nicht Zeit und Geldmittel gewinnen, um wissenschaftliche Untersuchungen anzustellen und mir dadurch eine Stellung in der Wissenschaft erringen zu können. Denn so eingebildet bin ich nie gewesen, zu glauben, daß meine aus der Sorge um's tägliche Brot entstandenen anatomischen Compendien (das Handbuch, das Taschenbuch und der Handatlas) der Anatomie — obschon sie in kurzer Zeit vier Auflagen erlebten, für das Studium der Anatomie sehr brauchbar erfunden und in mehrere Sprachen übersetzt wurden — mir einen besonderen Namen unter den Männern der Wissenschaft gemacht hätten. Nur so viel kann ich, ohne anmaßend zu sein, von mir behaupten, daß ich durch das jahrelange Examinatoriengeben die Fähigkeit gut zu dociren erlangt habe.

Auch als mir 1839 eine außerordentliche Professur der Medicin (in den ersten Jahren ohne Gehalt, später mit einem kleinen Gehalte) ertheilt wurde, konnte ich die Wissenschaft nicht anders als zu meiner eigenen Fortbildung und zur Erhaltung meiner durch meine Verheirathung vergrößerte Familie betreiben.

So arbeitete ich, Examinatorien gebend und schriftstellernd, unter Sorge und Noth still und geduldig bis zum Jahre 1845, wo meine Ruhe und Duldsamkeit plötzlich einen gewaltigen Stoß dadurch erlitt, daß man mir die vorher angetragene und zugesicherte Stelle eines pathologischen Anatomen, auf welche hin ich längere Zeit tüchtig losgearbeitet hatte, ohne Weiteres und zu Gunsten eines jungen Begünstigten versagen wollte. Ich erlangte diese Stelle zwar, doch erst nach Bekämpfung verschiedener Hindernisse, wobei ich freilich mehrere Verstöße gegen die gute Lebensart und Artigkeit zu machen gezwungen war. Ich suchte mich nun in Wien und Prag ebensowohl in der pathologischen Anatomie wie in der Diagnostik so weit auszubilden, daß ich in diesen Zweigen der Medicin in Leipzig als Lehrer aufzutreten mich nicht zu scheuen brauchte, wie meine pathologisch-anatomischen und diagnostischen Werke ebenfalls beweisen.

Bei dem Besuche der genannten österreichischen Universitäten und Hospitäler hatte ich nun aber einsehen gelernt, wie weit wir damals in Leipzig in Bezug auf die praktischen Zweige der Medicin noch zurück waren, und, einmal aus meiner bescheidenen Ruhe aufgerüttelt, unternahm ich es, trotz aller Anfeindungen und Verdächtigungen, trotz der Drohungen mit Absetzung und bedeutenden Geldopfern für Druckschriften, in noch vormärzlicher Zeit, wenn nicht als Reformator der Medicin, doch wenigstens als Vorkämpfer für die neuere aufzutreten, ohne aber dabei für mich selbst eine bessere Stellung erkämpfen zu wollen. Und es gelang mir nicht blos, der sogenannten physiologischen Medicin Eingang zu verschaffen, sondern auch zur Berufung Oppolzers nach Leipzig als Professor der Klinik und Primärarzt des Stadtkrankenhauses beizutragen. Jetzt war ich nun zwar zur Ruhe, aber nicht zu besseren Einnahmen gelangt, konnte noch ebenso wenig wie früher nur für die Wissenschaft leben und wirken und mußte fortwährend von Freund und Feind hören, daß ich bei meinen erfolgreichen reformatorischen Bestrebungen „doch nicht so grob zu sein" und „das Kind nicht mit dem Bade auszuschütten gebraucht hätte". Als ob man Krebsschäden mit Rosenwasser curiren könnte!

Mit *Oppolzer*[1]) in sehr freundschaftlichem Verhältnisse lebend, vertrat ich während der mehrmaligen Abwesenheit desselben dessen Stelle, leitete während der beiden Cholera-Epidemien die Behandlung der Kranken im Hospitale und wurde nach der Berufung Oppolzers nach Wien vom Leipziger Stadtrathe zum interimistischen Primärarzte des Stadtkrankenhauses ernannt. Als solcher nahm ich in klinischen, streng physiologischen Vorträgen Gelegenheit, den Studirenden die von mir im Warschauer Hospitale gemachten Erfahrungen über die Heilprocesse der Natur bei Krankheiten mitzutheilen und zu zeigen, wie die allermeisten Krankheiten auch ohne die dagegen empfohlenen Arzneimittel, nur bei gehörigen diätetischen Verfahren heilen.

Durch die Besetzung der klinischen Professur in der Person *Wunderlichs*[2]) ward ich natürlich von dieser praktisch-

---

[1]) E. Ebstein, Joh. Oppolzer in Leipzig. Mitt. z. Gesch. d. Med. 1919. S. 566—573 und Derselbe, Aus den Briefen des Klinikers M. E. A. Naumann usw. in Fortschritte der Med. 1922, Nr. 27/28.

[2]) Karl Aug. Wunderlich (1815—77) vgl. Heubners Nekrolog. Arch. d. Heilkunde. Leipzig 1878. S. 289—320.

medicinischen Wirksamkeit im Hospitale wieder entfernt und auf die pathologische Anatomie (mit Sectionen und physikalischer Diagnostik) verwiesen, doch ließ mich Privat- und Consiliarpraxis nie zum bloßen Theoretiker werden (oder wie mancher meiner Collegen behauptete, „zwar zum guten Diagnostiker, aber schlechten Therapeuthen"). Von zeitraubenden wissenschaftlichen Entdeckungen konnte bei meiner pecuniären Lage noch immer keine Rede sein, da bei den gewaltigen Fortschritten der Medicin und Naturwissenschaften, sowie dem kostspieligen Leben in Leipzig schon viel dazu gehört, in der Wissenschaft und im bürgerlichen Leben seine Stellung gehörig zu behaupten. Die Erfahrungen aber, welche ich seit Jahren am Sectionstische und Krankenbette gemacht und die ich in meinem Lehrbuche der Diagnostik niedergelegt habe, werden, in Anbetracht meiner früheren compilatorischen Arbeiten, auch von Solchen entweder gar nicht beachtet oder über die Achsel angesehen, die wahrlich keine Ursache dazu hätten, wenn sie sich auch für Heroen in der Wissenschaft halten. Denn wer heutzutage durch das Mikroskop eine neue Zelle und dgl. entdeckt oder mit der Redensart „das ist so" und „das habe ich öfters gesehen" Schwachköpfen zu imponieren versteht, wird gewöhnlich für etwas Rechtes angesehen.

Durch wissenschaftliche Entdeckungen zu nützen, versagten und versagen mir sonach meine Verhältnisse; es ging deshalb mein Streben dahin, wenigstens als Lehrer, aber nicht blos der Studirenden, sondern auch der Laien, durch Wort und Schrift nach meinen Kräften nützlich zu sein, da in mir die Überzeugung fest wurzelt, daß Krankheiten in der Zukunft auch nicht besser als jetzt und am allerwenigsten durch Arzneimittel geheilt, wohl aber recht gut durch eine naturgemäße Lebensweise verhütet werden können, und das durch Belehrung des Volkes (vorzüglich der Jugend durch die Mütter und Lehrer) über die Natur und den menschlichen Körper ein verständigeres, willenskräftigeres, weniger abergläubisches, moralisch besseres und gesünderes, kurz ein glücklicheres Menschengeschlecht als das jetzige herangezogen werden könne.

So bin ich denn bei sanguinisch-cholerischem Temperamente und bei einer auf die Naturwissenschaften gegründeten materialistischen Weltanschauung durch meine Lebensumstände zu einem ziemlich willenskräftigen (nach Manchen „starrköpfigen"), protectionslosen, complimentenfeindlichen (nach Manchen „groben und rücksichtslosen"), mäßig ehrgeizigen und uneigennützigen Manne geworden, der sich nicht so leicht imponiren und einschüchtern läßt, und dessen ganzes Streben dahin geht: durch Aufklärung und Belehrung zur Verbesserung und Glücklichwerden des Menschengeschlechts etwas beizutragen, sich selbst aber, so weit es noch möglich ist, zur wahren Humanität zu erziehen. Freilich verstehe ich unter wahrer Humanität nicht etwa Duldsamkeit und Aufopferung in jeder Beziehung, sondern nur vernunftgemäße und wirklich frommende Menschenliebe ohne krankhafte Sentimentalität. Daß ich unter den wissenschaftlichen Forschern einen Platz nicht habe, weiß ich, doch bin ich bei den Medicin Studirenden durch meine Lehrbücher und beim Laien durch meine populär-medicinischen Vorträge und Aufsätze, sowie bei den Turnern durch *Gründung des Leipziger Turnvereins*, nicht unbekannt und nutzlos geblieben. Wenn ich mich 1848 von allem politischen Treiben entfernt hielt, obschon ich früher bei der Leipziger Communalgarde eine höhere Charge und auch die Stelle eines Stadtverordneten eingenommen habe, so liegt dies darin, daß ich dem Verlaufe und der Behandlung des damaligen politischen Übels eine sehr schlechte Prognose stellen mußte. Feinde besitze ich eine hübsche Anzahl, jedoch auch genügende Freunde. Übrigens war ich stets vollkommen zufrieden, wenn ich mich selbst zum Freunde hatte und diese Freundschaft zu verdienen glaubte.

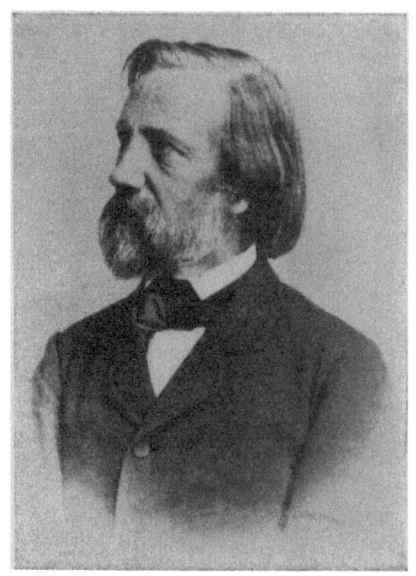

Heinrich Hoffmann.

Heinrich Hoffmann
(1809—1894)

Der „Struwwelpeter-Hoffmann" — so hieß er, seitdem 1844 dieses Kinderbuch, das ihn zum Klassiker der Kinderstube gemacht hat, erschienen war. Wie das Buch mit dem Untertitel „lustige Geschichten und drollige Bilder für Kinder von 3—6 Jahren" entstand, hat er uns selbst erzählt (Gartenlaube 1871, Nr. 46). Es hat bis 1920 beinahe 500 deutsche Auflagen erlebt, und die Gestalt des Struwwelpeters hat etwas Philosophisches bekommen (Dreßler: Südd. Monatshefte, Juli 1908, S. 20—22). Für Hoffmann war das Dichten eine Erholung in seinem Beruf als Irrenarzt, so sagt er selbst:

> Ein jeder hat für freie Stunden
> Noch so ein Lieblingssteckenpferd.

Am 13. Juni 1809 zu Frankfurt a. M. geboren, studierte er in Heidelberg und Halle Medizin, wo er am 10. August 1833 promovierte. Nach einem einjährigen Aufenthalt in Paris ließ er sich in seiner Vaterstadt nieder und begründete mit fünf befreundeten Ärzten eine Armenklinik. Nebenbei war er am Senckenbergschen Institut Dozent der Anatomie und seit 1851 Arzt an der dortigen städtischen Irrenanstalt, an der er bis 1888 tätig war. Zu seinem 50 jährigen Doktorjubiläum, das ebenso wie sein 80. Geburtstag (1889) glänzend gefeiert wurden, und besonders dem Dichter des Struwwelpeter galt, hat er sich selbst ein Gedicht gewidmet, das ein „Extractum vitae" gibt:

> Was man will, kann man erstreiten;
> Schritt vor Schritt heißt sicher schreiten,
> Und das Ziel wird doch erreicht.
> Schwerste Last ist schon zu tragen;
> Man muß sie in Stücke schlagen,
> Stück vor Stück dann trägt man leicht.

Als Optimist ist er durchs Leben gegangen, für ihn waren seine Kranken seine Kinder. Aus einer seiner Arbeiten (Seelenstörung und Epilepsie, 1859) läßt sich seine wissenschaftliche Denkweise erkennen: „Ich habe mich streng nur an das gehalten, was ich an meinen Kranken gesehen habe, oder höchstens an das, was ich in ihnen zu sehen glaubte ... Es ist so leicht, in psychologischen Paraphrasen Bogen vollzuschreiben, und so schwer, nur eine Zeile condensierter Wahrheit zu sagen; ich bin aber zu ehrlich und zu bescheiden, um den koketten Faltenwurf der Floskel über das dürre Knochengewebe der Wissensarmut schlagen zu wollen". (Vgl. Kirchhoff: Deutsche Irrenärzte, Bd. 1 1921, S. 235ff.). Am 20. September 1894 erlag Hoffmann einem Schlaganfall.

... Gegen Weihnachten des Jahres 1844, als mein ältester Sohn drei Jahre alt war, ging ich in die Stadt, um demselben zum Festgeschenk ein Bilderbuch zu kaufen, wie es der Fassungskraft des kleinen menschlichen Wesens in solchem Alter entsprechend schien. Aber was fand ich? Lange Erzählungen oder alberne Bildersammlungen, moralische Geschichten, die mit ermahnenden Vorschriften begannen und schlossen wie: „Das brave Kind muß wahrhaftig sein". Als ich nun gar endlich ein Foliobuch fand, in welchem eine Bank, ein Stuhl, ein Topf und vieles andere, was wächst oder gemacht wird, ein wahres Weltrepertorium, abgezeichnet war, und bei jedem Bild fein säuberlich zu lesen war: die Hälfte, ein Drittel, oder ein Zehntel der natürlichen Größe, da war es mit meiner Geduld aus. Einem Kinde, dem man eine Bank zeichnet, und das sich daran erfreuen soll, ist dies eine Bank, eine wirkliche Bank. Und von der wirklichen Lebensgröße der Bank hat und braucht das Kind gar keinen Begriff zu haben. Abstrakt denkt ja das Kind noch gar nicht, und die allgemeine Warnung: „Du sollst nicht lügen!" hat wenig ausgerichtet im Vergleich mit der Geschichte: „Fritz, Fritz, die Brücke kommt!"

Als ich damals heimkam, hatte ich aber doch ein Buch mitgebracht; ich überreichte es meiner Frau mit den Worten: „Hier ist das gewünschte Buch für den Jungen!" Sie nahm es und rief verwundert: „Das ist ja ein Schreibheft mit leeren weißen Blättern!" „Nun ja, da wollen wir ein Buch daraus machen!"

Damit ging es aber nun so zu. Ich war damals, neben meinem Amt als Arzt der Irrenanstalt, auch noch auf Praxis in der Stadt angewiesen. Nun ist es ein eigen Ding um den Verkehr eines Arztes mit Kindern von drei bis sechs Jahren. In gesunden Tagen wird der Arzt und der Schornsteinfeger gar oft als Erziehungsmittel gebraucht: „Kind, wenn du nicht brav bist, kommt der Schornsteinfeger und holt dich!" oder: „Kind, wenn du zu viel davon ißest, so kommt der Doktor und gibt dir bittere Arznei, oder setzt dir gar Blutegel an!" Die Folge ist, daß, wenn in schlimmen Zeiten der Doktor gerufen in das Zimmer tritt, der kleine kranke Engel zu heulen, sich zu wehren, und um sich zu treten anfängt. Eine Untersuchung des Zustandes ist schlechterdings unmöglich; stundenlang aber kann der Arzt nicht den Beruhigenden, Besänftigenden machen. Da half mir gewöhnlich rasch ein Blättchen Papier und Bleistift; eine der Geschichten, wie sie in dem Buche stehen, wird rasch erfunden, mit drei

Strichen gezeichnet, und dazu möglichst lebendig erzählt. Der wilde Oppositionsmann wird ruhig, die Tränen trocknen, und der Arzt kann spielend seine Pflicht tun.

So entstanden die meisten dieser tollen Szenen, und ich schöpfte sie aus vorhandenem Vorrate; einiges wurde später dazu erfunden, die Bilder wurden mit derselben Feder und Tinte gezeichnet, mit der ich die Reime geschrieben hatte, alles unmittelbar und ohne schriftstellerische Absichtlichkeit. Das Heft wurde eingebunden und auf den Weihnachtstisch gelegt. Die Wirkung auf den beschenkten Knaben war die erwartete; aber unerwartet war die auf einige erwachsene Freunde die das Büchlein zu Gesicht bekamen. Von allen Seiten wurde ich aufgefordert, es drucken zu lassen und es zu veröffentlichen. Ich lehnte es anfangs ab; ich hatte nicht im Entferntesten daran gedacht, als Kinderschriftsteller und Bilderbüchler aufzutreten. Fast wider Willen wurde ich dazu gebracht, als ich einst in einer literarischen Abendgesellschaft mit dem einen meiner jetzigen Verleger gemütlich bei der Flasche zusammensaß. Und so trat das bescheidene Hauskind plötzlich hinaus in die weite offene Welt, uud ist heute seit einunddreißig Jahren bis zur hundertsten Auflage gelangt. Von Übersetzungen ist mir bis jetzt eine englische, holländische, dänische, schwedische, russische, französische, italienische, spanische und eine portugiesische (für Brasilien) zu Gesicht gekommen.

Ich muß dabei auch des sonderbarsten Erfolges erwähnen, den das Büchlein anfangs in Frankfurt selbst hatte. In den ersten Monaten des Jahres 1846, nachdem der Struwwelpeter am vergangenen Christfest zum erstenmal in die Kinderwelt getreten war, wurde ich oft von dankbaren Müttern oder entzückten Vätern auf der Straße angehalten, welche mich mit den Worten begrüßten: „Lieber Herr Doktor, was haben Sie uns für eine Freude gemacht. Ich habe da zu Hause ein dreijähriges Kind, welches sich bis jetzt sehr langsam entwickelte und nun in ganz kurzer Zeit das ganze Buch auswendig weiß und ganz allerliebst hersagt. Ich versichere Sie, in dem Kinde steckt etwas!" — Damals waren die Genies unter den Kindern ganz gemein geworden. Später sahen freilich die Leute ein, daß es nicht sowohl in den außergewöhnlichen Anlagen der Kleinen, als in der glücklich getroffenen plastischen Diktion steckte.

Trotzdem hat man den Struwwelpeter aber auch großer Sünden beschuldigt, denselben als gar zu märchenhaft, die Bilder als fratzenhaft oft herb genug getadelt. Da hieß es: „Das Buch verdirbt mit seinen Fratzen das ästhetische Gefühl des Kindes." Nun gut, so erziehe man die Säuglinge in Gemäldegalerien oder in den Kabinetten mit antiken Gypsabdrücken! Aber man muß dann auch verhüten, daß das Kind sich selbst nicht kleine menschliche Figuren aus zwei Kreisen und vier geraden Linien in der bekannten Weise zeichne und glücklicher dabei ist, als wenn man ihm den Laokoon zeigt. — Das Buch soll ja märchenhafte, grausige übertriebene Vorstellungen hervorrufen! Das germanische Kind ist aber nur das germanische Volk, und schwerlich werden diese National-Erzieher die Geschichte vom Rotkäppchen, das der Wolf verschluckte, vom Schneewittchen, das die böse Stiefmutter vergiftete, aus dem Volksbewußtsein und aus der Kinderstube vertilgen. Mit der absoluten Wahrheit, mit algebraischen oder geometrischen Sätzen rührt man aber keine Kinderseele, sondern läßt sie elend verkümmern. — Und wie viele Wunder umgeben denn nicht auch den Erwachsenen, selbst den nüchternsten Naturforscher! Dem Kinde ist ja alles noch wunderbar, was es schaut und hört, und im Verhältnis zum immer noch Ungeklärten ist überhaupt die Masse des Erkannten doch auch nicht so gewaltig. Der Verstand wird sich sein Recht schon verschaffen, und der Mensch ist glücklich, der sich einen Teil des Kindersinnes aus seinen ersten Dämmerungsjahren in das Leben hinüber zu retten verstand.

Meine weiteren Bücher der Art, „König Nußknacker", „Im Himmel und auf der Erde", „Bastian der Faulpelz", „Prinz Grünewald und Perlenfein", entstanden in derselben Absicht und aus derselben Ansicht. Immer aber ging ich von der Überzeugung aus: „Das Kind erfaßt und begreift nur, was es sieht".

Karl Ewald Hasse
(1810—1902)

Er wurde am 23. Juni 1810 in Dresden geboren. In Dresden auf der med.-chirurg. Akademie vorgebildet, bezog er 1829 die Universität Leipzig. Nach seiner Promotion machte er eine Studienreise nach Paris, dann ging er über München nach Wien, wo ihn Rokitansky am meisten fesselte. Auf der Rückreise in Prag trat er Oppolzer näher. Von 1836—1844 war Hasse in Leipzig, wo sein Hauptwerk: „Die anatomische Beschreibung der Krankheiten der Circulations- und Respirationsorgane" (1841) erschien. Dies verschaffte ihm einen wissenschaftlichen Namen, und er konnte von Leipzig 1844 einem Rufe als Patholog und Kliniker nach Zürich folgen. Von 1852 ab sehen wir ihn als Kliniker in Heidelberg, wo Wundt sein Assistent war und Kußmaul seiner gedenkt. Von 1856—1877 war Hasse innerer Kliniker in Göttingen. Dort hat Robert Koch zu seinen Füßen gesessen. Noch 1909 hat Koch betont, daß der Anatom Henle, der Kliniker Hasse und besonders der Physiologe Meißner „den Sinn für wissenschaftliche Forschung" in ihm geweckt haben. Hasse hat in seinem langen Leben — gestorben am 19. September 1902[1]) — die Großtaten Robert Kochs noch miterleben dürfen.

... Der Bedeutendste von den aus der Göttinger Schule Hervorgegangenen ist unstreitig Robert Koch. Ich erinnere mich seiner als eines mageren, blassen, jungen Menschen von stillem, sinnig beobachtendem Wesen. Er drängte sich nicht, wie es ja oft der Fall ist, der Aufmerksamkeit der Lehrer entgegen, erwarb sich indessen um so sicherer unsere Anerkennung, als er eine schwierige anatomische Preisaufgabe mit vollständigem Erfolg löste. Nach seiner Universitätszeit blieb er lange unseren Augen entschwunden, bis er anfing, durch seine bacteriologischen Arbeiten Aufsehen zu erregen, und alsbald ein mit vollem Rechte berühmter Mann wurde. Leider können wir in Göttingen uns nicht rühmen, in der von ihm eingeschlagenen Richtung seine Lehrer gewesen zu sein. Ich selbst stand im Anfang der sechziger Jahre der Lehre von der Bedeutung der Mikroorganismen noch ziemlich skeptisch gegenüber. Zwar hatte ich vom Anfang meiner Lehrtätigkeit an die Forderung einer wohlbegründeten Aetiologie betont und die Überzeugung ausgesprochen, daß die bekannten scharf gezeichneten Krankheiten, insbesondere die

---

[1]) Wilhelm Ebstein, Nekrolog auf Hasse. Chronik der Georg August Universität in Göttingen für 1902, S. 6—11.

ansteckenden, nicht anders als durch ganz eigenartige (specifische) Ursachen entstehen könnten. Es schien mir jedoch vorschnell, überall die Bacterien so ohne Weiteres als das Wesentliche der Entstehung der Krankheiten hinzustellen. Die betreffende Theorie zeigte mir noch zu viele Lücken für eine überzeugende Erklärung der gesamten Krankheitsvorgänge. Und nun waren es erst die schlagenden Beweisführungen Koch's und der Nachweis, daß es die durch die Mikroben erzeugten giftigen Zersetzungsprodukte seien, welche die Krankheitserscheinungen hervorrufen, was mich vollständig bekehrte. So kann ich mich nicht den Lehrer, sondern einen überzeugten Schüler Koch's nennen. Was Koch wirklich bedeutet, das ist er ganz durch sich selbst, und so unser Aller Lehrer geworden. In meiner Klinik kann er höchstens das ehrliche Suchen nach Wahrheit bei pathologischen Fragen gelernt haben.

Nicolai Iwanowitsch Pirogow
(1810—1881)

Geboren am 13. November 1810 in Moskau, gestorben den 23. November 1881 in St. Petersburg. Als Sohn eines Beamten geboren, der früh starb, lernte Pirogow die Not des Lebens zur Genüge kennen. „Wie ich, oder richtiger wie wir uns in Moskau während meiner Studienzeit durchschlugen, das ist ein Rätsel." Mit 14 Jahren wird er in die Universität aufgenommen, und in seinem 17. Jahr beendigt er die ärztlichen Studien in Moskau. In dieser Zeit hat er keine einzige Leiche seziert, keinen Muskel präpariert und kein chemisches Präparat „in natura" gesehen. Die Behandlungsweise jener Zeit schildert er so: „Zunächst Radix Valerianae, dann — Serpentariae und Arnica, Campher, Moschus und schließlich, wenn nichts helfen wollte — das Muttergottesbild." In Dorpat waren die Lehrkräfte weit besser, und Pirogow verteidigte dort 1832 seine Doktorarbeit über die Unterbindung der Aorta. Zur weiteren Ausbildung reiste Pirogow nach Deutschland, in Berlin trieb er anatomische Studien, deren großen Wert für die Chirurgie und praktische Medizin er erkannt hatte und sich als Dorpater Professor (1836) — 25 Jahre alt — weiter anlegen sein ließ. 1841 rief man ihn als Professor der Hospitalchirurgie nach Petersburg. Dort entstand sein Hauptwerk über die topographische Anatomie, in dem er zum ersten Male die Gefrierschnittmethode beschrieb. 1847 wendet er bei der Belagerung von Salty (Kaukasus) zuerst die Narkose auf dem Schlachtfelde an. 1854—1855 wirkt er als Kriegschirurg in Sewastopol und hat dort unter großen Schwierigkeiten die Schwesterorganisationen geschaffen.

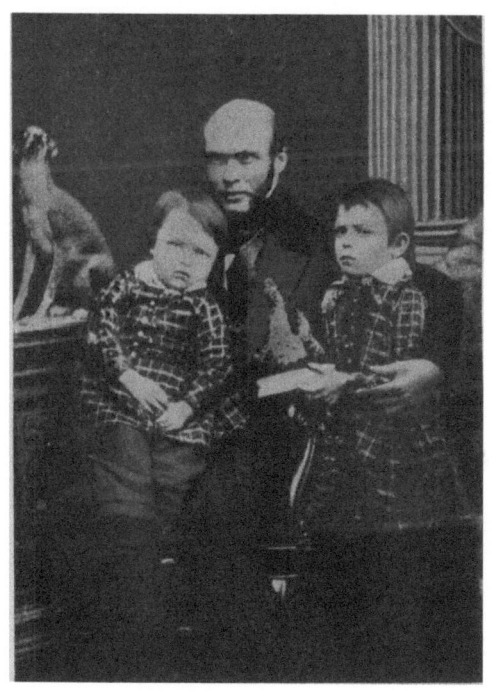

N. J. Pirogow
mit seinen beiden Söhnen.

Nach dem Krimkrieg zieht er sich von der Lehrtätigkeit zurück und spielt 1866 die Rolle eines Dorfchirurgen und Landwirts. 1870 begibt er sich auf den Schauplatz des deutsch-französischen und 1877 auf den des russisch-türkischen Krieges. 1879 begann er sein „Tagebuch eines alten Arztes" (übersetzt von A. Fischer, Stuttgart 1894) niederzuschreiben, in dem er seine philosophische Weltanschauung niedergelegt und sein eigenes Leben beschrieben hat, zuletzt unter den Leiden eines sich entwickelnden Rachenkrebses. Wenige Monate zuvor hatte er noch Billroths Rat eingeholt, der Pirogow zur Erinnerung folgende Worte widmete: „Wahrheit und Klarheit im Denken und Empfinden, wie in Wort und Tat, sind die Sprossen auf der Leiter, welche die Menschen zum Sitze der Götter führt." (Billroth: Briefe, 1910, S. 222f., und über Pirogows letzte Krankheit, in der Deutsch. med. Wochenschr. 1881, Nr. 14, S. 197.) Am 22. Oktober 1881 — etwa vier Wochen vor seinem Tode — schrieb Pirogow in seinen Memoiren: „Ach rascher, rascher! Es steht schlimm mit mir, sehr schlimm! So werde ich am Ende nicht einmal mit der Beschreibung auch nur der Hälfte meines Petersburger Lebens fertig." So war es auch. (Vgl. Rasumowsky in Bd. 82 des Arch. f. klin. Chirur., S. 829—846.)

Warum gibt es so wenig Autobiographien und wie ist es zu erklären, daß man ihnen in der Regel mit einigen Mißtrauen begegnet?

Sicherlich wird jeder mir zugeben, daß es kaum etwas Interessanteres gibt, als die Betrachtung des inneren Lebens eines denkenden Menschen, auch in dem Falle, wenn er sich nach außen hin nicht gerade durch etwas Besonderes ausgezeichnet hätte. Welch ein tiefes Interesse liegt für jeden in der Vergleichung seiner eigenen Lebensanschauung mit den Überzeugungen, die einen andern, ihm ähnlichen, auf seinem Lebenswege geleitet und geführt!

Das stellt nun freilich niemand in Abrede, und doch hat man sich von alters her daran gewöhnt, über seine Mitmenschen erst durch dritte Personen etwas erfahren zu wollen: man glaubt eben eher dem, was andre (oder aber die eigenen Thaten) von irgend einer Persönlichkeit uns wissen lassen. Vom juristischen Standpunkt betrachtet, ist das ja auch ganz richtig und zur Feststellung der juridischen, das heißt äußeren Wahrheit, gibt es in der That kein andres Mittel. Läßt sich doch auch der moderne Arzt bei der Diagnose nicht durch die Darstellung des Kranken, sondern durch objektive Anzeichen leiten, durch das, was er selbst sieht, hört und fühlt.

Abgesehen aber von dem so weitverbreiteten Mißtrauen

gegen Autobiographien, gibt es, wie ich meine, noch andere Gründe, die deren Seltenheit erklären. Vor allem verspüren wenig Menschen Lust und Neigung, ihre Selbstbiographien zu schreiben. Die einen haben ihr ganzes Leben lang keine rechte Zeit dazu, die andern interessiert es nicht, auf ihr eigenes Leben zurückzublicken, oder sie finden auch in ihren Erinnerungen manches für sie selbst nicht gerade Schmeichelhaftes und Erhebendes; wieder andre (und es sind das nicht die schlechtesten Köpfe) meinen, daß nach dem, was sie der Öffentlichkeit bereits übergeben, ihnen nichts mehr über sich selbst zu berichten erübrige; auch solche gibt es, die wirklich nichts von sich zu sagen brauchen, da ihnen andre diese Mühe ja doch einmal abnehmen werden; endlich aber gibt es viele, welche durch eine gewisse Scheu und sonstige Erwägung verschiedener Art sich abhalten lassen.

In unserer skeptischen Zeit darf natürlicherweise eine offenherzige Beichte noch weniger Glauben zu finden erwarten, als in den Zeiten *J. J. Rousseaus* und mit ungläubigem Lächeln liest man heutzutage seine kühnen Worte (welches Entzücken haben sie einst in mir hervorgerufen!): „Que la trompette du jugement dernier sonne, quand elle voudra je viendrai ce livre à la main devant le Souverain-Juge et je dirai: voilà ce que je fais, ce que je fus, ce que je pensais!"

Aber Selbstbiographien haben es nicht mehr nötig, sich als Beichten vor dem obersten Richter darzustellen und er selbst, der Allwissende, hat unsre Beichte auch nicht nötig.

Andrerseits darf freilich die moderne Autobiographie auch keine Art juristischen Aktenstückes sein, das zur eigenen Verteidigung oder Anklage vor dem Richterstuhl der öffentlichen Meinung geschrieben ist. Nicht die äußerliche Wahrheit allein, sondern die Entfaltung der inneren Wahrheit vor sich selbst und durchaus nicht zum Zweck der eigenen Rechtfertigung oder Verunglimpfung — das muß die Aufgabe der Selbstbiographie eines denkenden Menschen sein. Er hat nicht den fremden Leser, sondern vor allen Dingen das eigene Bewußtsein gleichsam mit seinem eigenen Wesen bekannt zu machen, mit andern Worten — der Autobiograph soll durch die Analyse seiner eigenen Handlungen sich deren Motive und Zwecke klarzulegen suchen, wie sie zuweilen tief versteckt im geheimsten Innern der Seele ruhen, nicht nur andern, sondern auch ihm selbst oft lange verborgen.

Indes entsteht hier die Frage, ob der Autobiograph überhaupt imstande ist, über die Motive seiner vergangenen Handlungen in der That nur die Wahrheit zu berichten. Vermag er überhaupt in gerechter Weise abzuschätzen, was einst seine Hand und seinen Willen geleitet? Darf er mit Sicherheit behaupten, daß zu einer bestimmten Minute seines Lebens seine Lebensanschauung gerade so gewesen, wie er sie eben darstellt?

Ich denke, diese Fragen wird man je nach dem Charakter, den Fähigkeiten und überhaupt je nach der Individualität des Schreibenden verschieden beantworten müssen.

Wer, ohne dabei eitel zu sein, seiner selbst gewiß ist, der wird auch die unerschütterliche Gewißheit dessen in sich finden, daß seine Anschauung zur Zeit einer bestimmten Handlung ebenso gewesen wie er sie darstellt, und nicht etwa anders. Bin ich aber einmal bei einem Menschen davon überzeugt, daß er die ungeschminkte Wahrheit sagt, so kann ich von ihm gar nichts weiter verlangen. Sollte denn wirklich, wo es sich um die Motive meiner Handlungen und meine Weltanschauung zu jener gegebenen Zeit handelt, sollte da wirklich einem andern oder dem eigenen Dafürhalten des Beurteilers mehr als mir selbst zu trauen sein?

Kann ein andrer über den inneren Mechanismus, der in meinen Thaten oder nach dem Zeugnis dritter Personen urteilen, solche Urteile aber setzen ein sich ständig gleichbleibendes Verhältnis zwischen jenem Mechanismus und jenen Thaten voraus und lassen keine Widersprüche zu, während doch jeder von uns aus eigener Erfahrung weiß, daß unsere Thaten nur zu häufig unserer eigenen Weltanschauung, unsern Grundsätzen und Überzeugungen widersprechen; sehr häufig geschieht es zudem, daß grandiose Thaten durch ganz unbedeutende Motive, die für uns selbst so schwierig ist, andern, mit unserm innern Leben gänzlich unbekannten Menschen, zugänglicher sein?

Zuweilen wird freilich ein fremder „Herzenskündiger" sicherer als wir selbst feststellen können, warum wir im gegebenen Falle so oder anders gehandelt haben; aber ein uns selbst unbewußtes Motiv unseres Thuns wird auch ein solcher nur in zwei Fällen auffinden können: erstens, wenn wir vor unserm eigenen Ich heucheln und Versteckens spielen und zweitens, wenn wir etwas in einem Augenblick des Vergehens und der leidenschaftlichen Erregung gethan, ohne uns gefragt zu haben, was in diesem Moment in uns selbst vorging.

Und wenn der Grundsatz, daß niemand sein eigener Richter sein dürfe, auch richtig ist, so bezieht er sich eben nur auf die äußere Wahrheit; ein Untersuchungsrichter und Staatsanwalt kann natürlich einen Heuchler und Lügner eher entlarven, als dieser es selbst durch seine Aussagen thun dürfte. Aber was die innere Wahrheit betrifft, so gibt es keine sicheren und kompetenteren Richter als wir selbst, wofern wir nur keine Heuchler und Lügner sind.

Es kommt folglich alles darauf an, was für ein Mensch derjenige ist, der uns sein inneres Leben darlegen will und das Urteil darüber ist mindestens ebenso schwierig, wie das über dritte Personen, welche sich die Aufgabe gestellt haben, das innere Leben irgend einer Persönlichkeit zu schildern. Sogar dann, wenn er bekanntermaßen einmal geheuchelt oder gelogen, ist damit noch nicht der Beweis gegeben, daß er es immer gethan. Es gibt solche Fälle in unserm an Widersprüchen so reichen Leben, wo gerade dem Lügner und Heuchler in bestimmten Momenten seines Lebens geeigneter erscheint, die Wahrheit von sich zu sagen als andere, die ihn nur äußerlich kennen. Darin liegt kein größerer Widerspruch als in der Thatsache, daß ein Schurke zuweilen der ehrlichsten That fähig ist und der ehrliche Mann einmal eine niedrige That begeht.

Aber für wen und weswegen schreibe ich das alles?

Ganz ehrlich gesagt, in diesem Augenblick nur für mich selbst und aus einem gewissen inneren Drang, wenngleich auch ohne die Absicht, das, was ich schreibe, vor anderen verborgen zu halten.

Nachdem ich einmal auf den Gedanken gekommen, etwas über mich für mich selbst zu schreiben, habe ich mich freilich entschlossen, solange ich lebe nichts davon zu veröffentlichen, habe aber auch gar nichts dagegen, daß diese meine Aufzeichnungen auch von anderen gelesen werden, wenn ich nicht mehr am Leben bin. Es geschieht das — und ich hoffe, man wird mir's glauben — durchaus nicht, weil ich etwa fürchtete, noch bei meinen Lebzeiten kritisiert, verspottet oder einfach gar nicht gelesen zu werden. Ich bin ja freilich nicht wenig eitel und nicht jedermanns Lob möchte mir ohne weiteres behagen, aber eben diese Eitelkeit ist denn doch mehr innerlicher als äußerlicher Natur.

Zudem gehöre ich zu jener Gattung von Egoisten, die, in ihrer Art *Fakire*, sich selbstquälerischen Beobachtungen hinzugeben lieben und bin deshalb für meine Person besorgt, die öffentliche Darlegung meines inneren Lebens möchte von mir selbst als Eitelkeit, Sucht nach Originalität und Effekthascherei empfunden werden, was dann freilich seinerseits jener inneren Wahrheit schaden müßte, die ich in meinen Aufzeichnungen aufs strengste gewahrt wissen möchte.

Übrigens weiß ich als vollendeter Fakir gar wohl, daß man auch sich selbst gegenüber sogar in dem Falle nicht unbedingt aufrichtig sein kann, wenn die eigene Seele offen wie ein Buch vor einem daliegt. Kommen uns doch zuweilen — und scheinbar ohne rechte Veranlassung — so gemeine und niedrige Gedanken in den Sinn, daß sie uns bei ihrem ersten Auftauchen aus dem versteckten Grunde der Seele die Schamröte auf die Wangen treiben und wir bisweilen sogar versucht sein möchten zu glauben, es seien gar nicht die eigenen Gedanken, sondern die eines andern, in uns lebenden niedrigen Wesens. Der Apostel Paulus hat ja schon bemerkt, daß man das Böse nicht thun wolle und es doch wider Willen thue. Eine große Wahrheit, die wir übrigens noch häufiger als an unserm Thun an unsern Gedanken beobachten können: man will sich gar nicht so garstigen Gedanken hingeben und thut es schließlich doch. Und wehe, wenn man da nicht gleich im Anfang auf sich achtet, sich nicht hütet und sich nicht noch zur rechten Zeit zurückzuhalten versteht!

Also — ebensowenig wie andre vermag auch ich beim besten Willen mein inneres Sein etwa wie ein Kleidungsstück kurz und gut umzuwenden, weder für die Vergangenheit noch für die Gegenwart.

Was die Vergangenheit betrifft, so kann ich natürlich nicht dafür einstehen, daß meine Lebens- und Weltanschauung zu einer bestimmten Zeit gerade so gewesen ist, wie es mir jetzt erscheint; und was die Gegenwart anlangt, so vermag ich ebensowenig dafür zu bürgen, daß es mir wirklich gelungen ist, die Grundzüge, das eigentliche Wesen meiner gegenwärtigen Weltanschauung richtig zu erfassen. Das ist durchaus keine so leichte Aufgabe: gilt es da doch, den roten Faden durch ein Gewirr ineinander verschlungener Zweifel und Widersprüche zu verfolgen, die jedesmal entstehen, sobald man sich den leitenden Faden sichtlicher zu machen sucht.

Und so gedenke ich denn, für mich selbst und mit mir selbst, mein Leben zu betrachten, das Facit meiner Bestrebungen und Lebensanschauungen zu ziehen (ihrer waren mehrere — daher der Plural!) und den Beweggründen meiner Handlungen nachzuspüren. Aber halt! Spiele ich nicht gar gleich am Anfange Versteckens mit mir selber? Will ich wirklich nur für mich selbst schreiben? Wenn ich mich auch entschlossen habe, bei meinen Lebzeiten nichts hiervon zu veröffentlichen, wünsche ich wirklich nicht, daß es irgend einmal von anderen gelesen werden möchte, etwa von meinen Kindern und Bekannten? Meine Frau wird es z. B. doch sicherlich lesen.

Auf alle Fälle aber schaffe ich mir selbst einen Vorwand, um wenn auch nur vor den Nächststehenden gewissermaßen zu paradieren und vielleicht irgend etwas zu vertuschen oder zu bemänteln. Einem Fakir der Selbstbeobachtung kommt dieser Gedanke gar leicht in den Sinn — und es ist gut so; denn ist einem erst einmal solch ein Gedanke durch den

Kopf gefahren, so ist damit auch die Gewähr für eine genügende Gegenwirkung gegeben. Meine Fakirnatur wird mir eben nicht gestatten, mich während dieser meiner Beschäftigung mit mir selbst nicht wiederum selbst zu beobachten; so aber werde ich natürlich mir selbst eben scharf auf die Finger sehen und etwaiger Neigung zu heucheln oder Versteckens zu spielen nicht freien Willen lassen.

Übrigens weiß ich das schon von vornherein, daß ich auch vor mir selbst cynisch aufrichtig nicht sein will: Reinlichkeit braucht man nicht nur nach außen hin. Die cynischen Handlungen in seinem Leben läßt man am besten unberührt und versucht es lieber gar nicht, sie noch zu analysieren — auch für den Schreiber selbst ist das durchaus geraten; denn sonst gerät man gleichsam in die Retiraden der Seele und läßt von dort üblen Geruch auch in die Gebiete durchdringen, die man aufrichtig rein erhalten möchte, wie sie denn auch in Wirklichkeit rein sind.

Wir alle haben auf dem Grunde unsrer Seele leider Schlamm genug: wenn man ihn von da aufrühren wollte, so dürfte man das Reine vom Schmutzigen schließlich selbst nicht mehr unterscheiden können. Andrerseits aber wird man natürlich — wenn auch nur wider Willen — einen Blick auch in diese Retiraden werfen müssen, sobald Cynismus und unsaubere Beweggründe irgend eine unsrer Handlungen hervorgerufen, die ihren Einfluß auf unser ganzes Leben gezeigt.

Indeß — bin ich überhaupt fähig über mich — für mich selbst zu schreiben?

Auch hier entsteht wieder die Frage, wessen man dazu bedürfe? Die Antwort ist einfach: vor allem Aufrichtigkeit gegen sich selber.

Mit Sicherheit kann ich von mir nur soviel behaupten, daß ich vor mir selbst nichts zu verbergen suche: gibt es ja doch solche Leute, die das eher sich selbst als anderen gegenüber thun. Zu diesen gehöre ich nicht, obgleich es mir wohl auch passiert ist, daß ich erst mir selbst gegenüber aufrichtig gewesen bin, gleich als ob ich erst da recht verstanden, was in mir selbst vorgegangen. Und das ist eine Thatsache, die wohl auch andere an sich beobachtet haben werden: man schämt sich zuweilen geradezu zu gestehen, was man im Herzen fühlt, bis man schließlich einmal scheinbar ganz auffällig (im Grunde aber durchaus nicht zufällig) einem andern mit einer gewissen cynischen Offenheit laut erzählt, was man bisher auch vor sich selber geheim gehalten hat.

In diesem Falle ersetzen einem Aufzeichnungen, wie ich sie jetzt über mich selbst niederschreibe, den Verkehr oder die Unterhaltung mit einem andern: das Papier vertritt die Stelle eines Gesellschafters und auch zu der eigenen schriftlichen Aufzeichnung verhält man sich objektiver als es beim stummen Selbstgespräch der Fall wäre. Beim Schreiben wird man gleichsam gegen sich selbst kühner und gestattet dabei dem Gedanken gleichwohl nicht, allzu ungebunden nach allen Seiten hin auszuschwärmen; vielmehr verwandelt er sich beim Schreiben sozusagen in einen immer weiter sich ausspinnenden Faden und läßt sich bequemer als beim bloßen Grübeln und Sinnen aus dem Gehirn hervorziehen.

Und so hoffe ich denn, in meinen Aufzeichnungen in nicht geringerem, sondern sogar in weit höherem Grade mir selbst gegenüber aufrichtig zu sein, als in den allervertraulichsten Unterhaltungen mit mir sehr nahe stehenden Personen.

Eine zweite Vorbedingung für eine wahrhafte Autobiographie ist ein gutes *Gedächtnis*.

Für eine Person mit schlechtem Gedächtnis, und wäre sie sonst auch noch so verständig und geistvoll, existiert die eigene Vergangenheit so gut wie gar nicht. Solche eine Persönlichkeit mag ja sehr tiefsinnig, ja sogar genial veranlagt sein, schwerlich aber wird sie sich als nicht einseitig erweisen und in jedem Fall sind klare und lebendige Empfindungen früherer Eindrücke ohne ein gutes Gedächtnis fast unmöglich.

Indes gibt es, wie ich meine, zwei verschiedene Arten von Gedächtnis: das eine ist ein mehr allgemeines, ideelleres und universelles Vermögen, das andre ein spezielles und mehr technisches, wie z. B. das musikalische Gedächtnis uns Eindrücke und Erlebnisse verschiedener Art behalten läßt, die jeder im Verlauf seines ganzen Lebens an sich erfahren hat. Andrerseits kann ein sehr kluger, ja genialer Mensch ein sehr entwickeltes Spezialgedächtnis haben und dabei des allgemeineren fast vollständig entraten.

Mein Gedächtnis gehört zu der universelleren Art und war in früheren Jahren recht scharf. Jetzt im Alter stellt sich mir (wie das ja auch bei andern der Fall ist) so manches der Vergangenheit angehörende Ereignis und so manche Empfindung klarer dar und ich bin überzeugt, mich nicht zu irren, wenn ich beschreibe, was und wie ich zu verschiedenen Zeiten meines Lebens empfunden und gedacht habe. Aber dieses Gedächtnis für vergangene Empfindungen und die daraus resultierenden Überzeugungen, Gedanken und Ansichten sind eventuell auch nicht die Art, welche ich oben mit dem Ausdruck des allgemeinen Gedächtnisses bezeichnet habe. Es kann unter Umständen ebenso wie das Gedächtnis für Töne und Farben ein spezielles, sozusagen technisches sein und nicht jedermann ist damit begabt; das Gedächtnis für die eigenen Empfindungen fordert außerdem auch noch eine gewisse Kultur. Diese Kultur aber erzeugt in uns gerade das, was ich oben das Fakirtum der Selbstbeobachtung genannt habe; für die gedeihliche Entwicklung derselben bedürfen wir einer auf die eigenen Empfindungen und deren weitere Entwicklung konzentrierten zielbewußten Aufmerksamkeit, wie denn überhaupt nur das recht im Gedächtnis behalten werden kann, worauf man erst einmal seine Aufmerksamkeit gerichtet hat: Die Aufmerksamkeit ist ein notwendiges Attribut des Gedächtnisses. Indes ist weder die Aufmerksamkeit noch das Gedächtnis immer bewußter Natur: freilich — die Aufmerksamkeit wird nur selten eine unbewußte sein, während das Gedächtnis und besonders das spezielle (technische) nicht selten, ja man kann sagen recht häufig, in unbewußter Weise thätig ist. Vieles behalten und auf vieles achten wir unwillkürlich und uns selbst unbewußt, und nicht selten wundert man sich bei Gelegenheit irgend einer plötzlich auftauchenden Erinnerung, wie man nur wieder darauf habe kommen können.

Ferdinand Arlt
(1812—1887)

Er wurde am 18. April 1812 in Obergraupen bei Teplitz geboren als Sohn eines armen Bergschmiedes. Das Gymnasium besuchte er in Leitmeritz; die Universitätsjahre brachte er in Prag zu, wo er 1839 promovierte. Von 1842 ab trieb er interne, zum Teil auch chirurgische Praxis, „war aber doch mit Vorliebe der Augenheilkunde zugetan". In „Meine Erlebnisse", die er in einfacher und bescheidener Form niedergeschrieben hat, betont er, daß damals in Prag die Mikroskopie fast nur dem Namen nach bekannt war. „Die Bestimmung der Augengläser wurde damals von den Augenärzten allgemein den Optikern oder Brillenhändlern überlassen; weder an der Prager noch an den Wiener Kliniken (1840) hatte ich eine Sammlung von Probegläsern gesehen." 1846 wies Arlt in seiner populär gehaltenen Schrift: „Die Pflege der Augen im gesunden und kranken Zustande" auf diese Mißstände hin. Im folgenden Jahre erfolgte seine Habilitation. Fast wäre er durch Oppolzers Bemühungen 1848 nach Leipzig als Professor der Augenheilkunde berufen worden. Indes blieb er der Prager und später der Wiener Hochschule erhalten. In seinen „Krankheiten des Auges" (1851—56) konnte er zeigen, daß die Kurzsichtigkeit in der Regel auf Verlängerung des Bulbus (der Glaskörperachse) beruht. Mit dem Helmholtzschen Augenspiegel, den er sich noch im Herbste 1851 hatte kommen lassen, wußte er „längere Zeit nicht viel anzufangen". Noch 1855 benutzte er mitunter auch das Tageslicht, das er durch eine kleine runde Öffnung im Fensterladen des Hörsaals einfallen ließ. In die Prager Zeit fällt Arlts Freundschaft mit Škoda, den er „einen Arzt im großen Stile" nennt, und nicht, wie viele meinten und noch meinen, „einen Arzt bloß für Brustkranke". So verdankt Wien Škoda die Versorgung mit gutem Trinkwasser, so daß der Typhus, seit langer Zeit endemisch, dort bald eine Seltenheit wurde. Die von Arlt gegebene Charakteristik Škodas möge hier folgen. Arlt selbst starb am 7. August 1887, ein ausgezeichneter Operateur, ein vorzüglicher Diagnostiker und ein ausgezeichneter Lehrer.

...Der gute *Oppolzer* starb[1]) leider gleichfalls im vollen Mannesalter; mir wurde die schmerzliche Aufgabe, am Grabe ihm Worte des Dankes und der Anerkennung seiner Verdienste nachzurufen.

Mit v. *Škoda* trat ich erst in den letzten 15 Jahren vor seinem Tode in mehr freundschaftlichen Umgang. Ihm verdanke ich viele frohe Stunden in Gesellschaft mit einem ausgewählten Kreise von Freunden. Ernst in der Wissenschaft, meist trocken und kurz gefaßt im gewöhnlichen Verkehre, barg er ein warm fühlendes Herz in seinem Busen, und im traulichen Kreise der Freunde entschlüpften seinem Munde

---

1) den 16. April 1871 an Fleckfieber.

nicht selten die treffendsten Bemerkungen und Scherze. Er, der als armer Student in *Wien* manchmal den Hunger mit gequellten Erbsen gestillt hatte, war unter Beibehaltung einer relativ einfachen Lebensweise zu einem ansehnlichen Vermögen gelangt, übte aber, jetzt darf man es schon sagen, mehr Wohlthaten im Stillen, als die Mitwelt ahnte.

Es sei mir gestattet, was nur Wenigen bekannt ist und vielleicht auch anderweitig nicht bekannt gegeben werden dürfte, hier kurz anzugeben, in welcher Weise *v. Skoda* zum Studium der Medizin gelangte. Sein um vier Jahre älterer Bruder Franz (jetzt 84 Jahre) war, ich weiß nicht genau wie, nach Wien gekommen, wo er Medizin studirte. Er war öfters in das Haus des Fabrikanten *Bischof* eingeladen worden. Als nun die Frau *Bischof*, welche auf Anrathen der Ärzte die Cur in *Karlsbad* gebrauchen sollte, ihn um die beste Route dorthin fragte und erfuhr, daß sie auch über *Pilsen* reisen könne, entschloß sie sich, Franzens Eltern daselbst aufzusuchen. Dort ruhte sie einen Tag aus und sah unter andern auch Franzens Bruder *Joseph*, welcher eben das Gymnasium und Lyceum absolvirt hatte. Er muß auf sie einen sehr günstigen Eindruck gemacht haben; sie frug was er werden wolle. Die Eltern sagten, er wolle ebenfalls nach *Wien* gehen, um Medizin zu studiren, aber es fehlen die Mittel dazu. „Nun, wenn's weiter nichts ist, kommen Sie nur nach *Wien*; wir werden schon Mittel und Wege finden, Sie durchzubringen". Und so geschah es. Die verständige Frau hielt Wort, wohl kaum ahnend, welch' großen Dienst sie durch ihre humane Handlung der Wissenschaft und leidenden Menschheit erweisen werde. — Die edle Frau und ihr Mann waren todt, das von dem Sohne fortgeführte Geschäft war in's Stocken gerathen, als *v. Skoda* bereits berühmt und wohlhabend geworden war. Da nahm sich *v. Skoda* des durch einen Wechsel bedrängten Sohnes mit einer hohen Summe in einer so zarten Weise an, daß ich das mit Worten würdig zu schildern gar nicht unternehme. — Als ich dann an seinem Grabe sprechen sollte, übermannte mich die Rührung so, daß ich abbrechen mußte. Das war ein großer Geist, ein edles Herz!

Theobald Kerner
(1817—1907)

Er wurde als der einzige Sohn von Justinus Kerner am 14. Juni 1817 zu Gaildorf in Württemberg geboren. Von Ludwig Uhland aus der Taufe gehoben, verlebte er in Weinsberg eine poesievolle, glückliche Jugend. 1835 zog er zum Medizinstudium nach Tübingen, später nach München, wo er den kranken Clemens Brentano pflegte, dann noch nach Wien und Würzburg. Als des Vaters Augenleiden begann, unterstützte er ihn in seiner Praxis. An der politischen Bewegung der 1848er Jahre nahm er lebhaften Anteil; er mußte infolgedessen ein Jahr als Flüchtling in Straßburg leben, und erhielt eine zehnmonatliche Festungshaft, die er auf dem Hohenaßberg verbüßte. 1852 zog er nach Stuttgart und gründete dort eine galvanomagnetische Heilanstalt. Nach des Vaters Tode zog er von Canstatt, wohin er 1856 übergesiedelt, in das elterliche Haus nach Weinsberg, dessen Schätze und Erinnerungen treu bewahrend. Neunzig Jahre alt starb er am 11. August 1907. — 1894 gab er heraus: Das Kernerhaus und seine Gäste (Deutsche Verlagsanstalt), aus dem einige Stücke hier mitgeteilt werden mögen. Seine poetischen Schriften und Gedichte, die zuletzt 1902/3 gesammelt erschienen, sind z. B. in Brümmers Lexikon der deutschen Dichter verzeichnet.

Zum Eingang.

In seinem „Bilderbuch aus meiner Knabenzeit" hat mein Vater die Erinnerungen seiner Jugend von 1786 bis 1804, in welch letzterem Jahre er als Student die Universität Tübingen bezog, niedergeschrieben. Meine Schwester Marie, verehelichte Niethammer, nahm nach dem Tode des Vaters den Faden der Erzählung wieder auf und berichtete lieb und nett von seinen Studentenjahren und dem herrlichen Freundeskreise, in dem er damals lebte, seinen Reisen, von Wildbad, Welzheim, Gaildorf, wo er als Arzt weilte, und wie er dann mit meiner Mutter, seinem „Rickele", nach Weinsberg kam und sich ein Haus baute.

In dieses Haus bin ich nach seinem Tode übergesiedelt, es war so sein Wille. „Das Haus soll auch nach meinem Ableben noch *mein* Haus sein! Ich will darin wohnen bleiben, die Fremden, die es besuchen, sollst Du in meinem Namen empfangen und sie sollen sich heimisch darin fühlen und Du sollst ihnen von mir erzählen und sollst Haus und Garten und jeden Baum, den ich gepflanzt, ehren und lieb haben. Gelt, das versprichst Du mir, Theobald?" Ich gab ihm die

Hand darauf und habe mein Versprechen gehalten, ich habe sein Haus treu bewacht, erhalten, festlich geschmückt, als erwarte ich ihn von einer langen Reise zurück. Da er aber so lange ausbleibt, habe ich im Heimweh nach ihm mich zurückversetzt in die Zeit vor dreißig, fünfzig, siebenzig Jahren, da er noch dem Hause Leben und Poesie gab, und habe diese meine alten Erinnerungen niedergeschrieben. Sie gehen von 1822, der Erbauung des Kernerhauses, bis 1862, dem Hinscheiden meines Vaters.

* * *

Die Seherin von Prevorst.

Am 25. November 1826 kam eine schwerkranke Frau, Friedrike Hauffe, unter Begleitung des Dr. Off von Löwenstein und einer Verwandten in Weinsberg an, um sich meinem Vater in Behandlung zu geben; sie fand im Parterrezimmer eines kleinen Hauses, nicht weit von dem meiner Eltern, Unterkunft.

Die Kranke war den 23. September 1801 in Prevorst, einem zwei Stunden von Löwenstein in Württemberg entfernten Gebirgsort geboren, wo ihr Vater Förster war. Als Mädchen hatte sie ihre Jugend meist bei dem Großvater, Kaufmann Schmidgall in Löwenstein, zugebracht, war gesund und lebhaft, erzählte aber manchmal von Ahnungen, voraussagenden Träumen, glaubte auch Geister zu sehen. Von ihrem siebenzehnten bis neunzehnten Jahr war sie bei ihren Eltern in Oberstenfeld, wohin ihr Vater als Revierförster befördert war. Blühend aussehend und in Gesellschaft munter und lebendig, erschien sie körperlich und geistig gesund und verlobte sich, ihrer Neigung entsprechend, mit einem Vetter, Kaufmann Hauffe in Kürnbach. Es war ein braver, verständiger Mann, und die Ehe, welche mit zwei Kindern gesegnet war, hätte eine glückliche sein können, wäre nicht der kranke physische und psychische Zustand, in dem die Frau bald nach der Verheiratung verfiel, mit wenigen Intervallen, ein immer mehr trauriger, hoffnungsloser geworden, gleich qual-

voll für sie wie für die Ihrigen, welche dem geheimnisvollen
Leiden und den erschreckenden Nervenzufällen ratlos gegen-
überstanden und vergebens sich nach Hilfe umsahen.
Darum auch die vielen, oft entgegengesetzten Kuren, unter
denen die Kranke immer elender, körperloser, vergeistigter
wurde. Mein Vater, der die dem Tode Verfallene nur ungern
noch in Behandlung nahm, hoffte anfangs durch ein rein
ärztliches homöopathisches Verfahren noch einigermaßen
helfen und sie aus dem somnabulen Zustande herausbringen
zu können, aber immer mehr nahm die Schwäche zu und
stündlich war der Tod zu erwarten. Da vermochte mein
Vater nicht zu widerstehen und versuchte als letztes Mittel
den Magnetismus. Gleich nach den ersten Strichen fühlte
sie sich gestärkt, waren ihre Leiden gemindert, konnte sie
sich etwas aufrichten. Nun setzte mein Vater diese Behandlung fort, sie wurde dadurch immer mehr in die somnabulen
Kreise gezogen, und was sie in diesen Zuständen fühlte,
erschaute und sprach, ihr ferneres Leben und Ende, das alles
ist in meines Vaters weit verbreiteten, in sechs Auflagen
erschienenen Buche ,,Die Seherin von Prevorst" ausführlich
enthalten und genugsam bekannt. Ich war zehn Jahre alt,
als die Kranke nach Weinsberg kam, und kann mich deshalb
noch gar gut erinnern. Das totenblasse, von Krankheit und
Schmerzen abgemagerte feine Gesicht, nonnenartig umrahmt
von einem großen weißen Tuch, das Haare und Schultern
umhüllte, die großen, in seltsamen Lichte strahlenden Augen
mit den langen schwarzen Wimpern und den schön gebogenen
Augenbrauen, die elfenbeinweißen durchsichtigen Hände, —
wer sie einmal gesehen, konnte sie nimmer vergessen, und
ich sah sie jahrelang und täglich, saß oft an ihrem Bette wie
ein Schmetterling an der Nadel und sehnte mich aus der
trüben Krankenstube hinaus in den Sonnenschein. Meine
Jugend mochte machen, daß ich für die Seherin ein kleines
Nichts war, sie konnte meine Gegenwart zu jeder Zeit ertragen.
Mein Kommen und Gehen, allerdings immer so still als möglich, störte sie nicht, und befielen sie Krämpfe oder über-
große Bangigkeit, so war ich doch kein zu verachtender

Krankenpfleger, es that ihr dann wohl, wenn ich meine Hand auf ihre Stirn legte oder ihre Handgelenke fest umfaßte oder ihr magnetisiertes Wasser und von ihren Tropfen — meist Baldrianwasser mit Kirschlorbeerwasser — ein Löffelchen zu trinken gab.

Gar häufig, wenn mein Vater über Feld zu Kranken mußte und nicht zur gewohnten Stunde die Seherin magnetisieren konnte, magnetisierte er mich vor seiner Abreise, und trat ich dann mit diesen unwägbaren Fluidum beladen, zu angegebener Zeit bei der Seherin ein, so war ich besonders willkommen, ich mußte unbewegt ausharren, bis sie das mir anvertraute Fluidum aufgesogen hatte, ihre Augen sich schlossen, ihre Hände sich lockerten, dann stand ich leise auf, schlüpfte zur Thüre hinaus und ließ mich womöglich den ganzen Tag nimmer bei der an meiner Nervenkraft saugenden Spinne sehen. Diese Sitzungen und Samariterdienste bei der Seherin hatten nämlich für mich auch oft einen bösen Nachgeschmack. Ich kam durch sie häufig zu spät in die Schule und vernachlässigte meine Hausaufgaben. Während ich im Glauben zunahm, nahm ich im Wissen ab, und mein Präzeptor ließ mich oft schmerzlich fühlen, daß es schwer ist, zweien Herren zugleich zu dienen. Doch dieses mir oft recht gründlich beigebrachte Schmerzgefühl kümmerte meinen Vater nicht. Alle Augenblicke, wenn ich an der Feder nagte und meine Lateinaufgaben schreiben oder sonst der Gelehrsamkeit huldigen wollte, hieß es: „Such zu Versuchen bei der Seherin schnell diese und jene Pflanzen!" Da mußte ich in Wald und Feld rennen, Baldrianwurzel, Farnkraut, Ringelblume, Fenchel, Holunder, Kartoffelblüte, Sauerampfer, Brunnenkresse und so weiter holen; bei dem Johanniskraut mußte ich schon meist in der Morgendämmerung aufstehen, es noch mit dem frischen Tau zur Seherin bringen. Dann kam wieder ein Professor, der sprach mit meinem Vater über die Wirkung der Wünschelrute, hatte aber noch keine gesehen. „Schnell, Theodor, bring eine!" rief mein Vater, und ich mußte die gabelförmigen Zweige einer Haselnußstaude von einer Hecke suchen und abschneiden. Je mehr der Anlauf wißbegieriger Fremder, welche die Seherin sehen und prüfen wollten, zunahm, desto notwendiger wurden meine Dienste als Portier, und das war mitunter für mich ein schweres Amt. Es gab viele ungeschlachte Gesellen, welche glaubten, unangemeldet wie in eine Schaubude bei der Seherin eintreten zu können, diese mußte ich unter allerlei Ausflüchten gründlich abweisen; andere fragten mich ganz manierlich, wann sie wohl Zutritt haben und wann sie meinen Vater sprechen könnten? und so weiter.

So machte ich die Bekanntschaft mit berühmten Naturforschern, Ärzten, Philosophen, was mir aber wenig nützte, da ich noch zu jung war, um ihren Wert erkennen zu können.

Es kamen damals der Seherin zu lieb auf Tage, oft auch auf Wochen J. Görres, Fr. Baader, F. J. Schelling, Lad. Pyrker, G. Schubert, Eschenmayer, D. Strauß, Passavant, Schleiermacher, Wangenheim, *Schönlein*, Köstlin, Georg Jäger, Gläubige und Ungläubige und Philosophen, Doktoren, Professoren und Schriftgelehrte aller Art, der liebste Besuch war mir aber immer Stadtschultheiß Titot von Heilbronn. Dieser hatte eine große Mineraliensammlung und brachte aus derselben oftmals verschiedene Steine, mit denen mein Vater bei der Seherin Versuche machte. Von diesen Steinen schenkte Titot mir zuweilen, so daß ich allmählich eine kleine Steinsammlung hatte. Außer diesen in greifbarer Menschengestalt erscheinenden Besuchen, kamen auch unheimlich körperlose zu der Seherin; ich hörte diese mit ihnen reden, doch sprechen und antworten hörte ich die Geister nie, ich habe auch nie einen gesehen, weshalb ich bald alle Angst vor ihnen verlor. An ihr Dasein glaubte ich wohl zumal, wenn die Stubenthüre auf unerklärliche Weise von selbst auf und zu ging und es oft sonderbar im Zimmer rauschte, aber im stillen hielt ich sie für recht langweilige traurige Gesellen.

Musikalisches.

Mein Vater hatte große Freude an der Musik, er selbst war Meister auf einem jetzt fast vergessenen Instrumente, der

Maultrommel, auch Brummeisen genannt. Diese Maultrommeln waren in jedem Eisenladen zu kaufen und so wohlfeil, — vier Kreuzer das Stück — daß sie den Kindern gegeben wurden. Doch waren nicht alle gleich gut, und mein Vater mußte oft lange in den Eisenläden Maultrommeln probieren, bis er taugliche fand. Er spielte auf zweien zugleich. Durch Aufdrücken von einem Kügelchen Wachs ward die eine tiefer gestimmt. Die Töne, die er ihr entlockte, waren fein und geisterhaft, wie gehaucht, so daß man sie nur bei größter Stille deutlich hörte, weshalb, um die Aufmerksamkeit zu konzentrieren, meist die Lichter ausgelöscht wurden, ehe das Spiel begann.

Einst kaufte mein Vater Maultrommeln in einem Eisenladen in Heilbronn und spielte dabei, um sie zu probieren, mehrere Stückchen. Den Sonntag darauf kam ein Gehilfe des Eisenladens, Namens Eulenstein, zu meinem Vater und bat ihn, ihm zu zeigen, wie man spiele. Er tat ihm gern den Gefallen, und nun kam Eulenstein öfters und machte auf dem Instrument die erfreulichsten Fortschritte, zumal er sehr musikalisch und Virtuose auf der Guitarre war. Bald auch begnügte sich Eulenstein nicht mehr mit der einfachen Spielweise meines Vaters; auf mehr als zwei Maultrommeln zugleich konnte er allerdings auch nicht spielen, aber er machte sich den Apparat dadurch komplizierter und tonreicher, daß er viele Maultrommeln, etwa zwanzig, große und kleine und verschieden gestimmt, auf einem mit Nummern versehenen weißen Papier vor sich ausbreitete und während des Spiels schnell mit den Maultrommeln wechselte, auch brachte er durch verstärkte Stahlstäbchen stärkere Töne hervor, so daß die Musik auch einem größeren Hörerkreise zugänglich wurde. Eulenstein trat nun aus dem Eisengeschäft und gab sich ganz der Erlernung des Maultrommelspiels hin, und als er sich Meister darauf fühlte, reiste er mit Empfehlungen meines Vaters nach Stuttgart und kündigte „Konzerte auf der Maultrommel" an. Die Neuheit und Eigentümlichkeit des Instruments, das, ursprünglich aus Steiermark stammend, bei uns nur als Kinderspielzeug bekannt war, zog viele Zuhörer an,

und bald durfte er sich auch bei Hofe auf der Maultrommel
hören lassen, wo er viel Beifall erntete. Nun durchreiste er,
überalle Konzerte gebend, Städte und Länder, spielte in Paris
vor Karl X. und wandte sich dann nach England. Auch in
London fanden seine Konzerte viele Neugierige, doch bald
erlosch der Reiz der Neuheit, und der Verlust mehrerer Zähne
zwang ihn, das Maultrommelspiel aufzugeben und sich als
Sprach- und Musiklehrer in London niederzulassen.

Rudolf Albert Koelliker
(1817—1905)

Er wurde am 6. Juli 1817 in Zürich geboren, besuchte von 1836—41
die Universität seiner Heimatstadt, sowie diejenige von Bonn und Berlin.
1841 wurde er in Zürich zum Doctor philosophiae, und 1842 in Heidelberg zum Doctor medicinae promoviert, und er habilitierte sich 1843 in
Zürich; 1845 wurde er dort a. o. Prof. der Physiologie und der vergleichenden
Anatomie. 1847 kam er bereits als Ordinarius nach Würzburg. Er vertrat
hier anfangs die gleichen Fächer, seit 1849 kam noch die Anatomie hinzu.
Der Universität Würzburg ist Koelliker bis an sein Lebensende — 2. November 1905 — treu geblieben. In seinen 1899 herausgegebenen „Erinnerungen
aus meinem Leben" hat er der Darstellung seines Lebens zwar nur einen
kleinen Teil gewidmet, um so mehr seinen wissenschaftlichen Reisen und
Leistungen. Am ausführlichsten hat O. Taschenberg (Leopoldina 1906,
S. 103—115) Koellikers Veröffentlichungen verzeichnet. Die Erinnerungen
aus Koellikers Berliner Zeit, die einen Wendepunkt in seinem Leben bilden, seien hier wiedergegeben.

Ein Wendepunkt in meinem Leben war Berlin, an welcher
Universität ich 3 Semester, vom Herbst 1839 an bis zum
Frühling 1841 zubrachte. Hier waren es vor allem *Johannes
Müller* und *Jakob Henle*, deren Einfluß ein mächtiger war.
Bei J. Müller, dessen Physiologie schon lange mein Leitstern
gewesen war, hörte ich vergleichende Anatomie und pathologische Anatomie, bei Henle normale Gewebelehre mit Demonstrationen. War bei J. Müller der weite Blick, mit dem er
entfernte Formen verband und das denselben Gemeinsame
nachwies, vor allem anregend und für mich neu, so führte
Henle mich in die epochemachenden Schwannschen Lehren
ein und lenkte meinen Blick zuerst auf den mikroskopischen
Bau des Körpers. Ich sehe noch den schmalen langen Vor-

platz im Universitätsgebäude neben seinem Hörsaale, in dem Henle in Ermangelung eines anderen Raumes für Demonstrationen, an wenigen, kaum 5 oder 6 Mikroskopen uns die einfachsten, aber in ihrer Neuheit so imponierenden Sachen, Epithelien, Epidermisschüppchen, Flimmerzellen, Blutkörperchen, Eiterzellen, Samentierchen, dann Zupfpräparate von Muskeln, Sehnen, Nerven, Schnitte von Knorpeln, Schliffe von Knochen u. s. w. vorwies und erläuterte, alle Teile selbstverständlich ganz und gar in ihren natürlichen Verhältnissen und ungefärbt. Jetzt wo der jüngste Mediziner schon alles das und viel mehr aus Abbildungen aller Art kennt und die Thatsachen des feinsten Baues des Körpers schon im Gymnasium in aller Munde sind, kann sich nicht leicht einer eine Vorstellung des Eindruckes machen, den damals das erste Erblicken eines Blutstropfens, eines Flimmersaumes, eines Knochenschliffes, einer quergestreiften Muskelfaser auf den Studierenden machte und bleibt das Erleben solcher Eindrücke jedem zeitlebens in Erinnerung.

Welcher Art meine damaligen Bestrebungen waren, geht vielleicht am besten daraus hervor, daß ich schon als Studierender im 7. Semester J. Müllers Archiv mir anschaffte und im 9. ein Mikroskop von *Schiek* kaufte. Bevor ich dasselbe besaß, hatte *Schönlein*, den ich von Zürich her kannte, wo er seine Mutter behandelt hatte, mir einen kleinen *Chevalier* von Paris zur Benützung überlassen und dieser diente dann in den Herbstferien 1840 mir und *Carl Nägeli* bei einem Aufenthalte in Wyk auf der Insel Föhr, und später auf Helgoland....

Bei meinen anatomischen Studien in Berlin fand ich außer durch *J. Müller* und *Henle* noch wichtige Anregungen durch *Ehrenberg*, *Meyen* und *Remak*, durch welche Gelehrte mir wenig oder gar nicht bekannte Gebiete, die Infusorien, die mikroskopische Anatomie der Pflanzen und die Entwicklungsgeschichte, aufgedeckt wurden. Namentlich erinnere ich mich mit lebhafter Befriedigung eines Privatissimum bei Remak, in welchem dieser hochbegabte Forscher in seiner Wohnung einigen wenigen eifrigen Zuhörern seine Beobachtungen über die Entwicklung des Hühnerembryo mitteilte und durch Präparate erläuterte, Demonstrationen und Erörterungen, die mir unvergeßlich blieben und die bald darauf in seinem berühmten großen Werke der ganzen wissenschaftlichen Welt vorgelegt wurden und eine neue Ära in der Entwickelungsgeschichte begründeten.

... Die praktische Medizin spielte natürlich auch in Berlin eine gewisse Rolle und nenne ich vor allem den geistreichen *Schönlein* als den anziehendsten Lehrer, dann den groben *Rust*, den langweiligen *Jüngken*, den Geburtshelfer *Busch*.

Auch in Berlin legte ich in diesem Gebiete, ebenso wie in Bonn, keine besonderen Befähigungen an den Tag, indem einmal in der geburtshilflichen Poliklinik bei einer Zwillingsschwangerschaft der „Herr Doktor" durch die Hebamme auf den zweiten kommenden Weltbürger aufmerksam gemacht werden mußte!

Max Ring
(1817—1901)

Er wurde am 4. August (nach anderen Angaben am 22. Juli) 1817 in Zauditz bei Ratibor in Schlesien als Sohn eines Landwirts geboren. Seit 1836 studierte er Medizin in Breslau und las schon damals mit seinem Freunde Ludwig Traube, dem späteren Kliniker, Baco und Spinoza. 1838 ging er mit Traube nach Berlin, wo er auch der Antrittsvorlesung Schönleins beiwohnen konnte. Neben seinem medizinischen Studium kam er mit den literarischen Kreisen Berlins in lebhafte Beziehungen, lernte u. a. auch Bettina von Arnim kennen, die einen bedeutenden Einfluß auf seine geistige Entwicklung ausübte. Bereits 1840, da er sein Doktor- und Staatsexamen gemacht hatte, erschien ein Band Gedichte (mit Moritz Fränckel) von ihm. Aus der beabsichtigten Habilitation wurde deshalb nichts, weil er durch den Tod seines Vaters für seinen Unterhalt sorgen mußte. Er ließ sich daher in Pleß, dann in Gleiwitz als praktischer Arzt nieder. Die große Typhusepidemie des Jahres 1847 — aus dieser Zeit stammen auch Gedichte von ihm (Hugo Kegel, Oberschlesien in der Dichtung. Kattowitz 1897, S. 166—172) gab Ring Gelegenheit, sich um das Gemeinwohl verdient zu machen und selbst die Anerkennung der Regierung zu erwerben. Die politischen Verhältnisse 1848 ließen ihn nach Breslau übersiedeln, wo er an mehreren Zeitungen mitarbeitete. Seit 1850 finden wir Ring in Berlin, wo er nur noch bis 1857 als Arzt tätig war. Indes hatten ihn seine literarischen Verpflichtungen derart in Anspruch genommen, daß er die ärztliche Praxis völlig aufgab. Vor allem war er im Varnhagenschen Hause nicht nur, wo er Arzt war, sondern in dem dort versammelten literarischen Kreise ein gern gesehener Gast. 1890 wurde Ring zum Professor ernannt. Mit achtzig Jahren entschloß sich Ring, seine früher in einzelnen Blättern veröffentlichten „Erinnerungen" umzuarbeiten und in Buchform erscheinen zu lassen (Berlin 1898, zwei Bände). Wenn auch sein Leben, wie Ring selbst bescheidentlich sagt, keine besondere Bedeutung beanspruchen darf, so hatte er „das seltene Glück, vielen meiner hervorragenden Zeitgenossen zu begegnen und an den wichtigsten Ereignissen teilzunehmen". Sie reichen bi s1870. Nach dem Erscheinen schrieb Ring einem Freunde: „Das kann ich aber mit gutem Gewissen sagen, daß ich mich so sehr als möglich bemüht habe, wahr und objektiv zu sein, was nicht leicht und unter Umständen fast unmöglich ist. Den einzigen Vorwurf, den ich mir selbst mache, ist die allzu große Milde, mit der ich Menschen und Dinge beurteile. Doch dafür kann ich nicht; ich bin natürlich ein unverbesserlicher Optimist." — Ring's zahlreiche literarischen Arbeiten können hier nicht aufgezählt werden (Vgl Brümmer, Lexicon der deutschen Dichter, und Bettelheim, Deutscher Necrolog. Band 6 [1901] — Berlin 1904 — S. 259f.). — Genannt seien hier noch: Aus dem Tagebuch eines Berliner Arztes, 1856, und: Aus dem Leben eines deutschen Arztes, 1870.

... Vorläufig nahmen noch meine medizinischen Studien mein ganzes Interesse in Anspruch. Im Ganzen fehlte es in der medizinischen Fakultät nicht an bedeutenden Kräften und Lehrern, aber die Mehrzahl war hinter den Anforderungen der neueren Wissenschaft zurückgeblieben und zum Teil veraltet, so daß Berlin in dieser Beziehung hinter Wien und selbst hinter Prag zurückstehen mußte. Eine rühmliche Ausnahme machte *Johannes Müller,* der Vater der modernen Physiologie, eine imposante Erscheinung, ernst und würdig wie ein antiker Römer, mit hoher gefurchter Denkerstirn und düstern, nach innen gekehrten Augen. Sein Vortrag war höchst anregend und befruchtend, er selbst aber schwer zugänglich und verschlossen. Aus seinen finstern Zügen sprach eine tiefe Melancholie, welche auch die Ursache seines frühen rätselhaften Todes gewesen sein soll. Eine ganz andere, sonnige Natur war der geniale Chirurg *Dieffenbach,* der berühmte Operateur und Erfinder der Tenotomie oder Sehnendurchschneidung bei Klumpfüßen und Schielaugen. In seinem Wesen und Auftreten lag etwas jugendlich Frisches, Burschikoses, fast Renommistisches, verbunden mit einer hinreißenden Liebenswürdigkeit. Der trefflich konservierte Vierziger war ein eifriger Verehrer der Damen, ein flotter Schläger, Schütze und Reiter, in allen Künsten des Sports bewandert.

Er kutschierte seinen eleganten zweirädrigen Gig immer eigenhändig und fuhr so in Begleitung seiner ihn auch in dieser Neigung kopierenden jungen Assistenten durch die Straßen der Stadt von einem Patienten zum andern im schärfsten Trabe. Als Operateur genoß *Dieffenbach* einen Weltruf und seine Klinik wurde nicht nur von uns Studenten, sondern von alten praktischen Ärzten aller Länder besucht. Seine Kühnheit und Geschicklichkeit war in der That bewunderungswürdig. Ganz außerordentliches leistete er besonders auf dem Gebiete der Rhinoplastik, der Bildung künstlicher Nasen und Gesichtsteile. So soll er unter Anderem der sogenannten „Dame mit dem Totenkopf", einer durch einen fressenden Aussatz entstellten russischen Gräfin, durch seine Kunst ein ganz leidliches Gesicht verschafft haben, was diese ihm fürstlich lohnte. Trotzdem fehlte es dem genialen Chirurgen nicht an Gegnern, und ein frommer Pastor entblödete sich nicht, gegen alle derartige Operationen zu predigen, da er es für sündhaft hielt, in den Willen Gottes einzugreifen und den Menschen andere Nasen und Füße zu machen, wie sie ihnen der Herr geschaffen.

Ich selbst hatte das Glück, durch eine von mir vorgetragene Krankengeschichte die Beachtung des genialen Operateurs zu finden und ihm auch näher zu treten. Gleich in der ersten Zeit meines Berliner Aufenthaltes war ich als ärztlicher Beistand bei einer Paukerei zwischen zwei mit mir bekannten Studenten beteiligt. Durch einen unglücklichen Zufall wurde eine größere Arterie des Einen verletzt. Da die Blutung ungeachtet aller angewendeten Mittel nicht aufhören wollte, so stürzte ich mich in meiner Herzensangst nach der nahen Klinik, wo ich zum Glück *Dieffenbach* noch fand. Auf meine Bitte folgte er mir sogleich zu dem Verwundeten, in wenigen Sekunden war die durchschnittene Arterie unterbunden und die Blutung gestillt. Mit der ihm eigenen Freundlichkeit übernahm er die fernere Behandlung des Patienten bis zu dessen Genesung; mir aber schenkte er seitdem ein besonderes Wohlwollen bis zu meinem Abgang von Berlin.

Höchst originell war Dieffenbachs Kollege, der Geheime

Ober-Medizinalrat *Rust*, eine gedrungene, untersetzte Gestalt, in vollem, stark geröteten, fast kupferigen Gesicht und kleinen, scharf unter den großen Brillengläsern klug hervorblickenden Augen. Er war weniger durch Gelehrsamkeit und tiefes Wissen, als durch ärztlichen Scharfblick und praktischen Verstand ausgezeichet. Seine Derbheit und komischen Einfälle erregten oft die Heiterkeit des ganzen Auditoriums, aber unter dem vielleicht absichtlich zur Schau getragenen Cynismus und seiner Grobheit verbarg sich ein feiner lebenskluger Geist. Zur Zeit stand Rust an der Spitze des preußischen Medizinalwesens, um dessen Verwaltung er sich große Verdienste erworben hatte. Bekanntlich drang er bei dem ersten Erscheinen der gefürchteten Cholera im Jahre 1830 auf eine strenge Absperrung der Grenze, wodurch er sich wegen der Nutzlosigkeit der lästigen Maßregel den Unwillen und Spott der Berliner zuzog. Damals erschien eine witzige Karrikatur: ein Sperling mit dem täuschend ähnlichen Gesicht des Geheimen Ober-Medizinalrates Rust und darunter die Inschrift: „*Passer rusticus*, der gemeine Haussperling." — Ganz das Gegenteil von Rust war der Geheimrat *Jüngken*, eine zierliche Erscheinung, immer höchst sorgfältig *à quatre épingles* gekleidet, im blauen Leibrock mit vergoldeten Knöpfen, schön frisiert und toupiert. Auch sein Vortrag zeichnete sich mehr durch schöne Phrasen und bestechende Worte, als durch gediegenes Wissen und Geist aus, obgleich er sichtlich bemüht war geistreich zu sein. Mit besonderem Wohlgefallen lehrte Jüngken, daß das Auge ein vollkommener Mikrokosmos sei, in welchem sich nach seiner Meinung der ganze menschliche Körper mit all seinen Geweben, Organen und Krankheiten abspiegeln sollte; eine Ansicht, welche uns damals außerordentlich imponierte, deren Unrichtigkeit wir aber später erkannten. Sonst war Jüngken ein eleganter und glücklicher Augenoperateur, ein wohlwollender, freundlicher Lehrer und ein humaner Arzt, der sich zu jener Zeit einer großen Beliebtheit erfreute....

... Unter solchen Beschäftigungen und Zerstreuungen rückte für mich die Zeit des Doktor- und Staatsexamens näher, so daß ich mich genötigt sah, meine dichterischen und künstlerischen Neigungen dem Studium der medizinischen Wissenschaften einstweilen zu opfern. Ich arbeitete ernstlich mit dem immer gleichfleißigen Traube, indem wir zunächst uns die Pathologie des berühmten Züricher Professor Schönlein anzueignen suchten, dessen geistreiche Vorträge damals noch nicht im Buchhandel erschienen und in Berlin wenig oder nicht bekannt waren. Zu diesem Zweck borgten wir uns von unserm Freunde Alfred von Behr das von diesem in Zürich nachgeschriebene Kollegienheft, welches wir Wort für Wort im Schweiße unseres Angesichts kopierten, eine Riesenarbeit, die mehrere Wochen in Anspruch nahm und uns manche durchwachte Nacht kostete. Für unsere Arbeit fanden wir uns reichlich durch den Besitz eines solchen Schatzes belohnt, der uns eine Fülle neuer anregender Anschauungen bot. Wenn auch Schönlein in seinen, jetzt veralteten Vorträgen der herrschenden Naturphilosophie noch huldigte und ähnlich wie Jussien für die Pflanzenwelt ein sogenanntes „natürliches System" für die Pathologie aufstellte, wodurch er vielfach gerade gegen die Natur und Erfahrung verstieß, so gab er doch zuerst den Anstoß zu einer gründlichen Untersuchung der Krankheiten mit Hilfe der damals aufblühenden Physiologie und organischen Chemie, so daß er mit Recht als einer der Begründer der neueren experimentellen Medizin angesehen werden darf.

Man kann sich daher denken, wie sehr uns die Nachricht erfreute, daß *Schönlein* nach Berlin berufen werden und die Leitung der von dem Geheimrat Wagner interimistisch verwalteten Klinik übernehmen sollte. Von den verschiedensten Seiten erhob sich eine Opposition gegen diese Berufung. So wurde unter den Studenten eine Petition verbreitet, in der gegen die Berufung des berühmten Pathologen wegen dessen Unkenntnis der lateinischen Sprache protestiert wurde, ja man entblödete sich nicht, selbst die bekannte freisinnige Richtung Schönleins als eine Gefahr für die Jugend der Regierung zu denunzieren. Empört verweigerten Traube und ich nicht nur unsere Unterschriften, sondern beredeten auch unsere Komilitonen, eine Petition im entgegengesetzten Sinne abzufassen. Kurze Zeit darauf kam Schönlein nach Berlin und eröffnete seine klinischen Vorträge, welche wahrhaft Epoche machten und einen Wendepunkt in der pathologischen Medizin bildeten. Persönlich imponierte Schönlein auf den ersten Blick weit weniger, als wir uns vorgestellt hatten. Die untersetzte, behäbige Gestalt mit dem stark geröteten, etwas faunischen Gesicht paßte eher für einen gemütlichen Weinreisenden, als für den berühmten Gelehrten. Aber schon die erste Vorlesung zeigte, den scharfen Diagnostiker und geistreichen Lehrer, dessen Vortrag uns mit Bewunderung und Verehrung erfüllte[1]). Besonders fand sich *Traube*[2]) durch Schönlein, dessen Assistent und Freund er später wurde, zu einer Reihe physiologisch-pathologischer Untersuchungen und Experimenten über den Einfluß des *nervus vagus* auf die Lungen- und Herztätigkeit angeregt.

Hermann Helmholtz
(1821—1894)

Geboren zu Potsdam am 31. August 1821, gestorben in Charlottenburg am 8. September 1894. — Seine Doktorarbeit enthält den Nachweis des Eintritts der Nervenfasern in die Ganglienzelle (1842). Seine erste experimentelle Untersuchung betraf die Fäulnis und Gärung (1843) und bildete eine wichtige Vorarbeit zu der von Pasteur (1860). Am 23. Juli 1847 trug er in Berlin die Abhandlung über die Erhaltung der Kraft vor. (Die Priorität Robert Mayers hat Helmholtz rückhaltlos anerkannt.) 1849 kam Helmholtz als a. o. Professor der Physiologie und allgemeinen Pathologie nach Königsberg. Dort hielt er am 12. November 1851. einen Vortrag über den Augenspiegel. Hierdurch wurde er mit einmal berühmt. 1852 wurde er dort ordentlicher Professor, und 1855 berief man ihn für Anatomie und Physiologie nach Bonn, 1858 als Physiologen nach Heidelberg, wo er bis 1871 blieb. In diesem Jahre wurde er als Professor der Physik nach Berlin zurückgerufen, wo er bis an sein Lebensende ein der Wissenschaft geweihtes Leben führte. Die folgenden „Erinnerungen" entstammen einer bei der Feier seines 70. Geburtstages (1891) gehaltenen Tischrede.

---

[1]) Vgl. E. Ebstein, J. L. Schönlein als Reformator der med. Klinik. D. med. Wochenschr. 1910, Nr. 44 und Derselbe, Ärzte-Briefe a. a. O. S. 97—107 sowie E. du Bois-Reymond, Jugendbriefe. Berlin 1918, S. 58.

[2]) L. Traube (1818—76), der Begründer des experimentellen Pathologie, vgl. meine Ärzte-Briefe S. 146ff.

... In meinen ersten sieben Lebensjahren war ich ein kränklicher Knabe, lange an das Zimmer, oft genug an das Bett gefesselt, aber mit lebhaftem Triebe nach Unterhaltung und nach Tätigkeit. Die Eltern haben sich viel mit mir beschäftigt; Bilderbücher und Spiel, hauptsächlich mit Bauhölzchen, halfen mir sonst die Zeit ausfüllen. Dazu kam ziemlich früh auch das Lesen; was natürlich den Kreis meiner Unterhaltungsmittel sehr erweiterte. Aber wohl ebenso früh zeigte sich auch ein Mangel meiner geistigen Anlage darin, daß ich ein schwaches Gedächtnis für unzusammenhängende Dinge hatte. Als erstes Zeichen davon betrachte ich die Schwierigkeit, deren ich mich noch deutlich entsinne, rechts und links zu unterscheiden; später, als ich in der Schule an die Sprachen kam, wurde es mir schwerer als anderen, die Vokabeln, die unregelmäßigen Formen der Grammatik, die eigentümlichen Redewendungen mir einzuprägen. Der Geschichte vollends, wie sie uns damals gelehrt wurde, wußte ich kaum Herr zu werden. Stücke in Prosa auswendig zu lernen, war mir eine Marter. Dieser Mangel ist natürlich nur gewachsen und eine Plage meines Alters geworden.

Wenn ich aber kleine mnemotechnische Hilfsmittel hatte, auch nur solche, wie sie das Metrum und der Reim in Gedichten geben, ging das Auswendiglernen und das Behalten des Gelernten schon viel besser. Gedichte von großen Meistern behielt ich sehr leicht; etwas gekünstelte Verse von Meistern zweiten Ranges lange nicht so gut.

... In den obern Gymnasialklassen konnte ich einige Gesänge der Odyssee, ziemlich viele Oden des Horaz und große Schätze deutscher Poesie rezitieren.

... Das vollkommenste mnemotechnische Hilfsmittel, was es giebt, ist aber die Kenntnis des Gesetzes der Erscheinungen. Dies lernte ich zuerst in der Geometrie kennen. Von meinen Kinderspielen mit Bauhölzern her, waren mir die Beziehungen der räumlichen Verhältnisse zueinander durch Anschauung wohl bekannt. Wie sich Körper von regelmäßiger Form aneinander legen und zusammenpassen würden, wenn ich sie so oder so wendete, das wußte ich sehr gut, ohne vieles Nachdenken. Als ich zur wissenschaftlichen Lehre der Geometrie kam, waren mir eigentlich alle Tatsachen, die ich lernen sollte, zur Überraschung meiner Lehrer ganz wohlbekannt und geläufig. Soweit meine Rückerinnerung reicht, kam das schon in der Volksschule des Potsdamer Schullehrerseminars, die ich bis zu meinem 8. Lebensjahre besuchte, gelegentlich zum Vorschein. Neu war mir dagegen die strenge Methode der Wissenschaft, und unter ihrer Hilfe fühlte ich die Schwierigkeiten schwinden, die mich in anderen Gebieten gehemmt hatten.

... Ich stürzte mich mit Freude und großem Eifer auf das Studium aller physikalischen Lehrbücher, die ich in der Bibliothek meines Vaters fand. Es waren sehr altmodische, in denen noch das Phlogiston sein Wesen trieb und der Galvanismus noch nicht über die Volta'sche Säule hinausgewachsen war. Auch suchte ich mit einem Jugendfreunde allerlei Versuche, von den wir gelesen, mit unseren kleinen Hilfsmitteln nachzumachen. Die Wirkung von Säuren auf die Leinewandvorräte unserer Mütter haben wir gründlich kennen gelernt; sonst gelang wenig; am besten noch der Bau von optischen Instrumenten mit Brillengläsern, die auch in Potsdam zu haben waren und mit einer kleinen botanischen Loupe meines Vaters. Die Beschränkung der äußeren Mittel hatte in jenem frühen Stadium für mich den Nutzen, das ich die Pläne für die angestellten Versuche immer wieder umzuwenden lernte, bis ich eine für mich ausführbare Form derselben gefunden hatte. Ich muß gestehen, daß ich manchesmal, wenn die Klasse Cicero oder Vergil las, welche beide mich höchtlich langweilten, unter dem Tische den Gang der Strahlenbündel durch Teleskope berechnete und dabei schon einige optische Sätze fand, von denen in den Lehrbüchern nichts zu stehen pflegte, die mir aber nachher bei der Konstruktion des Augenspiegels nützlich wurden.

... Nun sollte ich zur Universität übergehen. Die Physik galt damals noch für eine brotlose Kunst. Meine Eltern waren zu großer Sparsamkeit gezwungen; also erklärte mir der Vater, er wisse mir nicht anders zum Studium der Physik zu helfen, als wenn ich das der Medizin mit in den Kauf nähme. Ich war dem Studium der lebenden Natur durchaus nicht abgeneigt und ging ohne viel Schwierigkeit darauf ein. Der einzige einflußreiche Mann unserer Familie war ein Arzt gewesen, der ehemalige Generalchirurgus *Mursinna;* und diese Verwandtschaft empfahl mich unter den andern Bewerbern für die Aufnahme in unsere militärärztliche Lehranstalt, das Friedrich-Wilhelms-Institut, welches die Durchführung des medizinischen Studiums unbemittelten Studierenden sehr wesentlich erleichterte.

Bei diesem Studium trat ich gleich unter den Einfluß eines tiefsinnigen Lehrers, des Physiologen *Johannes Müller*, desselben, der in gleicher Zeit auch *Du Bois-Reymond*[1]*, Brücke, Ludwig* und *Virchow* der Physiologie und Anatomie zugeführt hat. *Johannes Müller* kämpfte noch in den Rätselfragen über die Natur des Lebens zwischen der alten, wesentlich metaphysischen, und der neu sich entwickelnden naturwissenschaftlichen Betrachtungsweise; aber die Überzeugung, daß die Kenntnis von Tatsachen durch nichts anderes zu ersetzen sei, trat bei ihm mit steigender Festigkeit auf; und daß er selbst noch rang, machte seinen Einfluß auf seine Schüler vielleicht um so größer.

... Diese Arbeiten [Fäulnis und Gährung, Stoffwechsel und Wärmeentwickelung bei der Muskelaktion] genügten um die Aufmerksamkeit *Joh. Müllers* und der preußischen Unterrichtsverwaltung auf mich zu lenken und mir den Ruf als Nachfolger *Brücke's* nach Berlin und gleich darauf an die Universität Königsberg zu verschaffen. Die militärärztlichen Behörden willigten in dankenswerter Liberalität in die Aufhebung meiner Verpflichtung zu weiterem Militärdienst, um mir den Übergang in eine wissenschaftliche Stellung möglich zu machen.

In Königsberg hatte ich allgemeine Pathologie und Physiologie vorzutragen. Ein Universitätslehrer ist einer ungemein nützlichen Disziplin unterworfen, indem er alljährlich den ganzen Umfang seiner Wissenschaft so vortragen muß, daß

---

[1] H. Boruttau, Emil du Bois-Reymond. Rikola-Verlag 1922.

er auch die hellen Köpfe unter seinen Zuhörern, die großen
Männer der nächsten Generation überzeugt und befriedigt;
diese Nötigung trug mir zunächst zwei wertvolle Früchte ein.

Bei der Vorbereitung zur Vorlesung stieß ich nämlich zunächst auf die Möglichkeit des Augenspiegels und dann auf den Plan, die Fortpflanzung der Reizung in den Nerven zu messen[1]).

Der Augenspiegel ist wohl die populärste meiner wissenschaftlichen Leistungen geworden, aber ich habe schon den Augenärzten berichtet, wie dabei das Glück eine unverhältnismäßig größere Rolle gespielt hat, als mein Verdienst. Ich hatte die Theorie des Augenleuchtens[2]), die von *Brücke* herrührte, meinen Schülern auseinanderzusetzen. *Brücke* war eigentlich nur noch um eines Haares Breite von der Erfindung des Augenspiegels entfernt gewesen. Er hatte nur versäumt, sich die Frage zu stellen, welchem optischen Bilde die aus dem leuchtenden Auge zurückkommenden Strahlen angehörten. Für seinen damaligen Zweck war es nicht nötig, diese Frage zu stellen. Hätte er sie gestellt, so war er durchaus der Mann dazu, sie ebenso schnell zu beantworten, wie ich, und der Plan zum Augenspiegel wäre gegeben gewesen. Ich wendete das Problem etwas hin und her, um zu sehen, wie ich es am einfachsten meinen Zuhörern würde vortragen können und stieß dabei auf die bezeichnete Frage. Die Not der Augenärzte, bei den Zuständen, die man damals unter dem Namen des schwarzen Staares zusammenfaßte, kannte ich sehr wohl aus meinen medizinischen Studien Ich machte mich sogleich daran, das Instrument aus Brillengläsern und Deckgläschen für mikroskopische Objekte zusammenzukitten. Zunächst war es noch mühsam zu gebrauchen ohne die gesicherte theoretische Überzeugung, daß es gehen müßte, hätte ich vielleicht nicht ausgeharrt. Aber nach etwa acht Tagen hatte ich die große Freude, der erste zu sein, der eine lebende menschliche Netzhaut klar vor sich liegen sah.

Für meine äußere Stellung vor der Welt war die Konstruktion des Augenspiegels sehr entscheidend...

---
[1]) Vgl. darüber meine Ärzte-Briefe S. 153 ff.
[2]) Ernst Brücke's (1819—92) Arbeit erschien in Müllers Archiv 1847, S. 225 und 479.

Rudolf Virchow
(1821—1902)

Geboren am 13. Oktober 1821 in Schivelbein (Pommern), gestorben am 5. September 1902 in Berlin. — Als Zögling der Pepinière wurde er mit 23 Jahren Prosektor; 1849 ging er nach Würzburg und kehrte 1856 nach Berlin zurück, wo er ebenfalls die Professur für pathologische Anatomie übernahm. Dem Programm, das er im 1. Band seines Archivs aufstellte, ist er bis an sein Lebensende treu geblieben: Der Satz ,,omnis cellula a cellula" ist die anerkannte Signatur der biologischen Zellularpathologie geworden. — Seine Werke verzeichnet die von J. Schwalbe herausgegebene Virchow-Bibliographie 1843—1901 (Berlin 1901); sie umfaßt außer Medizin, Hygiene, Allgemeines (Philosophisches, Standesfragen usw.) und Anthropologie, Ethnologie und Urgeschichte; die auf die innere und praktische Medizin bezüglichen Werke verzeichnet W. Ebstein: R. Virchow als Arzt, 1903. Virchows 100. Geburtstag hat die gewünschte Gelegenheit gegeben, seiner vielseitigen und umfassenden Tätigkeit zu gedenken, die besonders in dem Gedenkband seines Archivs (Bd. 235) zur Geltung kommt. Außerdem haben Karl Posner und Rudolf Beneke ihrem Lehrer biographische Gedenkblätter gewidmet. — Autobiographisch sich zu betätigen, hat sich Virchow in seinem langen Leben keine Zeit genommen. Aus seinem Nachlaß kennen wir nur den kurzen Lebenslauf, den er als Achtzehnjähriger — Ostern 1839 — als ,,Meldung zur Reifeprüfung" aufsetzen mußte. Dieser Bericht ist von um so größerer Bedeutung, als Virchow einmal in einer Gedächtnisrede betont hat, daß ,,für den denkenden Betrachter am meisten lehrreich ist die Kenntnis des Entwicklungsganges, das, was für unser menschliches Interesse am meisten ansprechend und daher auch für unser Gedächtnis am meisten dauerhaft ist, das Verständnis in ihrer geschichtlichen Veränderung".

Meldung zur Reifeprüfung.
Ostern 1839.

Ich, Rudolph Carl Virchow, bin geboren zu Schivelbein am 13. Oktober 1821, und der Sohn des Kämmerer Virchow daselbst. Meine ersten Lebensjahre verflossen ruhig und ohne bedeutendere Ereignisse, die für mein späteres Leben von größerer Wichtigkeit gewesen wären; wenige oder fast keine bleibenden Erinnerungen prägten sich deshalb auch meinem Gedächtnisse ein. Daß ich zuerst bei dem Durchbruch der Augenzähne, und etwas später an einer Lungenentzündung bedenklich krank gewesen bin, weiß ich nur aus der Erzählung meiner Eltern; aber dessen erinnere ich mich noch dunkel, daß ich schon frühe mit der größten Sorgfalt Bücher, in denen sich Kupfer befanden, durchblätterte, und mir deren Bedeutung einprägte, besonders wenn es Abbildungen von Thieren oder Pflanzen waren. Was mir meine Wärterin von kleineren Erzählungen mittheilte, hielt ich ziemlich genau fest, und trug es dann mit der größten Freude vor. Schreiben und Lesen lernte ich bei einer großen Wißbegierde fast spielend von meinem Vater, auf dessen Arbeitszimmer ich mich deshalb auch am liebsten aufhielt. So vorbereitet kam ich in meinem siebenten Lebensjahr auf die Stadtschule, wo ich mir freilich die Zufriedenheit meiner Lehrer erwarb, aber doch auch durch den Umgang mit roheren Mitschülern mir manche Untugend aneignete. Mochte mir ein solcher Umgang auch öfters zuwider werden, so fesselte doch die Zuneigung, die sie gegen mich an den Tag legten, meinen jugendlichen Ehrgeiz, der sich besonders in dem Titel eines Königs gefiel. Allmählich rückte ich denn bis zu der ersten Schulklasse, in welcher der Rektor unterrichtete, vor, und wurde nach einiger Zeit der erste meiner Mitschüler. Um diese Zeit erhielt ich meinen Privatunterricht in fremden Sprachen, der lateinischen und französischen, bei dem Herrn Rektor. Da dieser aber gar unvollkommen war, so bewog mein Vater, dem meine geistige und körperliche Ausbildung am Herzen lag, den Herrn Prediger Benekendorff, jetzigen Superintendenten, eine Privatschule zu errichten, an der auch ich Theil nahm. Hier legte ich trotz meiner Jugend (ich war damals nicht bis neun Jahre) einen recht guten Grund in der Religion, der Geschichte und dem Lateinischen. Als aber Herr Benekendorff sich nach zwei Jahren veranlaßt sah, diese Schule wieder aufzulösen, so mußte ich wider Willen in die Schule des Rektors zurück. Dieser, der mein Wissen wohl überschätzte, überließ mir, einige Anfänger in den ersten Elementen der lateinischen Sprache zu unterrichten, und dabei vergaß ich das Wenige, welches ich gelernt hatte, selbst wieder. Meinem Vater, der die Nutzlosigkeit eines solchen Unterrichts wohl einsah, gelang es endlich, den Herrn Prediger Gantzkow zu bewegen, mir nebst einigen Andern Privatunterricht zu ertheilen. Nach einer größeren Reise, auf der ich meinen Vater nach Falkenburg, Dramburg und Kallies begleitet hatte, trat ich im Herbst des Jahres 1832 in diese Schule ein. Nachdem Herr Gantzkow uns ein Halbjahr unterrichtet hatte, und dabei fast in Gegenständen von den Elementen hatte anfangen müssen, bewog ihn die Ungleichheit seiner Zöglinge, seine Schule aufzulösen. Jedoch ließ er sich auf den Wunsch meines Vaters bereitwillig finden, mir allein auch noch fernerhin Privatunterricht zu ertheilen. Ich genoß denselben zwei Jahre lang, und die Bemühungen, welche mein würdiger Lehrer dabei anwendete, werden mir gewiß stets segensreich sein, und ihm meinen herzlichen Dank sichern. In den alten Sprachen und der französischen machte ich bald recht gute Fortschritte, so daß die Lektüre des Cäsar und Ovid, der Odyssee und des französischen Robinsons mir in der letzten Zeit nicht bedeutende Schwierigkeit machte. Endlich nahte nun auch der Zeitpunkt, wo mein achtbarer Lehrer sein Wort gelöst zu haben erklärte, da er mich für die Tertia eines Gymnasiums reif hielte, der Zeitpunkt, den ich so lange sehnlichst erwünschte, und zugleich gern weiter hinausgeschoben hätte; der Zeitpunkt, wo ich die lieben Eltern, die theuern Lehrer, die Gespielen, das Haus, das mich geboren, die Fluren, auf denen ich gespielt hatte — kurz, wo ich alles, was mir theuer war und von dem ich mich fast niemals getrennt hatte, verlassen sollte. So verließ ich denn mit schmerzlichen und freudigen Gefühlen am 1. Mai 1835 meine Heimath, um in Begleitung meines Vaters nach Köslin zu reisen, wo ich das Gymnasium besuchen sollte. Nach überstandener Prüfung erhielt ich den letzten Platz in der Tertia. In dem Treiben der größeren Stadt, in dem vielfachen Wechsel des neuen Lebens wurde es mir leichter, die Trennung von meinen Lieben zu ertragen. Die neuen oder doch wenigstens auf eine neue Art behandelten Gegenstände erregten mein Interesse auf's Höchste, und das Lob, welches mir von einigen meiner Herren Lehrer zu Theil ward, feuerte mich immer mehr an, mir dasselbe auch bei den übrigen zu verschaffen. Am schwersten fiel mir dies in der Mathematik, in der ich einestheils die Theorie der Gleichungen noch gar nicht kannte, anderntheils in der Anwendung planimetrischer Sätze auf die Konstruktion geometrischer Figuren ganz ungeübt war. Trotz alledem waren meine Lehrer so gütig, meine vielfachen Mängel noch zu übersehen, und mich zu Johanni bedeutend in der Rangordnung herauf zu setzen, ja selbst mich zu Michaeli desselben Jahres nach Sekunda zu versetzen. Dies geschah zufällig erst nach den Ferien, und so kam es, daß ich an demselben Tage meinen Geburtstag, die Anwesenheit meiner lieben Mutter in Köslin und meine Versetzung feiern konnte. Diese letztere ist für mich von der größten Wichtigkeit gewesen. Von dem Zutrauen, welches meine Lehrer in mich setzten, erhoben; von dem Ehrgeiz, mich in der neuen Klasse würdig zu halten, getrieben; von dem Reize der Neuheit, der in allen Gegenständen hervortrat, erregt, strengte ich alle meine Kräfte an; und meine Bemühungen hatten einen so günstigen Erfolg, daß ich schon nach Verlauf des ersten Semesters nach Groß-Sekunda aufrückte. Während ich aber hier von meinen Fortschritten und Kenntnissen spreche, darf ich nicht verschweigen, daß auch ich von dem schlechten Geiste, der zu jener Zeit in Sekunda herrschte, angesteckt wurde, und mich mehrmals gegen meine würdigen Lehrer verging. Nur zu bald, jedoch für mich gerade zur rechten Zeit, erfuhr ich die Folgen meines so sehr leichtsinnigen Betragens. Das verehrte Lehrer-Kollegium fand es nämlich zu Weihnachten des Jahres 1836 für nöthig, sich bei der neuen Rangordnung nur durch das Zeugnis des Betragens leiten zu lassen, und — ich muß es zu meiner Beschämung gestehen — ich wurde, da ich schon der zweite in der Klasse gewesen war, wiederum der letzte in Ober-Sekunda. Dieses gerechte Verfahren machte auf mich den tiefsten Eindruck, und desto aufmerksamer wachte ich von nun an über mein Herz, um jeden bösen Gedanken von demselben zu verscheuchen. Dazu trug zugleich der Umstand bei, daß ich seit Michaeli 1836 den Konfirmanden-Unterricht des Herrn Oberprediger Naatz besuchte, und hier stets die vielfachste Aufmunterung erhielt, mein Herz und meine Gesinnungen zu läutern. Zu Ostern 1837 wurde ich als erster unter den Translokanten nach Prima versetzt, und am Palmsonntage, dem Konfirmations-Tage, las ich als erster der Konfirmanden im Namen aller übrigen das Glaubensbekenntniß in der Marien-Kirche vor, eine Handlung, die mich außerordentlich erhob und mir mehr Selbstvertrauen gab. So lange ich in Prima gewesen bin, habe ich freilich öfter weniger gethan, als ich wohl hätte thun können, aber ich habe es doch wenigstens nie unterlassen, meine Schularbeiten anzufertigen. Die mancherlei neuen Bekanntschaften, die ich nach meinem Eintritt in Prima machte, zerstreuten mich häufig zu sehr und hinderten mich manchmal an meinen Privatarbeiten. Jedoch kann ich versichern, daß ich bei allen Vergnügungen mich stets bemüht habe, das rechte Maaß zu halten, und es auch, wie ich glaube, meistentheils gehalten habe, daß meine Schularbeiten darunter gelitten hätten, oder gar meine Gesundheit dadurch gefährdet worden wäre. Der gute Geist, der bei den meisten Mitgliedern von Prima herrschte, hat mir dies Bestreben stets erleichtert, so daß ich oft Zeit erübrigt habe, meine Lieblingsstudien, nämlich die Naturwissenschaften, Geschichte und Geographie zu treiben, und mich durch die Lesung alter Klassiker, wie des Cicero, des Sallust und des Sophokles und neuerer deutscher und französischer Schriftsteller weiterzubilden. Freilich habe ich dabei nur zu gut eingesehen, wie sehr viel mir noch fehlt; aber Privatverhältnisse nöthigten mich, mich schon jetzt zu dem Abiturierten-Examen zu melden, um sobald wie möglich das Studium der Medizin, für das ich mich entschieden habe, beginnen zu können.

Adolf Kussmaul
(1822—1902)

Er wurde geboren am 22. Februar 1822 zu Graben bei Karlsruhe. In den im Alter von 77 Jahren zuerst (1899) erschienenen „Jugenderinnerungen eines alten Arztes" hat er diese Frühzeit köstlich geschildert. Es ist die Heidelberger Studentenzeit von 1840—45. Dort war er Assistent bei Pfeufer und Naegele. Als der bedeutendste erschien ihm mit Recht Jacob Henle. Nach Studienreisen in Wien und Prag ließ er sich in Kandern als praktischer Arzt nieder. Indes zwang ihn schwere Krankheit, dieses aufzugeben, er studierte wieder in Würzburg — wie einst sein Vater unter Schönlein, so er unter dem Einflusse Virchows. 1855 in Heidelberg habilitiert, wurde er dort 1857 Extraordinarius, 1859 Ordinarius, erst in Erlangen, dann 1863 in Freiburg, und von 1876 in Straßburg. 1886 zog er nach dem geliebten Heidelberg, wo er bis an sein Lebensende (28. Mai 1902) nicht nur mit seinen Jugenderinnerungen, sondern auch mit denen: „Aus meiner Dozentenzeit" (von Czerny herausgegeben) beschäftigt war.

Jakob Henle[1]).

Der bedeutenste Mann der Fakultät, als Forscher und Lehrer zugleich, war neben Naegele unstreitig sein junger Kollege Henle. Man konnte ihn noch über Naegele insofern stellen, als der Geburtshelfer nur sein beschränktes Fach lehrte, während Henle außer Anatomie und Physiologie, für die er berufen war, auch allgemeine Pathologie las. Für diese Vorlesung war der ideenreiche Mann wie geschaffen, denn in der Schule des großen Johannes Müller aufgewachsen, hatte er sich die dazu erforderlichen reichen biologischen Kenntnisse in umfassender Weise angeeignet und besaß die Gabe, klar und anregend vorzutragen, in seltenem Maße. Er wagte sich ohne Scheu an die höchsten Probleme der medizinischen Wissenschaft; wo reife Früchte noch nicht zu pflücken waren, griff er zu unreifen und präsentierte sie verführerisch auf silbernen Schalen. Sein mächtiger Lehrdrang trieb ihn, über den Kreis der Mediziner hinaus zu wirken, er las ein stark besuchtes Kollegium über Anthropologie für Hörer aus allen Fakultäten.

... Mit großer Spannung sahen wir den Ankunft Henles entgegen, mit kaum geringerer der seines Freundes Pfeufer. Fast gleichzeitig hatte die badische Regierung auch diesen für Heidelberg gewonnen und auch ihm war der Ruf eines ausgezeichneten Lehrers vorausgegangen; er sollte als zweiter Ordinarius für innere Klinik und Pathologie neben Puchelt wirken. Die beiden waren im gleichen Jahre 1840, nach Zürich gekommen und zogen an Ostern 1844 zusammen nach Heidelberg. Sie hatten in Zürich einen Freundschaftsbund für das Leben geschlossen, standen im Alter sich nahe und harmonierten in ihren politischen Weltanschauungen. Im letzten

---

[1]) Vgl. auch Fr. Merkel, Jakob Henle. Braunschweig 1891 und Victor Robinson, The Life of Jacob Henle. New York 1921.

Jahre ihres Züricher Aufenthaltes verbanden sie sich zur Herausgabe einer medizinischen Zeitschrift und schickten das erste Heft mit einem Programm aus Henles Feder in die Welt, einem kriegerischen Manifeste: „Über medizinische Wissenschaft und Empirie."

Schon der Titel: „Zeitschrift für rationelle Medizin", den die Freunde gewählt hatten, konnte für eine Herausforderung gelten. Was heißt „rationell" anders, als vernünftig oder einsichtig? War denn die Medizin bisher unvernünftig gewesen oder ohne Einsicht betrieben worden? Mußten Henle und *Pfeufer* erst eine vernünftige Medizin schaffen? Offenbar bedeutete das Schlagwort „rationell" einen Kampfruf zum Angriff auf die herrschende Schulen, und mit spöttischem Lächeln nannten die alten Herren, auf die es gemünzt war, die beiden Herausgeber der Zeitschrift „die Dioskuren der rationellen Medizin".

Die Berechtigung der rationellen Forderungen des Manifestes erscheint heute so selbstverständlich, daß man sich wundern könnte, warum Henle sie aufstellte und mit so großem Aufwande von Dialektik und scharfem Witz verfocht. Kein vernünftiger Mediziner wird heute leugnen, was das Programm verlangt: daß die Medizin nur aus einer durch Einsicht geläuterten Erfahrung hervorgehen soll. Sie kann unmöglich diese nötige Einsicht erlangen ohne genaue Beobachtung der Kranken, ohne die Hilfsmittel des Mikroskops, der physikalischen Untersuchung und Werkzeuge überhaupt, ohne Chemie, anatomisches Skalpell und physiologischen Versuch. Endlich bedarf die Medizin der Kenntnis aller Naturwissenschaften, die imstande sind, die Natur der Schädlichkeiten aufzudecken, die uns krank machen, und die der Mittel, die uns heilen. — Sollte ein Mann von Henles Scharfblick gegen Windmühlen gefochten haben? Sicherlich hätten wir jungen Mediziner in diesem Fall sein Manifest nicht mit so großem Interesse gelesen. Die Medizin jener Zeit begann sich eben damals erst vollbewußt aus den Banden der Naturphilosophie und des Aber- und Köhlerglaubens zu lösen. Es waren noch immer viele gelehrte Ärzte der Meinung, die

Medizin lasse sich aus einem allgemeinen Prinzip systematisch ableiten. In Bayern mußten sich Wissenschaft und Kunst des Heilens sogar unter die Theosophie beugen; der allmächtige Oberarzt *Ringseis*, der auf die Besetzung der ärztlichen Stellen und Professuren im Königreich einen oft entscheidenten Einfluß übte, leitete die Krankheiten aus dem Sündenfall ab und kurierte sie mit den Gnadenmitteln der Kirche. — Man begreift, daß die medizinische Jugend der vormärzlichen Zeit, die ein fortschrittlicher, kampflustiger Geist beseelte, mit Jubel das Schwirren der Geißel begrüßte, die der witzige Anatom über den Häuptern der Dunkelmänner schwang.

... Henles Vortrag war wie ein klarer munterer Quell, auf dessen leichtbewegter Fläche heitere Lichter spielen. Obwohl er seine Sätze sehr einfach fügte und eine wohltuende Ruhe bewahrte, blieb er doch stets unterhaltend, feine Bemerkungen, witzige Vergleiche, überraschende Gedankenblitze ließen keine Ermüdung zu. Kam ein Scherz über seine Lippen, so zuckte ein Lächeln um seinen Mund, er tippte auch wohl mit einem Finger an die Nasenspitze und warf das Haupt ein wenig zur Seite, als wolle er den unbewacht entschlüpften Einfall von sich abschütteln.

In kurzer Zeit erwarb sich der junge Professor die Gunst seiner Hörer. Schon im Winter 1844/45 brachten sie ihm ein Fackelständchen und feierten ihn als Gelehrten, wie als Lehrer und als unerschrockenen, freisinnigen Forscher. Seine studentische und politische Vergangenheit trug mit dazu bei, ihn der akademischen Jugend lieb und wert zu machen. Eine kleine Hiebnarbe auf der linken Wange erinnerte sie daran, daß er der Burschenschaft angehört und deshalb in der Hausvogtei gesessen hatte. Auch umwob sein Haupt der goldene Schimmer einer romantischen Liebe, die bald nachher zu seiner ersten Ehe führte.[1]

---

[1] Vgl. Carl Enders, Gottfried Keller. Leipzig, Reclam, 1921, S. 42.

Jacob Moleschott
(1822—1893)

Er wurde am 9. August 1822 in Herzogenbusch (Holland) geboren. Seine Studienjahre verbrachte er in Heidelberg, wo er auch promovierte (1845). Dann trieb er zwei Jahre ärztliche Praxis in Utrecht. „Den Brennpunkt" dieser zwei Utrechter Jahre fand Moleschott in Donders, der auch später seine Zuflucht blieb. Da Moleschott sich „dem Studium und dem Unterricht der Lehre vom Leben geflissentlich und ausdrücklich zu widmen" gedachte, ging er, da er in Holland keine Bahn zu finden wußte, nach Heidelberg, wo er bis 1854 besonders physiologische Chemie, Physiologie, Anthropologie und vergleichende Anatomie lehrte und besonders sich an Jacob Henle anschloß. In diesem Jahre wurde Moleschott wegen seiner materialistischen Auffassung aller Lebenstätigkeit verwarnt und legte sein Lehramt nieder. 1856 wurde er Professor der Physiologie in Zürich, wo wir ihn im Verkehr mit Herwegh, Liszt, Richard Wagner und Gottfried Keller sehen. Bis 1861 reichen die „Lebenserinnerungen" — ‚Für meine Freunde'. — Er war nicht mehr dazu gekommen, über sein zweites Vaterland, sein geliebtes Italien zu schreiben. Seit 1861 war er in Turin, und von 1878 bis zu seinem Tode (20. Mai 1893) Professor der Physiologie in Rom. — Am bekanntesten sind von seinen Schriften: „Kreislauf des Lebens", 5. Aufl. 1876—86, „Physiologisches Skizzenbuch" (1861) und „Kleine Schriften" (1880—87).

... Der Dichter *Georg Herwegh* war auf jedem Gebiete des Wissens zu Hause, frei von den Fachschranken, die für so Viele ein Scheuleder sind, und von Anderen um so emsiger aufgepflanzt und um so eifriger verrammelt werden, damit sie auf dem beschränkten Felde desto erfolgreicher die Alleinherrschaft erstreben können. Bei *Herwegh* hatte jene allgemeine Bildung nicht zu Oberflächlichkeit, wohl aber zum Ebenmaß, zum Ineinanderklingen von Kunst und Wissenschaft geführt. Das zeigte sich schon in seiner Sprache. Ich habe keinen anderen Schwaben gekannt — *Herwegh* war ein geborener Stuttgarter — vielleicht keinen anderen Deutschen, der seine Sprache so rein, so frei von jedem Klange der Mundart, und doch so klangvoll, so weich und reich, so natürlich und doch so künstlerisch gesprochen hätte. Wenn sich die Unterhaltung belebte, wenn sie feurig ward, vielleicht gar drohte hitzig zu werden, hatte Herwegh immer Nebenwurzeln, mit deren Saft er das Feuer dämpfen und den Gedanken beleben konnte, er vermittelte zwischen Kunst und Wissenschaft, zwischen Anschauung und Grundsätzen, und keine Götzen anerkennend, sprach er, der Dichter, oft das entscheidende, zusammenfassende Wort.

Es fehlte also nicht an geisterfrischenden, belehrenden und belebenden Umgang jenseits der Schranken der Kaste und meine Vorliebe für Künstlerumgang konnte ich in Zürich reichlich befriedigen.

Franz Liszt, genial als Mensch, als musikalischer Denker und als ausübender Künstler, der die Tasten, die Hämmer und Saiten vergeistigte, so daß man alle musikalischen Stimmen zu hören glaubte, nur kein Klavier, besuchte um jene Zeit Zürich, wohl ebenso sehr durch *Richard Wagner*, der damals in Zürich lebte, als durch die wunderbare Natur angezogen. Der Verkehr mit ihm war uns ein Labsal, und seine Art, die Kunst zu verklären, hatte nicht nur nichts meisterhaft Abschreckendes, sondern er ermutigte, er feuerte an, er verstand es, daß Einem, ohne Künstler von Beruf zu sein, die Huldigung der Künste die Seele des Lebens darstellen konnte. Ich habe mit meiner Frau nie fleißiger Beethoven gespielt, als wenn wir, im gastlichen *Wesendonck'schen* Hause, bei *Herweghs*, oder bei uns selber *Liszt* gehört hatten, und zwar nicht bloß spielen, sondern auch reden gehört. Es waren unvergeßliche Stunden, die sich in Rom wiederholten. Denn der Meister flößte große Ehrfurcht ein, und man hütete sich ihn unbescheiden zu einer Kunstleistung aufzufordern, aber er schloß sich nicht ab, und gab sich nicht wie Einer, der aus dem Jenseits kommt, und die Kunst nur zeigt um sie wieder mitzunehmen, nein, er brachte sie, er hauchte sie um sich, und nichts freute ihn mehr, als wenn sein Licht auch durch Andere leuchtete, seine Wärme auch von Anderen ausstrahlte. Seine Begeisterung galt wirklich der Kunst und war nicht auf Anbetung seiner Person berechnet.

Und Zürich selbst bot *Gottfried Keller*.

Keller war eine Blume seines Landes, ein Strahl seiner Freiheit, ein Abglanz seiner Naturschönheit. Nicht bloß daß ein Theil dieser Vorzüge in ihm verkörpert waren, ich glaube auch, es lebte in ihm so etwas von dem Gefühl, das auch minder begnadete Naturen zuweilen beschleicht, als habe er selber einen Theil jener Herrschaft geschaffen. Und nicht ganz mit Unrecht. Denn wer selber Werth jener Natur- und Kulturgaben mit Bewußtsein durchlebt und andere durch Offenbarung daran betheiligt, der bethätigt sich schöpferisch daran. Und *Gottfried Keller* hat es gethan, singend, malend und erzählend. Dabei war in ihm die Wahrheit überwiegend über die Dichtung, mitunter bis zur Trockenheit. Um so merkwürdiger ist es, daß er in seinem ,,Grünen Heinrich" eine Begebenheit aus den Kinderjahren erzählt, aus der so deutlich hervorgeht, daß das Wahrheitsgefühl dem Kinde nicht angeboren ist, sondern erworben werden muß, so daß es im Bewußtsein allmählich keimt und blüht und Früchte trägt. Und es hat bei ihm solche Früchte getragen, daß der Mensch in *Gottfried Keller* noch höher stand als der Dichter. Dieser gab ihm sein Bestes in den lyrischen Ergüssen seiner Jugend. Später schlägt ihm oft der Zweifel in den Nacken. Der Kunstrichter paßt immer dem Künstler auf und verhindert ihn, ein Kunstwerk ruhig mit künstlerischer Unmittelbarkeit abzuspinnen, und deshalb ist mit wenigen Ausnahmen der Anfang seiner Erzählungen das Schönste. Eine Ausnahme bildet sein ,,Romeo und Julia auf dem Dorf" in den ,,Leuten von Seldwyla", das auch eine Ausnahme bildet von der Regel, die es für unstatthaft erklärt, einen hochberühmten Titel auf ein neues Machwerk anzuwenden, wie es *Berthold Auerbach* zum Beispiel in seinem Roman ,,Neues Leben" gethan. ,,Romeo und Julia auf dem Dorf" sind so urgestaltet dichterisch und packend, sie tragen so das Gepräge innerer dichterischer Wahrheit und naturnothwendiger Tragik, daß ich es dem Dichter verdachte, daß er in der ersten Ausgabe, der Erzählung die Bemerkung anhing, es habe sich in der That, wie aus den Zeitungen ersichtlich, etwas der Art zugetragen, womit er die Wahrscheinlichkeit seiner Erzählung stützen wollte. Ich verwies es ihm, denn seine Dichtung war mehr als wahrscheinlich, sie war wahr und wahrhaftig — und in den folgenden Ausgaben ließ er die Anmerkung weg, die in der That nur stören konnte.

Jacob Laurenz Sonderegger
(1825—1896)

Am 22. Oktober 1825 in Grünenstein geboren, studierte er seit 1845 in Zürich, Würzburg, Prag und Wien und promovierte 1849 in Bern. In seinem „Lebensläufli" hat er nicht nur seine Studentenzeit, sondern auch seine praktische Tätigkeit in Balgach, Altstätten und in St. Gallen in prächtigen Farben geschildert. Seit 1874 Präsident der Schweizer Ärztekommission und des Schweizer Ärztevereins war er einer der populärsten und edelsten Ärzte nicht nur der Schweiz, sondern überhaupt. Ganz besonders lag ihm der hygienische Fortschritt am Herzen. Davon zeugen seine „Vorposten der Gesundheitspflege im Kampfe ums Dasein der einzelnen und ganzer Völker" (1873 u. 74). Sondereggers Autobiographie, die er mit 63 Jahren zu schreiben begonnen und dann bis zu seinem 70. Geburtstag fortgeführt hat, „möchte sein wie ein Landschaftsbild, wo die Gegend die Hauptsache ist und nicht die Figur im Vordergrunde, welche die ganze Gegend zu betrachten scheint". Die „Bilanz" ist das letzte, was er in seinem Leben, das am 20. Juni 1896 endigte, geschrieben hat.

... Ich bezog die Universität, damals selbstverständlich Zürich. Demütiger ist selten einer eingezogen. Wie wird es dir ergehen, dem Kränklichen, aller schönen Künste Unkundigen? Nicht einmal sprechen konnte ich so, daß Fremde mich verstanden, und ich mußte oft meinen Namen schreiben, um ihn zu nennen. Ich litt, nach einer Diphterie der Kinderzeit, an teilweiser Lähmung der Zunge, so daß ich wohl das Zungen-R, aber nicht die Buchstaben C, S, Z, X auszusprechen vermochte und dafür nur ein schnaubendes Geräusch aus der Nase stieß. Nachdem ich hierfür viele Medizin genommen, kam mir in der Realschule, als von Demosthenes die Rede war, der Gedanke, es möchte wohl Übung am besten sein, und ich habe durch sieben Jahre jeden Tag vielmal das schöne Wort exercitium dekliniert und mich, wenn ich allein war, im Sprechen nach meiner Methode geübt. Es ging noch schlecht und mühsam. Am neuen Ort, wo mich niemand kannte, beschloß ich, trotz früherer Mißerfolge nach der neuen Weise zu sprechen. Jeder Satz kostete mich Mühe und Gewalt. Ich muß aber sehr klug geschienen haben, denn ich sprach wenig. Aber es ging, und nach kurzer Zeit war ich endlich in der Reihe der gewöhnlichen Schwätzer. Auch die Studenten waren gar nicht so grimmig, im Gegenteile so liebenswürdig als möglich, und meine geringe Kneipfähigkeit tat meiner Stellung keinen Eintrag. Ich genoß nämlich das Glück, einen schlechten Magen zu haben. Viele brave junge Leute sah ich an ihrem guten Magen zu Grunde gehen; mir war die Tugend leicht gemacht. Man anvertraute mir sogar später die Abschiedsrede beim Fackelzuge Koellikers und das Präsidium des Studentenvereins. Es war schön in Zürich: die Berge, der See, die lachenden Ufer, die betriebsame Stadt, die großartigen akademischen Anstalten, vorzügliche Lehrer und ein fleißiges Studentenleben machten jeden Tag genußreich. Deshalb waren auch die nicht allzuhäufigen Kneipabende brausend lustig. Der zurückgezogene stille Sünder, sowie der Wirtshaussimpel, welcher die Erholung als Geschäft betreibt, die waren ziemlich seltene Species und wenig bewundert. Das Studentenleben ist mit Recht besungen: das sorgenlose Dasein eines Kindes und zugleich das Kraftgefühl eines Mannes; ein Siegeszug in wissenschaftliche und soziale Gebiete, wo andere die Schlachten geschlagen und sich verblutet haben! Aber auch da ist's nur ein Schritt vom Erhabenen zum Lächerlichen, von der Poesie zum Blödsinn. Hier der Geck im unerschwinglich kostbaren Wichs, dort der wilde Ehemann du quartier latin, der nach zehn Jahren ein altes Weib sein wird, dort der himmelstürmende Titane, der meeraustrinkende Riese, der entsetzlich brüllende Löwe: sie sind doch nur die Säuglinge ihrer Eltern, und müßten ohne diese bald verhungern; sie sitzen alle noch auf dem Boden und können nicht auf eigenen Beinen stehen. Der große Lärm ist nicht so böse gemeint und denen gefährlicher, die ihn machen, als denen, die ihn hören. Viele zählen auf eine Rangloge im Leben und sammeln sich kaum das Eintrittsgeld für einen schlechten Stehplatz; viele glauben poetisch zu schwärmen und schwärmen böotisch, und den wenigsten, die beim Maitrank jubeln, fällt es ein, daß von der ganzen Blütenpracht des Frühlings kaum fünf Prozent zu Früchten werden.

Ein liederliches Studentenleben verträgt nur das Genie, und wer sich selber für ein solches hält, hat den Beweis geleistet, daß er ein Narr ist. Ein guter Kopf wird in der Regel von der Wissenschaft viel stärker angezogen als von der Lumperei. Ausnahmen zu folgen ist gefährlich. Der Rückblick in die Studienzeit wird jedem verbittert, der in alten Tagen zählt und sieht, wie viele seiner Freunde früh gestorben sind oder ruhmlos verstümmelt auf der Wahlstatt des Lebens liegen. Nicht vor die Pforte der Ehren, auch vor die Thüre des akademischen Jubels setzten die Götter den Schweiß. Alle rechte Poesie steht auf prosaischen Füßen, auch in der Studentenzeit.

Ein junger Mediziner konnte in Zürich in Wonne schwelgen: Botanik bei Oswald Heer und bei *Nägeli*, Chemie und Laboratorium bei *Loewig*, Physik bei Mousson, beschreibende Naturgeschichte mit ganz Darwinscher Naturphilosophie bei Oken, Anatomie bei Josef Engel, dem kritischen, sarkastischen Manne mit dem guten Herzen, das sich aller Lernbegierigen väterlich annahm, Physiologie bei *Koelliker*, dem Künstler in Wort und Bild. — Die Gesellschaft war nicht groß, 12—30 auf ein Kolleg. Jeder einzelne stand in persönlichem Verkehr mit seinen Lehrern; unvermutete Examina kamen nicht selten vor; wer lernen wollte, hatte gute Zeiten und alle mögliche Nachhilfe, ganz besonders auch durch *Hermann Meyer*, den unvergleichlichen Prosektor. Die Universität besaß ein großes Mikroskop von Schiek, die Professoren hatten ihre eigenen Instrumente und überließen sie den Schülern beim Unterrichte, und endlich gab es sogar zwei Studenten: Steinlin von St. Gallen und Müller von Oldenburg, welche ihre „Oberhäuser" besaßen; sie waren aber auch angestaunt und beneidet. Ich bin erst im dritten Jahre meiner Praxis zu einem eigenen Mikroskop gekommen. Glückliches Geschlecht unserer Tage, in welchen jeder Mediziner so gut sein Mikroskop hat wie seine Taschenuhr!

Anatomie und Physiologie, diese Grundlagen aller Medizin, waren glänzend bestellt; es fehlte nicht an Experimenten und nicht an Material. Entwicklungsgeschichte, vergleichende, chirurgische und pathologische Anatomie wurden eifrig betrieben. *Liebigs* Sonne war aufgestiegen und versprach Licht über weite Gebiete; parasitäre Krankheiten, die Muscardine

und Achorion Schönleini, wurden durch Henle bekannt, und man stand ahnungsvoll vor den neuen Methoden und Erfolgen, welche später durch *Pasteur*, durch *Lister* und durch *Robert Koch* die ganze Krankenbehandlung und Krankheitsverhütung großartig umgestaltet und verbessert haben.
... Ich blieb sechs Semester in Zürich und machte den ganzen medizinischen Kursus einmal durch, mit dem Vorsatze, nachher dann die klinischen Fächer und Spezialitäten an andern Schulen wieder zu betreiben. Alle paar Semester die Universität zu wechseln, ist schädlich; es geht dabei viel Zeit und Arbeitslust verloren; auch ist es eine sehr unnötige Eitelkeit, wenn der Anfänger den Celebritäten nachläuft; jeder tüchtige Professor bietet ihm überflüssig genug. Es muß einmal geschanzt sein, lange und tapfer, bis man nur das Allernotwendigste beisammen hat. — Nach den allgemeinen Fächern kam die Klinik. Der alte Locher-Zwingli war ein vortrefflicher Chirurg und ein Lehrer ersten Ranges; er bot nicht vieles, aber alles gründlich; seine großen Erfolge bei Operationen und Wundbehandlungen verdankte er, wie später *Spencer-Wells*, wesentlich seiner peinlichen Reinlichkeit und Genauigkeit, zu der er auch die Praktikanten anhielt. Das Listersche Verfahren, das große medizinische Ereignis des Jahrhunderts, hat auch hier seinen Schatten vor sich hervorgeworfen. Die Narkose war noch unbekannt, und die rasche, elegante Operationsweise Lochers war noch ein Verdienst. Erst im letzten Semester sah ich den Aether öfters und das Chloroform einmal im Gebrauche[1]).

„Streben Sie nie nach Außergewöhnlichem, ehe Sie das Alltägliche sicher beherrschen! Ein einfacher Beinbruch ist eine ordinäre Sache, aber wenn Sie ihn nicht schön kurieren, wird Ihnen später der Hinkende an jeder Straßenecke begegnen!" So energisch der Mann seiner ganzen Natur nach war, so zart war er mit der Hand und Wort seinen Kranken gegenüber.

Derselbe liebenswürdige und ernste Geist waltete auch in

---

[1]) Ebstein, Ärzte-Briefe S. 80 und 126.

319

den Sälen der medizinischen Klinik, bei *K. E. Hasse*[1]), dem treuen und hochbegabten Lehrer, der die noch junge physikalische, auch die mikroskopische und chemische Diagnostik und die Verwertung der pathologisch-anatomischen Tatsachen in so anregender Weise lehrte, daß selten einer wegblieb. Dabei leitete er seine Schüler zu selbständigem Beobachten und Arbeiten an und blieb ihr Freund und Berater oft für Jahrzehnte.

... Im sogenannten Völkerfrühling 1848 ging ich nach Würzburg ...

... Im übrigen war ich gekommen, bei *Koelliker*, dem Großmeister des Faches, Mikroskopie zu treiben. Unter seiner Leitung hatte ich längere Zeit Nervenendigungen im Froschherzen gesucht, eine Reihe sorgfältiger Bilder nach dem Mikroskope gezeichnet und den Text dazu geschrieben, so daß es eine anständige Doktorarbeit werden sollte. Da erschien in Joh. Müllers Archiv ganz dieselbe Arbeit mit denselben Bildern. Ein schneidiger Berliner war mir zuvorgekommen.

Ferner hatte ich bei *Scherer*, Liebigs würdigen Schüler, einen Kurs für organische Analysen, besonders des Blutes; dann Gynäkologie bei *Kiwisch*, der Zeit und der Bedeutung nach einem der ersten Lehrer dieser jungen Wissenschaft. Das alles war dankbare und volle Arbeit. Die anderen Kliniken kamen nur so nebenbei. Der Interne war beinahe blind, aber ein großer Redner, und deshalb ein gefährlicher Lehrer[2]). Der Chirurg[3]), eine gealterte Größe operierte viel und grausam, hielt auch bei Nichtchloroformierten! — inne, um zu docieren, und sagte dennoch wenig; zum Beispiel über Nachblutungen: „Ab und zu blut'ts, ab und zu blut'ts auch nicht!" Am Anfange des Sommersemesters 1848 rief er in das vollgepfropfte Amphitheater des Operationssaales hinein: „Inscribieren Sie sich, meine Herren! und kommen Sie dann fleißig; Sie können hier was lernen; wir machen hier alles,

---
[1]) Vgl. oben S. 273 f.
[2]) C. F. von Marcus (1802—62).
[3]) Kaj. von Textor (1782—1860).

wie man es in Wien und Paris macht; wir stehen auf der Höhe der Zeit!" Ich vermißte nur noch einen Trompeter und schämte mich für den Professor.

... Im Herbste gings nach Wien, zu den berühmten Privatkursen, die auch damals glänzend bestellt waren.

„Das allgemeine Krankenhaus" hatte denselben Umfang wie jetzt und beherbergte gleichzeitig 2000—2500 Kranke.

Über Hautkrankheiten lehrte *Hebra*[1]) selber so plastisch, so geistvoll und unvergeßlich, daß jeder es als ein Glück empfand, sein Schüler zu sein. *Linhardt* gab Operationskurse, und der Assistenzarzt *Ignaz Semmelweis* Geburtshülfe mit reichlicher Praxis. Ich erlangte ein Internat, d. h. Aufenthalt in der Anstalt selber. Er war ein klarer und anregender Lehrer und feiner Beobachter. Die althergebrachte ungeheuere Sterblichkeit der Wöchnerinnen beunruhigte ihn. Von den 3—4 Tausend in jedem Jahre Entbundenen starben zeitweise 15—20%, alle an Pyämie, trotz sonst regelrechter Behandlung. „Wir machen dieses Unglück selber. Die Frauen werden durch die pflegenden Hände, durch Betten und Geräte inficiert." Das war seine, durch massenhafte Erfahrung gewonnene Ansicht. Seife, Chlorkalk, Nagelbürsten und alle möglichen Reinlichkeitsmaßregeln hielten ihren Einzug, und nach wenigen Wochen ging die Sterblichkeit bis auf 5%, ja auf 1% herab und die seuchefreien Zeiten wurden länger. Wir fremden Kursteilnehmer befolgten die Vorschriften gläubig und strenge, der alte Kliniker aber verhöhnte sie bei jedem Anlasse. Es war ein Jammer-Professor. Seine Schilderung vom Kindbettfieber tönte wie ein Drama: Dialoge zwischen den einzelnen Organen, Rache des Bauchfells gegen den zornig sich aufbäumenden Uterus, Exekution durch das Fieber, Pfandrecht bei den Schüttelfrösten und dergleichen Unsinn ohne Ende. Wenn wir nicht zu Nestroy ins Karltheater gehen konnten, hörten wir einen solchen Vortrag des an Geld und Einfluß reichen Alten. Mit ganzem Herzen aber hingen wir am „Semmel-Nazi", der nicht nur von seinem Vor-

---
[1]) Ferd. Hebra (1816—80).

gesetzten schnöde behandelt, sondern auch von bedeutenden Männern und hervorragenden Ärzten bespöttelt wurde — so lange es anging. Er war zum Märtyrer der Wissenschaft bestimmt, wurde im Laufe der Jahre sehr gereizt, dann gehirnkrank und starb als Professor zu Pest an progressiver Paralyse. Seine Ansichten aber sind später zum Gemeingut aller Ärzte geworden und haben eine ungeahnte wissenschaftliche Revolution angeregt, welche nach Jahrzehnten zu Listers aseptischer Wundbehandlung führte, die nun auch den Wöchnerinnen so segensreich geworden ist. Die Grundgedanken sind dieselben geblieben, die Hülfsmittel sind durch die Arbeiten des deutschen Reichsgesundheitsamtes sehr vervollkommnet und die Methode ist selbstbewußter geworden. Was Semmelweis ahnte, haben Pasteur, Robert Koch und seine bakteriologische Schule gefunden, zur Anschauung gebracht und mit Experimenten, die sie an Tieren, die „alte Schule" aber wider Willen am Menschen gemacht, unanfechtbar bewiesen.

Selbstverständlich wurden auch die vortrefflichen Abteilungen von *Schuh* und *Dumreicher* oft besucht, ganz besonders aber die Klinik von Škoda, dem Haupte der physikalischen und anatomischen Diagnostik. In freien Stunden hörten wir auch *Jos. Hyrtl.* Wir hörten alle diese Größen; gesehen haben wir beinahe nichts von dem, was sie uns zeigen sollten und wollten. Es waren wenigstens 200 Studenten um ein Bett oder um einen Operationstisch herum. Wer etwas sehen und lernen wollte, der mußte Privatkurse nehmen. An solche Übelstände denken diejenigen nicht, welche meinen, für die Schweiz wäre eine einzige Bundesuniversität ein großes Glück; sie vergessen, daß man es selbst in Wien nicht erzwingen kann, das Beobachtungsmaterial und die Lehrkräfte entsprechend der Studentenzahl zu vermehren. Für die ersten drei Jahre ist der Mediziner an einer kleinen Schule besser aufgehoben als an einer großen, und diese wird erst für den Gereiften recht nutzbar, insofern er Geld genug hat, Privatkurse zu nehmen. Man kann alle sogenannten Geisteswissenschaften predigend lehren und es kommt auf hundert Zuhörer mehr oder weniger nicht an. Bei den Erfahrungswissenschaften ist's umgekehrt.

... Am ersten Januar 1850 fing ich meine Praxis in Balgach an. Ein Glückspilz wie ich war, hatte ich schon nach einem Monat täglich meine 20—30 Kranke, und von da an hat der Strom durch 44 Jahre angedauert. Ich trieb alles, wie der Landarzt es tun muß, und selbstverständlich waren es die Fälle der Augenheilkunde, die Chirurgie und der Geburtshülfe, welche mich am meisten einführten und beglaubigten. Die Unheilbaren, die auf jeden neuen Doktor losstürzen, desertierten wieder oder starben und wurden durch die Schar der gewöhnlichen Fälle ersetzt, von denen der Arzt schließlich lebt. Wichtiges ist Ausnahme; wissenschaftlich ist alles, wenn man es sorgfältig betreibt, und menschlich bedeutungsvoll alles, wenn man nicht Maschinen-Reparateur, sondern Arzt sein will.

Ich bin nicht mit großen Ansprüchen ins Leben gegangen. Nahrung und Kleidung und etwa die Stellung eines Lehrers oder Landpfarrers, das war alles, was ich erwartete; deshalb war ich angenehm überrascht, als sich mir bald manche Honoratioren der Gegend, selbst aus dem damals noch fernen St. Gallen, anvertrauten.

... Die erste Leichenöffnung meiner Praxis war die des alten Collega Dr. G. Custer, eines sehr angesehenen Botanikers und Arztes. Er war an Perforation eines Darmes gestorben, nachdem er ungeheure Schmerzen schweigend ertragen und sein Sterben ruhig beobachtet hatte: „Jetzt muß ich die Arme zum Atmen anstemmen. Die Lähmung des Darmes ist perfekt; das Zwerchfell außer Funktion. Ich erkalte. Mein Puls flattert — ist weg. Mußt die Sektion machen lassen, mein lieber Sohn! Es ist ein Loch im S.-romanum. Wird interessant." Dazwischen nahm er würdig Abschied von seiner Familie. Der Mann hat ganz genau diagnostiziert. Ich habe seither viele Ärzte behandelt, manche sterben sehen und von noch mehreren gehört; sie haben fast ausnahmslos Geduld im Leiden und Ergebung im Sterben bewiesen. Ich rechne das dem Beruf hoch an und wünsche sehr, daß es sich auch bei mir bewähren möchte. Der wohltätige Mann war nicht populär und hatte einen winzig kleinen Leichenzug. Tags darauf wurde ein alter Säufer begraben, der tragisch verunglückte, und die Kirche vermochte das Leichengeleit kaum zu fassen. Die Komödie am Grabesrand ist mir eindrücklich geblieben und hat mir die Meinung befestigt, daß derjenige mein Freund ist, welcher meine guten Zwecke fördert, nicht aber der, welcher nur hinter meinem Sarge hergeht. Das Sterben und Begrabenwerden macht man am besten mit seinem Gotte unter vier Augen ab.

Ohne persönliche Untersuchung habe ich nie jemanden behandelt und mich immer angestrengt, meinen Klienten das Widersinnige des Dispensierens auf bloßen Bericht hin klar zu machen. Es half aber nicht viel. Der Mensch hat Bedürfnisse für Unklares wie für Unverdauliches, und ich galt einfach für sonderbar, wo ich ehrlich gewesen. Ich mußte in meiner Medizinerstube immer an den Medizinmann des Indianer denken. Er macht einen Heidenlärm, die Sonnenfinsternis zu vertreiben, und sie vergeht auch richtig! Einen solchen Medizinmann will das Publikum haben, und ein solcher darf der Arzt nicht sein: da steckt der Haken! Ich gab Gebildeten sehr oft gar nichts, Ungebildeten etwas Milchzucker, den ich en gros kaufte, damit sie stille halten und mir nicht mit Aderlassen und Pillen den ruhigen Ablauf des Prozesses stören. Wo eine runde klare Aufgabe vorlag, da verordnete ich, was zur Zeit gebräuchlich war. In Erfahrungssachen und auf anderer Kosten originell zu sein, ist eine Schlechtigkeit. Gott bewahre mich vor einem originellen Arzte! „Ein Quidam sagt': Ich bin von keiner Schule — Kein Meister lebt, mit dem ich buhle — Auch bin ich weit davon entfernt — Daß ich von Toten was gelernt! Das heißt, wenn ich ihn recht verstand: — Ich bin ein Narr auf eigne Hand." Dieses Wort von Goethe[1]) ist noch viel zu gelinde für den eitlen Tropf, der einen Patienten zu seinem Versuchstier macht. Sehr oft drängte sich mir die Überzeugung auf,

---

[1]) Den Originalen (1812).

daß meine Klienten infolge schlechter Wohnung, Nahrung oder Kleidung, durch ihre Berufsbetreibung oder ihre Lebensgewohnheiten krank geworden seien, und daß die Behandlung dort einsetzen müsse, nicht mit dem Medizinkasten; ich wurde Schulmeister und Gesundheitspfleger und las mit Andacht, was von *Pettenkofer* und *Voit* aufzutreiben war, studierte Parkes Handbuch, Kirchner, sowie Rankes Physiologie mit hygienischen Nutzanwendungen. Ich stand vor der Pforte eines Gartens, in welchem manches Kraut für meine Schmerzen zu finden war. Der Unglaube an das handwerksmäßige Mixturvergeben war leicht zu begründen, aber der Glaube, daß der Mensch dennoch sein Leben und seine Gesundheit mehren und bessern könne, der war schwer zu erringen, aber er war schön und hat mich erwärmt. Manche gingen ganz verständnisvoll auf hygienische Räte ein, manche brauchten etwas Milchzucker zur Nachhülfe, und manche gingen empört von dannen und wandten sich an solche, die mehr wußten und auch etwas verordneten. „So ist das Landvolk!" Der Vorwurf ist ungenau. Städter und Gebildete sind in diesen Angelegenheiten ganz und gar nicht aufgeklärter als das Landvolk, und ein gesunder Schwindler, der Geld machen will, tut gut, sich in einer Stadt niederzulassen; vornehme Welt wird ihm nicht ausbleiben, und auch Studierte, Lehrer, Advokaten und Geistlichkeiten werden ihm nicht fehlen. Der Bauer arbeitet mit einem kleineren Gedanken-Kapital als der Gebildete, aber nicht schlechter. Die Dümmsten zu Stadt und zu Land sind immer die Schlauen. Diese mißtrauen jedem, ausgenommen einem Schelmen.

Man spricht viel von Hygieine. Der Arzt muß schon gute Praxis haben, um die Ehrlichkeit auszuhalten; die Welt will betrogen sein und nimmt es ihm sehr übel, wenn er sie nicht betrügt.

Selbstverständlich blieben mir viele Fälle für die Behandlung mit dem Messer, mit der Zange, mit dem Gips und mit Medikamenten, und ich kam, trotz vielen und tiefen medizinischen Unglaubens, gar nicht zur Ansicht, daß diese zu entbehren wären. Ich verordnete immer nur allopathisch und niemals in so großen Dosen, wie ich es bei Homöopathen gesehen. Diese blieben mir in jeder Beziehung unverständlich; am unverständlichsten war mir ihre Ehrlichkeit. Ich war wohl befreundet mit manchen, deren politische, religiöse oder medizinische Anschauungen den meinigen entgegengesetzt waren, aber nie mit einem Homöopathen.

Der beste Kompaß, zwischen Aberglauben und Unglauben hindurchzurudern, war für mich der Nihilismus von *Škoda* und Hamernjik. Was nicht eine scharfe Kritik aushält, ist gar nichts wert; aber frivol darf die Kritik nicht sein, sie muß ernsthaft bleiben. Meine Liebhaberei waren die chronischen Kranken. Ursache, Verlauf, Heilung oder Tod, alles schreitet langsam einher, und der einfältige Mensch vermag zu folgen, kann mit recht verbissener Beharrlichkeit vieles erreichen, ändern, bessern. Eine akute Krankheit ist sehr oft wie eine Feuersbrunst bei Sturmwind: bis die Löschapparate spielen, ist schon alles am Boden. Ich nehme hier die Augenheilkunde, Chirurgie und Geburtshüfe selbstverständlich aus, da hat uns Gott einen größeren Kredit eröffnet und gibt sich den Anschein, als dürfen wir mitsprechen.

Meine Bilanz.

Ich habe sehr viel Glück erlebt und fast alles ohne mein Verdienst. Ich war glücklich als Arzt, allerdings nicht durch das, was ich, sondern durch das, was andere geleistet. Ich habe in dem mit größter Mühe erworbenen und behaupteten Parterresitze des ärztlichen Berufes ein erhebendes Schauspiel des Kulturlebens, ja der ärztlichen Moral an mir vorüberziehen sehen. Vor allen erschien mir *Ignaz Semmelweis*, der Johannes Huß unserer jetzigen Epidemielehre, *Listers* gemarterter Vorläufer, der das feste Contagium geahnt und siegreich bekämpft hat. Ich genieße nach bald einem halben Jahrhundert noch ungeschwächt die Freude, die ich empfunden, als ich die Todesfälle des Kindbettfiebers gewaltig abnehmen sah, und als ich, ohne mit der menschlichen Trägheit zu rechnen, auf das Verschwinden dieses Elends hoffte. Ich durfte es erleben, daß die kühnsten Hoffnungen jener Zeit dann später in der Chirurgie und in der Gynäkologie in Erfüllung gingen. Wohl mag da und dort unnötig viele gynäkologische Lokalbehandlung getrieben werden, aber was heißt das gegenüber den vielen Frauen, die ich früher langsam verbluten gesehen und die man jetzt rettet; was will das sagen gegenüber den zahlreichen Ovariengeschwülsten, die fast ausnahmslos zum Tode führten, und die jetzt fast ausnahmslos geheilt werden! Ich habe jene traurige Zeit noch mit durchgelebt und deshalb mit Jubel meine jungen Kollegen begrüßt, die der leidenden Menschheit so vieles bezahlten, was ich ihr schuldig geblieben.

Als ich studierte, war der schwarze Star „eine Krankheit, bei der der Kranke nichts sah und der Arzt auch nichts". Während meiner Praxis erlebte ich einen großen Sieg auch auf diesem Gebiete, die Entdeckung und den Gebrauch des Augenspiegels, später des Kehlkopfspiegels mit allen weitgehenden Folgen.

Ich habe den Anfang der schmerzlosen Operationen gesehen, die Einführung des Aethers und des Chloroforms; ich habe es selbsthandelnd miterlebt, wie der Schrecken der Chirurgie: der Schmerz, der Blutverlust und das Wundfieber bekämpft und besiegt wurden.

Ich gehörte zu der ersten Generation, der es beschieden war, die anatomische und physiologische Auffassung am Krankenbette zu verwerten und die physikalische Diagnostik zu handhaben, wobei man allerdings weiter kam, als bei der hergebrachten *Hufelandschen Praxis*. Ich überflügelte den alten Doktor, wie ich später von dem modernen Chirurgen und Gynäkologen überflügelt wurde, den ich wohl begriff, mit dem ich aber nicht mehr konkurrenzfähig war. Alles hat seine Zeit.

In den ersten Jahren meiner Praxis lernte ich die Anwendung des *Thermometers* am *Krankenbette* sowie den wissenschaftlichen *Gebrauch des Wassers als Heilmittel* und war glücklich, anstatt des künstlerischen Selbstbewußtseins, das mir gänzlich fehlte, eine gute naturwissenschaftliche Grundlage zu finden.

Als Student habe ich *Rokitanskys* Pathologie und Krasenlehre sehr lieb gehabt, und als sie begraben wurde, hätte ich mich an einem Fackelzug bei der fürstlichen Leiche beteiligen mögen. Als Arzt habe ich *Virchows Cellulurpathologie* verschlungen und, wenn auch leider langsam, verdaut; schließlich ist sie mir doch in Fleisch und Blut übergegangen und ich freute mich der besseren Erkenntnis.

Mit einem gelinden Schauer habe ich noch als Student *Schönleins* Entdeckung einer parasitären Hautkrankheit und Henles Abhandlung über die auf einem Pilze beruhende Muscardineseuche der Seidenwürmer kennen gelernt. Später — allerdings 30 Jahre später — sind die Eroberungen Schlag auf Schlag gekommen; ich verfolgte sie mit der ängstlich frohen Spannung, wie ich 1870/71 die Siegestelegramme der Deutschen verfolgte, und daß ich die großen Feldherren dieses folgenschweren wissenschaftlichen Kampfes: *Pasteur, Pettenkofer* und *Robert Koch*[1]), persönlich kennen gelernt und von den Deutschen oftmals ihres Wohlwollens gewürdigt worden, zähle ich zu den Glücksfällen meines Lebens.

Also gehörte auch ich zu den Glücklichen, die durch die Hygieine aus dem Hause der pharmazeutischen Knechtschaft entronnen, nach langen Irrfahrten und nach manchem unnötigen Apisdienste das gelobte Land der Volksgesundheitspflege wenigstens erspähen und seine äußerste Grenze betreten durften. Ich will ganz gerne mein graues, oft recht unklares Haupt zur ewigen Ruhe legen, denn ich bin überzeugt, daß, wenn auch nicht schon morgen, dennoch eine bessere Zeit anbricht, in welcher die Naturwissenschaft im Dienste der Humanität viel ausgiebiger arbeitet als jetzt und die Hygieine ein Stück Religion sein wird.

Als Bürger hatte ich eine schöne Lebenszeit. Die Periode von 1847 bis 1896 gehört wohl zu den besten in der Schweizergeschichte. Unser Vaterland ist stärker und geachteter, reicher und glücklicher geworden.

... Für mich persönlich war ich kein Streber, sonst wäre

---

[1]) Vgl. die Briefproben in Ebstein, Ärzte-Briefe S. 150 und 186.

ich nicht so lange Jahre bei der bescheidensten Landpraxis geblieben und ohne alle politischen Ämter und Würden. Für das Sanitätswesen wie für Krankenpflege aber war ich ein Streber aus Grundsatz und mit Rücksichtslosigkeit, verwendete jedoch dabei viel zu wenig Honig und zu viel Galle.

Heinrich Rohlfs
(1827—1898)

Am 17. Jnui 1827 in Vegesack geboren, studierte er in Göttingen, Berlin, Prag, Würzburg und Paris. Aus dieser Pariser Zeit stammen seine Erinnerungen an einen Besuch bei Heinrich Heine im Jahre 1851. Bis 1874 trieb er ärztliche Praxis. Er siedelte dann nach Göttingen über und schrieb dort die Geschichte der deutschen Medizin (zwei Bände, 1875—1880), deren erster dem Göttinger Pharmakologen Marx (1796—1877) mit dem Zusatz „dem Einzigen in tiefster Ehrfurcht und inniger Freundschaft" gewidmet wurde. Man war, wie Hasse schreibt, in Göttingen überrascht und erstaunt. „Die Sache klärte sich zu unserer Beruhigung durch das Marxsche Testament auf, in welchem er Dr. Heinrich Rohlfs zum Universalerben des nicht unbedeutenden Marxschen Vermögen eingesetzt war." Besonders verdient machte sich Rohlfs mit der Begründung des „Deutschen Archivs für Geschichte der Medizin und med. Geographie" (1877—1885, 8 Bände), das er mit seinem Bruder Gerhard, dem Afrikareisenden, herausgab. Von 1881 bis zu seinem Tode (5. Mai 1898) lebte H. Rohlfs in Wiesbaden.

Als ich im Frühjahr 1851 nach Paris kam, schwankte ich lange, ob ich es wagen sollte, *Heinrich Heine* zu besuchen. Mehrere Bekannte, die ich dort traf und denen ich meine Zweifel mittheilte, versicherten mir, daß es mir nichts helfen könne, wenn ich zu ihm ginge, indem ich sicherlich abgewiesen würde; denn Heine's Zustand sei ein solcher, daß er nicht einmal die mit Empfehlungsschreiben von seinen Verwandten Versehenen zu sich ließe und selbst Leute von literarischem Rufe nicht mehr annehme. Einem Enkel der Goethe'schen Charlotte in Werther's Leiden, der auf diese Verwandtschaft hin keinen Zweifel hegte, vorgelassen zu werden, war dasselbe widerfahren. Dies Alles waren Beweggründe genug, mich in meinem Schwanken zu bestärken. Der Gedanke jedoch, daß ich mir, wenn ich Paris wieder verlassen hätte und Heine vielleicht nicht mehr zu den Lebenden gehörte, stets Vorwürfe machen würde, nicht wenigstens versucht zu haben, des Dichters persönliche Bekanntschaft zu machen, bestimmten mich endlich, zu ihm zu gehen.

Heine wohnte in einem von dem alten Paris, der Cité, sehr entlegenen Stadtviertel. Hat man sich durch den Strom der eleganten Equipagen und Reiter auf den von allen Völkern der Erde wimmelnden Boulevards glücklich durchgearbeitet, so gelangt man am äußersten Ende der noch sehr belebten Chaussée d'Antin, auf der das Gelärm der Boulevards noch immer in den Ohren nachklingt und die Augen noch geblendet sind von der Pracht und Großartigkeit der mannigfaltigen Gegenstände, durch eine kleine Seitenstraße in einen Stadttheil, in dem man nur noch durch die Höhe und Eleganz der Häuser erinnert wird, daß man in Paris ist. Hier schweigt das ewige Gerassel der Wagen, — höchstens sieht man einen Omnibus in gleichmäßigem Trabe dahinfahren — hier werden die Ohren nicht mehr verletzt durch die unerträglichen und unarticulirten Töne des nomadisirenden Kaufmannsstandes, hier hört man nur in der Ferne die monotone Musik der von Tagesanbruch arbeitenden Drehorgeln, auf denen Invaliden durch deutsche Melodien das musikalisch so hoch gebildete Ohr der Pariser in Entzückung versetzen. In diesem Viertel, dessen Straßen nur die berühmtesten europäischen Städte zu Pathen haben, wohnte auch Heinrich Heine und zwar in der Rue d'Amsterdam No. 50. Die Dichter liebten von jeher die Einsamkeit. Wohin hätte also Heine sich besser zurückziehen können, als nach diesem Stadttheil, der, ohne den Schmutz und die unheimliche Diebesstille anderer Vorstädte zu besitzen, den Comfort und die Eleganz des übrigen Paris aufweist? Zwei Stiegen im Hinterhause des Gebäudes führten zu der Wohnung des Dichters. Eine junge Dame, deren Gesichte eine tiefe Trauer aufgeprägt war, öffnete mir die Thür. Ihr trug ich meine Bitte vor. Welche kaum gehoffte Freude für mich, als sie, nach wenigen Augenblicken zurückkehrend, mir Einlaß in das Zimmer des Dichters gewährte! Wegen der herabgelassenen Vorhänge herrschte in dem Gemache, das durch ein paar auf den inneren Hofraum führende Fenster erhellt wird, ein abenddämmerliches Licht. In dem den Fenstern entgegengesetzten Theile des Zimmers steht des Dichters Bett, im Halbkreise von einem Ofenschirm umgeben, um so viel wie möglich allen Zug abzuhalten. Wie schlug mein Herz, als ich, um den Schirm mich wendend, nun endlich, in einer halb sitzenden, halb liegenden Stellung, den Dichter vor mir sah! Ich weiß nicht mehr, was ich gesprochen habe; ich stand einige Augenblicke stumm an seinem Lager. Alle Eindrücke, die ich jemals bei der Lectüre der Heine'schen Schriften empfangen hatte, schienen in meinem Geiste zu gleicher Zeit bei dem Anblicke des Dichters wieder aufzuleben. Von einer schrecklichen Krankheit bewältigt, lag er, ein Prometheus an den Felsen geschmiedet, schon seit drei Jahren an sein Bett gefesselt, mit den Qualen des Todes stets ringend, ohne die Freuden des Lebens, die von ihm so lieblich besungenen irdischen Götter, genießen zu können.

„Nehmen Sie es mir nicht übel," hob er an, „daß ich mich in diesem Augenblicke nicht lange mit Ihnen unterhalten kann, weil ich gerade jetzt von den heftigsten Krämpfen gepeinigt werde, so daß ich alle meine Geisteskraft zusammen nehmen muß, um nur sprechen zu können." Darauf zog er mit den Händen, die er meistens über die Stirn geschlagen zu halten pflegt, die gelähmten Augenlider empor und schaute mich an mit einem Blicke, aus dem tiefes Leiden, stoischer Muth und ein verglimmendes Feuer zugleich zu athmen schienen. Obgleich seine Augenlider gelähmt waren und seine Sehkraft bedeutend abgenommen hatte, so hatte doch der Vesuv seines Blickes noch nicht aufgehört, feurige Blitze zu sprühen. Heine's Physiognomie ist ungemein interessant; die hohe, freie Stirn zeugt von der Tiefe seiner Gedanken, die scharfgeschnittene Nase und die schmalen, eng zusammen gepreßten Lippen erwecken unwillkürlich den Gedanken in uns, daß jedes seiner Worte eine Satire sein müßte, und man ist nicht wenig überrascht, aus diesem Munde eine Stimme vom weichsten Klange und Worte von der Milde der Frühlingslüfte des Wonnemonats ertönen zu hören. Daneben giebt der starke Schnurr- und Kinnbart dem abgemagerten und eingefallenen

Gesichte etwas eigenthümlich Dämonisches. Trotz der heftigsten Krämpfe, die vom Rückenmark aus seine untern Extremitäten befallen hatten, konnte ich doch in seinen Mienen keine Spur von Schmerz lesen. Einen Menschen leiden sehen, erregt Mitleid; einen Menschen mit Seelenruhe, mit Stoicismus die furchtbarsten Qualen ertragen sehen, steigert das Mitleid zur Bewunderung.

Das Jahr 1848 brachte Heine die Leiden hoffnungslosen Siechthums, das ihn seitdem beständig an's Krankenzimmer fesselte. Sein Übel bestand in einer Erweichung des Rückenmarks[1]). Die untere Körperhälfte war bei ihm vollkommen gelähmt, ebenso die Augenlider. Nur die obern Extremitäten konnte er noch frei bewegen. Die Krämpfe beschränkten sich jedoch nicht blos auf die gelähmten Theile, sondern befielen auch die Athmungs- und Schlingorgane. Manchmal hatten sie solche Stärke, daß der ganze Körper wie eine Spirale sich krümmte. Die einzige Linderung verschafften dem Dichter große Gaben Opiums; doch scheiterte auch dessen Wirkung häufig an der Intensivität der Anfälle. Sehr charakteristisch für Heine ist, daß er auch in der Medicin Freigeist war. „Ich glaube nicht," sagte er eines Tages zu mir, „daß noch Hoffnung für mich vorhanden ist, meine Gesundheit je wieder zu erlangen, überdies habe ich kein Vertrauen zu den französischen Ärzten als Heilkünstlern; sie mögen ausgezeichnete Chirurgen sein und auch auf die Diagnose der innern Krankheiten sich gut verstehen, sie verstehen aber nicht dieselben zu heilen. Ich nehme übrigens keine Medicin, weil ich an ihre Wirkung nicht glaube. Das einzige Medicament, welches ich in meiner ganzen Krankheit genommen habe, war Jodkali, ohne daß ich dadurch eine Verbesserung meines Zustandes verspürt hätte. Man hat mich gebrannt, ich habe verschiedenartige Bäder gebraucht — doch Alles ohne Erfolg!" Als ich ihm darauf erwiderte, daß, da er noch frei sei von torpidem Fieber, man nicht alle Hoffnung aufgeben dürfe, eine Ab-

---

[1]) Über Heines Krankheit sind die Akten trotz G. Rahmer's Schrift (H. Heines Krankheit und Leidensgeschichte, Berlin 1901) noch nicht geschlossen.

nahme seiner Leiden zu bewirken, und daß, wenn auch dem Schatze unserer Arzneimittel ein unnützer Ballast beigemischt sei, man doch ohne dieselben nicht fertig werden könne, zumal die Wirkung mancher vollständig erwiesen sei, antwortete er: „Es mag sein, daß viele Arzneien trefflich wirken, doch dazu gehört ein eigener Glaube; das aber glaube ich, daß mancher Arzt auf irgend einem beliebigen Dorfe Deutschlands mich richtiger behandeln würde, als die Ärzte von Paris."

Heine gehörte nicht zu den großen Männern, welche, wenn man ihre persönliche Bekanntschaft macht, nachher in uns den Wunsch erregen, dieselbe lieber nicht gemacht zu haben. Heine zählte zu den Ausnahmen. Er machte auch in seinen Unterhaltungen den Eindruck eines genialen Mannes. Nur insofern fand ich mich im Irrthum, als ich ihn mir als einen Solchen gedacht hatte, der nicht drei Worte sprechen könne, ohne beim vierten satirisch zu werden. Die mephistophelische und dämonische Seite seines Geistes, die in seinen Gedichten und prosaischen Schriften gleich Wetterleuchten überall hervorblitzt, vermißte man in seinem Gespräche beinahe gänzlich. Nur zuweilen warf er als Würze einen sarkastischen Witz ein. Sonst war er in seiner mündlichen Unterhaltung ebenso einfach wie in seinen schönen lyrischen Gedichten. Aber eben diese ungekünstelte Einfachheit übte einen ungemeinen Zauber aus. Die Worte flossen ihm harmonisch vom Munde, und er sprach über die verschiedenartigsten Gegenstände mit einer Gewandtheit und Leichtigkeit, daß es in der That Bewunderung erregte, wenn man bedachte, wie sehr er fortwährend leiden mußte. Weder sein Gedächtniß, noch die Schärfe seines Verstandes hatte bis dahin im Geringsten in Folge seiner schrecklichen Krankheit gelitten. Und niemals hörte ich ihn über seinen traurigen Zustand in solchen Klagen sich ergehen, wie sie bei Menschen gewöhnlichen Schlages üblich sind. Nur einmal, als wir gerade über die Zustände Deutschlands sprachen, hörte ich ihn ausrufen: „O, könnte ich doch noch einmal mein Vaterland wiedersehen, wäre es mir doch vergönnt, in Deutschland zu sterben!"

Stets wird mir der Tag in Erinnerung bleiben, an welchem

ich Abschied von Heine nahm. Jedes Mal, wenn ich ihn bisher besuchte, hatte ich ihn im Bette getroffen, entweder in Gesellschaft seiner Frau oder seines Vorlesers. Dieses Mal traf ich ihn allein, mit einem langen, schwarzen Talar angethan, in einem Fauteuil am Fenster sitzend. Die Krämpfe hatten sich mit solcher Heftigkeit eingestellt, daß er es im Bette nicht mehr hatte aushalten können. Die Gardinen waren von den Fenstern weggezogen, und die herbstliche Sonne umstrahlte das Haupt des Dichters und vergoldete die Silberlocken seines Haares. Als ich eintrat, zog er mit matter Hand seine Augenlider empor. Er konnte kaum sprechen. Der Anblick war für mich höchst erschütternd. Ich habe manchen Kranken mit dem Tode ringen, auf Schlachtfeldern die Opfer der Kriegsfurie das Schrecklichste erleiden sehen, — mein Herz wurde tief ergriffen — niemals aber hatte ich eine Empfindung wie die, als ich den Dichter in diesem Zustande sah. Er erinnerte mich an den sterbenden König von Thule. Die Sonne selbst schien Mitleid mit dem Kranken zu haben; sie lächelte so mild und verklärte das gramgefurchte Gesicht des Dichters wie mit einem Heiligenschein. Als er mir die Hand zum Abschiede reichte, die durch das lange Krankenlager sich so weich wie Sammet anfühlte, rief er aus: „Grüßen Sie meine Freunde in Deutschland von mir!"

Vier lange Jahre mußte Heine noch diese entsetzlichen Leiden ertragen, bis der Tod ihm die Ruhe brachte, die er im Leben vergeblich gesucht hatte.

Theodor Billroth
(1829—1894)

Geboren in Bergen auf Rügen am 26. April 1829, gestorben in Abbazia am 6. Februar 1894. — In Göttingen begann er sein Medizinstudium — und dort schwärmte er für Jenny Linds Gesang. Dann ging er nach Berlin, wurde B. v. Langenbecks Schüler. 1860 übernahm er die chirurgische Klinik in Zürich, und 1867 diejenige in Wien. Dort schuf er mit dem Reichtum seiner Ideen seine Arbeiten und setzte sie mit seinen Schülern in chirurgische Taten um. Man rechnete es ihm hoch an, daß er „den Mut hatte, in der Chirurgie die volle Wahrheit zu sagen, indem er mit beispielloser Offenheit über alles, was ihm glückte und mißglückte, Rechenschaft ablegte". —

In seinen Briefen „wandeln wir in einem Garten, wo die Dankbarkeit und Freundschaft blühen, wo Wissenschaft und Kunst, eng verschlungen, nebeneinander ranken und ein köstlicher Humor aufschießt. Alles umgrünt von bestrickender Liebenswürdigkeit". Autobiographisch hat uns Billroth nur diese kurze autobiographische Skizze hinterlassen, die aus Wien vom Juni 1880 datiert ist. Nach seinem Tode erschien sie in den Wiener medizinischen Blättern nebst einigen an ihn gerichteten Briefen von B. v. Langenbeck und Robert Koch[1]).

... Christian Albert Theodor Billroth wurde am 26. April 1829 in Bergen auf der Insel Rügen geboren, wo sein Vater evangelischer Pfarrer war. Die nicht sehr verbreitete Familie Billroth stammt aus Schweden. Die Mutter des Th. Billroth (geborene Nagel) war aus Berlin. Ihre Mutter aus Pommern (eine geborene v. Willich); ihre Mutter (die Urgroßmutter von Th. Billroth) war eine Französin (geborene von Beaulieu). Th. Billroth war der älteste von fünf Knaben. Sein Vater starb bald nach der Geburt der jüngsten Knaben (Zwillinge). Die Erziehung der Kinder wurde allein von der vortrefflichen Mutter, welche als Witwe in Greifswald lebte, geleitet; sie starb nach langem Leiden 1851 an Phthisis. Th. Billroth überlebte seine vier Brüder, von welchen drei an Phthisis, einer an Tabes starb. Billroth genoß seine erste wissenschaftliche Ausbildung auf dem Gymnasium zu Greifswald, von welchem er im Jahre 1848 mit dem Zeugnis der Reife abging und sich als Student der medizinischen Facultät Greifswald immatriculiren ließ. Unter seinen Comilitonen auf dem Gymnasium befanden sich Max Schultze (später Professor der Geburtshilfe in Jena) und Hugo Ziemßen (später Professor der medizinischen Klinik in Erlangen und München). Billroth zeigte auf dem Gymnasium wenig Interesse für die Schulwissenschaften, wenig Talent für Sprachen, gar keines für Mathematik. Geschichte und Literaturgeschichte, und die alten Dichter vermochten allein ihn zu fesseln; doch leistete er auch darin wegen Mangel an Ausdauer nichts Besseres. Er war ein Gymnasialschüler unter Mittelmäßigkeit. Vor allem zog ihn eine große Liebe zur Musik von den Schularbeiten ab. Eltern und Großeltern beiderseits waren hervorragend musikalisch. Bill-

---

[1]) Vgl. auch R. Gersuny, Th. Billroth. 1922. Rikola-Verlag.

roth wurde nur durch das energische Widerstreben und die ernste Erziehung seiner vernünftigen Mutter abgehalten, sich ausschließlich der Musik zu widmen, wofür er ihr später ganz besonders dankbar war. Die Idee, sich dem medizinischen Studium zuzuwenden, wurde theils durch den Einfluß eines Onkels, des mit Recht in seinem Kreise hochgeschätzten Professors der Arzneimittellehre, Philipp Seifert in Greifswald, und des seiner Familie nahe befreundeten Professors der Chirurgie, Baum, in ihm angeregt, theils dadurch, daß seine Privatlehrer, deren er zur Nachhilfe auf dem Gymnasium dringend bedurfte, zufällig immer Mediziner waren.

Ostern 1849 folgte Professor Baum einem Rufe nach Göttingen und Billroth, der sich im ersten Semester in Greifswald nur mit Musik beschäftigt hatte, folgte ihm, um nun ernsthaft seine medizinischen Studien zu beginnen. — Die Göttinger medizinische Facultät war aus hervorragenden Gelehrten zusammengesetzt: *Wöhler* (Chemie), Wilh. Weber (Physik), Conrad Martin Langenbeck (Anatomie), Rudolf Wagner (Physiologie); dessen Schüler: Frey, Bergmann, Leuckart; auch dozierten Frerichs, Lotze (allgemeine Pathologie und Psychologie), Fuchs (interne Klinik), Baum (chirurgische Klinik) und Ruete (Ophthalmologie).

Diese Männer übten einen gewaltigen Einfluß auf die damals sehr zahlreichen Schüler der medizinischen Facultät der Georgia Augusta aus, es herrschte ein tüchtiger Geist unter den Studenten. — Billroth warf sich unter der Leitung dieser Männer mit Eifer und Energie auf das Studium der Naturwissenschaften und der Medizin. Zwei Männer entschieden schon hier über die Richtung seiner späteren Laufbahn und seines späteren Wirkens: *Rudolf Wagner* und *Wilhelm Baum;* bei ersterem lernte er die Vorgänge in der Natur sinnig betrachten, und zumal auch mit dem Mikroskop erfolgreich arbeiten; bei letzterem sah er stets die wissenschaftliche und praktische Richtung der Chirurgie im schönsten Verein, und wurde von dem vielseitigen und gründlichen Wissen Baums mächtig angezogen. Zugleich pflegte Billroth in Göttingen auch die Musik eifrig, und fand in dem Hause des dortigen

Musikdirektors Arnold Wehrer die liebevollste Aufnahme. Theils durch diese künstlerischen Beziehungen, theils durch gleichartige wissenschaftliche Bestrebungen entwickelte sich ein intimes Freundschaftsverhältnis zwischen Billroth und dem ebenfalls sehr musikalischen *Georg Meißner* (später Profossor der Physiologie in Basel, Freiburg, Göttingen). Beide Freunde arbeiteten privatissime bei R. Wagner, und beide wurden von ihrem Lehrer aufgefordert, ihn im Herbst 1851 auf einer wissenschaftlichen Reise nach Triest zu begleiten, und dort an einer damaligen histologischen Tagesfrage mitzuarbeiten, nämlich über die Enden und die Anfänge der Nerven, zu welchem der in Triest seitdem nicht vorkommende Zitterrochen willkommenes Material darbot. Auf dieser Reise besuchte Wagner mit seinen Schülern die Universitäten Gießen, Marburg, Heidelberg, Wien. Billroth lernte dabei die Professoren dieser Universitäten kennen und empfand die ersten mächtigen Eindrücke von den Alpen, Oberitalien und dem Mittelländischen Meere.

Von Wien kehrte Billroth nach Berlin zurück, wo er sich im Herbst 1851 immatriculiren ließ. Durch den in diesem Jahre erlittenen Verlust seiner Mutter, die nur ein äußerst bescheidenes Vermögen hinterlassen hatte, gerieth Billroth in Gefahr, seine Studien aufgeben zu müssen; durch die Unterstützung seiner Großmutter ward es ihm indes nicht nur möglich, dieselben zu Ende zu führen, sondern nach ihrer Vollendung auch noch eine wissenschaftliche Reise zu machen.

In Berlin wurde Billroth vorzüglich durch den *B. v. Langenbeck*, *Schönlein*, *Romberg* und *Traube* gefesselt; letzterer führte ihn in das Gebiet der experimentellen Pathologie ein und gab ihm die Anregung zu seiner Inauguraldissertation: „De natura et causa pulmonum affectionis, quae nervo utroque vago dissecto exoritur." Billroth wurde am 30. September 1852 in Berlin promovirt. Im folgenden Winter absolvirte er seine Militärpflicht und sein Staatsexamen und besuchte zugleich eifrig die Privatklinik *Albrecht v. Graefe's*, der, eben von seinen Reisen zurückgekehrt, vor einem ganz kleinen Kreise von Zuhörern seine glänzende Laufbahn unter allerlei Schwierigkeiten begann. v. Graefe erinnerte sich später in seiner liebenswürdigen Weise gerne seiner ersten Schüler, und beide Männer waren in der Folge freundschaftlichst verbunden.

Nach Beendigung des Staatsexamens zu Ostern 1853 reiste Billroth nach Wien, wo er mit besonderem Eifer den Cursen von *Hebra* und Heschl, sowie der Klinik *Oppolzers* folgte. Von Wien begab sich Billroth zu einem mehrwöchentlichen Aufenthalt nach Paris und traf dort mit seinem Lehrer Baum und seinem Freunde G. Meißner (zufällig auch mit v. Pitha und Simon) zusammen. Im Herbst 1853 kehrte Billroth nach Berlin zurück, um sich als praktischer Arzt dort niederzulassen. Ein Zufall führte ihn (er hatte in zwei Monaten noch keinen einzigen Patienten) zu einem Freunde und Landsmann Dr. C. Fock, welcher kurz zuvor Assistent bei B. v. Langenbeck geworden war. Fock forderte Billroth auf, sich um eine soeben vacant gewordene Assistentenstelle an der Langenbeckschen Klinik zu bewerben und trat bald darauf in dieselbe ein, damit war sein höchster Wunsch erfüllt; es wurde ihm Gelegenheit, sich speciell mit Chirurgie zu beschäftigen. Nicht nur das Bestreben, sich die Zufriedenheit seines Lehrers und Chefs zu erwerben, sondern zumal das Wissen und die Kunst seines großen Meisters spornten seine Begeisterung für die Chirurgie und den Ehrgeiz, bald selbständig etwas auf diesem Gebiete zu leisten aufs höchste an. Billroth hatte das Glück, mit *H. Meckel v. Hemsbach, v. Bärensprung, v. Graefe* und *Wilms* in nahe Verbindung zu treten, im Hause Langenbecks und *Johannes Müllers*, mit dessen Sohn, Max Müller, er befreundet war, zu verkehren, und das Wohlwollen dieser Männer für sich zu gewinnen. Sehr bald erkannte er, daß es vieler Jahre der Beobachtung und des Studiums selbst in einer so reichhaltigen Klinik wie die Berliner bedürfe, um auf dem Gebiete der praktischen Chirurgie selbständig zu werden, und so wandte er sich zunächst mit besonderem Eifer der pathologischen Histologie zu, welche zu jener Zeit eben in der Entwicklung war. Die Untersuchung der vielen von Langenbeck exstirpirten Geschwülste führte ihn vorerst auf dieses Gebiet, von da auf die allgemeine Histiogenese und Entwicklungsgeschichte und wieder zurück auf die Geschwulstlehre.

Im Jahre 1856 habilitirte sich Billroth als Privatdozent für Chirurgie und pathologische Anatomie, und hielt im Sommersemester 1856 seine ersten Vorlesungen über pathologische Anatomie, praktische Curse über pathologische Histiologie, dann später Vorlesungen über allgemeine und specielle Chirurgie, endlich chirurgische Operationscurse. Im Herbste 1856 machte er eine wissenschaftliche Reise nach Holland, England und Schottland. Verschiedene Bewerbungen um Spitalstellen mißglückten in den folgenden Jahren. 1858 erhielt Billroth einen Ruf als Professor der pathologischen Anatomie nach Greifswald. Doch so sehr er der pathologischen Anatomie und Histiologie zugethan war, konnte er sich doch nicht entschließen, seine Carrière als Chirurg aufzugeben, zumal da seine Operationskurse einen außergewöhnlichen Erfolg hatten, und sein gütiger Lehrer Langenbeck ihn auch dann noch in seiner Assistentenstellung beließ, als er sich 1858 mit *Christel Michaelis*[1]), Tochter des verstorbenen Hofmedicus Michaelis, verheiratete; es wurde ihm ausnahmsweise die Erlaubnis ertheilt, außerhalb der Klinik zu wohnen.

Dem väterlichen Wohlwollen und dem Vertrauen, durch welches Langenbeck Billroth auszeichnete, und welches er besonders auch dadurch kundgab, daß er ihn so außergewöhnlich lange an seiner Klinik behielt, verdankte Billroth 1859 einen Ruf als Professor der chirurgischen Klinik nach Zürich, wo er am 1. April 1860 gleich als Professor ordinarius sein neues Amt antrat. Hier kam Billroth in eine Facultät, welche durch ihre frische und wirkungsvolle Thätigkeit ausgezeichnet war; er arbeitete und lehrte hier 7½ Jahre zusammen mit *Griesinger, Biermer, Moleschott,* A. Fick, Frey, *H. Meyer, Horner,* Breslau, Rindfleisch, *Eberth,* und empfing von diesen wie von anderen ausgezeichneten Männern der Universität und des Polytechnikums (Vischer, Lübke, Semper, *Gottfried Keller,* Osenbrüggen u. A.) mächtige Anregungen nach den

---

[1]) Gemalt von Franz Krüger, dessen Nichte sie war, im Jahre 1848 als junges Mädchen mit Blumen. (Vgl. M. Osborn, Franz Krüger. 1910. S. 68.)

verschiedensten wissenschaftlichen Richtungen. Billroth trat auch mit den hervorragenden Collegen der medizinischen Facultät der anderen schweizerischen Universitäten (Lücke, Munk, Klebs, Schiff, Aeby, Door in Bern, His und Stein in Basel) bald in nähere Verbindung. In seinem Hause empfing er zumal auch die deutschen Gäste mit offenen Armen und wurde bald näher befreundet mit O. Weber (Heidelberg), *R. Volkmann* (Halle), *Esmarch* (Kiel), Simon (Darmstadt, Rostock) u. A.

Nachdem Billroth 1862 einen Ruf nach Rostock, dann 1864 nach Heidelberg ausgeschlagen hatte, folgte er im Herbste 1867 einer Berufung nach Wien, wo er am 20. August 1867 sein Amt antrat. Diese Berufung war in Wien unter mannigfachen Schwierigkeiten zu Stande gekommen und Billroth hatte in den ersten Jahren seiner Thätigkeit manche Hindernisse zu überwinden. Nach dem Abgange *Jüngkens* wurde Billroth von der medizinischen Facultät in Berlin primo loco für die Professur der chirurgischen Klinik in der Charité vorgeschlagen; später erhielt er einen Ruf an die neu gegründete deutsche Universität in Straßburg. Im Jahre 1870 war Billroth in den Lazaretten von Weißenburg und Mannheim thätig.

Nach dem Rücktritt Langenbecks erging noch einmal ein Ruf an ihn nach Berlin unter glänzendsten Bedingungen. Es war ihm jedoch sein Wirkungskreis in Wien, sowie auch das sociale und künstlerische Leben (er war mit *Johannes Brahms* und Eduard Hanslick besonders befreundet) in der schönen Kaiserstadt zu lieb geworden, als daß er sich hätte entschließen können, Wien zu verlassen. Wenn ihm die Liebe seiner Schüler und das Wohlwollen seiner Freunde bis an sein Ende treu bleiben, dann darf man wohl sagen: er war ein glücklicher Mann!

Der Mensch ist ein Theil der gesamten Natur; seine Entwickelung erfolgt nicht sprungweise, sondern langsam aus Vergangenem und Gegenwärtigem. Die Wirkung des Einzelnen auf die Gesellschaft hängt von seinen Ahnen, sowie von den Verhältnissen ab, in welche er hineingeboren und in welchen er aufgewachsen ist. Diese bilden den Charakter aus und aus ihm entwickeln sich die Thaten des Mannes. „Und was man ist, das blieb man Andern schuldig."

Johann Friedrich Horner
(1831—1886)

Er wurde geboren am 27. März 1831 in Zürich, studierte dort seit 1849 bis zu seiner Promotion (1854), machte dann Studienreisen nach Wien und Berlin. In Wien bot Oppolzers Klinik „dem Schüler Hasses nichts Neues", dagegen gab Škoda „Körner der Weisheit, die freilich mühsam gesammelt werden mußten". Horner hat nie begreifen können, wie man Škoda einen Nihilisten nennen konnte; „er war positiv, aber nur im Erprobten." Eine besonders befriedigende Richtung bekam Horners ganze Tätigkeit in Wien in dem Augenblick, da er sich der Augenheilkunde zuwandte, der er bis an sein Lebensende (20. Dezember 1886) treu geblieben ist. Im Herbst 1854 kam er an die Graefesche Augenklinik, wurde bald Assistent bei ihm, erst ein dan Lehrer bewundernder Schüler, später mit ihm in inniger Freundschaft verbunden. Nach einer kurzen Studienreise nach Paris ging er nach Zürich zurück, ließ sich dort erst als Augenarzt nieder, wurde dann 1862 Direktor der dortigen Augenklinik und seit 1873 Ordinarius. Krankheit zwang ihn 1885 seine akademische Lehrtätigkeit aufzugeben. In dieses letzte ihm noch vergönnte Lebensjahr fällt die Abfassung seiner „Notizen zu meiner Biographie", die dann nach seinem Tode E. Landolt ergänzt und herausgegeben hat.

... Für uns alle gieng das rechte Leben erst an, als am 10. November *v. Graefe* selbst die Klinik begann. Von dem Eindrucke habe ich anderswo eine Schilderung zu geben versucht: die imponierende Wirkung des mit vollen Händen neue Wissenschaft uns bietenden Forschers vergesellschaftete sich von Anfang an mit der den Enthusiasmus anfachenden Verehrung für die sympathische, liebenswürdige, humane Natur. In dieser Jugendepoche war die Harmonie des Forschers, Lehrers, Arztes und des Menschen im Ganzen eine vollkommene und einzige.

Morgens ungefähr um 9 Uhr begann das theorethische Kolleg, das, in fließender Sprache und lebhafter Schilderung, das ganze Gebiet der Augenheilkunde durchsprach. Ich suchte dem äußerst raschen Vortrage nachzukommen und arbeitete mit großer Regelmäßigkeit täglich den Vortrag aus. Dies Heft wurde noch viele Jahre später vielfach kopiert und bot die Unterlage für Vorträge des Assistenten. Die Klinik war reich an Material und die Art der Besprechung der Fälle ebenso interessant als tiefgründig. Mir schien es, wie wenn ich eine ganz neue Wissenschaft hörte, und rasch entschloß ich mich, den einzig richtigen Weg einzuschlagen: zu praktiziren wie ein Student, mir Fälle zutheilen zu lassen, über sie coram publico zu referiren, mich examiniren und korrigiren zu lassen. Bei *v. Graefes* feinen Formen durfte auch ein wohlbestallter med. dies riskiren. Ich gieng zu v. Graefe und bat ihn, mich als Praktikanten aufzunehmen. Dieses freie Geständnis der eigenen Ignoranz schien ihn zu frappiren; in eingehendem Gespräche erkundigte er sich über meinen Studiengang und speziell über meine physiologische Bildung. Der erste Fall, der mir zugewiesen wurde, war eine Trochlearisparalyse. Zum ersten Male war die Diagnose dieses Leidens im ersten Bande des Archivs mitgetheilt worden und die Methode der Untersuchung mir ganz neu. Ich that mein Bestes, machte die Diagnose nicht, aber gab den Thatbestand richtig. Der zweite Fall war eine Episkleritis, ebenfalls für mich ein absolutes Novum. Ich schilderte so gut als möglich was ich sah und dachte im Stillen dankbar an denjenigen, der mich nach Berlin gewiesen, an von Zehender, aber auch lächelnd an die Naivität, mit der ich geglaubt hatte, schon etwas von Augenheilkunde zu verstehen.

... Der Nachmittag brachte, nach dem rasch besorgten Mittagessen, einen lebhaften Kaffeeschwatz in Völkers Konditorei, dann Arbeit am Kollegienhefte und neue Literatur — am Abend stets Augenspiegelkurs und nachher ophthalmologische Kränzchen mit Vortrag und Diskussion oder freie Besprechung. Im Anfang suchte ich mich, durch Besuch der Kliniken *v. Langenbecks, Schönleins, Jüngkens* und *Rombergs*, mit dem ganzen klinischen Lehrkörper bekannt zu machen, und gerne hätte ich des ersten Klinik, die so viel Interessantes bot, gehört, aber die Stellung, die ich in kurzer Zeit in Graefes Klinik einnahm, machte es zeitlich unmöglich. Leichteren Herzens gab ich die andern auf: Schönlein war alt und sprach äußerst mühsam, wenn auch geistvoll zusammenfassend; er fehlte oft, und sonst kollidirte seine Klinik mit der v. Graefeschen. Geradezu abstoßend war die Jüngkensche Klinik: in einer der ersten Stunden sah ich bei ihm einen *Chloroformtod* ohne den leisesten Versuch einer Wiederbelebung; vielmehr wurde die Amputation des Unterschenkels vollendet, der Verband mit schmalen Heftpflasterstreifen völlig ausgeführt und nun großartig proklamirt: „Der Mann ist todt, aber der Mann ist nicht am Chloroform gestorben, er wäre auch sonst gestorben." Ich hatte für immer genug von dem Geheimen Ober-Medizinalrath. Ein ganz vortrefflicher Operationskurs beim „alten Schlemm", den ich Baenzigers Initiative verdankte, hielt mich in chirurgischer Anatomie und Technik frisch, und manch treffliches Wort hörten wir da aus des Alten Munde, der, das Weißbierglas und die Cigarre (von uns ponirt) abwechselnd benützend, im langen grauen Hausrock, in hohen Filzstiefeln, gemüthlich da saß und langsam und sicher alle Methoden der Unterbindungen etc. zeigte. Dabei fielen nicht wenige Hiebe auf die anatomischen Schnitzer des Herrn Jüngken und ebenso viele Laute der Anerkennung für den bescheidenen Wilms, den Chirurgen von Bethanien, den ich auch einige Male am Werke sah. Als Wundarzt im engern Sinne war er entschieden der Beste.

In glücklicher Stimmung, begeistert und fleißig, Wissenschaft und Freundschaft köstlich vereinigt genießend, rückte ich in die grauen Tage des November hinein. Es sollte die wichtigste Entscheidung nicht lange ausbleiben. Am 24. November, nach Schluß der Vorlesung, hieß mich Dr. Michaelis in v. Graefes Zimmer gehen, da dieser mir etwas zu sagen habe. Neugierig trat ich ein. Er stand am Ofen, sich wärmend, und begrüßte mich mit den Worten: „Wollen Sie mein Assistent werden?" — Obgleich völlig überrascht, zögerte ich nicht, sofort „Ja!" zu sagen; worauf die kurze Antwort: „Gut, fangen Sie gleich an!'

... Nun war ich Famulus und chef de clinique der v. Graefeschen Klinik — der erste mit seinem Examen Fertige, der erste Ausländer, der erste, der sich speziell mit Augenheilkunde beschäftigen wollte und konnte. Die bisherige Stellung war sehr unbedeutend; sie gab aber das Recht der Gegenwart auch bei den Operationen für die Pflicht der Protokollführung, die übrigens in kürzester Form geschah. Es hing von mir ab, was ich aus der Stellung machen würde, da die ältern

Assistenten gerne sich ersetzen ließen, wenn man weiter nichts verlangte als arbeiten. Und Honorar oder dergleichen war nicht!

Einerseits meine Kenntnisse in der Ophthalmoskopie, andrerseits meine Gewandheit im Mikroskopieren brachten mich gleich in etwas andere Stellung. In ersterer Richtung konnte ich in der Poliklinik für Liebreich eintreten und in letzterer oft für die Klinik Demonstrationen vorbereiten. Allmälig kam ich auch in die Privatzimmer der Klinik, war bei allen, auch den Privatoperationen derjenige, der die Instrumente reichte, und mußte selbst in die Stadt zu Operationen mitfahren. Meine Liebe zur Arbeit und zur Person unseres Chefs ließ mich über alle kleineren Hindernisse wegsehen, und die gewöhnliche Zeiteintheilung wurde allmälig: 7$\frac{1}{2}$ Uhr Frühstück, 4 Uhr Mittagessen, 8 oder 9 Uhr eine Portion mit Bier, und selten vor 12 oder 1 Uhr zu Bette ...

Die Beziehungen zu v. Graefe gestalteten sich immer freundschaftlicher, je mehr er sah, daß ich ihm die Last vermindern wollte, ohne die ohnehin bestehende Eifersucht der ältern Assistenten zu erregen. Ich wurde ein regelmäßiger Gast an den Abenden (Donnerstags), wo er in seiner Wohnung (Kayserlingksches Haus No. 6 unter den Linden) seine Freunde sah. Eine L'hombre-, eine Whistpartie, wohl bis 1 ja 2 Uhr Morgens, waren die Centralpunkte des Abends und für die Nichtspielenden der Aufenthalt im Zimmer nicht sehr angenehm wegen des gräßlichen Gekreisches der sehr eifrigen Spieler. Ich pflegte mein Glas Erlanger Bier zu trinken und mit den Nichtspielern mich zu unterhalten; oft auch setzte sich v. Graefe zu mir und besprach noch Kranke oder machte auch eine Schachpartie mit mir. Überhaupt war v. Graefe in diesem Wintersemester (54/55) sehr heiter und aufgeräumt und häufig — noch nach Jahren — äußerte er, daß er nie begeistertere Zuhörer und angenehmere Beziehungen zu ihnen gehabt habe.

Franz König
(1832—1910)

Er wurde am 16. Februar 1832 zu Rotenburg a. d. Fulda geboren, wo sein Vater Leibarzt des Landgrafen von Hessen-Rotenburg war. Er selbst studierte und promovierte in Marburg (1855). Seit 1858 war er bei Roser in Marburg Assistent. In seinen 1912 erschienenen „Lebenserinnerungen" sagt er über seinen Lehrer: „Ich habe das Beste, was mir für mein Lebensziel gedient hat, während meines Aufenthalts bei und durch Roser gelernt und was für meinen Lebensweg bestimmend war, ich habe seit jener Zeit auf Grund des Gelernten stets die Chirurgie als den Zweck meines Lebens betrachtet." Da König für seine Existenz sorgen mußte, ging er in die Praxis, zuerst als Landarzt nach Homberg. Bereits 1859 wurde er an das Landkrankenhaus nach Hanau berufen, wo nach 10 jähriger Tätigkeit der Ruf an ihn erging, die Leitung der chirurgischen Klinik in Rostock zu übernehmen, wo er bis 1875 blieb. Dann rief man ihn in derselben Eigenschaft nach Göttingen, das den Kernpunkt seines Lebens bedeutet. Zwanzig Jahre hat er dort segensreich gewirkt. „Viel Gutes und viel unendlich Trauriges habe ich dort erlebt." Es war der Tod seiner Frau. 1895 wurde König durch den Tod seines ältesten Sohnes die Tätigkeit in Göttingen verleidet. Er folgte damals einem an ihn ergangenen Ruf nach Berlin als Nachfolger von Bardelebens. Als er den Neubau der Klinik vollendet sah, gab er die Lehrtätigkeit auf und lebte mit der Neuauflage seiner „Speziellen Chirurgie" beschäftigt erst in Jena, dann im Grunewald. Er starb am 12. Dezember 1910.

... Das liebste, was ich im Leben gehabt habe, das, worum sich viele Jahre all mein Denken gedreht hatte, war meine Frau. Die, welche die Ehe nicht kennen, oder dieselbe von der schlimmen Seite kennen lernten, wissen nicht, wie zwei Menschen mit einander verwachsen können, wie der eine Teil nichts tun, nichts denken kann, ohne sich zu fragen, wie der andere darüber denkt und ob er mittut. In solches Denken wächst man erst hinein und dann kommt es auch dahin, daß der eine Teil stets denkt und fragt, wie kann ich den andern unterstützen und ihm helfen, daß der eine Teil stets sucht, so weit als möglich in die Gedanken des andern einzudringen. Das vollzieht sich selbstverständlich nicht ohne Reibung. Der, welcher ein solches kameradschaftliches Verhältnis sieht, der würde sehr irren, wenn er glaubt, daß es dabei immer absolut friedlich zugeht. Die Reibung schleift den Edelstein. Aber wenn es recht geht, so werden diese Reibungen immer weniger, jeder Teil lernt es nach und nach, sich dem andern

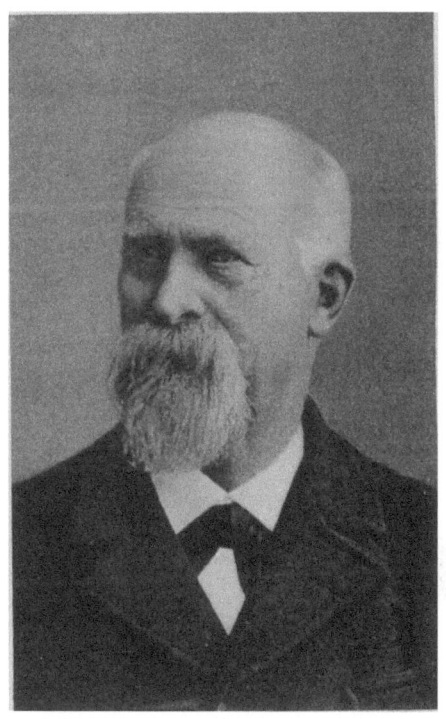

Franz König.

zu akkomodieren. So war unser Verhältnis viele Jahre und es wurde jäh zerrissen. Als mir meine Frau nach langem Leiden starb, da habe ich viele Jahre verständnislos an dieser Tatsache gestanden. Wir waren so verwachsen, daß ich nicht begriff, wie ich als der bleibende Teil das Leben weiter führen sollte.

Unsere Mutter war eine kluge Frau, eine scharf beobachtende Natur. Die Mädchenbildung, welche den Frauen jener Zeit zuteil wurde, war keine sehr tiefgehende. Das empfand sie bald, nachdem das Glück uns zusammengeführt hatte. Lange Zeit, zumal nachdem wir akademisch geworden waren, hat das Bewußtsein an ihr genagt. Aber sie hat es verstanden, die Lücken auszufüllen. Ihr großzügiges Denken, ihr Herz voll Liebe für die Ihren waren die leitenden Führer bei ihrem Bildungsgang. So war sie zu einer edlen, vornehmen Frau geworden, welche allem Gewöhnlichen im Verkehr, allem Klatsch und Gemeinen fern stand. Von glühender Liebe für ihre Kinder beseelt, suchte sie diesen in vollkommen unbemerkbarer Weise das Großherzige ihres Denkens beizubringen. Und es gelang ihr vieles. Dabei war sie eine treffliche Haushälterin, welche mit verhältnismäßig geringen Mitteln das gastliche Haus zu einem von den Fremden gern gesuchten machte. Zumal die Jugend, weiblich und männlich, suchte es gern auf. Und das Letzte nicht das Geringste: sie suchte und fand das Verständnis mit mir und mit meiner Arbeit und mit meinem Streben. So weit es ihr möglich war, unterstützte sie mich in meinen wissenschaftlichen Arbeiten: sie schrieb meine Manuskripte ab, so daß der Drucker sie lesen konnte, sie besorgte die Korrekturen mit mir, sie ermunterte und ermutigte mich, wenn ich arbeitsmüde wurde. Und in jener Zeit, nachdem sie mich in schwerer Krankheit mit Aufbietung aller Kraft gepflegt und ich, lange Zeit an den mannigfachen Nachwirkungen der tückischen Krankheit laborierend, zumal nach meiner Übersiedelung nach Göttingen allen Mut verlor, da war sie es, die mich aufrichtete. Die Angst, daß ich nicht erfüllen könnte, was mir an wissenschaftlicher und praktischer Arbeit erwuchs, hatte mich damals so weit beherrscht, daß ich zurücktreten wollte. Da war sie es, welche mich mit ihrer Energie hochhielt, und welche mich auch in der nächsten Folge, bis meine Kräfte sich wieder einstellten, immer wieder ansportne. Man hat mich gefragt, und wiederholt mir vorgeworfen, daß ich in der Zeit, als mannigfache Berufslockungen an mich herantraten, diesen aus dem Wege ging. Es wäre ein Verrat an meiner liebsten Kameradin gewesen, wenn ich in jener Zeit, während sie bereits schwer litt, unser so lieb gewordenes Heim in Göttingen zu gunsten von Bonn verlassen hätte. Sie hat nie etwas dagegen gesagt, aber ihre leuchtenden Augen, als mir die Studenten mit einem Fackelzug für mein Bleiben dankten, lohnten mir, daß ich das Opfer, wenn es überhaupt ein solches war, gebracht. Und nun vollends: es wäre eine nicht gut zu machende Gemeinheit gewesen, wenn ich den mir sicheren Ruf (1882) nach Berlin, nach Langenbecks Abgang, angenommen, und die, wie jetzt feststand, dem Tode Geweihte, noch aus unserem sicheren Heim in den Lärm einer neuen anspruchsvollen Heimat hätte verpflanzen wollen. Sie hat überhaupt nichts davon erfahren, daß ich diese Lockung sofort abgelehnt hatte. Wenn sich so mein Leben durch das Leiden meiner Frau anders gestaltet hat, als es sich mit ihr, der gesunden, gestaltet haben würde, so empfinde ich darüber keinen Kummer. Ich habe meinem besten Kameraden die Treue gehalten.

Wilhelm Wundt
(1832—1919)

Wilhelm Max Wundt wurde am 16. August 1832 zu Neckarau in Baden geboren. Schon in seiner Tübinger Studienzeit (1851—56) wurde es ihm zweifelhaft, ob der Beruf des praktischen Arztes der für ihn geeignete sei. Wie er den Entschluß faßte, Physiologe zu werden, und seinen Entwicklungsgang in der Heidelberger Zeit hat er in „Erlebtes und Erkanntes" (1920), das kurz nach seinem Tode erschien, dargestellt. Der Kliniker Hasse schreibt aus dieser Zeit in seinen „Lebenserinnerungen" über ihn: „Wundt hatte als Student eine physiologische Preisaufgabe rühmlich gelöst und gedachte in derselben Richtung weiterzuarbeiten. Ich redete ihm zu, vorerst bei mir als Assistent einzutreten, weil es mir von besonderem Nutzen schien, wenn

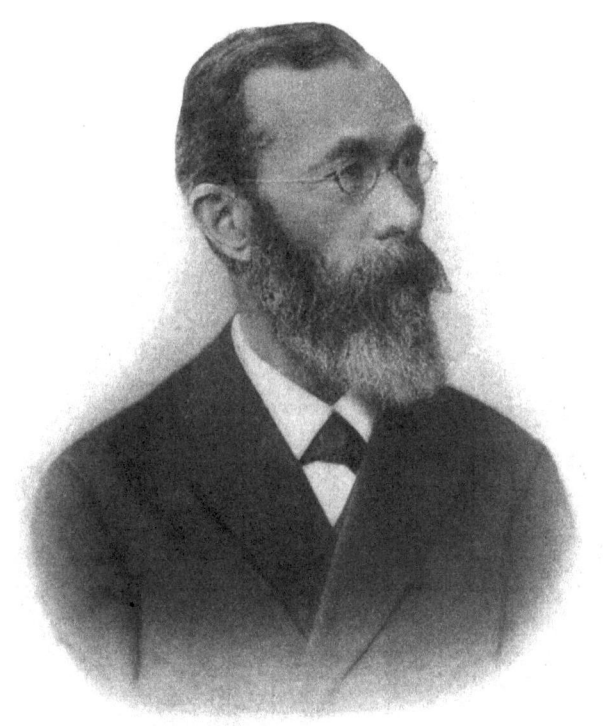

Wilhelm Wundt.

ein Physiolog die Bedürfnisse des ärztlichen Wissens und Handelns einmal gründlich kennen lernte und künftig berücksichtigen würde. Wundt hat sich bekanntlich später der Philosophie und Psychophysik gewidmet, hat aber selbst, nachdem er in diesen Fächern berühmt geworden, den Wert einer solchen praktischen Durchgangsbildung nicht verkannt." 1874 rief man Wundt nach Zürich und 1875 nach Leipzig als Professor der Philosophie. Er begründete dort das Institut für experimentelle Psychologie.

Als ich in meinem fünften Semester begann, zu den naturwissenschaftlichen und anatomisch-physiologischen Studien der vorangegangenen Jahre die praktischen Fächer hinzuzufügen, hatte ich mir für diese zur Regel gemacht, Theorie und Praxis wo immer möglichst zu verbinden. Bei den praktischen Fächern, besonders bei der inneren Medizin, schien mir das um so mehr erforderlich, als Hilfsmittel, wie sie die naturwissenschaftliche Abbildung der Objekte gewährt, hier nicht zu Gebote stehen. Die Beschreibung eines Krankheitsfalles ist kaum imstande, einen auch nur irgend zureichenden Ersatz der Wirklichkeit zu gewähren, denn sie setzt zwei Wirklichkeiten voraus: die Krankheitserscheinungen am lebenden Körper und die pathologischen Veränderungen an den durch sie affizierten Organen. Eine Vorlesung über Pathologie ist also im Grunde eine Anweisung auf Dinge, deren jedes besonderer Objekte und Hilfsmittel bedarf. In meiner Studienzeit pflegte nun meist die Pathologie zuerst in Vorlesungen behandelt zu werden, diesen ließ der Mediziner ein klinisches Semester folgen, in welchem er an das Krankenbett geführt wurde, um das ein Semester vorher Gehörte selbst zu sehen. Daran reihte sich noch ein Semester, später ein Kursus an der Leiche, bei dem er Sektionen der verstorbenen Kranken ansehen durfte. Die zu diesen Sektionen gegebenen Erläuterungen bildeten zugleich eine Art Repetitorium zu den vorangegangenen Lehrkursen im Hörsaal und am Krankenbett. Das war eine zeitraubende und für die rein theoretischen Vorträge ziemlich unnütze Zerstückelung des Stoffes. So habe ich sie denn auch für mich selbst von Anfang an abgeschafft, um mindestens die zwei ersten unter diesen drei Kursen sofort zu verbinden, woran sich dann der dritte, der pathologisch-anatomische, von selbst anschloß. Hierdurch war dieselbe Verbindung hergestellt, die meines Wissens seitdem fast überall üblich geworden ist, nur das gegenwärtig die vorbereitenden Fächer der Anatomie und der Physiologie zu kurz kommen.

Diesem Streben, durch eigene Erfahrung einen Einblick in die verschiedenen hier einander durchkreuzenden Gebiete der Pathologie zu gewinnen, kam nun zunächst ein zufälliges Ereignis zu Hilfe, das mit meinem Eintritt in die praktischen Fächer zusammenfiel. Es bestand in einer Preisaufgabe, welche die Heidelberger medizinische Fakultät für den Herbst 1854 gestellt hatte. Dies war die Zeit, in welcher ich nach dem üblichen Lehrplan eben erst den Anfang der Vorlesung über Pathologie gehört hatte, in welcher mir aber sogar die pathologische Anatomie, vollends die operativen Fächer noch fremd waren. Dennoch reizte mich die Aufgabe, die eine Untersuchung der auf die Durchschneidung der Lungen-Magennerven folgenden Veränderungen der Lungen verlangte, als eine physiologische zu ihrer Bearbeitung, obgleich sie eine gewisse operative Übung an Tieren, namentlich aber pathologisch-anatomische Kenntnisse voraussetzte. Aber ich suchte mir selber zu helfen, indem ich in den geeigneten Lehrbüchern die Schilderung der Anlegung von Luftröhrenfisteln las und dann diese Operation selbst an Kaninchen ausführte, und außerdem ein antiquarisches Exemplar von *Rokitanskys* pathologischer Anatomie erstand, in welcher ich das Kapitel über Lungenerkrankung gründlich studierte, um die vortrefflichen Beschreibungen dieses Autors mit meinen Beobachtungen an den operierten Tieren zu vergleichen. Da die Ausführung der Experimente dringend einen Assistenten erforderte, der dem Operierenden beim Aufbinden und Festhalten der Tiere sowie bei den nach der Operation ausgeführten Temperaturmessungen und anderen Manipulationen beistand, so unterstützte mich meine gute Mutter an Stelle eines solchen. Noch schwebt mir in der Erinnerung vor, wie sie bei der Ausführung der Vivisektionen das Gesicht zur Seite wandte, um sich den Anblick der Operation zu entziehen, dabei aber mit der größten Geduld sich die erforderlichen Fertigkeiten aneignete und schließlich das Manuskript der Arbeit ins Reine schrieb. Da von dem Lungenmagennerven direkte Nervenfasern zur Lunge gehen und außerdem solche weiter unten sich zu einem besonderen Nerven sammeln, der zurückläuft und sich in den Kehlkopfmuskeln ausbreitet, so zerlegte sich die gestellte Aufgabe von selbst in eine doppelte Experimentalreihe, von denen die eine in der Durchschneidung des Vagusstammes am Hals, die andere in der des eng der Luftröhre anliegenden *Nervus recurrens* bestand. Als Resultat ergab sich, daß die durch die Rekurrenstrennung bewirkte Kehlkopflähmung eine den Eintritt der Bronchien umgebende Lungenentzündung erzeugte, die ihre manifeste Ursache in den durch den gelähmten Kehlkopf eintretenden Speisemassen hatte, wogegen, wenn der Vagusstamm durchschnitten wurde, dazu eine zweite, namentlich bei jugendlichen Tieren über die ganze Lunge verbreitete eigenartige Affektion hinzukam, die ich nach meinem Ratgeber Rokitansky als eine ,,Atelectasis pulmonum" diagnostizierte, und die beim Menschen, namentlich bei neugeborenen Kindern, infolge mangelhaft zustand gekommener Atmung beobachtet wird.

Die Preisaufgaben der medizinischen Fakultät pflegten damals in der Klinik oder dem Institut des Professors gelöst zu werden, von dem die Aufgabe gestellt war. Der Preisträger war daher in der Regel schon zuvor bekannt, und meine vorschriftsmäßig anonym eingereichte Arbeit setzte deshalb die Fakultät einigermaßen in Erstaunen. War sie doch in meiner Studierstube entstanden, ohne daß jemand außer meinem Hause davon etwas wußte. Aber da ich mit Hilfe meines *Rokitansky* zu genau denselben Resultaten gelangt war wie mein Konkurrent mit der Unterstützung seines Professors, so war man in einiger Verlegenheit, wer mit dem Preis zu krönen sei. Die Fakultät half sich jedoch dadurch, daß sie ausnahmsweise beiden Bewerbern den Preis erteilte. Das geschah besonders unter Befürwortung des ältesten Ordinarius, der es als ein besonderes Verdienst des unerwarteten Bewerbers ansah, daß dieser seine Schrift sowohl in deutscher wie in lateinischer Sprache eingereicht hatte. Freilich war dies nur infolge eines Mißverständnisses geschehen. Die Fakultät hatte nämlich die alte Sitte beibehalten, die Preisaufgaben in lateinischer Sprache zu stellen, wogegen die andere, sie auch lateinisch zu schreiben, längst aus der Mode gekommen war. Als ich nach Fertigstellung meiner ziemlich mühseligen Übersetzung meiner Arbeit zufällig hörte, man pflege sich schon aus Rücksicht auf die Bequemlichkeit der Fakultät mit dem deutschen Texte zu begnügen, hatte ich beschlossen, beider Versionen einzureichen, um auf alle Fälle den etwaigen Ansprüchen zu genügen.

Daß ein Autor, der in seinem Leben mancherlei Arbeiten zum Druck befördert hat, durch keine spätere mehr in gleichem Grade erfreut wird, wie durch die erste, ist eine bekannte Erfahrung. Von meiner Arbeit über die Durchschneidung des Vagus gilt das aber in besonderem Grade, weil sie zu einem Briefwechsel mit *Johannes Müller* führte, dem ich mein deutsches Manuskript zur Aufnahme in das von ihm herausgegebene „Archiv für Anatomie und Physiologie", die angesehenste physiologische Zeitschrift, übersandt hatte, und weil Johannes Müller sie mit einigen anerkennenden Worten in den Jahrgang 1865 dieser Zeitschrift aufnahm.

In Heidelberg trat ich nach dieser privaten vivisektorischen Vorbereitung als Schüler in den gesamten Lehrumfang des zu seiner Zeit hauptsächlich als pathologischer Anatom geschätzten Klinikers *Ewald Hasse* ein. Seine Vorträge zeichneten sich durch große Klarheit aus. Besonders aber seine Sektionen und Demonstrationen an der Leiche waren mustergültig, und ihr Wert erhöhte sich dadurch, daß jeder dieser Vorträge ein in sich zusammenhängendes Ganzes bildete, was die Nachteile der in dem damaligen Lehrplan liegenden Zersplitterung der Fächer wieder einigermaßen aufhob. Instruktiv für den späteren Arzt war es auch, daß er die ambulatorische Klinik selbst abhielt, so daß sein Unterricht durch die Einführung in jenen Wechsel zwischen verschiedenen Formen der Krankenbehandlung, genau wie sie im täglichen Leben vorkommt, weit mehr ein Bild der Wirklichkeit bot, als es bei der Verteilung der inneren Medizin auf mehrere Personen der Fall zu sein pflegt.

Einen vollen Gegensatz zu dieser der Wirklichkeit angepaßten vielseitigen Lehrweise Hasses bildete die gewissermaßen dem Lebensalter dieser Klinik entsprechende des Professors der Chirurgie. Hasse gehörte zu den jüngeren Ordinarien. Ein geborener Sachse, war er ein Jahr vorher von Zürich, dieser Anfangsprofessur so vieler deutscher Gelehrter, nach Heidelberg berufen worden, und er stand besonders in der Therapie noch inmitten der jüngeren Generation. Diese war aber eine vorwiegend skeptische. Bei den inneren Krankheiten überließ man diese womöglich sich selbst oder begnügte sich mit der Anwendung von äußeren Mitteln, namentlich von Gegenreizen. Die „Moxa", ein auf die Haut gesetzter brennender Zylinder, der sich tief bis in das Unterhautgewebe einbrannte, war ein Gegenreiz, mit dem Hasse selbst bei verschiedenen Leiden sich quälte. Die inneren Mittel, die er beim Patienten anwandte, waren großenteils bloße Scheinmittel, die er zum Zweck der Beruhigung desselben verschrieb. Ein „Decoctum Salep", ein Aufguß der Salepwurzel, der an Heilwirkung ungefähr einer Wassersuppe gleichkommt, war bei ihm beinahe zum Universalmittel geworden. Das Wesentliche der Medizin bestand ihm aus Diagnose und pathologischer Anatomie, die eigentlich wissenschaftliche Grundlage allein aus dieser. Der Chirurg *Chelius*[1]) dagegen, der sich bereits der Achtzig näherte, war der älteste aktive Lehrer der Universität. Er vertrat aber nicht bloß die eigentliche Chirurgie, sondern auch die Augenheilkunde nebst den übrigen heute als Dependenzen der Chirurgie von ihr gesonderten Pathologien der Ohren, der Nase, sowie der noch jetzt ein schwankendes Dasein zwischen Spezialfach und Teil der gesamten inneren Medizin führenden Sondergebieten der Haut, des Magens, der Kinderkrankheiten usw. Alles das war noch zu einem einzigen großen Gebiet verbunden, wobei dann freilich die älteren Ärzte von

---

[1]) Vgl. oben (S. 215f.) die Schilderung Pagenstechers.

den damals bereits üblichen diagnostischen und zum Teil auch therapeutischen Hilfsmitteln meist keinen Gebrauch machten. Chelius nahm vielleicht sogar darin eine Ausnahmestellung ein, daß er erklärte, ein einzelner Fall würde sich zur Untersuchung mit dem Augenspiegel eignen, wenn nicht dieser eine zu gefährliche Reizung des Auges verursachte. Einen Augenspiegel zu sehen bekamen wir Schüler aber niemals. Um so reicher war der Vorrat an Arzneimitteln, teils vegetabilischer, teils mineralischer Abstammung, über die er verfügte, die übrigens meist seit alter Zeit unter einem einheitlichen Namen in den Apotheken vorrätig waren. So war ein besonders beliebtes Mittel ein gewisses ,,Pulvis antiscrophulos", das aus einigen zwanzig Stoffen, großenteils Kräutern, zusammengesetzt war, als einen wesentlichen Bestandteil aber außerdem die Asche alter verbrannter Schuhsohlen enthielt.

Auch *Chelius* trug die Chirurgie teils rein theoretisch in einer sechsstündigen Vorlesung vor, teils demonstrierte er sie am Krankenbett, wobei jedoch die Operationen sein ihm assistierender Sohn ausführte. Charakteristisch waren dabei die Krankenbesuche, bei denen sich ihm eine Schar studentischer Schüler als Zuhörer anschlossen. Freilich verhielt sich Chelius bei diesen in der Regel vollkommen schweigend, daher denn auch seit Jahren die chirurgische Klinik den Namen der ,,Stillen Klinik" bei den Studierenden führte. Etwas anders ging es allerdings in der meist von Landleuten der Heidelberger Umgebung besuchten ambulatorischen Klinik zu. Hier bot die Unterhaltung zwischen Chelius und dem ländlichen Patienten einen eigenartigen Genuß, man könnte sagen, sie war eine Abart des Sokratischen Gesprächs, die auch der Sokratischen Ironie nicht entbehrte. Diese ergötzlichen Bestandteile des Unterrichts zeigten, daß diese Klinik dereinst einmal bessere Tage gesehen hatte, aber sie zeigten auch deutlich die Folgen, die das Altwerden im Beruf mit sich führt, und die beim Arzte nur vielleicht auffallender zu Tage treten, als sonst, weil der ärztliche Beruf als Nebenbestandteil eine vulgäre Konversation zwischen Arzt und Patient mit sich führt, die bei allmählich erlähmender Energie schließlich als der einzige Bestandteil übrig blieb. Dieselbe Alterserscheinung findet sich natürlich im Grunde ebenso innerhalb anderer Berufe, aber sie ist wegen der aus Wissenschaft, Kunst und Leben zusammengesetzten Beschaffenheit des ärztlichen bei ihm wohl auffälliger als bei irgendeinem anderen. Er fordert teils eine Schärfe der Sinne, teils technische Fertigkeiten, denen im allgemeinen der Mensch nur in der Jugend vollkommen gewachsen ist, und die er sich bis zu einem gewissen Alter erhalten kann, wenn er sie einmal erworben hat, aber nicht mehr erwerben kann, wenn er sie verloren hat. Dies bringt es mit sich, daß der Wandel der Wissenschaft hier im allgemeinen die ältere Generation schneller als anderwärts hinter ihrem Fortschritt zurückbleiben oder auch von ihr der Untauglichkeit der neuen Hilfsmittel zuschreiben läßt, was in dem Versagen der eigenen Kräfte seinen Grund hat. Daneben gehen dann aber noch Wandlungen der allgemein verbreiteten Anschauungen einher, an denen alt und jung teilnehmen. So ist dem skeptischen Charakter, den die innere Medizin in meiner Jugend besaß, ein Zeitalter verschwenderischer Therapie vorangegangen, und, soweit ich es aus einiger Ferne beobachten kann, nicht minder nachgefolgt. Beidemal jedoch unter verschiedenen Bedingungen, zwischen denen eben die skeptische Therapie eine Art Übergang bildete. Der Arzt der alten Schule mußte sich aus den in der Natur vorkommenden Stoffen als echter Pharmazeut seine Heilmittel selbst zusammensetzen, und er griff daher zu möglichst vielen auf einmal. Nachdem die Pharmazie zu einem bloßen Anwendungsgebiet der Chemie geworden ist, bietet ihm das chemische Laboratorium Präparate dar, die in konzentrierter Form und womöglich als rationell zusammengesetzte chemische Verbindungen sofort komplizierte therapeutische Wirkungen hervorbringen, so daß der Reichtum, mit dem der pharmazeutische Markt mit neuen und immer neuen Mitteln überschwemmt wird, zu einem Experimentieren mit den Produkten dieses Marktes anspornt. So traten die beiden Perioden jenseits und diesseits jener skeptischen Zwischenzeit nach ihren Mitteln in einen scheinbaren Gegensatz zu einander, während sie in ihren Zwecken zusammengingen.

Erscheinungen dieser Art sind wie gesagt typisch, aber das ärztliche Gewerbe bietet sie in einer durch die Gebundenheit der Hilfsmittel und Methoden an bestimmte äußere Bedingungen besonders augenfällige Form dar. Diese Bedingungen konzentrieren sich in der vollendeten Anpassung der Behandlung an die Persönlichkeit des Patienten, die in erster Linie in dem äußeren, von den eigentlich medizinischen Hilfsmitteln unabhängigen Verkehr mit demselben zum Ausdruck kommt. Sie sind es, die dem Arzt den Ruf des ,,großen Arztes" zu verschaffen pflegen und die dieser Bezeichnung ein gewisses Recht verleihen, denn es kann keinem Zweifel unterliegen, daß die der Seite des sozialen Verkehrs zugehörige rein humane Behandlung, die den Menschen nach seinen persönlichen Eigenschaften abschätzt, ungefähr ebenso einen wichtigen Teil des ärztlichen Berufs bildet, wie etwa der Erziehungsberuf nicht bloß im Unterrichten des Schülers, sondern in den mannigfaltigsten Beziehungen des Zusammenlebens mit ihm einen Ausdruck findet. In diesem Sinne konnte man von dem alten *Chelius* sagen: er war ein vollendeter ärztlicher Pädagoge, und wenn seine Schüler in dieser Richtung seinem Vorbild einigermaßen nahezukommen vermochten, so hatten sie mehr erreicht, als was ihnen ein noch so vortrefflicher medizinischer Unterricht zu bieten vermochte. In dieser Beziehung bildeten aber gerade Hasse als Typus des modernen Arztes, der die ländlichen Patienten durch seine rauhe, die städtischen durch seine ironische Behandlung mehr abzuschrecken als ihr Vertrauen zu erwecken wußte, und Chelius als Typus des alten welterfahrenen Arztes, der durch seine vortrefflich den Charakter angepaßte Behandlung das Vertrauen des Patienten, welcher Klasse von Menschen dieser auch angehörte, zu gewinnen verstand, vollendete Gegensätze. Für die Nachteile und die Vorzüge, die das Alter und die Jugend im Verhältnis zueinander bieten und die sich bis zu einem gewissen Grade ausschließen, waren sie glänzende Beispiele. . . .

... Ein Bekannter, der seit einiger Zeit als klinischer Assistent bei dem von mir geschätzten Lehrer Hasse tätig gewesen, aber sein medizinisches Staatsexamen noch nicht gemacht hatte, wünschte der Vorbereitung zu diesem ein halbes Jahr zu widmen und schlug mich für diese Zeit als seinen Stellvertreter vor. Hasse nahm den Vorschlag an, und so bezog ich denn als Assistent bei der Frauenabteilung der Heidelberger Klinik meine Wohnung für die nächste Zeit. Es war ein etwas verantwortungsvoller Beruf, denn ich war der einzige Assistent auf dieser Abteilung, und ich mußte bei Tag und Nacht mit meinen Hilfeleistungen bereit sein, sowie den Direktor der Klinik bei seinen täglichen Besuchen über alle Vorkommnisse orientieren.

Das war die Zeit, in der ich im Gebiet der Medizin, wenn überhaupt, wirklich etwas gelernt habe. Freilich war es eine etwas einseitige Schulung, die ich hier genoß. Denn die Frauenabteilung einer städtischen Klinik gewährt aus der Fülle der Kranken, die dem Arzt begegnen können, eine eigenartige Auslese, die sonst wohl nirgends wiederkehrt. Sie bestand damals, wo das Kontingent der Fabrikarbeiterinnen noch kaum vorkam, wesentlich aus städtischen Dienstboten, einigen Landleuten und mehreren, in einer besonderen Abteilung untergebrachten Dienerinnen der *Venus vulgivaga*, deren Anzahl keineswegs klein und deren Behandlung nicht die leichteste war. Da die Männerabteilung der inneren und die chirurgische Klinik in dem gleichen Gebäude, der jetzigen Infanteriekaserne von Heidelberg, untergebracht und jede von ihnen ebenfalls einem einzigen Assistenten unterstellt war, so bildete sich aber natürlich zwischen diesen drei Assistenten ein freundschaftliches Verhältnis, das jeden dieser ungefähr dem Examenalter angehörigen Mediziner auch zu einer gewissen Teilnahme an den Berufspflichten der beiden anderen aufforderte.

Dabei drängte sich mir nun sehr bald die Beobachtung auf, daß die Stellung des jungen Arztes dem weiblichen Geschlechte gegenüber die verhältnismäßig schwierigste ist. Auf der allgemeinen Frauenabteilung herrschte namentlich in den größeren Krankensälen fortwährend eine lebhafte Konversation, und diese steigerte sich in der Abteilung der öffentlichen Persönlichkeiten nicht selten zu einem Skandal, der die Disziplin des mit der Aufsicht betrauten Arztes herausforderte. Auch konnte man sicher sein, daß jeder auffallendere Vorgang, der sich an einem Ende der Klinik ereignete, nach kürzester Zeit auch am anderen bekannt war, um so mehr, da die Krankenwärterinnen, denen die nächste Pflicht der Überwachung zufiel, hier ungleich mehr in diesen sozialen Verkehr eingriffen, als die Wärter und Wärterinnen der Männerabteilung. Das hing damit zusammen, daß es auf dieser überhaupt viel stiller zuging. Hier galt umgekehrt die Regel, daß zahlreiche Kranke sich vollkommen schweigsam verhielten, dadurch aber einen Verkehr auch für die anderen erschwerten. Einigermaßen wirkte hierzu freilich der Umstand, daß die Frauen schon bei leichteren Erkrankungen die Klinik aufsuchten, als die Männer. Die schwereren Kranken, die bei diesen die Hauptrolle spielten, waren überdies vorzugsweise Typhuskranke und Tuberkulöse, von denen zu jener Zeit die ersteren als in hohem Grad ansteckend, die letzteren für völlig ungefährlich galten und selbst gegen Ansteckung geschützt sein sollten, daher man eine regelmäßig wechselnde Anordnung der Krankenbetten vorzog. Eine besondere Erschwerung lag endlich noch bei der Besorgung der Frauenabteilung darin, daß die Kranken viel geneigter waren, die nächtliche Hilfe des Arztes in Anspruch zu nehmen. Für einen jugendlichen Assistenzarzt, der eines gründlichen Schlafes bedurfte, war dies eine schwere Belastung, umso mehr als er sich noch dazu bei der kurzen Strecke, die er zurückzulegen hatte, wie ich von mir bekennen muß, zuweilen in einem an Hypnose grenzenden Halbschlaf befand. Dabei hatte ich bei einem solchen nächtlichen Krankenbesuch ein Erlebnis, das mir beim völligen Erwachen einen schweren Schrecken erregte. In den Krankenzimmern standen friedlich nebeneinander, das damals unter dem Namen Laudanum Sydenhami bekannte Opiumpräparat und die Jodtinktur. Ich reichte aber der Patientin und noch dazu mit dem Bewußtsein, daß es die Jodtinktur war, diese statt des Opiums. Hasse, dem ich am folgenden Morgen ein Sündenbekenntnis abgelegt, vermied zunächst vorsichtig das Bett der Patientin mit der kurzen Bemerkung: „Es wird ihr wohl nichts geschadet haben!" Mir aber blieb ein so tiefer Eindruck, daß ich mich wochenlang mit dem Bedenken trug, ob jemand, dem eine solche Verwechslung begegnen konnte, befähigt sei, den ärztlichen Beruf auszuüben.

Neben diesem und ähnlichem Mißgeschick, zu dem auch die auf der Frauenabteilung durch das wechselseitige Beispiel sich steigernden Hysterieanfälle gehörten, bot jedoch die Klinik manche reiche Belehrung, die auf anderem Wege kaum zu gewinnen war. In erster Linie gehörten hierher Sektionen, die Hasse zuweilen seinen Assistenten überließ und die mir nicht, wie manchem meiner Kollegen widerstrebten, sondern die durch die reiche Anschauung, die sie boten, und durch die fortschreitende Übung mir eher zu einem fühlbaren Genuß wurden, so daß mir manchmal der Gedanke durch die Seele ging, ob nicht der Beruf des pathologischen Anatomen ein meinen Neigungen und Talenten entsprechender sei. Aber er wurde doch bald durch den alten Entschluß, mich der Physiologie zu widmen, zurückgedrängt.

Moritz Benedikt
(1835—1920)

Geboren am 4. Juli 1835 zu Eisenstadt in Ungarn, kam er jung nach Wien, studierte seit 1853 anfangs Mathematik und Physik, dann Medizin. Aus dieser Zeit stammen seine Erinnerungen an Hyrtl und Rokitansky, die er in seinen Memoiren: „Aus meinem Leben" niedergelegt hat. Nach seiner Promotion (1859) habilitierte er sich 1861 für Elektrotherapie. 1868 wurde er Extraordinarius und 1899 Ordinarius. Er starb im April 1920. Seine Arbeiten umfassen außer der eigentlichen Nervenheilkunde und deren elektrischer Behandlung auch die Anthropologie, Kriminalanthropologie sowie verschiedene Gebiete der Psychologie, Biologie und Biomechanik.

An der medizinischen Fakultät (Wien) 1854—1858.

Es waren äußere Verhältnisse, die mich zur Medizin drängten.... Der Gedanke an den Seziersaal flößte mir solange

Grauen ein, bis ich ihn betrat und das Interesse, in die Werkstätte der Natur Einblick zu erhalten, bald alle Gefühlsvorurteile verdrängte. A priori war keine große Neigung zur Heilwissenschaft vorhanden; die Begeisterung für die Meister, welche damals die Schule vertraten, erzeugte die Begeisterung für ihre Lehren und für den ärztlichen Beruf. Schon die Antrittsvorlesung *Hyrtls*, zu der sich Studierende aller Fakultäten drängten, war geeignet, das geistige Innere eines jungen Mannes, in mächtige Schwingungen zu versetzen. Hyrtl war ein Künstler, wenn er sprach, wenn er schrieb und wenn er präparierte. Es sprach eine priesterliche Weihe aus seiner ganzen Haltung, wenn er den Hörsaal betrat; seine Sprache und seine Mimik hatte den Charakter eines künstlerischen Rhetors, der im Moment, in dem er fachlich sprach, auf Begeisterung gestimmt war. Seine jährliche Antrittsrede, rhetorisch ein Meisterwerk, gab der hohen Bedeutung der Anatomie, der medizinischen Wissenschaft und des ärztlichen Berufes schwungvollen und geistreichen Ausdruck. Diese Rede entsprang aus dem tiefen Borne des Gefühls und zwang das Gehirn der Hörer in derselben Weise mitzuschwingen. So künstlerisch gerundet war die Sprache Hyrtls überhaupt auch beim trockensten anatomischen Thema und er fesselte die Hörer, indem er die Details ins rechte Licht ihrer konstruktiven und funktionellen Bedeutung zu rücken wußte. Er war immer klar; bei verwickelten Verhältnissen manchmal auf Kosten des wirklichen Verhältnisses. Hyrtl war ein unübertrefflicher Techniker; der letzte große anatomische Präparator. Er war ein sehr gelehrter, viel belesener Anatom, eigentlich kein großer Denker; Pfadfinder war er nur durch technisches passives und aktives Genie. Er beherrschte viele Sprachen, war aber nicht naturwissenschaftlich vielseitig gebildet. Noch anziehender als in den Vorlesungen über beschreibende, war Hyrtl in jenen über topographische Anatomie, in der er besonders glücklich die Wichtigkeit der Details für die Chirurgie hervorhob.

... Bekannt ist seine Feindschaft mit *Brücke*. Hyrtl hatte durch einen herrlich geschriebenen Artikel im literarischen

Beiblatt der „Wiener Zeitung" den Minister Thun auf die Bedeutung der Physiologie, wie sie in der Schule von Johannes Müller in Berlin getrieben wurde, und auf die Bedeutung Brückes aufmerksam gemacht. Ein bedeutsamer Gedanke stieß bei Thun und seinem hochverdienten Ratgeber in medizinischen Angelegenheiten, Ignaz von Nadherny, auf volles Verständnis und *Brücke* wurde nach Wien berufen. Er baute einen Hundestall, in dem seine operierten Hunde zu heulen beliebten. Dieser Stall befand sich unter den Fenstern von Hyrtl und machten den nervösen Mann hysterisch. Er war schon früher verstimmt, weil Brücke seine Vorlesungen unter dem Titel: „Physiologie und *höhere Anatomie*" ankündigte. Brücke meinte damit die mikroskopische Histologie. Hyrtl wollte kein „*niederer*" Anatom sein und sah auch *seine* Anatomie für keine inferiore an.

Er sann wegen der höheren Anatomie und wegen der heulenden Hunde auf Rache. Die Gelegenheit bot sich bald.

Brücke schrieb seine dialektisch geistreiche Abhandlung über die „Selbststeuerung des Herzens". Hyrtl ergriff die Gelegenheit, diese Idee auf Grund von anatomischen Präparaten und Injektionen zu widerlegen. Eines Abends trat er in den Lehrsaal und forderte uns auf, in die Akademiesitzung zu kommen. Dort ließ er eine leidenschaftliche Polemik gegen Brücke los und sagte unter anderem, seine Anatomiediener verstünden dies besser als der berühmte Physiologe. Die Szene war ungemein peinlich und Brücke war ja jedenfalls gebunden, da er Hyrtl seine Wiener Stellung verdankte. Als ich einst an einem Fenster des physiologischen Instituts mit Brücke stand und Hyrtl unten in seinem Gärtchen arbeitete, sagte er zu mir: „Der Mann hat mir sehr wehe getan". Brücke war von den Argumenten Hyrtls nicht überzeugt und durch die geistreiche Dialektik, die er in dieser Streitfrage anwandte, gewann er die „Intellektuellen" unter den Studenten für sich.

Ich sah erst ein, daß Hyrtl recht hatte, als ich es von Karl Ludwig, dem Freunde Brückes, erfuhr. Die unglückliche Unterbringung des Hundestalles zwang Brücke, die

Tierversuche aufzugeben, und die nervöse Erregtheit über die Störung machten offenbar Hyrtl zum Feinde der Vivisektionen. Für jene Laien, Heuchler und Schwachköpfe, welche die Vivisektion prinzipiell bekämpfen, ist leider die Autorität Hyrtls ein schwerwiegendes Argument geworden.

... Das zweite Jahr meiner medizinischen Studien war neben der Physiologie der pathologischen Anatomie gewidmet. Ich saß sozusagen zu Füßen *Rokitanskys*. Diese mächtige Persönlichkeit imponierte schon durch ihr Äußeres, durch die ziemlich große, breite Gestalt mit dem mächtigen Denkerkopfe auf den Schultern. Als Vortragender war er eine Unmöglichkeit. Noch als die zweite Auflage seines Buches erschienen war, brummte er den Inhalt des Vortrages aus seinem Manuskript herunter. Er begann gewöhnlich die Vorlesung mit der Phrase: „Wir sind neulich stehen geblieben", und es passierte ihm auch, daß er die erste Vorlesung im Jahre so begann. Nachdem er sich ausgebrummt hatte, ging es an die Demonstration der Präparate, die als Auslese aus den Sektionen des Morgens vom Diener herbeigebracht wurden. Diese Auseinandersetzungen waren die pièce de résistance der Vorlesung.

Waren nur wenige Schüler bei der Demonstration anwesend, so klagte der Meister mit den Worten: „Ich verlange ja nicht, daß die Herren die Vorlesung anhören, aber bei den Demonstrationen sollen sie da sein". Der Stil Rokitanskys war sehr eigentümlich. Ich erinnere mich, wie komisch es Ettinghausen fand, als ich ihm einst einen Satz mit allen seinen Eigenschaftswörtern vorlas. Dieser Stil ist aber eigentlich der klassische der pathologischen Anatomie. Rokitansky schildert das Entstehen, die fortschreitende Entwicklung, den Höhepunkt eines jeden Prozesses sowie alle Rückbildungen in einer einzigen Periode. Die Schilderung ist immer klassisch. Die Präzision der Sätze machte, daß die Angabe vieler wichtiger Tatsachen, aus deren Darstellung andere ein Buch gemacht hätten, in einer oder anderthalb Zeilen abgemacht war. Darum wurde so vieles überlesen. Nach dem Erscheinen dieser zweiten Auflage konnte sich Rokitansky zu keiner dritten entschließen. Er war scheinbar von *Virchow* vollständig überholt. Rokitansky hat der zellular-pathologischen Darstellung eigentlich keine Opposition gemacht. Er hat aber die Lehre, daß aus organischen flüssigen Massen im Körper, zum Beispiel aus Exsudaten Gewebe entstehen, nicht vollständig aufgeben wollen. Er stand damals isoliert. Heute wird die Lehre ihre Auferstehung feiern, da wir heute wissen, daß sogar aus anorganischen Plasmen gewebeartige Formen hervorgehen.

Seine Riesenleistung hat Rokitansky in einem Lokal vollführt, das an Unansehnlichkeit wohl das Ungeheuerlichste bot. Zwei kleine Gemächer mit einem Seziertische, frei in einem Hofe stehend, bildeten die Werkstätte des gewaltigen Meisters und dort wurden alle Sektionen von den Kliniken und Abteilungen gemacht, auch die gerichtlichen. Rokitansky war sehr ungehalten, wenn dort geraucht wurde und jahrelang wurmte es ihn, daß *Oppolzer* immer bei der klinischen Sektion die brennende Zigarre im Munde hatte und die Korona dem Beispiele des Meisters folgte. Bei einer solchen Gelegenheit erschien Rokitansky. Er ging wie der Löwe im Käfig leise brummend auf und ab. Da platzten endlich die Worte heraus: „Das ist niederträchtig, daß hier so geraucht wird. So, jetzt habe ich mein Herz erleichtert, jetzt gehe ich". Oppolzer geriet in größte Verlegenheit. Er wandte sich an mich, der neben ihm stand, mit den Worten: „Ihr müßt's halt alleweil rauchen". Leider sagte ich in meiner Unschuld, ich habe heute gar kein Geld gehabt, mir eine Zigarre zu kaufen.

Alfons Bilharz
(1836)

Er wurde am 2. Mai 1836 in Sigmaringen geboren, studierte in Freiburg, Heidelberg, Würzburg und Wien und promovierte 1859 in Berlin. Den Winter 1859/60 verlebte Bilharz bei seinem älteren Bruder Theodor, dem früh verstorbenen Entdecker des Distoma Haematobium Bilharzi (9. Mai 1862), dem Kußmaul in: „Aus meiner Dozentenzeit" ein schönes Denkmal gesetzt hat. Nach bestandener Staatsprüfung, die ihn zu Du Bois-Reymond in engere wissenschaftliche Beziehungen brachte, ging

Alfons Bilharz 1865 nach Amerika, wo er bis 1878 besonders in St. Louis ärztlich tätig war. Bis dahin verspürte er wenig von einem Philosophen in sich, als plötzlich ein seelisches Erlebnis von außergewöhnlicher Stärke die Wendung seines Lebens herbeiführte. Auf einem langsamen Spazierritt durch die amerikanische Prärie tauchte dem in sich still Versunkenen der Gedanke auf, Erkenntnis als eine Übereinstimmung oder Gleichung zwischen den Gegensätzen Denken und Sein aufzufassen. Er hatte damals das Gefühl, als spaltete sich die Erde unter ihm und er sähe zu ihrem Mittelpunkt herunter. So war das oberste Prinzip seiner Philosophie in einem Akt intuitiven Schauens gefunden, und es galt nun, hieraus alles andere zu deduzieren. Bereits 1879 erschien: „Der heliocentrische Standpunkt der Weltbetrachtung." 1882 übernahm er die Leitung des Landesspitals seiner Vaterstadt, das er bis 1907 leitete. In einer Jubelschrift für sein Spital wies er auf die Annäherung von Naturwissenschaft und Philosophie hin (1897). Sein Hauptwerk ist sein dreibändiges System der Metaphysik. (1. Bd.: „Metaphysik als Lehre vom Vorbewußten", 1897; 2. Bd.: „Die Lehre vom Leben", 1902; 3. Bd.: „Neue Denklehre", 1908.) Sein Otium cum dignitate gab ihm noch Kraft zu einer kritischen Studie: „Descartes, Hume und Kant" (1910) und zu einer deduktorischen Darstellung: „Philosophie als Universalwissenschaft" (1912).

Als ich im Herbst 1857 als junger Student der Medizin nach Berlin kam, war es mir vergönnt, die drei größten und berühmtesten Naturforscher damaliger Zeit noch kurz vor ihrem Austritt aus ihrer Lebensarbeit zu sehen, eine Erinnerung, die ich zu den wertvollsten meines Lebens zähle, über die ich hier kurz berichten will.

Ich beginne mit dem ältesten und berühmtesten, der damals schon hart an der Grenze menschlichen Lebensalters stand, mit *Alexander v. Humboldt* (geboren am 14. September 1769). Die Möglichkeit, ihn zu sehen, bot die öffentliche Sitzung der Königlichen Akademie der Wissenschaften, die alljährlich zu Ehren ihres Gründers, des Philosophen Leibniz, an dessen Geburtstag stattfindet. Als die Flügeltür zum Hörsaal sich öffnete, betrat die Schar der Akademiker unter *Humboldts* Vortritt den Saal, in dem das erwartende Publikum bereits Platz genommen hatte. Es war eine erlesene Schar von 30 bis 40 bedeutenden Männern, alle geziert mit dem weißen Schmuck des Alters, mit Ausnahme des jugend-braungelockten *Du Bois-Reymond*, des ständigen Sekretärs der Gesellschaft. Der nun folgende Festvortrag betraf, soweit ich mich erinnere, einen geschichtlichen Gegenstand. Ich schenkte ihm wenig Aufmerksamkeit; mein Auge hing an der ehrwürdigen

Gestalt auf dem Ehrensitz, deren wohlbekanntes Bild ich so oft in Büchern und Zeitschriften gesehen hatte, den Kopf mit der mächtigen gerade aufstrebenden Stirn und dem gütigen Ausdruck in dem unter ihr fast klein erscheinenden Gesicht. Es war die letzte Gelegenheit gewesen, den Heros der Naturforschung, dessen Geist als letzter alle Gebiete seiner Wissenschaft umspannte, noch einmal von Angesicht zu sehen: zehn Monate später, an einem Maimorgen des Jahres 1859, übergab man die irdische Hülle des großen Mannes der Erde. Halb Berlin war bei diesem Anlaß auf der Straße. Der Tag ist mir in besonderer Erinnerung geblieben (15. Juli 1859), weil es nur mit Mühe und auf Umwegen gelang, durch das Gedränge den Ort zu erreichen, wo unser Doktorexamen stattfinden sollte.

Um *Johannes Müller*, den Herrscher in der vergleichenden Anatomie, zu sehen, benutzte ich eine Vorlesung seines regelmäßigen Kollegs über menschliche Anatomie in seinem Hörsaal. Man sagte von ihm, daß er ein ihm fremdes Gesicht unter den Zuhörern in eigentümlicher Weise fixiere, um ihm das Wiederkommen zu verleiden. Ich erfreute mich glücklicherweise seiner Unbeachtung. Dagegen fiel mir der starre, fast steinerne Ausdruck des Gesichts und der eintönige Vortrag auf: er demonstrierte gerade die Muskeln des Armes. Mir schien es der Ausdruck einer bloß halben Anteilnahme an dem Gegenstand zu sein, als ob er diese Lehrpflicht allmählich als lästig und ungehörig empfinde. Sicherlich hätte eine jüngere Kraft diese Aufgabe leichter und besser erledigt. Die schwere Gedankenarbeit der langen Jahre hatte in dem herrlichen Haupt mit der berühmten tiefen Falte zwischen den Augenbrauen wahrlich genug bedeutende Züge des Gesichts herausgemeißelt. Ein Jahr später konnte ich diese trockene, dürre Art des Vortrags mit der des genialen Wiener Anatomen *Hyrtl* vergleichen, bei dem alles Leben und innere Bewegung war und der seine Zuhörer zu stürmischer Begeisterung hinriß.

Als Lehrer der Sezierkunst habe ich ihn nicht kennen gelernt. Erst später (bei Gelegenheit des Staatsexamens) machte ich in unliebsamer Weise (ich wurde gleich krank) Bekanntschaft mit den kellerartig dumpfen, niedrig gewölbten, feuchten und dunklen Sezierräumen der damaligen Anatomie, in denen der große Mann so viele Stunden seines Lebens hatte zubringen müssen.

Bei der übermächtigen Bedeutung *Müllers* für die anatomische Forschung betont man vielfach zu wenig, daß er zuerst und ganz allein der Bahnbrecher für die wissenschaftliche Auffassung der Biologie in Deutschland geworden ist, nachdem er sich mit der inneren Kraft, wie sie dem Genie allein eigen ist, von den Einflüssen der damals herrschenden Naturphilosophie losgerissen hatte. Durch eine große Reihe hochbegabter Schüler, die die Zeit in einer langen Folge von Jahren dem Meister in Berlin zuführte, ist *Johannes Müller* der Lehrer der Biologie ganz Deutschlands geworden, und wenn die deutsche wissenschaftliche Medizin und die deutsche Ärzteschaft die hohe Stufe ihrer Ausbildung heute vor den Augen der bewundernden Mitwelt dartun können, so verdanken sie es an erster Stelle ihrem großen Lehrer *Johannes Müller*[1]).

Es werden wohl nur noch wenig Ärzte am Leben sein, die sich rühmen können, als klinische Schüler zu Füßen *Johann Lukas Schönleins* gewesen zu sein. Ich wurde im Herbst 1857 sein Schüler, in seinem letzten Semester, das er auf seiner Krankenabteilung der Charité las. Gewiß war seine beste Zeit vorbei. Der wohlbeleibte alte Herr war etwas schwer beweglich, kurzatmig und bequem geworden. Die Kranken, die zur Vorstellung kamen, wurden in den großen Hörsaal geschoben, *Schönlein* setzte sich in den Lehnstuhl neben dem Bett und sprach über den Fall nach den Angaben der Krankengeschichte, wobei seine freundliche Teilnahme an dem Kranken oft, immer aber die Schärfe und Klarheit seiner Auffassung hervorleuchtete. An der Einteilung der Krankheitssymptome in Gruppen, die ihn gleich zu Anfang

---

[1]) Vgl. Bilharz, Alf.: Die Lehre vom Leben. Wiesbaden 1902; darin S. 226—238: Johannes Müller.

seiner klinischen Lehrtätigkeit berühmt gemacht hatte, hielt er auch jetzt noch fest; es war ihm offenbar daran gelegen, sie seinen Schülern besonders einzuschärfen. Bisweilen war er durch den Dienst bei Hofe verhindert, die Stunde einzuhalten, oft erschien er mit dem Stern des Roten Adlers auf der Brust. Ohne Zweifel lastete die verantwortliche Sorge um den hohen Patienten schwer auf dem Leibarzt des kranken Königs Friedrich Wilhelm IV., und gewiß sah er dem Ende des Wintersemesters, als dem Abschluß seiner klinischen Tätigkeit, mit Ungeduld entgegen.

Zum Schluß erzähle ich einen heiteren Vorfall, der sich in *Virchows* Obduktionssaal abspielte und dessen Zeugen wir waren. Vorausschicke ich, daß ein Jahr zuvor *Schönlein* und der berühmte Wiener Pathologe *Oppolzer* sich als konsultierende Ärzte am Krankenbett des russischen Generals Fürsten Paskewitsch[1]) in Warschau getroffen hatten. Sie konnten sich damals in der Diagnose der Krankheit nicht einigen: *Oppolzer* vermutete Magenkrebs, *Schönlein* blieb bei Magengeschwür; die Sektion der Leiche gab *Schönlein* recht. Nun war eine Leiche aus *Schönleins* Klinik mit der Diagnose Magengeschwür auf *Virchows* Sektionstisch gekommen. In *Schönleins* ausnahmsweiser persönlicher Anwesenheit machte *Virchow* die Obduktion selbst. Es fand sich Magenkrebs. Ausgebreitet auf seiner linken Hand präsentierte ihm der zu spitzen Scherzen immer bereite *Virchow* das Corpus delicti mit den Worten: „So rächt sich Oppolzer!" Von der unerwarteten Apostrophe überrascht, antwortete *Schönlein* mit einem tiefen, langgedehnten Brummen und verabschiedete sich alsdann mit freundlichem Lächeln.

---

[1]) Paskewitsch starb am 19. Februar 1856. Dasselbe Erlebnis erzählt Otto Braus (geb. 1835), der Vater des Würzburger Anatomen, in seinen „Akademische Erinnerungen usw." Leipzig 1901, S. 73.

Wilhelm Ebstein.
(1836—1912)

Er wurde geboren am 27. November 1836 in Jauer (Schlesien), bezog nach vollendetem Gymnasialkurs 1855 die Universität Breslau, welche er 1858 mit Berlin vertauschte. In Breslau trat er in nähere Beziehungen zu dem Botaniker Göppert, zu dem Pflanzenphysiologen Ferd. Cohn und zu dem Anatomen Reichert. In Berlin hörte er noch Johann Lucas Schönlein, im übrigen schloß er sich mehr an Traube als Frerichs an. Weiter begeisterten ihn Romberg und Rudolf Virchow, als dessen Schüler er sich gern bezeichnet hat. Nach bestandenem Examen erhielt Ebstein eine Anstellung als Arzt am Allerheiligenhospital, die er bis 1870 inne hatte. Sieben Jahre lang war er zugleich Prosektor dieses Hospitals. Aus dem Kriege zurückgekehrt, leitete er die Krankenabteilung des Armenhauses in Breslau. Als Dozent hielt er Kurse und Vorlesungen über pathologische Anatomie für den erkrankten Julius Cohnheim. Im Herbst 1874 wurde Ebstein als ordentlicher Professor der Pathologie und Therapie nach Göttingen berufen, woselbst ihm die Leitung der medizinischen Poliklinik übertragen wurde. Seit Ostern 1877 leitete er die Direktion der medizinischen Klinik bis zum Herbst 1906. Bereits 1891 konnte der von ihm in Plänen entworfene Neubau der med. Klinik und Poliklinik eingeweiht werden. Sein Leben gehörte bis zuletzt der Arbeit. Den anfänglich rein anatomischen, physiologischen, pathologisch-anatomischen und experimentellen Fragestellungen machten später rein klinische Arbeiten, bes. auf dem Gebiete der „zellularen vererbbaren Stoffwechselkrankheiten", Platz. Gleich Virchow hat er stets die Bedeutung des historischen Gedankens in der Medizin betont. Nekrolog in Bettelheims Biogr. Jahrbuch, Band 17 (1915) S. 57—60. Er starb am 22. Oktober 1912. — Im letzten Lebensjahre schrieb er seine „Lebenserinnerungen", aus denen nachfolgende Proben stammen, sowie einer klinischen Vorlesung, die er anläßlich seines 25 jährigen Professorenjubiläums (1899) gehalten hat.

Meine Studienzeit in Berlin (1855—59).

... Im Winter 1857/58 trat ich in meine klinischen Semester ein, von denen ich in je zweien in Breslau und Berlin meinen Studien oblag. Der Wechsel der Universität wurde zunächst allerdings dadurch angeregt, daß *Reichert,* an den ich mich immer enger angeschlossen hatte, und in dessen Institut ich dauernd arbeiten durfte, auf den *Johannes Müller*schen Lehrstuhl als Anatom nach Berlin berufen, sowie auch, daß die Ostern 1859 erfolgte Berufung *Frerichs,* des Breslauer inneren Klinikers an *Schönleins* Stelle mir als wünschenswert erscheinen ließ, den Unterricht auch dieses Lehrers nicht aufzugeben; insbesondere zogen mich auch die vielen so hervorragenden anderen Männer an, die damals in der Berliner medizinischen Fakultät wirkten.

Was zunächst meine ersten, in Breslau verlebten klinischen Semester betrifft, so machte die Intensität, mit welcher *Frerichs* lehrte, auf mich einen sehr nachhaltigen Eindruck. Alles, was er sagte, saß in dem Gehirn fest, wie eingehämmert. Er sprach bedächtig, nachdenklich, eindringlich und dadurch aufs höchste die Aufmerksamkeit fesselnd. Er hielt ein Kolleg über allgemeine Pathologie, — einen besonderen Ordinarius dafür, wie auch für die pathologische Anatomie besaßen wir damals in Breslau noch nicht, — sowie eine über mehrere Semester sich hinziehende Vorlesung über spezielle Pathologie und Therapie. Außerdem hielt er ein einstündiges Publikum, wofür die Zuhörer das Thema vorschlagen durften. Ich erinnere mich, daß wir damals eine Vorlesung über die Syphilis und sodann eine über Balneotherapie wünschten. Zu Hause habe ich die Vorlesungen, über die ich mir während derselben kurze Notizen machte, an demselben Tage, wo alles noch frisch im Gedächtnis saß, ausgearbeitet. Auf diese Weise bekam ich über das Fach eine gute Übersicht, die sich auch im Laufe der Jahrzehnte in meinem Gedächtnis nicht verwischt hat. In außerordentlich klarer und systematischer Weise, einem Dogma gleichend, baute sich der Vortrag von *Frerichs* auf, und das machte ihn für den Anfänger so überaus instruktiv. In ähnlicher Weise gestaltete sich der Unterricht am Krankenbett. Die anatomische Kontrolle, wie sie heute in der Klinik geübt wird, fehlte. Der Dozent, der die pathologische Anatomie lehrte, — ein pathologisches Institut gab es nicht — machte zwar die Sektion, *Frerichs* selbst aber diktierte das Sektionsprotokoll. Gewiß galt *Frerichs* — und zwar mit Recht — für einen vortrefflichen Diagnostiker. Soweit meine Erinnerung reicht, berichtete er tatsächlich niemals über diagnostische Irrtümer bei den klinischen Diagnosen. Sein Ausspruch bei den Epikrisen über die eben gemachte Sektion: „Wir haben gefunden, was wir erwartet haben", ist ein geflügeltes Wort geworden, ebenso wie die sich daran schließende Bemerkung von *Frerichs*: „Daß die Therapie dabei nichts vermochte, das liegt auf der Hand." Ferner aber liegt auf der Hand, daß keineswegs immer das bei der Autopsie gefunden wurde, was erwartet warden war. Ich erinnere mich eines Falles, bei dem von *Frerichs* ein Echinococcus der Leber diagnostiziert worden war, statt dessen sich aber ein rechtsseitiges Pleuraexsudat fand. Ein auch sonst nicht gerade durch bescheidene Zurückhaltung sich auszeichnender Kommilitone machte angesichts dieses Befundes, und zwar so laut, daß sie *Frerichs* nicht entgehen konnte, die Bemerkung: „Das ist ja ein netter Echinococcus." *Frerichs* wandte sich, sein Diktat des Protokolles unterbrechend, anscheinend ganz ruhig nach dem Sprecher um und sagte: „Wenn sich unsereiner so irrt, dann können Sie sich denken, was *Sie* für Dummheiten machen werden." Diese Schwäche der Unfehlbarkeit seiner Diagnosen, welche *Frerichs* anhaftete, verhinderte nicht, daß seine Klinik für den Anfänger eine äußerst instruktive war. *Frerichs* zog demgemäß auch viele fremde Studierende an....

Abgesehen von den Vorlesungen, von denen ich mir die von *Frerichs* über spezielle Pathologie und Therapie zu Hause ausarbeitete, war ich im *Reichert*schen physiologischen Institut tätig, in dem damals *Frerichs* seine Untersuchungen über Leberkrankheiten ausführte. Hier wurden die pathologischen Lebern injiziert und histologisch untersucht. Ich erhielt die Erlaubnis, diese Lebern auch mikroskopisch zu untersuchen. Die injizierten Lebern wurden in kleine, etwa 2—3 cm große Stücke geschnitten und dann gekocht und getrocknet. Alkohol- oder andere Erhärtungsmethoden waren nicht üblich, und Tinktionsmethoden, von denen damals die Karminfärbung bereits bekannt war, wurden von *Reichert* perhorresziert, der sich, soviel ich mich erinnere, zeitlebens nicht dazu bekannt hat. Jedenfalls habe ich durch diese pathologisch-histologischen Untersuchungen über die Erkrankungen der Leber viel gelernt. Ich bin dadurch auch *Frerichs* nähergekommen, der viel in dem physiologischen Institute verkehrte. Außerdem hatte ich Gelegen-

heit, da *Reichert* in dieser Zeit mit Studien über die Anatomie des Gehirns beschäftigt war, die die Grundlage für seinen Atlas über die Anatomie des Gehirns bildeten, mich selbst mit diesem Wissensgebiet eingehender zu beschäftigen, als es gewöhnlich dem Studenten möglich ist.
Im Herbst 1858 siedelte ich nach Berlin über und wurde von dem damaligen Rektor der Universität, dem Physiker *Dove*, immatrikuliert, einem geborenen Liegnitzer, der mir als früherem Zögling des dortigen Gymnasiums eine besondere Begrüßungs- und Ermahnungsansprache widmete. In Berlin ging mir nun in mehr als einer Beziehung ein neuer Horizont auf, der mir jetzt, wo ich nach mehr als fünfzig Jahren dieses schreibe, so recht in meiner Seele sich wieder anschaulich und lebendig macht. Da denke ich zunächst *Schönleins*, den ich in dem letzten Semester seiner Lehrtätigkeit noch in der Klinik hören konnte. Man durfte ihn damals in körperlicher Beziehung als eine Ruine bezeichnen, wenn man ihn, im gepolsterten Lehnstuhl sitzend, die Klinik halten sah. Der kleine, aber grundgescheite liebe *Joseph Meyer*, den ich einige Jahrzehnte später noch genauer kennen lernte, der damalige erste Assistent *Schönleins*, las die Krankengeschichte des daneben im Bette liegenden Patienten vor, an dem er auch den Befund bei der objektiven Untersuchung erläuterte. Ich erinnere nicht noch so mancher dieser Krankengeschichten, aus denen man sehr wohl lernen konnte, wie so etwas gemacht werden muß. Nachdem das Krankheitsbild gezeichnet war, erhob der dyspnoische, oft genug mit dem Atem kämpfende *Schönlein* seine Stentorstimme und knüpfte an den eben mitgeteilten Tatbestand seine Bemerkungen, die für den Vorgeschrittensten eben gut genug gewesen wären. Er zog seine jungen Zuhörer zu sich herauf und unauslöschlich prägten sich seine Lehren ein. Dabei kam die einer reichen Erfahrung entstammende Therapie nicht zu kurz. Aus diesen therapeutischen Winken sprach kein Dogma und kein Schema. Ich erinnere mich der Würdigung des Berliner Weißbiers als Diureticum bei wassersüchtigen Anschwellungen. Es hat mir später gar

nicht sehr selten, wenn alles Übrige versagte, gute Dienste geleistet. Wir, seine letzten Schüler, wollten uns an den scheidenden Lehrer eine letzte Erinnerung bewahren und haben uns eine Lithographie *Schönleins* anfertigen lassen, die er mit seiner Namensunterschrift versehen hat. Ich sehe sie heute noch oft genug mit dankbarem Herzen an. Viele von denen, die damals mit mir zu *Schönleins* Füßen saßen, sind inzwischen auch dahingegangen. Als *Frerichs* als *Schönleins* Nachfolger Ostern 1858 die medizinische Klinik in Berlin übernahm, änderte sich deren Modus auch im Vergleich mit dem in Breslau von ihm eingehaltenen. Es wurden umfängliche Vorträge über die Krankheitsprozesse, an denen die vorgeführten Kranken litten, gehalten, ohne daß das individuelle Gepräge des einzelnen Falles so recht zur Geltung kam. Die Klinik erhielt, wenn man so sagen darf, einen lehrbuchartigen Charakter und es fiel vielfach die Äußerung, daß es sich hier um eine propädeutische Klinik handle, während die *Traube*sche Klinik, welche eigentlich der Propädeutik dienen sollte, der wirklichen Klinik entspreche. *Ludwig Traube*, aus *Johannes Müllers* physiologischer und aus *Schönleins*, dessen Assistent er vorher gewesen war, klinischer Schule hervorgegangen, war damals 40 Jahre alt und war ein Jahr vorher zum außerordentlichen Professor ernannt worden. Auch mit *Virchow* stand *Traube* in enger Beziehung, indem er mit ihm und *Reinhardt* „Beiträge zur experimentellen Pathologie" herausgab. Es ist genügend bekannt, wieviel *Traube* dazu beigetragen hat, die exakte experimentelle Methode in die Medizin einzuführen[1]), ebenso wie seine großen Verdienste um die sogenannten physikalischen Untersuchungsmethoden unumstritten sind. Auf diesen Grundlagen baute sich der Unterricht in der *Traube*schen Klinik auf, in der er in strengster Individualisierung jedem einzelnen Falle bis in die feinsten Details vollste Rechnung trug. Die Anerkennung, deren sich die *Traube*sche Klinik erfreute, war allgemein und man konnte sehr lange an den Eindrücken zehren, die man aus ihr nach Hause trug.

---

[1]) Vgl. Ärzte-Briefe a. a. O. S. 146 ff.

Daneben ist aber auch der *Romberg*schen Poliklinik nicht zu vergessen, die, wenngleich zu einer im Sommer recht ungeeigneten Zeit, nämlich von 1—2 Uhr gehalten, doch immerhin, trotz dieser unbequemen Stunde, eine Anzahl von Zuhörern fesselte. Bei der klinischen Vorstellung kamen hier meistens Kinderkrankheiten und ganz besonders nervöse Störungen zur Besprechung. Neuralgien, Epilepsie, Chorea waren neben anderen Neurosen der Gegenstand feinsinniger Bemerkungen. Außerdem will ich der Vorlesungen *Robert Remaks* gedenken, eines ganz hervorragenden Lehrers, der seinen nicht gerade sehr zahlreichen Zuhörern einen Einblick in die Wissensgebiete gewährte, die er durch eigene Arbeit teils geschaffen, teils wesentlich erweitert hat.

Der Unterricht in der allgemeinen Pathologie und in der makroskopischen und mikroskopischen pathologischen Anatomie bei *Rudolf Virchow* eröffnete völlig neue Gesichtspunkte. *Virchow* stand damals auf der Höhe seiner Leistungen. Im Jahre 1856 war er aus seinem Exil in Würzburg, wo er sieben Jahre einer rastlosen, an Forschungsergebnissen ungemein gesegneten Tätigkeit gewirkt hatte, nach Berlin zurückberufen worden. In dem gleichen Jahre war die erste Auflage seiner „Cellularpathologie in ihrer Begründung auf physiologische und pathologische Gewebelehre" erschienen. In Berlin war ein besonderes Institut für die von *Virchow* vertretenen Lehrfächer eingerichtet worden. Hier hielt er u. a. auch dreimal wöchentlich einen demonstrativen Kursus der pathologischen Anatomie, der vorbildlich geworden ist, und seitdem dauernd einen integrierenden Bestandteil des Unterrichtes in der pathologischen Anatomie gebildet hat. Hier erfuhr an der Hand des Sektionsbefundes das Krankheitsbild eine Rekonstruktion und man konnte dabei der Wahrheit entsprechend sagen: „Hic locus est, ubi mors gaudet succurrere vitae." Denn es darf nicht übersehen werden, wie nahe *Virchow* selbst dem ärztlichen Berufe und seiner Aufgabe die Krankheiten zu heilen, stand; war er es doch, der im Gegensatz zu dem damals noch herrschenden Nihilismus der Wiener Schule mit aller Energie es als die Aufgabe der praktischen Medizin bezeichnete, nicht neutral beobachtend sich zu verhalten, sondern auch therapeutisch bessernd und möglichst heilend zu wirken. Es ist nun tatsächlich außerordentlich auffallend, daß man gerade diesen Teil der *Virchow*schen Neigung, Begabung und Wirksamkeit so wenig beachtet und gewürdigt hat....

Die Sektionsübungen, welche *Virchow* selbst leitete, führten in die Technik der Leichenöffnungen ein, und seine unerbittliche Strenge erzwang von dem Anfänger eine korrekte Beschreibung des Befundes. Diese Erziehung bewirkte, daß die anatomischen Befunde in ihrer Wesenheit genau fixiert wurden. In dem demonstrativen Kursus wanderte das Mikroskop auf einem Schienenwege auf einem Platze zum anderen, und alles, was vorgetragen wurde, wurde gleichzeitig auch mikrokopisch demonstriert. Ungeübte Hände, die das Präparat entweder verschoben oder es gar samt dem Deckglas durch den auf dasselbe aufgestoßenen Tubus des Mikroskops vernichteten, konnten freilich den guten Zweck vereiteln, indes wurde auf solche unheilspendende Hände aufgepaßt. Ich rede hier aus eigener Erfahrung; mein Nachbar, an den das Mikroskop vor mir gelangte, hatte solche Neigungen, und ich begrüßte es daher mit heller Freude, wenn dieser, jeder Belehrung unzugängliche Mann, was übrigens recht oft geschah, schwänzte.

Meine Tätigkeit im Allerheiligenhospital in Breslau. — Habilitation (1869).

... Nach kurzer Frist folgte dem Recurrensfieber als weitere Seuche das Fleckfieber. Dasselbe ist damals, — wie es scheint —, in Breslau nie ganz verschwunden....

Dieser Epidemie, welche übrigens erst im August als erloschen anzusehen war, mußte ich auch Tribut zahlen. Gegen Ende Dezember merkte ich an einem Tage, an dem ich mich, ohnedies nicht ganz wohl fühlte, bei der Morgenvisite ein plötzlich auftretendes Krankheitsgefühl. Ich sagte sofort, daß ich mich wohl am Fleckfieber infiziert habe. Nichtsdestoweniger tat ich meinen Dienst und reiste sogar am dritten Weihnachtstage in meine Heimat zu einem Ball. Ich war ganz vergnügt, nur fühlte ich die Beine entsetzlich schwer. Am Sylvesterabend war ich mit Kollegen und meinen juristischen Bekannten in einer Weinstube zur Feier des Tages. Außerdem besorgte ich noch alle meine Dienstgeschäfte bis Anfang Januar. Am 2. dieses Monats blieb ich liegen. Am ersten Krankheitstage stieg die Temperatur bis auf 38. Mein behandelnder Arzt war *Viktor Friedländer*, der am 20. Januar selbst an schwerem Fleckfieber erkrankte. Am 30. Januar erkrankte der 52 Jahre alte Hospitalinspektor G. *Hübner* ebenfalls am Fleckfieber und erlag ihm leider. Ich erinnere mich der furchtbaren Kopfschmerzen, die mich in den ersten Tagen quälten, nachher schwand das Bewußtsein, doch erkannte ich Arzt und Pflegerin. Subjektiv hatte ich absolut keine Mißgefühle, im Gegenteile lediglich angenehme Phantasien erzeugte mein Gehirn, während meine Haut sich mit einem sehr ausgedehnten petechialen Exanthem bedeckte. Es wurden mir, wie ich in meinen Fieberträumen meinte, eine Reihe Orden verliehen, und als ich bereits einige Tage aus dem Fieberdusel erwachte und im übrigen bereits klar war, saßen diese Wahngedanken bei mir noch so fest, daß ich meine mich zweifelnd anschauende Wärterin wiederholt aufforderte, meine Militäruniform herbeizuholen, um mich von dem Vorhandensein der Orden und Ehrenzeichen zu überzeugen. Eines nachts stieg die Körpertemperatur ziemlich rasch bis auf 42° und verharrte auf dieser Höhe sogar einige Stunden lang, während deren mein herbeigeholter Arzt bei mir blieb. Als er wegen der starken Kälte eingewickelt und vermummt bei mir erschien, sagte ich zu ihm: „Du kommst wohl von Rappo?" (Es war dies eine Gesellschaft, die damals in Breslau Schaustellungen, besonders von lebenden Bildern, gab.) Es hat diese hohe Temperatur, die Grenze von Sein und Nichtsein, keine Depression oder einen Kollaps bei mir erzeugt. Am nächsten Tage erschien zu Unrecht mein Nekrolog in der Zeitung, denn das Temperaturmaximum war die Einleitung zur Genesung. Die Temperatur fiel nachher nämlich schnell und stetig bis zur Norm ab. Die Rekonvaleszenz vollzog sich schnell. Anfang Februar befand ich mich in voller Genesung. ...

Die pathologische Anatomie hatte damals in Breslau in W. *Waldeyer* einen offiziellen Vertreter gewonnen. Er ist sehr bald zur normalen Anatomie, von der er ausgegangen war, zurückgekehrt und wirkt heute noch als deren Vertreter, seit 1883 in Berlin mit schier unerschöpflicher Arbeitskraft. Breslau hatte er bereits 1872 verlassen und mit der neu gestalteten Universität in Straßburg i. E. vertauscht, woselbst er auch die normale Anatomie vertrat und die Leitung des nach seinen Angaben erbauten neuen anatomischen Instituts übernommen hatte. ... Obgleich *Waldeyer* nur kurze Zeit das Fach der pathologischen Anatomie vertrat, hat er, durch seine Krebsarbeiten besonders, derselben doch wesentlich genutzt. Da ich die Prosektur im Allerheiligen-Hospitale innehatte, bin ich mit ihm in Breslau sehr bald in nähere Beziehung getreten und konnte auch manches für seine Zwecke förderliche Präparat ihm überweisen.[1]) In meiner Absicht hat es nie gelegen, das Fach der pathologischen Anatomie zu meiner alleinigen Lebensaufgabe zu machen. Das pulsierende Menschenleben mit seinen mannigfachen Leiden und Gebresten hätte ich in meinem Berufe nicht entbehren mögen. Daß ich aber ein gut Teil meiner Arbeitszeit in jungen Jahren der pathologischen Anatomie gewidmet habe, freut mich heute noch. Ich beklage es sehr, daß heute die Ausbildung der modernen Kliniker in diesem u. a. auch für die klinische Diagnostik hochwichtigen Fache vielfach eine etwas stiefmütterliche Behandlung zu erfahren scheint. Das ist ein Schaden, den die in vielen anderen Beziehungen nützliche Spezialisierung mit sich bringt. Daß ich ungefähr während eines Dezenniums alljährlich mehrere hundert Leichenöffnungen ausgeführt habe, ist mir in mehr als einer Richtung als innerer Kliniker zugute gekommen. ...

Auch die Konkurrenz mit *Hermann Nothnagel*, der früher

---

[1]) Vgl. Waldeyer's Lebenserinnerungen. Bonn 1921. S. 130 u. 133.

bereits nicht nur in Berlin, sondern auch in Königsberg habilitiert gewesen war und der, als ihn sein Verhältnis als Militärarzt nach Breslau führte, sich auch hier wieder habilitierte, brachte meiner eigenen Lehrtätigkeit keinen Abbruch. Ich weiß, daß sich eine Reihe von Leuten Sorge darüber machten, was denn aus den vielen Dozenten für innere Medizin werden solle. Sie hatten besonders Furcht, daß sich Neid und Mißgunst und was sonst noch zwischen uns entwickeln müsse. Alle diese Befürchtungen haben sich als durchaus grundlos erwiesen. Wir — *Nothnagel* und ich — haben uns recht gut miteinander vertragen, wir hatten beide nach Wunsch Zuhörer und jeder von uns ist seinen Weg gegangen. *Nothnagel* wurde schon im Jahre 1872 nach Freiburg i. B. als Ordinarius für medizinische Poliklinik und Arzneimittellehre berufen.[1])

* * *

Während meiner Lehrtätigkeit habe ich mich stets nach besten Kräften als der Ältere bemüht, Ihnen, meine Herren Kommilitionen, das mitzuteilen, von dem ich glaubte, daß es für Sie, fürs praktische Leben erforderlich, nützlich und wünschenswert sei.

Ja, meine Herren, Mephisto irrt sich, oder er ist zu sehr Teufel, um es nicht auszusprechen, wenn er sagt, daß „der Geist der Medizin leicht zu fassen sei". Das ist entschieden grundfalsch. Es geht freilich mit der Medizin nicht anders als mit so vielen anderen menschlichen Dingen und insbesondere mit jeder anderen Wissenschaft.

Es gibt einige wenige gottbegnadete Menschen, denen die Sache zufällt, sie erfassen die Dinge, sobald sie an sie herantreten und gehen dann unbekümmert um alles andere vorwärts. Sie gehen nicht nur die alten, ausgetretenen, sondern sie weisen auch selbständig neue Wege und wandeln neue Bahnen. Unter diesen Persönlichkeiten sind die *Pfadfinder der Wissenschaft*.

Einem größeren Bruchteil wird es schwerer. Mühseliger

---
[1]) Vgl. M. Neuburger, H. Nothnagel, Rikola-Verlag 1922.

dringen solche Menschen in den Geist der Medizin, indes ringen sich viele derselben doch durch und kommen zu einem gedeihlichen Ziele. Sie erfassen endlich doch, daß es etwas Eigenartiges mit diesem Geiste der Medizin ist. Pfadfinder werden sie nicht in unserer Wissenschaft, aber sie können immerhin Anerkennenswertes und Nützliches in derselben leisten.

Der dritte Bruchteil endlich dringt überhaupt nie und nimmer, auch wenn er noch so sehr sich abquält, in den Geist der Medizin ein, ihm bleibt die Medizin im Grunde etwas durchaus Äußerliches.[1]) Er betreibt das Gewerbe eines Arztes. Solche Menschen können auch nie die reine Freude an der Wissenschaft empfinden, die nur derjenige hat, der sich mit Hingebung in die Tiefen unserer schönen Wissenschaft versenkt und der an der Ergründung ihrer Probleme mitzuarbeiten bestrebt ist. Jedoch will ich damit nicht sagen, daß solche Mediziner später nicht sehr nützliche Mitglieder der menschlichen Gesellschaft sein und auch ihren Beruf in ihrer Art in immerhin recht löblicher Weise ausfüllen können.

Die praktische Medizin braucht mit den so mannigfachen Ansprüchen, die sie an ihre Jünger stellt, weit mehr verschiedene Naturen als die anderen Berufsarten. Sie stellt an die Selbstverläugnung und die Opferwilligkeit des sie ausübenden Individuums ungleich höhere Ansprüche als jeder andere Beruf. Da kommen die rein menschlichen und ethischen Eigenschaften in hervorragendem Maße zur Geltung. Der Ausspruch ist ein durchaus zutreffender, daß niemand ein guter Arzt sein könne, der nicht zugleich ein guter Mensch ist. Auf diese Weise sehen wir oft, daß solche Ärzte in ganz hervorragender Weise bei verständiger Beschränkung ihres Arbeitsfeldes außerordentlich segensreich in ihrem Kreise wirken können.

---

[1]) Vgl. hierzu den diese Verhältnisse sehr gut charakterisierenden Ausspruch eines uralten chinesischen Philosophen in der von Rückert bewirkten Übersetzung:

„Menschen von dem höchsten Preise
Lernen kurze Zeit und weise,
Menschen von dem zweiten Range
Werden weise, aber lernen lange;
Menschen von der dritten Sorte
Bleiben dumm und lernen — Worte."

Ernst Schweninger
(1850)

Geboren am 15. Juni 1850 in Freistadt in der Pfalz; studierte seit 1866 in München, wo er von 1870—79 Assistent bei dem pathologischen Anatomen Buhl war. Dort habilitierte er sich 1875 für dieses Fach. 1882 kam Schweninger zum erstenmal in Beziehungen zur Familie Bismarck und damit zu Bismarck selbst. In einer kleinen Schrift „Dem Andenken Bismarcks" (Leipzig 1899, Hirzel) hat er „Einiges über Bismarcks Leiden" zur Darstellung gebracht. Einiges möge daraus hier seinen Platz finden. Die ärztlichen Berater hatten bei Bismarck einen schwierigen Stand. „Der Fürst, damals wie früher stets kein allzu gefügiger Patient, pflegte, wie er mir (Schweninger) später wiederholt lächelnd bemerkte, ‚in jenen Tagen seine Ärzte zu behandeln.' Was immer auch zur Besserung des unbefriedigenden Zustandes versucht wurde, es schlug fehl." Von 1884—1902 war Schweninger a. o. Professor in Berlin, hatte die Leitung der Abteilung für Hautkrankheiten und las nebenher über „Geschichte der Medizin". Mit Buzzi zusammen hat Schweninger in einer Broschüre (Wien und Leipzig 1894) seine eigenartige, nicht neue Kur gegen „Fettsucht" beschrieben, die für die — bereits von Plinius erwähnte und von Steinbacher und Oertel befürwortete — Wasserentziehung dabei wieder eintrat. Es ist jedenfalls bemerkenswert, daß man bei Bismarck „beinahe fortlaufend einen Parallelismus zwischen körperlichen Störungen und aufregenden politischen Geschehnissen nachweisen" kann. (Birnbaum, K., Psychopathologische Dokumente. Julius Springer, Berlin 1920, S. 316.)

... Meine Beziehungen zu dem erkrankten Fürsten begannen in der folgenden Weise.

Im Jahre 1882 kam ich, damals ärztlicher Berater des Grafen Wilhelm Bismarck, zum ersten Male nach Varzin. Ich fand den Kanzler, hauptsächlich in Folge von Schlaflosigkeit, Nervenverfall, Gesichtsschmerz (deshalb trug er Vollbart!) und schweren gastrischen Störungen, körperlich und seelisch herunter. Der bis dahin 247 Pfund schwere, mächtige Körper sah abgefallen und abgemagert aus. Trotzdem war die Lebensweise keineswegs entsprechend und sachlich geregelt. Es wurde gegessen und getrunken, wann und wie es gerade paßte. Bewegung wenig, dagegen viel aufreibende Arbeit. Nur ganz en passant — beim Abschiede etwas ernster — berührte der Fürst, anknüpfend an die ihm ausgesprochene Ansichten seiner bisherigen ärztlichen Rathgeber, den Zustand seiner Gesundheit. Ich konnte mich nicht entschließen, im Vorübergehen Ansichten und Ratschläge zu geben, betonte, daß ich es leider ablehnen müsse, Schlagwörter zu äußern und sogenannte Krankheiten zu behandeln, bemerkte dagegen mit allem Nachdruck das Eine: daß nach meiner Auffassung nur von einer gründlichen Änderung der Lebensführung noch ein Erfolg zu erwarten sei, daß dagegen, falls die bisherige Lebensweise fortgeführt werde, die lange mißhandelte Natur über kurz oder lang in stürmischer und vielleicht nicht unbedenklicher Weise ihre Rechte geltend machen würde. Den Angehörigen, die meine Ansichten kennen zu lernen wünschten, erklärte ich offen: „Wenn S[eine] D[urchlaucht] in dieser Weise fortwurschtle, würde spätestens in einem halben Jahre ein Zusammenbruch eintreten müssen, für dessen Ablauf ich nicht ohne Bedenken sei". Dann reiste ich ab. Leider traf meine Vorhersagung vollständig ein. Als ich im Frühjahr 1883 wieder nach Berlin kam, fand ich den Kanzler — und es sprach ja allerdings sehr viel für diese Auffassung — von den bisher die Behandlung leitenden Collegen auf den Absterbeetat gesetzt. Man diagnosticirte — und auch dafür sprach gewiß manches — Leber- und Magenkrebs und bezeichnete den Fürsten als einen verbrauchten, verlorenen Mann, dessen Leben nur in völliger Greisenruhe, fern von Geschäften und Aufregungen, allenfalls noch eine Weile gefristet werden könne.

Ich fand S. D. aufgeregt und doch apathisch müde, leicht ermattet — „altersschwach, marastisch", wie er so oft sagte —, von Gesichtsschmerz und Migräne geplagt, schlaf- und appetitlos, fahl von Gesichtsfarbe, von stürmischen Magenerscheinungen und Verdauungsstörungen, mit belegter Zunge, hämorrhoidalen Zuständen, sowie von Kreislaufstörungen (Oedeme, Schwellungen an den Beinen, Krampfadern, Varicen, abudanten und besonders nachts ungewöhnlich starkem Transpirieren) und von ähnlichen Erscheinungen heimgesucht, konnte aber nach Aufnahme der eben skizzierten Anamnese und nach genauer Untersuchung und eingehender Prüfung der Lage den Zustand nicht so verzweifelt ansehen. Ich faßte vielmehr im Hinblick auf die bedenklichen Symptome in der Lebergegend und früher erwähnte Erscheinungen das Vorhandensein eines (später eingekeilten) Gallensteins ins Auge, stellte Dasein und Wirkung einer Reihe nervöser und funktioneller — gastrischer etc. — Störungen und deren Folgen fest, bezweifelte dagegen das Vorliegen tiefgreifender, materieller Veränderungen und übernahm in diesem Sinne die Behandlung.

Glücklicherweise sah ich meine Auffassung durch die Ereignisse bestätigt. Nach vierzehntägiger schwerer und sorgenvoller Arbeit, in der die ganze Lebensweise, Essen, Trinken, Bewegen, Ruhen, Arbeiten, Schlafen, aufs Strengste individualisierend, bis ins kleinste Detail geordnet und überwacht war, trat schon eine entschieden wahrnehmbare Besserung ein. Bei dieser Sachlage gestattete ich mir auf Zureden des Fürsten und seiner Familie — leider — die erste Erholung durch Gehen und Fahren im Freien. War es nun die Erinnerung an die zwei Pfund der „von Muttern" gespendeten Schlackwurst nebst Spickgans und an deren vorzüglicher Wirkung gegen kaltes Fieber oder war es die wieder erwachende Lebensenergie und der sich kräftig regende Appetit, — genug; mein Kranker, der immer eine ausgesprochene Vorliebe für schöne Buttermilch gehabt hatte und eine gute Quelle dafür wußte, ließ sich während meiner Abwesenheit eine Dreimännerportion von diesem Genußmittel kommen und bewältigte sie mit ganz entschiedenem Behagen. Weniger behaglich waren die Folgen. Äußerst stürmische Reaktionen seitens des Magens, unerträgliche Schmerzen im Unterleib, peritonitische Reizerscheinungen zeigten sich in den folgenden Stunden und der Schlußeffekt war am nächsten Morgen nach einer äußerst unangenehmen Nacht eine hochgradige Gelbsucht. Nachdem auch dieser Zwischenfall erledigt — nach Abgang eines Daumengliedgroßen Gallensteins schwanden zunächst alle schweren Unterleibs- und Lebersymptome etc. — und der Fürst auf meine Bitten nach Friedrichsruh gegangen war, konnte ich dort, wo ich mehr mit dem Kranken allein war, eine in allen Details von mir überwachte und strenge Behandlung durchführen.

Ich bestimmte, so weit es irgend möglich war, die Arbeitszeit und das Pensum dafür, regelte auch nach Zeit und Umfang die Erholung, Bewegung, Ruhe, überwachte Essen und Trinken nach Zeit, Quantität und Qualität, regelte Aufstehen und Niederlegen, griff überall, wo es noth that, mäßigend oder anregend ein, und hatte schließlich die Genugtuung, in körperlicher und seelischer Beziehung entschiedene Fortschritte verzeichnen zu können. Nach diesem ersten Erfolge ging ich mit dem Fürsten nach Kissingen und später nach Gastein, wo die Behandlung unter meiner Leitung in derselben Weise fortgesetzt und daneben gebadet, nicht aber getrunken oder mit sonstigen Kuren gearbeitet wurde. Schließlich traten, trotzdem noch einmal ein schwächerer Rückfall von Gelbsucht zu verzeichnen war, die seit so langen Jahren mit so vielen Mitteln vergeblich angegriffenen nervösen und funktionellen Störungen mehr und mehr zurück, die Gelbsucht, der Gesichtsschmerz, die Migränen verschwanden, der Schlaf wurde regelmäßig und genügend, der Appetit kehrte wieder, der Magen war gut, selbst die seit länger als dreißig Jahren bestehende Verdauungshemmung mit ihrem hämorrhoidalen Gefolge verschwand, die Krampfadern und teigigweichen Beine wurden besser, der Fürst konnte wieder gehen und endlich — was körperlich und besonders seelisch sehr erfrischend wirkte, da S. D. diese Bewegung sehr liebte und nach ihr seit Jahren schon den Bestand seiner Kräfte bemaß — auch wieder reiten. Er kehrte, nach dem übereinstimmenden Urtheile all' seiner Angehörigen, Freunde und Mitarbeiter, geradezu verjüngt nach Berlin, in die „Tretemühle" zurück. Das relative Gesundheitsgefühl, von dem er in den „Gedanken und Erinnerungen" spricht, war damit erreicht.

Paul Ehrlich.
(1854—1915)

Geboren am 14. März 1854 in Strehlen (Schlesien), gestorben am 20. Aug. 1915 in Homburg v. d. Höhe. — Man hat die erste Periode von Ehrlichs wissenschaftlichem Wirken als die Epoche der farbenanalytischen Studien bezeichnet. In seinem Buch „Das Sauerstoffbedürfnis des Organismus" (1885) hatte Ehrlich eine neuartige Auffassung über

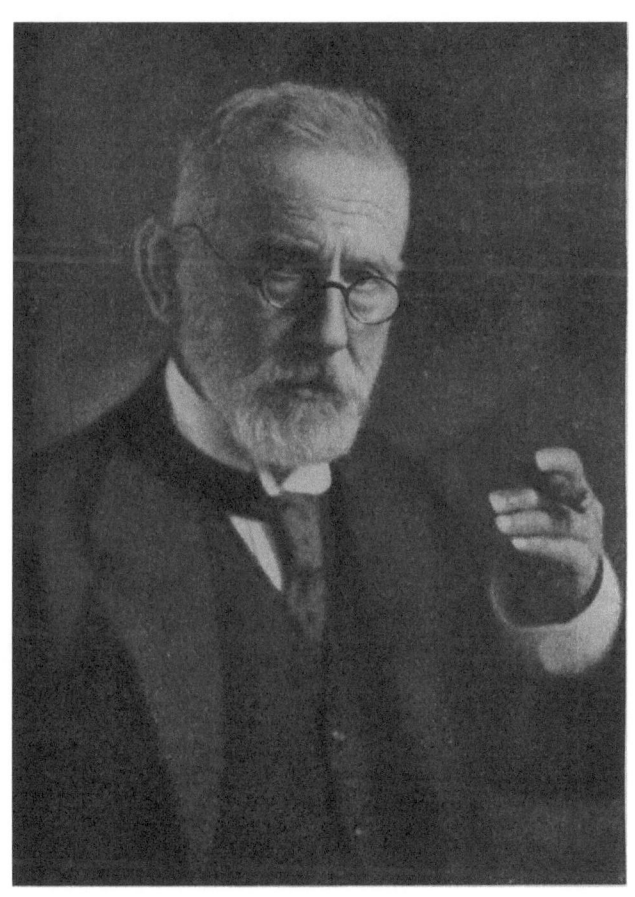

Paul Ehrlich.

Konstitution und Eigenschaften des Protoplasmas entwickelt und darin den Grundstein zu seiner „Seitenkettentheorie" gelegt. Wie Paracelsus annahm, daß die Arzneimittel „Spiculae" (Widerhaken) haben müßten, mit deren Hilfe sie sich in bestimmten Organen festsetzten, so sah Ehrlich in diesen „Spiculae" bestimmte chemische Gruppierungen, die eine große Verwandtschaft zu bestimmten Gruppierungen besitzen, die in der Bakterienzelle sitzen und die gewissermaßen als Angelhaken dienen. Im modernen Sinne bezeichnete Ehrlich das Spiculum als Haftgruppe (haptophore Gruppe) und den Angelapparat der Bakterienzelle als Empfänger oder Chemoceptor. Daher der Ehrlichs Gesamtarbeit beherrschende Gedanke: „corpora agunt nisi fixata"[1]. — In den Jahren 1908/09 hat sich Ehrlich — auf Veranlassung seines Freundes Herter — mit dem Plane einer Autobiographie getragen, von der aber nur die Schlagworte vorhanden sind. Die nachfolgenden Proben entstammen einem Vortrage, den Ehrlich (1909) gelegentlich der Verleihung des Nobelpreises auf einem ihm zu Ehren gegebenen Kommers hielt. Sie enthalten in kurzen Zügen eine Skizzierung von Ehrlichs wissenschaftlicher Laufbahn.

...Vor 36 Jahren (1872) begann ich mein Studium in Breslau. Außer Mathematik, zu der mich eine noch heute vorhandene, leider unerwiderte Liebe zog, interessierte mich kein einziges der Vorfächer und so ging ich bald ziemlich unbeeinflußt nach der erst ein paar Semester bestehenden, jungbegründeten Universität *Straßburg*, die damals geradezu das Ideal einer aufblühenden Universitätsstadt darstellte. Hier hatte sich noch keine Tradition gebildet; der Lehrkörper war der interessanteste und beste, den man sich denken kann. ... Hier, unter der Ägide des Altmeisters der Anatomie, *Wilhelm Waldeyers*[2]), als dessen speziellen Schüler ich mich stets betrachte, durch seine mächtige Inspiration wurde die Liebe zur medizinischen Wissenschaft bei mir erweckt und war es insonderheit der mikroskopische Kurs, den er stets mit unendlicher Liebe leitete, der mir die Rätsel der Mikroskopie erschloß und mich für die Histologie gewann. Schon damals interessierten mich die erst in ihren Anfängen stehenden Färbungen und durch sie wurde der Keim ge-

---

[1]) Die Darstellung von Ehrlichs wissenschaftlichem Wirken ist niedergelegt in der Festschrift zu seinem 60. Geburtstage. (Jena 1914) und in der zu dem gleichen Anlaß erschienenen Festnummer in „Die Naturwissenschaften" 1914, Heft 11. Außerdem das eben erschienene treffliche Büchlein von Adolf Lazarus, Paul Ehrlich. Rikola-Verlag 1922.
[2]) W. von Waldeyer-Hartz, Lebenserinnerungen. Bonn 1921, S. 157f., spricht dort über seinen Schüler Ehrlich.

legt zu meiner späteren Entwicklung. Nach Rückkehr aus den Ferien fiel mir eine Arbeit von *Heubel* in die Hände, in der er den Nachweis erbracht zu haben glaubte, daß man das Geheimnis der Bleivergiftung ergründen könne, wenn man die einzelnen Teile, Leber, Herz, Niere, in dünne Bleilösungen einbrächte und das aufgenommene Metall nachträglich bestimmte.... Die Lektüre dieser Arbeit war für mich eine Offenbarung und — auch eine Art Verhängnis.

Es erschien mir also damals schon das Verankerungsprinzip als Grundlage der Pharmakologie in klarster Form und stellte ich mir da schon zielbewußt die Aufgabe, die Verteilung der chemischen Körper im Organismus als Grundlage der Arzneiwirkung festzulegen. Zum Vorteil für mein Studium hat diese Erkenntnis mir damals, wie ich gestehen muß, nicht gereicht; ich versäumte so gut wie alle Kollegien, um mich ausschließlich meiner Aufgabe zu widmen. Bald sah ich, daß man mit den Metallen nicht vorwärts kommen konnte, da die Menge viel zu klein war, um ihren Verbleib mikroskopisch in den Zellen nachweisen zu können. Ich lernte dann Photographie, um die geringen Metallspuren durch die sogenannte Renforçage sichtbar zu machen. Auch dieses schlug fehl und so sagte ich mir dann, die einzige Methode, wirklich in die feinste Verteilung von Stoffen eine Einsicht zu gewinnen, kann nur darin bestehen, daß man Tieren Farbstoffe injiziert. Dann muß ein einfacher Blick in das Mikroskop genügen, um zu sehen, in welchen Zellen, in welchen Fasern der betreffende gefärbte Stoff vorhanden ist. Ich sah dabei auch ein, daß ein solches Studium nur möglich wäre durch eine genaue Kenntnis des chemischen Verhaltens der Farbstoffe, und so war eine zwar rein theoretische, aber doch sehr intensive Berührung mit der Chemie natürlich gegeben.

In meinem dritten Semester, nachdem ich das Physikum bestanden hatte, kehrte ich nach Breslau zurück, hielt mich aber den Verlockungen von Klinik, innerer Medizin und Dermatologie möglichst fern, um mich ausschließlich der

383

Ausarbeitung meiner Ideen zu widmen. Ich arbeitete zunächst im physiologischen Institut von *Rudolf Heidenhain*, eines der besten und vielseitigsten Physiologen, die wir je gehabt haben. Die Arbeitsverhältnisse waren glänzend und der ganze Verkehr dort ein außerordentlich gemütlicher. Es wurde fleißig und mit Freude gearbeitet und war die Arbeitsart *Heidenhains* für uns alle ein leuchtendes Beispiel von Scharfsinn und der größten bis auf die Spitze getriebenen Gewissenhaftigkeit. Das eigentliche Thema, das *Heidenhain* mir gestellt hatte, habe ich überhaupt nicht bearbeitet, sondern ging ganz meine eigenen Wege. Die letzte Zeit arbeitete ich dann in *Cohnheims* Laboratorium. Ich erinnere mich heute noch mit Freude und Verehrung dieses glänzenden Mannes, des Reformators der pathologischen Anatomie, und des Stabes, den er um sich versammelt hatte. Als Assistenten fungierten *Karl Weigert*, der schon damals die Grundlage zu seinem späteren Ruhm gelegt hatte, und *Oskar Lassar*, und um sie war eine Schar bedeutender Männer aus aller Herren Länder versammelt. Ich erwähne hier nur *Neisser*, *Lichtheim*, *Salomonsen*, *Welch*, *Kraske*. Auch hier war ich wieder wesentlich mit Farbe und Färbungen beschäftigt. Ein besonders wertvolles Mitglied der Laboratorien bin ich damals nicht gewesen, wie aus folgenden zwei Anekdoten ersichtlich ist.

Ich hatte kurze Zeit im *Funke*schen Laboratorium gearbeitet, wo ein physiologisch-chemisches Praktikum abgehalten wurde, dessen Glanzpunkt darin bestand, daß irgendein Flecken von der Diele aufgenommen und damit die immer gelingende Hämoglobinprobe vorgenommen wurde. Nach meinem nur kurzen Arbeiten im Laboratorium versagte die Probe konstant wegen der vielen Farbflecken und -spritzen, und schrieb *Funke* einmal nach langen Jahren an *Heidenhain*: „Die Spuren von Ehrlichs Fleiß sind unverwüstlich." Auch im *Cohnheim*schen Laboratorium war es nicht viel besser. Ich hatte dort einen Tisch, der vollkommen mit Farbstoffen bedeckt war. Als *Robert Koch* — wie er besonders gern zu erzählen pflegt, — der damals noch Kreisphysikus in Wollstein war, und nach Breslau kam, um *Ferdinand Cohn* und *Cohnheim* seine Milzbrandarbeiten zu demonstrieren, durch das Laboratorium ging, wurde ihm mein Tisch gezeigt und gesagt: „Das hier ist der kleine Ehrlich, er ist ein sehr guter Färber, aber sein Examen wird er nie machen." In der Tat war ich durch meine Hauptbeschäftigung in meiner Examensfakultät etwas zurückgekommen und habe infolgedessen mein Staatsexamen auch ein Jahr später gemacht als sonst Usus ist.

Aus dieser Arbeit war aber doch eine Frucht entstanden. Ich hatte nämlich eine besondere, durch Farbstoffe nachweisbare Zellart, die *Mastzellen*, aufgefunden und auch erkannt, daß die Färbung derselben nur durch eine bestimmte Klasse von Farbstoffen, die sogenannten basischen Farbstoffe, möglich war. Auf Grund dieser Arbeit wurde ich unmittelbar nach zurückgelegtem Staatsexamen als Oberarzt nach der Charité an die *v. Frerichs*sche Klinik berufen. Ich denke an diese Zeit stets mit besonderer Freude zurück. *Frerichs* war hervorgegangen aus der Schule der reinen Physiologie und das Muster eines kritischen und bedeutsamen Mannes; seine wissenschaftliche Vergangenheit war groß. Einen idealeren Chef als ihn konnte man sich nicht denken. Er hatte das vollste Verständnis für wissenschaftliches Empfinden und Denken und pflegte immer zu sagen: „Die Wissenschaft ist ein Vogel, der nur im Freien singt; bei mir kann jeder arbeiten über das, wonach ihm sein Herz steht." Allerdings waren die Laboratoriumsverhältnisse relativ ungünstig; es war ein dunkler, kleiner Raum, aber er hatte eine große Vergangenheit, denn *Schultzen*, *Naunyn* und *Quincke* hatten hier ihre großen Arbeiten gemacht. Andererseits hatte diese Beschränkung doch auch ihre Vorteile. So mußte ich einmal meine Blut-Trockenpräparate, da gar kein Platz vorhanden war, in eine Ofenröhre legen. Als ich am nächsten Tage die Präparate färbte, färbten sich dieselben im Gegensatz zu früher außerordentlich schön. Es stellte sich heraus, daß am Morgen der Ofen geheizt worden war, und so war auf einfache Weise das Fixierungsmittel für Trockenpräparate gefunden, der Einfluß von Hitze, der später eine so große Rolle gespielt hat. Im eigenen Laboratorium setzte ich dann später die Arbeiten in etwas größerem Maßstabe fort und fand in der Klinik vielfache Anregung. Hier arbeitete ich die neue Methode der Blutfärbung und der Blutdiagnostik aus, die auf der Anwendung von Farbstoffen beruhte; ich wandte mich dann den vitalen Färbungen zu und fand die Tatsache, daß man im lebenden Tier bestimmte Bestandteile, z. B. die Nervenfasern, isoliert färben kann, das erste Beispiel der sogenannten „vitalen Färbungen". Auf dem gleichen Gebiet fand ich dann mit Hilfe von Farbstoffen, die dem Tier injiziert wurden, daß der Körper in seinen Organen sauerstoffgierig ist. Es gelang mir ferner, die *Diazoreaktion* des Harns aufzufinden, die für die Diagnose mancher Krankheiten von Wert ist; und weiterhin die Säurefestigkeit der Tuberkelbazillen, die für den diagnostischen Nachweis derselben eine große Bedeutung gewonnen hat.

... Während dieser Zeit hatte ich in der Lützowstraße ein kleines Privatlaboratorium und wurde dann von *Robert Koch* berufen, an seinem Krankenhaus bei der *Tuberkulinbehandlung* mitzuwirken. Es war dies vielleicht die interessanteste Zeit meines Lebens. Der Keim, der damals gelegt wurde und der eine Zeitlang durch Zusammenwirken mißlicher Umstände unterzugehen drohte, hat sich nun zu einem kräftigen Baum entwickelt. Ich hatte damals im Verein mit *Paul Guttmann* eine gefahrlose Methode der Tuberkulinbehandlung, nämlich die mit kleinen Anfangsdosen, ausgearbeitet, die ja gerade in den letzten Jahren ihre volle Bedeutung gewonnen hat. Nun wurde das neue Institut für Infektionskrankheiten von *Koch* in der Charité eröffnet und *Koch* bot mir hier in seltener Freundschaft und Liberalität ein kleines Laboratorium an, das er mir zu vollständig freier Verfügung stellte. Er sagte: „Sie können machen was Sie wollen und es so lange behalten, bis die Seuchenbekämpfung uns über den Kopf wächst." Als er mich das erste Mal im Laboratorium besuchte, sagte er lächelnd: „Hier ist ein Brutschrank, in den kann man auch Mäuse setzen." Ich öffnete darauf nur die Tür und zeigte eine ganze Kollektion von Mäusen, die schon in demselben untergebracht waren. Trotzdem mir hier volle Arbeitsfreiheit zugesichert war, hielt ich es doch für richtig, in der Richtung zu arbeiten, die der Immunität möglichst nahe stand. Ich hatte in meinem Privatlaboratorium beobachtet, daß man mit einem Pflanzeneiweiß, das der Rizinusbohne entstammt, dem sogenannten Ricin, Tiere immunisieren kann und daß diese Immunität beliebig gesteigert zu werden vermag. Ungefähr zu gleicher Zeit hatte *Behring* seine grundlegende Entdeckung von der Entstehung der Antitoxine gemacht. Unmittelbar darauf gelang es mir, nachzuweisen, daß die von mir beobachtete steigerungsfähige Ricinimmunität ebenfalls auf Antikörpern beruhte, und hierdurch war mir die Möglichkeit geboten, die Bildung der Antikörper in systematischer Weise zu steigern...

Meine lange Laufbahn ist also eigentlich nur einer einzigen Idee, der Verankerungsfähigkeit chemischer Körper, gewidmet gewesen. Alles was ich im Laufe der langen Jahre gearbeitet und geleistet habe, führt darauf zurück, und ebenso sind alle meine anderen Arbeiten, wie die Blutarbeiten, die Harnreaktion, die *vitale Färbung*, immer der Ausdruck derselben Idee. Ich muß daher dem Schicksal ganz besonders dankbar sein, daß mir noch in ganz jungen Jahren, wo das Gehirn besonders aufnahmefähig ist, diese Konzeption zufiel. Die Vorteile eines solchen Zufalls sind im allgemeinen ganz außerordentlich groß. Wir Mediziner stehen ja eigentlich wehrlos dem Einstürmen einer geradezu schrankenlosen Literatur gegenüber; wen aber einmal eine solche leitende Idee erfaßt, der hat dadurch unbewußt einen Ordner und Sammler erworben und er wird vorwiegend aus der Literatur gerade das, und vielleicht nur das, was seinem Arbeitsgebiet besonders frommt, aufnehmen. Das ist aber immer ein großer Nutzen, da aus diesem Unterbewußtsein uns stets leicht das notwendig Zusammenhängende zufließt....

Außerdem muß ich es als ein besonderes Glück betrachten, daß ich die ersten und herrschenden Geister der Medizin, *Waldeyer, Heidenhain, Cohnheim* zu Lehrern hatte, daß ich mit Menschen wie *Robert Koch,* wie *Weigert* und *Albrecht, Edinger* und *Freund* in so engen freundschaftlichen Verkehr treten durfte, und daß ich so zahlreiche Freunde und Mitarbeiter allerersten Ranges gefunden habe....

So habe ich also wirklich nach vielen Richtungen Glück gehabt. Jeder, der intensiv arbeitet, wird ja in seinem Leben Enttäuschungen erleben müssen und man wird schon froh sein müssen, wenn man in einem gewissen Alter sagen kann, daß man den vielfachen Gefährdungen des Lebens halbwegs glücklich entronnen ist. Was ich für mich in Anspruch nehmen kann, ist, daß ich mich immer bemüht habe, möglichst vorsichtig zu sein und nichts zu publizieren, von dessen Richtigkeit ich nicht vollkommen überzeugt war. Ich darf wohl auch sagen, daß trotz der vielfachen Schwierigkeiten und der komplizierten Gebiete, die ich bearbeitet habe, ich in dieser Beziehung gut abgeschnitten bin und daß — und darauf bin ich am meisten stolz — die Arbeiten von mir und meinen Mitarbeitern in wesentlichen Punkten das Richtige getroffen haben. Wenn ich meine jetzige Arbeitsrichtung mit der früherer Zeiten vergleiche, so glaube ich — und das geht ja vielen so —, daß ich meine besten Ideen in meiner Jugend gehabt habe. Dafür profitieren wir aber im Alter durch zwei Momente: erstens dadurch, daß wir Erfahrungen gesammelt haben, zweitens durch das Lernen von Geduld.

... Gerade die therapeutische Vorarbeit ist außerordentlich mühselig; man muß Hunderte und Tausende von Verbindungen untersuchen, und sorgfältigst untersuchen, ehe man nur eine Andeutung eines Erfolges, der die Basis der weiteren wissenschaftlichen Arbeit bildet, sehen kann; man muß, ich möchte sagen, Wüsten durchqueren, um endlich eine Oase anzutreffen, man muß sich auf phlegräische Felder begeben, in denen Gefahren auf uns lauern und wir stets darauf gefaßt sein müssen, daß tückische Elemente den Fleiß unserer Hände zunichte machen. Da wird häufig jede Energie und jeder Mut gelähmt, und bedarf es schon eines gewissen Vertrauens und großen Optimismus, um vorwärts zu kommen und seine Mitarbeiter mit sich zu ziehen....

Bibliographie
und
Quellennachweis der Autobiographien [1]).

Adair, J. M. (1728—1802): Anecdotes of the life etc. London 1790.
Adelmann: Selbstbiographie in: O. Gerland, Grundlagen zu einer hessischen Gelehrten-, Schriftsteller- u. Kunstgeschichte 1863, Bd. 1. S. 241—264.
* Althof, L. Chr.: Einige Nachrichten von den vornehmsten Lebensumständen Gottfried August Bürgers nebst einem Beitrage zur Charakteristik desselben. Göttingen 1798.
* Arlt, Ferd. von (1812—1884): Meine Erlebnisse, hrsg. von O. Becker. Wiesbaden: J. F. Bergmann 1887.
Autobiography of an Indian army surgeon; or, leaves turned down from a journal. London: R. Bentley 1854.
Avicenna: vgl. u. a. Haeser, Gesch. d. Medizin I, 584.
* Baer, Karl Ernst von: Nachrichten über Leben u. Schriften des. — Mitgeteilt von ihm selbst. St. Petersburg 1865.
Baldinger, E. G.: Bruchstückes eines Campagne- u. Universitätslebens. Marburg 1792.
Bar Hebraeus, Gregorius (1226—1286): Autobiogr. in Comp. historiae Dynastiarum I, 575; II, 244ff. Rom 1721.
Beerel, Aus den Erinnerungen eines alten Arztes. Dtsch. med. Wochenschrift 1910, Nr. 45, S. 2106f. und ebenda 1911, Nr. 7, S. 316f.: Noch ein Blatt aus dem Schatze alter Erinnerungen.
* Benedikt, Moritz (1835—1920): Aus meinem Leben. Erinnerungen und Erörterungen. Wien 1906. Außerdem erschienen aus seinem Nachlaß: Erinnerungen an Wiener Kliniker, aus den Werdejahren der Poliklinik, an Hofrat Duchek, an F. von Arlt, an Teggethoff und Picquart (Neues Wiener Journal 1921, genau verzeichnet in den Mitteil. z. Gesch. d. Med. Bd. 20, S. 261).
Bergmann, E. v.: Autobiographische Skizze im „Rigaischen Almanach" für 1886.
— „Aus vergangener Zeit." Woche 1906, Nr. 50 (frei bearbeitete Auszüge aus seinen Kriegsberichten 1866 und 1870).

---

[1]) Von den mit * versehenen Autobiographien sind Proben in diesem Bande wiedergegeben, von den mit ** bezeichneten Namen finden sich auch Briefproben in den von mir (Berlin 1920) herausgegebenen „Ärzte-Briefe aus vier Jahrhunderten".

Berzelius, Jacob (1779—1848): selbstbiographische Aufzeichnungen, hrsg. von H. G. Söderbaum, bearbeitet von Kahlbaum. Leipzig 1903 (vgl. Wilh. Ebstein, Die Gicht des Chemikers Berzelius. Stuttgart 1904).

Berthold, Arn. Adolf (1803—61): Fragment einer Selbstbiographie (bis 1825!) in: D. Arch. f. Gesch. der Med. Bd. 3 (1880), S. 74 bis 100.

Berger, Heinr.: Aus dem Hamsterkasten. München 1902.

* Bilharz, Alfons: Berliner Erinnerungen aus der Mitte des vorigen Jahrhunderts. Med. Klinik 1916, Nr. 36.

** Billroth: Autobiographie. Wiener med. Blätter 1894, S. 92—94.

** Blumenbach, Johann Friedrich: In: C. F. Marx, Zum Andenken an —. Göttingen 1840. S. 4—6.

* Bock, Carl Ernst: Mein Lebensbild. Gartenlaube 1874, Nr. 30.

Boerhaave, H.: Autobiogr. am Ende von W. Burton, an account of the life and writings. London 1743. Zwei Bände. (2. Aufl. 1746).

Boerner, Paul: Erinnerungen eines Revolutionärs. Skizzen aus dem Jahre 1848, hrsg. von E. Menke-Glückert. Leipzig: E. Haberland 1920 (2 Bde.).

Boué, A.: Autobiographie du docteur —. Vienne 1879.

Braus, Otto: Akademische Erinnerungen eines alten Arztes an Berlins klinische Größen. Leipzig: F. C. W. Vogel 1901.

Brodowicz (1790—1884): Rückblick auf seine ärztl. und Lehrwirksamkeit. Krakau 1871.

Brückmann, Urban Fridrich Benedict, in: E. G. Baldinger, Biographien jetztlebender Ärzte und Naturforscher. Jena 1772. S. 113—118.

Buchner, Jos.: Memoiren aus dem Leben und Wirken eines Artzes. (Memoiren eines deutschen Arztes. Von ihm selbst erzählt. Breslau: Trewendt 1846. Auch unter dem Titel: Fragmente aus dem hinterlassenen Schriften des Hofraths Hahnemann. Augsburg: v. Jenisch u. Stage 1848.

Bufalini, M. Ricordi di-sulla vita e sulle opere proprie publicati dall' avv. Filippo Mariotti. Firenze: Successsori Le Monnier 1875.

* Burdach, Karl Friedrich: Rückblick auf mein Leben. Leipzig: L. Voß 1848. (= Blicke ins Leben. Bd. 4.)

Busey, S. C.: A souvenir; with an autobiographical sketch of early life —. City of Washington 1896.

Caldwell, Charles (1722—1853): Autobiography (1855), zitiert nach Garrison. History of Medicine 1913, S. 378.

* Cardano, Girolamo: Des — von Mailand eigene Lebensbeschreibung, übertragen von H. Hefele. Jena: Eugen Diederichs 1914.

Carro, Jean de (1770—1857): Mémoires. Carlsbad: Franieck frères. Prag: Dominicus 1855.

* Carus, K. G.: Lebenserinnerungen und Denkwürdigkeiten. Leipzig 1865/66. Ein noch unveröffentlichter 5. Teil soll demnächst von Herrn Dr. Zaunick in Dresden herausgegeben werden.

— Selbstbiographie in: Unsere Zeit, 1869.

— Mnemosyne. Pforzheim 1848. S. 357—445.

Cheyne, George (1671—1743): Account of himself and his writings. London 1743.

Christison, Sir Robert (1797—1882): The life of... edited by his sons. Edinburg 1885/86. 2 Bde.

Cohn, Ferdinand (1828—1898): Blätter der Erinnerung. Zusammengestellt von seiner Gattin Pauline Cohn. Mit Beiträgen von Prof. F. Rosen. Breslau: J. U. Kerns Verlag (Max Müller) 1901.

Cohn, Hermann: Dreißig Jahre augenärztlicher und akademischer Lehrthätigkeit. Breslau 1897.

Mac Cormac, Sir William (1836—1901): Autobiography. London 1884. 2 Bde.

Darwin, Dr.: Anna Seward, Memoirs of the life of. London 1804.

Dehio, Karl (Dorpat): „Aus Prof. Ernst v. Bergmanns Dorpater Zeiten." Nordlivländ. Zeitung 1910, Nr. 117.

* Dietz, Meister Johann. Hrsg. von E. Consentius. Ebenhausen bei München: Wilh. Langewiesche-Brandt 1915.

Donders: Autobiographie. Monatsbl. f. Augenheilkunde, 1889, S. 368 ff.

* Ebstein, Wilhelm: Lebenserinnerungen. (Bisher unveröffentlicht.) [1910/11]

— Leben und Streben in der inneren Medicin. Stuttgart 1900.

Ecker, Alexander: Hundert Jahre einer Freiburger Professoren-Familie. Biographische Aufzeichnungen. Freiburg i. Br. 1886.

Ehrlich, Paul: Autobiographische Skizze (bisher ungedruckt): aus Familienbesitz mir frdl. zur Verfügung gestellt.

Erb, Wilhelm: Aus den letzten vierzig Jahren. Klinische Plauderei. Dtsch. Arch. f. klin. Med. Bd. 73, S. 324.

Esmarch, Friedrich von: Aus meinen Erinnerungen. Deutsche Revue Bd. 27, 2. S. 290—98.

Fechner, Gustav Theodor (1801—1870): „Krankheitsgeschichte" (1845) in J. E. Kuntze, Fechner 1892, S. 105—138 (vgl. auch

Elsas, Grenzboten 1888, H. 15; sowie Kurd Lasswitz, Fechner. Stuttgart 1910, S. 40—46.

Fischer, Georg (Hannover): Aus meinem Leben. Hannover: Hahnsche Buchhandlung 1921.

Fort, Arist. Jos. Aug. (geb. 1836): Le récit de ma vie avec la déscription d'un voyage et d'un séjour dans l'Amerique du Sud. Paris 1893.

Fossel, Victor (1846—1913): Erinnerungen aus meinem Leben. Als Familienhandschrift gedruckt.

Fothergill (1712—1780): Memoirs by I. C. Lettsom 4 ed. London 1786.

** Frank, Joh. Peter (1745—1821): Biographie des.—. Von ihm selbst geschrieben. Wien: Karl Schaumburg & Co. 1802.

* Frank, Joseph (ungedruckte Memoiren); einst im Besitz der Familie de Carro.

Frankl, Ludwig August: Aus meinem Leben. Über Land und Meer 1890, Nr. 18. Beginn meiner medizinischen Laufbahn. Biographische Blätter 1896.

Freund, Wilhelm Alexander (1826—1919): Leben und Arbeit. Gedanken und Erfahrungen über Schaffen in der Medizin. Berlin: Julius Springer 1913.

Gall, Joseph[1]): Meine Reise durch Deutschland nebst pathognomischen Bemerkungen über meine gemachten Bekanntschaften, und einzig wahre Darstellung meiner Lehre. Für Freunde und Feinde. (Erfurt: Hennings) 1806.

Gant, Frederick James (geb. 3. XII. 1825—?): Auto-Biography. London: Baillière, Tindall and Cox. 1905.

Gegenbaur, C. (1826—1903): Erlebtes und Erstrebtes. Leipzig: W. Engelmann 1901.

Goetz, Ferd.: Alt werden und jung bleiben. Weisheit, am Lebenswege gesammelt. Leipzig: Paul Eberhardt. Außerdem: F. Goetz, Im Dienste des Vaterlandes und der deutschen Volkskraft, hrsg. von P. Eberhardt. Leipzig (1906) und Hugo Rühl, Ferd. Goetz. Leipzig 1921.

---

[1]) In der Hamburger Zeitung 1806 erklärte Gall, daß die Schrift nicht von ihm sei. In Callisens Lexikon (1830) S. 238 wird J. Th. Ferd. Cajetan Arnold, Dr. philos. et jur. in Erfurt als Verfasser angegeben. Ebenso scheint Neuburger (Arch. f. Gesch. d. Med. Bd. 10, S. 9) Arnold als den Verfasser (oder Herausgeber?) anzusehen. Die Autorschaft Galls erscheint mir noch nicht endgültig geklärt.

Granville, A. Bozzi.: Autobiography of A. B. G. edited with a brief account of the last years of his life. ... London 1874. 2 Bde.
Goos, Berend: Erinnerungen aus meiner Jugend. 1880. 1896. (3 Bde.) Hamburg: Alfed Janssen 1907.
Grawitz, Paul (1850—   ) in: Grote, Die Medizin der Gegenwart. Leipzig 1923.
Groß, S. D.: Autobiography. Philadelphia 1887. 2 Bde.
* Hagen, Joh. Phil.: Biographie von ihm selbst aufgesetzt und beschrieben. Hrsg. und mit Anmerkungen von J. Chr. Stark. Jena: Schmid 1794, auch in: Starks Arch. f. Geburtsh. Bd. V, Stück 1—4.
Gröser, J.: Flüchtige Rückblicke auf verschiedene Verhältnisse der ärztlichen Praxis und seines eigenen Lebens. Mainz 1856.
Hassall, A. Hill (1817—1894): The Narrative of a busy life. An autobiography. London 1893.
* Hasse, Karl Ewald (1810—1902): Erinnerungen aus meinem Leben. Leipzig: W. Engelmann 1893. 2. Aufl. 1902.
** Helmholtz, H. von: Erinnerungen. In: Vorträge und Reden. Braunschweig: Vieweg 1896. 4. Aufl. Bd. 1, S. 6 ff.
Heusinger, K. Fr. (1792—1883) in: H. Justi, Grundl. zu einer hess. Gelehrten-Gesch. Marburg 1831, S. 220—263 und B. Schuchardt, Zentralbl. des ärztl. Vereins von Thüringen. 1887, S. 265—284.
His, Wilhelm (1831—1904): Lebenserinnerungen. Als Manuskript gedruck. Leipzig: Dezember 1903.
Hoche, Alfred Erich (1865—   ) in: Grote, Die Medizin der Gegenwart. Leipzig (F. Meiner) 1923.
Holland, Sir Henry (1788—1873): Recollections of path life. London 1872.
* Hoffmann, Heinrich: Wie der „Struwwelpeter" entstand. Gartenlaube 1871. Nr. 46.
Holm, Nicolai: Glade Aar (Fröhliche Jahre). Kopenhagen: G. B. N. F. 1913.
* Horner, J. F. (1831—1886): Ein Lebensbild. Geschrieben von ihm selbst, ergänzt von E. Landolt. Frauenfeld: Huber 1887.
* Hoven, Friedrich Wilhelm: Autobiographie. Hrsg. von einem seiner Freunde und Verehrer. Nürnberg 1840.
Hufeland, Chr. W.: In: Bildnisse und Selbstbiographien jetztlebender Berliner Gelehrten. 1806.
** — Eine Selbstbiographie von Dr. Göschen. Deutsche Klinik 1863, Nr. 13—31 und Berlin 1863 (vergriffen).

393

Huxley, Thomas Henry (1825—95): An autobiogr. Sketch. Hosp. Gaz. London XIX (1891).

Johnson, Charles Beneulyn (geb. 1843): Fifty Years in medical harness, or the Story of a Country Doctor. Medical Life (Oktober 1921 bis Nov. 1922). (Inhalt dort S. 526.)

*Jung-Stilling, Johann Heinrich: Lebensgeschichte. Jugend. Berlin und Leipzig 1777. Jünglingsjahre und Wanderschaft. Elberfeld 1778. Häusliches Leben. 1789. Lehrjahre. 1804. Alter. Heidelberg 1817.

Javal: Annales d'Oculiste. Bd. 126. 1901.

Karrillon, Adam: Über ihn und von ihm. Hrsg. von Kurt Esselborn. Darmstadt 1921.

Kastan, J. (1840—   ): Berlin wie es war. Mit 10 Illustrationen. 6. Aufl. Rudolf Mosse Buchverlag. Berlin SW. 68 (1919).

Kerner, Georg (1770—1812): Vgl. Anhang in: A. Wohlwill, G. Kerner. Hamburg und Leipzig 1886.

*Kerner, Justinus: Das Bilderbuch aus meiner Knabenzeit. Erinnerungen aus den Jahren 1786 bis 1804. Braunschweig 1849 u. Stuttgart 1886.

*Kerner, Th.: Das Kernerhaus und seine Gäste. 1894.

Kisch, E. H.: Erlebtes und Erstrebtes. Stuttgart 1914.

Kittel, Arthur: 37 Jahre Landarzt in Preußisch-Litauen. 1869 bis 1906. Königsberg: Kittel. 1922.

Klencke, Hermann (1813—1881): Katharina, Erinnerungen aus meinem Tagebuche. 1854.

— Selbstbekenntnisse. Leipzig: Kollmann 1854. 3 Bde.

— Nachlese in und außer mir. Fortsetzung der Selbstbekenntnisse. 1856. 4 Bde.

Klunzinger, C. B.: Erinnerungen aus meinem Leben als Arzt und Naturforscher zu Koseir am Roten Meer. Würzburg: C. Kabitzsch 1915.

*Koelliker, Albert (1817—1906): Erinnerungen aus meinem Leben. Leipzig: W. Engelmann 1899.

*Koenig, Franz: Lebenserinnerungen. Mit einem Anhang: Gedächtnisrede von Otto Hildebrand. Berlin: Hirschwald 1912.

Koerner, Otto: Erinnerungen eines deutschen Arztes und Hochschullehrers 1858—1914. München u. Wiesbaden: Bergmann 1920.

Kortum, C. A.: Familiennachrichten nebst der Geschichte meines Lebens meinen Kindern zurückgelassen. Im Jahre 1782 geschrieben und fortgesetzt. In: K. Deicke, Des Jobsiadendichters Carl

Arnold Kortum Lebensgeschichte usw. Dortmund: Fr. Wilh. Ruhfus 1910. — Außerdem existiert eine Selbstbiographie aus dem Jahre 1799 in den „Nachrichten von d. Leben und den Schriften jetzt lebender teutscher Ärzte". Hildesheim 1799, Bd. I, S. 300, abgedruckt bei Grevel, Kortum, Beiträge zur Gesch. seines Lebens und Wirkens. I. Beiträge zur Gesch. von Stadt und Stift Essen. Heft 32. Essen 1910, S. 193—212, bes. S. 205ff. und S. 153 bis 171 (vor Seite 153 Bild Kortums im 64. Lebensjahr).

* Krimer, Joh. Franz Wenzel (1795—1834): Erinnerungen eines alten Lützower Jägers. Stuttgart: R. Lutz 1913. 2 Bde.

Küchenmeister, Fr. (1821—1890) in dessen: Totenbestattungen der Bibel. 1893, S. V—X und Janus V, 629—634 (1900).

Kümmell, Hermann (1852—   ) bei: Grote, Die Med. der Gegenwart. Leipzig 1923.

Kuess, Émile (1815—71): Autobiographisches Fragment aus dem Jahre 1849 (in Hervé, Bull. de la Soc. francaise d'Histoire de la Med. XIV, 1920, 165—172.

* Kußmaul, Adolf (1822—1902): Jugenderinnerungen eines alten Arztes. Stuttgart 1899. 10. Aufl. 1919.

— Aus meiner Dozentenzeit in Heidelberg. Hrsg. von V. Czerny. Stuttgart 1903. 2. Aufl. 1908.

Landsberger, Joseph: Erinnerungen. Deutsch. med. Wochenschr. 1922 Nr. 5/6.

Laqueur: Geschichte meiner Glaucom-Erkrankung. Klin. Monatsbl. f. Augenheilkunde 1909, II, S. 639.

Lebenheim, E. L. (1787—1848) in: Henschels Janus 1848, S. 373 bis 384.

Lebert, Herm.: Biographische Notizen. Breslau 1869.

Lerche, Joh. Jacob (1703—1780): Lebens- und Reise-Geschichte, von ihm selbst beschrieben, hrsg. von Büsching. Halle 1791.

Lettsom, I. C. (1744—1815): Memoirs. London 1817.

Leupoldt, J. M.: Ein Lebenslauf und ein Ergebnis für die allgemeine Bildung. Erlangen: A. Deichert 1868.

Leyden, Ernst von: Lebenserinnerungen. Hrsg. von seiner Schwester Clarissa Lohde-Boetticher. Stuttgart u. Leipzig: Deutsche Verlagsanstalt 1910.

Leydig: Horae zoologicae. Jena: G. Fischer 1892.

Lingg, Hermann von: Meine Lebensreise. Autobiographie. Berlin u. Leipzig: Schuster & Löffler 1899.

* Linné, Carl von (1707—78): Eigenhändige Aufzeichnungen über sich selbst, mit Anmerkungen. v. Afzelius usw. mit Vorrede von Rudolphi. Berlin 1826.

*Löchl, Johann Georg: Eigner Lebenslauf. 1743. Südd. Monatsh. 1913. (Januar bis Juni.)

Lorinser, Karl Ignaz (1796—1853): Eine Selbstbiographie. Vollendet und hrsg. von seinem Sohne F. Lorinser. Regensburg 1864. 2 Bde.

Lutze, Arthur (1813—70): Selbstbiographie. Cöthen 1866.

Lister. — Madelung: Persönliche Erinnerungen von Joseph Lister. Straßburger med. Zeitg. IX. Jahrg. Heft 3, S. 55 f.

Littré, M. H. Emile (1801—81): schrieb nach Ughetti, a. a. O., S. 151 f. eine kurze „Autobiographie". Ich verzeichne hier noch eine „Plauderei" von Littré: „Wie ich mein Wörterbuch der franz. Sprache zustande gebracht habe." Leipzig 1881 (100 Seiten).

Malpighi, M.: Opera posthuma — quibus praefixa est eiusdem vita a se ipso scripta. Londini 1697 u. Amstelodami 1700, S. 1 ff. (vgl. auch Ostwalds Klassiker Nr. 120).

*Mandt, M.: Ein deutscher Arzt am Hofe Kaiser Nicolaus I. von Rußland. Lebenserinnerungen. Hrsg. von V. Lühe. München u. Leipzig: Dunker & Humblot 1917.

Marchand, Felix (1846—   ) bei Grote: Die Medizin der Gegenwart. Leipzig 1923.

Martius, E. W.: (1756 geb.) Erinnerungen aus meinem 90 jährigen Leben. Leipzig 1847.

Martius, Friedrich (1850—   ) bei Grote: Die Medizin der Gegenwart. Leipzig 1923.

Mayr, Julius: Wilhelm Leibl, Sein Leben und sein Schaffen. Berlin 1919. 3. Aufl.

Meißner, Alfred (1822—1885): Geschichte meines Lebens. Teschen 1884. 2 Bde.

Mettenheimer, K. Fr. Chr. von (geb. 1824): Biographie. Schwerin i. M. 1899 und Viaticum, Erfahrungen und Ratschläge eines alten Arztes, seinem Sohn beim Eintritt in die Praxis mitgegeben. Hrsg. von Heinr. v. Mettenheimer (Berlin 1899, August Hirschwald).

Metzger, I. D.: In: Med. Briefwechsel von einer Ges. Ärzte hrsg. Halle 1786. (Zweites Stück) — Berl. Staatsbibl. Jc 2270.

*Moleschott, Jac.: Für meine Freunde. Lebenserinnerungen. Gießen: Emil Roth 1894.

Müller, Johannes (1801—58): Autobiographische Skizze in der Sammlung Darmstädter in der Berliner Staatsbibliothek.

Orth, Joh.: R. Virchow vor einem halben Jahrhundert. Persönliche Erinnerungen. Virchows Arch. f. pathol. Anat. u. Physiol., Bd. 235, S. 31—44.

*Pagenstecher, C. H. Alexander: Lebenserinnerungen. Voigtländers Quellenbücher 1913.

— Ein Vortrag Laennecs im Jahr 1820 betr. die Entdeckung der Auscultation. Med. Klinik 1912, Nr. 29.

— Pariser Kliniken und Professoren im Jahre 1819/20. Mitt. z. Gesch. d. Med. 1912, Bd. 11, S. 321—328.

**Paracelsus, Theophrast Bombast von Hohenheim: Chirurg. Bücher und Schriften. Straßburg MDCV.

Passow, Karl Adolf (geb. 1859): Erinnerungen an das Friedrich-Wilhelm-Institut in der Friedrichstraße. Mitt. des Vereins f. die Gesch. Berlins. Juli 1920, Nr. 7, S. 35—38.

Payr, Erwin (1871—   ): bei Grote, Die Medizin der Gegenwart. Leipzig 1923 und Derselbe, Naturforscher und Chirurg. Leipziger Neueste Nachrichten vom 17. IX. 1922, Nr. 257.

Pelmann, Karl (1838—1916): Erinnerungen eines alten Irrenarztes. Bonn a. Rh.: Cohen 1912.

*Pfaff, Chr. Heinr. (1773—1852): Lebenserinnerungen. Kiel 1854.

*Pirogow, N. I.: Lebensfragen. Tagebuch eines alten Arztes. Aus dem Russischen übertragen von Aug. Fischer. Stuttgart 1894.

Plath, Wilhelm: Aus den Papieren eines ältern Arztes. Hamburg: W. Mauke Söhne 1868.

Platter, Felix: hrsg. von D. A. Fechtner. Basel 1840, dann Mémoires. Genève 1866.

— Selbstbiographie. Hrsg. von H. Boos. Leipzig 1878.

*— Tagebuchblätter aus dem Jugendleben eines deutschen Arztes des 16. Jahrhunderts. Hrsg. von Horst Kohl. Leipzig: R. Voigtländers Verlag 1913.

Power, Henry: Autobiography. Stratford — upon — Avon 1912.

*Reimarus, Joh. Albert Heinr.: Lebensbeschreibung von ihm selbst aufgesetzt. Hamburg 1814.

Richardson, Sir Benjamin Ward (1828—96): Vita medica. Chapters of medical life and work. New York 1897.

Richter, Adolf Leopold: Aus meinem Leben. Nachgelassene Aufzeichnungen. Berlin und Krefeld 1876.

*Ring, Max (1817—1901): Erinnerungen. Berlin: Concordia Deutsch Verlagsanstalt 1898 und 1905. (2 Bde.) Erschienen zuerst in: Deutsche Dichtung, Bd. 22 (April-Sept. 1897).

Ringier, Ernst: Leiden und Freuden eines Landarztes. Bilder nach dem Leben gezeichnet. Zweite unveränderte Auflage. Frauenfeld: Huber & Co. 1910.
* Ringseis, Johann Nepomuk von: Erinnerungen, ges., ergänzt und hrsg. von Emilie von Ringseis. Regensburg u. Amberg: J. Habbel 1886—1891.
Ritter, Johann Jacob, in: Börner II, 1. S. 82—171.
Rosenbaum, Jul.: Neun Jahre aus dem Leben eines Privatdozenten. Leipzig 1847.
Rothe, Edmund (Arzt in Bremen): Erlebtes und Erstrebtes. Lebenserinnerungen. Bremen 1899, Zwei Teile.
Roux, Wilhelm (1850—): bei Grote, Die Medizin der Gegenwart. Leipzig 1923.
Schleich, Carl Ludwig: Besonnte Vergangenheit. Lebenserinnerungen (1859—1919). Berlin: Ernst Rowohlt Verlag 1921. (20.—30. Tausend).
Schmidt, Joh. Adam (1759—1809): in W. Lohmann, Die Ophtalmologie des —. Diss. München 1903.
Schnyder, H.: Aus meinem Leben. Autobiogr. Notizen von —, Alt-Oberfeldarzt. Basel 1899.
Scholz, Joh. Paul Friedr., Bremen: Werden und Wachsen. Erinnerungen eines Arztes. Leipzig: Ed. Heinr. Meyer 1895.
Schröder, Fr. J. W., in: Baldinger I, 2. (1770) S. 223—250.
Schuler, Dr. Fridolin: Erinnerungen eines Siebenzigjährigen. Mit Schulers Porträt und dem Verzeichnis seiner Veröffentlichungen. Frauenfeld: Huber & Co. 1903.
Schulze, Johann Heinrich (1687—1744): Autobiographie bei Zedler (1743) und Brucker, Bildersaal (1745).
Schubert, Gotthilf Heinrich von (1780—1860): Selbstbiographie. Erlangen 1854—1856. 3 Bde.
Schwarz, Oscar (1846—1907): 60 Jahre ärztlicher, amtlicher, schriftstellerischer Tätigkeit usw. Köln: J. P. Bachem 1907.
* Schweninger: Dem Andenken Bismarcks. Leipzig: Hirzel 1899.
— Der Arzt der Vergangenheit, Gegenwart und Zukunft. Süddeutsche Monatshefte X, 2, S. 253—266.
Salomonsen, Carl Jul.: Lebenserinnerungen aus dem Breslauer Sommersemester 1877. Berl. klin. Wochenschr. Jahrg. 51, S. 485 bis 490.
Selle, Chr. G.: Krankheitsgeschichte des höchstseeligen Königs von Preußen, Friedrichs des Zweyten Majestät. Berlin 1786.
Semon, Felix: Persönliche Erinnerungen an Rudolf Virchow (1902). In dessen: Forschungen und Erfahrungen 1912. Bd. 1, S. 524—533.

Sibbald, Sir Robert (1641—1722): Remains of Sir R. S. Knt. M. D. containing his Autobiography etc. Edinburg 1837.
* Siebold, E. C. I. von: Geburtshilfliche Briefe. Braunschweig 1862. Ins Französ. übers. von Morpain.
Sims, James Marion: The story of my Life. New-York 1884. Deutsch: Stuttgart: Enke 1885 (ausführl. Kritik in: Rohlfs Archiv VIII, 1885, S. 363 ff.).
Sommer, Robert: In: Familienforschung und Vererbungslehre. Leipzig 1922. S. 285—358.
* Sonderegger, L.: Lebensbild, von ihm selbst geschrieben und seinen Freunden gewidm. In: EliasHaffter,L.Sonderegger.Frauenfeld1898.
* Sperling, Otto: Jugendjahre. Nach dem Manuskript der Kgl. Bibliothek zu Kopenhagen hrsg. von W. G. Brieger u. John W. G. Johnsson. Kopenhagen 1820.
Steinthal, M. S.: Rückschau auf die historischen Erlebnisse einer 50jährigen ärztlichen Wirksamkeit. Deutsche Klinik 1871. Nr. 49.
Steiner, Franz: Aus den Erinnerungen meiner Werdezeit. Wien. med. Wochenschr. 1874.
Steinwert von Soest, Johann (1448—1506): Seine eigene Lebensbeschreibung in Versen schrieb er 1504 (abgedr. in: J. G. von Fichard's Frankfurtisches Archiv f. ältere deutsche Litt. u. Geschichte. Frankfurt a. M. 1811, S. 84—138.)
Stiller, B.: Medicinische Plaudereien. Stuttgart. 1920.
Stricker, Wilhelm (1816—91) in: Frankfurter Wochenschrift „Kleine Chronik" seit 1882.
* Stromeyer, G. Fr. L.: Erinnerungen eines deutschen Arztes. Hannover 1875. Zwei Bände.
— H. G. Gräf, Louis Stromeyer bei Goethe. Ein Nachtrag zu Goethes Gesprächen. Jahrb. d. Goethe-Gesellschaft 1914.
Taylor, John (1703—72): The history of the travels and adventures of chevalier. Written by himself.
* Thaer, Albrecht: Sein Leben und Wirken als Arzt usw., hg. von Körte. Leipzig: Brockhaus 1839.
Trendelenburg, Fr. (1844—   ): Erinnerungen an B. von Langenbeck. Dtsch. med. Wochenschr. 1902, Nr. 14.
Tschirch, A.: Erlebtes und Erstrebtes. Lebenserinnerungen. Bonn: Friedrich Cohen 1921.
Unzer, Joh. Aug. (1727—99) in: Börner III, 3 (1753, S. 221—230.
Ughetti, B. G. (geb. 1854): Zwischen Ärzten und Klienten. Erinnerungen eines alten Arztes, übers. von G. Galli. 13. Aufl. Wien und Leipzig (W. Braumüller) 1907.

** Virchow, R.: Meldung zur Reifeprüfung. In dessen: Briefe. Hrsg. von M. Rabl. Leipzig: W. Engelmann 1906, S. 1—6.

Vogel, Carl: Die letzte Krankheit Goethes, beschrieben und nebst einigen andern Bemerkungen über denselben mitgeteilt. Nebst einer Nachschrift von C. W. Hufeland. Berlin 1833.

* — In: Hufeland; Journal der prakt. Heilk. Berlin 1833, S. 3—30.

Vogt, Carl (1817—95), Aus meinem Leben. Erinnerungen und Rückblicke. Stuttgart 1845.

Waldeyer-Hartz, Wilhelm von: Lebenserinnerungen. Bonn: Cohen 1921. (2. Aufl. 1921).

Weber, Herm.: Autobiographical Reminiscences — with Annotations — by his son F. P. Weber. London 1919.

Weikard, Melch. Ad.: Biographie, von ihm selbst hrsg. Berlin: Nicolai (1784) 1787.

— Med. Fragmenten und Erinnerungen. Nebst Nachtrag. Frankfurt a. M.: Andreä 1791.

* — Denkwürdigkeiten aus der Lebensgeschichte.... Nach seinem Tode zu lesen. Von ihm selbst hrsg. Frankfurt a. M. (Coburg, Sinner) 1802.

Weressajew, W. (Veresaev, V.): Bekenntnisse eines Arztes. Deutsch von H. Johannson. Stuttgart: Lutz. Auch u. d. Titel: Beichten eines praktischen Arztes. Versehen und Fehlschlüsse. Erinnerungen von —. Deutsch von Karl v. Gütschow. Leipzig: Leipziger Verlags-Comptoir 1902.

Wiedersheim, Robert: Lebenserinnerungen. Tübingen: J. C. B. Mohr, Paul Siebeck 1919 und Derselbe in: Grote, Die Medizin der Gegenwart. Leipzig 1923.

Wienholt, Arn.: Bildungsgeschichte als Mensch, Arzt usw. Bremen 1805.

Wilms, Robert Friedrich: Selbstbiographie des Primaners, hrsg. von Lothholz. Berlin 1881.

Winslow, I. B. (1669—1760): L'autobiographie publiée par Vilhelm Maer. Paris-Copenhagen 1912.

Withering, W.: A memoir of the life, character and wirtings of W. Withering by his son in W. Withering, Miscellaneous traks. London 1822, S. 1—209.

* Wundt, W.: Erlebtes und Erkanntes. Stuttgart: A. Kröner 1920.

Wurm: Ärztl. Miszellen. Münch. med. Wochenschr. 1912, Nr. 9, S. 509 f.

Zeissl: Aus der Glanzzeit der Wiener med. Fakultät. Neues Wiener Journal vom 20. Juni 1921, S. 3. Nr. 9919.

** Zimmermann: Über Friedrich den Großen und meine Unterredungen mit ihm kurz vor seinem Tode. Von dem Ritter von Zimmermann. Leipzig 1788.

Allgemeine Literatur über Autobiographien.

Gustav Wolf gibt in seiner „Einführung in das Studium der neueren Geschichte", Berlin (Weidmannsche Buchhandlung) 1910, S. 324—404 die wichtigsten Hinweise auf Memoirenpublikationen, würdigt ihre Bedeutung besonders für den Geschichtsforscher. Er kommt auch im besonderen auf die Selbstbiographien zu sprechen (S. 341—345). Dagegen werden von den „literarischen Memoiren" nur Goethes Dichtung und Wahrheit und die Aufzeichnungen des Juristen Pütter und des Staatsmanns Johann Jacob Moser genannt.

Außer den im Vorwort zitierten Werken von v. Bezold, Glagau, Misch, Jul. Ziehen seien hier noch folgende genannt: Anna R. Burr: The autobiography. London 1909. (Göttinger Univ.-Bibl. 8. Hist. lit. univ. 355 m.) — J. F. Clarke: Autobiographical recollections of the medical profession. London 1874. (Göttinger Univ.-Bibl. Hist. lit. univ. 221 c; es enthielt nichts, was ich verwenden konnte.) — Erman-Horn: Bibliographie der deutschen Universitäten. Band I (Leipzig 1904), S. 46—49. — F. H. Garrison, an introduction to the history of Medicine. Philadelphia and London 1913, S. 711—722. — Gottschall, Die Biographie der Neuzeit, in: Unsere Zeit, Neue Folge, 10. Jahrg. 2, S. 577 ff., 657 ff. — J. Graetzer: Lebensbilder hervorragender schlesischer Ärzte aus den letzten vier Jahrhunderten. Breslau 1889. — Otto von Greyerz: Von unsern Vätern. Bruchstücke Schweizer Selbstbiographien. Bern 1912/13. Enthält an medizinischen: Felix Platter (1612) und Sonderegger (1888—1895). — Th. Klaiber: Die deutsche Selbstbiographie. Stuttgart 1921 (J. B. Metzler). — W. Mahrenholz: Deutsche Selbstbekenntnisse von der Mystik bis zum Pietismus. Furche Verlag, Berlin 1919. — Chr. Meyer: Ausgewählte Selbstbiographien aus dem 15.—18. Jahrhundert. Leipzig, J. J. Weber 1897 (darin F. Platter). — Max Neuburger: Das alte medizinische Wien in zeitgenössischen Schilderungen. Wien und Leipzig (M. Perles) 1921. — Max Neuburger: Die Wiener medizinische Schule im Vormärz. Rikola-Verlag 1921. — Ed. Platzhoff-Lejeune: Werk und Persönlichkeit. Minden i. W. 1903. — Verzeichnis der Büchersammlung der Kaiser Wilhelm-Akademie. 3. Ausgabe. Berlin 1906, S. 14—17 (Lebensbeschreibungen) und S. 106 f. (Reisebeschreibungen) sowie: Nachtrag. Berlin 1911. — Herm. Vierordt, Medizin-Geschichtliches Hilfsbuch. Tübingen

1910, darin S. 327ff.: „Namenverzeichnis der Autoren mit biographischen Erläuterungen."—Wegele: Vorträge und Abhandlungen. Leipzig, 1898, S. 192ff.: Die deutsche Memoirenliteratur. — Wiggers: Über die Biographie. Mitau 1777 (darin S. 116ff.: Über die Biographie des Gelehrten). — Julius Ziehen: Aus der Studienzeit. Ein Quellenbuch zur Geschichte des deutschen Universitätsunterrichts in der neueren Zeit aus autobiographischen Zeugnissen. Berlin, Weidmannsche Buchhandlung. (Med. Fakultät S. 414—461 und S. 493f.)

Quellennachweis der Abbildungen.

Paracelsus: Institut f. Gesch. d. Med. (Leipzig).—Cardano: a. a. O. Verlag Eugen Diederichs (Jena). — Zimmermann: Nach Neubert, Goethe und sein Kreis, Leipzig 1919, S. 56. — Reimarus: Institut für Geschichte der Medizin in Leipzig. — Hagen: a. a. O. — Jung-Stilling: Porträt bei Franz Neubert, Goethe und sein Kreis (J. J. Weber, Leipzig 1919, S. 43). — Weikard: Stich von E. Verhelst fec. Graveur de la Cour Palatine (im Besitz des Herausgebers). — Frank: Porträt vor der Selbstbiographie a. a. O.; danach bei Doll, J. P. Frank, Karlsruhe, G. Braunsche Hofbuchdruckerei und Verlag. 1909. — Blumenbach: Nach Neubert a. a. O. S. 88. — Hufeland: Institut für Geschichte der Medizin. — Chr. H. Pfaff: In den Berliner Jahrbüchern für Pharmazie Bd. 30 (Deutsche Jahrbücher Bd. 15 Jahrgang 1828). — Burdach: Titelbild vor seiner Anthropologie. Zweite vermehrte Aufl. Stuttgart 1847. — Ringseis: In Kerschensteiner a. a. O. S. 200 (München, J. F. Lehmanns Verlag). — J. Kerner: Bild: Inst. f. Gesch. d. Med. Leipzig. — Carus: Porträt: vor Rusts Magazin für die ges. Heilkunde Bd. 42 (1836). — Baer: Jugendbild in: W. Stirling, Some Apostles of Physiology. London 1902, S. 94.— Krimer: a. a. O., Verlag R. Lutz, Stuttgart, Bild vor Bd. 2.— Pagenstecher: Nach einer Zeichnung im Besitze des Herrn Dr. A. Pagenstecher, — Siebold: Nach einer Photographie im Besitze des Enkels, des Herrn San.-Rat Dr. Schütte.— Hoffmann: Porträt in: Th. Kirchhoff, Deutsche Irrenärzte Bd. I, S. 236. Verlag Julius Springer, Berlin. — Pirogow: mit seinen beiden Söhnen. Titelbild vor: N. J. Pirogow, Sebastopoler Briefe (1854—55), russisch St. Petersburg 1907.— König: a. a. O. — Wundt: Nach: Edm. König, Wundt seine Philosophie usw. 3. Aufl. Stuttgart 1908 (Frommanns Verlag). — Ehrlich: Bild aus Familienbesitz frdl. zur Verfügung gestellt.

Register.

Aachen 72, 74.
Abbildungen, Nachweis 401.
Adelstand 141.
Aderlaß 35, 77.
Albinus, B. S. (1697—1770) 52.
Alston 53.
Albrecht, Eugen 387.
Altenstein von 200.
Althof 108ff.
Andrews 53.
Angina syphilitica 237.
Arlt 284ff.
Arndt 168.
Arzt, Beruf des 179.
— großer 354.
Asthenie 173.
Athen von Deutschland 135.
Athmosphäre des Krankenzimmers 178.
Auerbach, B. 314.
Augenspiegel 303ff., 326, 352.
Austern 73.
Autenrieth 176.
Autobiographien 275ff.

Baader 168, 290.
Bachmann 62.
Baer, K. E. von 196ff.
Baerensprung, v. 337.
Baldinger 94f., 101.
— Frau 102.
Bamberger, Frau 104.
Barthez 91.
Baum 335.
Behrends 243, 257.
Behring 386.
Beireis 149ff.
Bell, Ch. 252ff.
Belladonna 55.
Benedikt 357ff.
Berlin 243.
Bernadotte 206f.
Bertuch 134f.
Beruf des Arztes 179.

Bibliographie 388 ff. u. 400 f.
Bilharz 361 ff.
Billroth 333ff.
Bismarck v. 377ff.
Blitzableiter 56.
Blumenbach 94ff.,241.
Blutdiagnostik 385.
Blutfärbung 385.
Bock, C. E. 263ff.
Bode 134.
Boër (1751—1835) 233.
Boerhaave 52, 118.
Brahms 339.
Braun, Carl 235.
Breier 205.
Brendel (1711—58) 51.
Brentano, Cl. 167.
Brown 71, 77, 117, 124, 136, 171.
Brücke, Ernst 302ff., 359.
Buchholz 134.
Burdach 158ff., 197.
Bürger, G. A. 108ff., 121.
Burggrave (Burggraff), (geb. 1700, gest. 1775) 42f.
Busch, D.W.H. 294.
Büttner, Chr. W. 95.

Cagliostro 128.
Camper, Peter (1722—89) 55.
Cardano, Girolamo 6 ff.
Carlsbad 250ff.
Carus 164, 177ff., 241f.
Cat, von 47f.
Celle 103.
Cellularpathologie 371.
Chelius 215ff., 351ff.
Chinarinde 81, 126.
Chloroform 318ff., 326, 341.
Clarus 179, 248ff.
Clysterum donare 244.
Cohn 384.
Cohnheim 383f., 386.
Conradi, J. W. H. 213ff., 224ff.
Mac Cormac 261.

Cullen, W. (1710—90) 116.
Cunsbruch 118.
Cuvier 145ff., 154ff.

Dannecker 121.
Darwin, E. (1731—1802) 53.
Davy, H. 157.
Decoctum Salep 351.
Diazoreaktion des Harns 385.
Dieffenbach 295ff.
Dietz, Johann 33f.
Dover'sches Pulver 126.
Douglas (1675—1742) 54.
Dupuytren († 1835) 255ff.
Dzondi (1770—1835) 246.

Eberhard 46, 104.
Eberth 338.
Ebstein, W. 366ff.
Eckermann 243.
Edinburg 53.
Edinger 387.
Ehrenberg 293.
Ehrlich 380ff.
Ehrmann 69.
Ei, des Hundes 198.
Einbalsamieren 158ff.
Eisen 126.
Engel 104.
Esmarch 254, 260ff., 339.

Fakire 279.
Familien-Theater 62.
Färbung, vitale 386.
Fichte 138.
Fleckfieber 372ff.
Formey 166, 195.
Frank, Jos. (1771—1841) 76.
Frank, J. P. 78ff., 118, 166.
Frankfurt a. M. 39.
Frerichs 366f., 370.
Freund, W. A. 387.
Friedrich, K. D. 187ff.
Friedrich d. Große 47f.
Funke 383.

Galvani 157.
Gassner 127.
Gaubius (1705—80) 52, 84, 118.
Gedächtnis 282ff.
Geruch in der Diagnostik 166.

Glück 387.
Goethe 67ff., 112ff., 128, 137, 142, 167f., 190f., 205ff., 240f.
Goll 76.
Görres 168, 290.
Göttingen 52, 99, 146, 233, 241.
Graefe, A. von 336ff., 341ff.
Graefe, C. F. von 243.
Greifswald (Griphiswalde) 28.
Griesinger 338.
Grundsätze, praktische 124.
Gruner, Chr. G. (1744—1815) 75.
Günther, G. B. (1801—66) 249.

Haarzopf 74.
Haen, de (1704—76) 76.
Hagen 56ff.
Hahnemann 128, 147.
Halle 245ff.
Haller 51f.
Harnschau 27, 36.
Harvey 253f.
Hasse 273ff., 319, 350ff.
Hebra 320, 327.
Heidelberg 82, 86, 213ff., 225, 348
Heidenhain 385f.
Heilbronn 77, 171.
Heim 165, 244f.
Heine, H. 328ff.
Helmholtz 299ff.
Henle 292, 309.
Herder 69, 130, 134.
Herwegh 312f.
Himly, K. G. (1772—1837) 56.
Hippokrates 16, 31, 115, 124.
Hoffmann, Chr. L. (1721—1807) 152ff.
Hoffmann, Friedr. (1660—1742) 37.
Hoffmann, H. 269ff.
Hogarth (1697—1764) 54.
Hohenheim, Wilhelmus von 6.
Hohenlohe 127.
Homöopathie 147, 288, 325.
Hopfengärtner 118.
Hoppelpoppel 173ff.
Horner 338, **340ff.**
Hoven, Fr. W. von 111ff.
Hufeland 76, 128ff., 326.
Humboldt, A. von 362f.
Hunter, John (1728—93) 254.
— W. (1718—83) 54.

26*

Hygieine 324, 327.
Hyrtl 321, 358f., 363.

Jena 137.
Jenner 116.
Jerusalem 104f.
Jörg 180.
Jüngken 294, 297, 341.
Jung, J. H. (Stilling) 65ff.
Juvenal 236.

Kaffeetrinken 38.
Karl VII. 39ff.
Karlsbad 250ff.
Katharina v. Rußland 77, 171.
Keil 118.
Keller, Gottfried 313f., 338.
Kerner, Th. 286ff.
— J. 168ff.
Kiwisch 319.
Klein 233.
Koch, R. 273f., 318, 327, 383, 385, 387.
Koelliker 292ff., 317, 319.
König 344ff.
Koerner, Th. 203ff.
Kotzebue 222ff.
Krankenzimmer 178.
Kraske 383.
Krimer 202ff.
Krukenberg 247f.
Kuhpockenimpfung 245.
Kußmaul 308ff.

Langenbeck, v. 336, 341.
Lassar 383ff.
Larrey 90f., 258ff.
Leichenöffnungen 88f., 322.
Leichenstehlen 24.
Leiden 51, 55.
Leipzig 184f., 248ff., 264ff.
Leisewitz 101, 104f.
Lerse 67.
Lessing 104f.
Lichtenberg 114, 147ff.
Lichtheim 383.
Liebig 317.
Linck 243.
Lister 318, 325.
Liszt 313.
Lobstein 67, 84.

Löchl 38ff.
London 54, 252ff.
Ludwig, K. (1816—95) 359.

Magenkrampf 251.
Magnetismus 288.
Makrobiotik 135.
Mandt 227ff.
Markus 319.
Mastzellen 384.
Matthisson 121.
Maultrommel 291.
Meckel, Joh. Fr. (1714—74) 44ff., 59f.
— (1781—1833) 246f.
— H. (1822—56) 337.
Mehr Licht 144.
Meissner, G. 336.
Memel 140.
Mendelssohn 46, 104.
Mesmer 128.
Meyer, Herm. 317, 338.
Meyer, Joseph 369.
Miller's Siegwart 129.
Mirabeau 134.
Moleschott 312ff., 328.
Monro, A. (1697—1767) 53.
— — iun. (1732—94) 54.
Montpellier 26.
Moxa 351.
Müller, Joh. 164, 201, 254, 292, 295ff., 327, 350, 363f., 366, 370.
Mursinna (1744—1832) 63, 302.
Musäus (1735—87) 134.

Naegele 217ff.
Nägeli, C. (1817—91) 293, 317.
Napoleon 90ff., 258ff.
Natur, Beobachtung der 114.
Naturforscherversammlung 194ff.
Naunyn 384.
Nelson 154.
Nihilismus 325.
Nicolai, Chr. Fr. (1733—1811) 46, 104.
Nikolaus I. 227ff.
Nothnagel 374f.

Oken, Lorenz (1779—1851) 167. 194.
Opium 125.

Oppolzer (1808—71) 266f., 284, 327, 365.
Optimismus bei der Arbeit 387.
Osiander, Fr. B. (1759—1822) 146.

Padua 30.
Pagenstecher 212ff.
Paracelsus 1ff., 33.
Paris 154ff., 255ff.
Paskewitsch (1782—1856) 365.
Pasteur 327.
Pathogenie 135.
Perücke 74.
Pettenkofer 324, 327.
Pfadfinder der Wissenschaft 375.
Pfaff 144ff.
Pflanzennahrung 77.
Pfeufer 309f.
Pirogow 274f.
Platter, Felix 17ff.
Plethora abdominalis 76.
Ploucquet, G. (1744—1814) 176.
Polizei, medizinische 88.
Prevorst, Scherin von 287ff.
Pringle (1707—82) 54.
Prosektor 90.
Purganz 77.
Purkinje 201, 254.

Quarin 76.
Quincke (1842—1922) 384.

Rauch, Chr. D. (1777—1857) 241f.
Reichardt, Joh. Fr. (1752—1814) 104.
Reichenbach 194.
Reichert 366ff.
Reil 247f.
Reimarus, J. A. H. 48ff.
Reinhardt (1819—52) 370.
Remak (1815—65) 293.
Retzius, A. 201.
Richter, G. G. (1694—1773) 51, 118, 127, 146.
Ring 294ff.
Ringseis 165ff., 311ff.
Roederer, J. G. (1726—63) 51.
Roeschlaub (1768—1835) 116.
Rohlfs 328ff.
Rokitansky 327, 348, 360.
Romberg, M. H. 336, 341, 371.

Rousseau 276.
Rubens, Peter Paul (1577—1640) 29f.
Rudolphi 243.
Rust 257, 294.
Rutherford 53.

Sallaba 76.
Salomonsen 383.
Sand, L. 222ff.
Savoir faire 127.
Schelling 290.
Schelver 225.
Schiller 119ff.
Schleiermacher 290.
Schmucker 45, 47.
Schönlein 290, 293, 298, 327, 336, 341, 365, 369ff.
Schröder 100.
Schröter, Corona 129.
Schultzen (1835—75) 384.
Schweninger 377ff.
Seiler'sche Gesellschaft 98.
Selbstoperation 210f.
Semmelweis 233ff., 320ff., 325.
Senckenberg, Joh. Chr. (1707—72) 40f.
Siebold, von 231ff.
Škoda 285ff., 321, 325.
Smellie, W. (1697—1763) 54.
Sonderegger 315ff.
Spalding 104.
Sperling, Otto 28ff.
Spiegelius 29.
Spielmann 67, 84.
Stahl, G. E. (1660—1734) 37.
Star, schwarzer 326.
Stilling 65ff.
Stoerck 76.
Stoll (1742—87) 76.
Straßburg 66, 84, 381.
Stromeyer, G. F. L. 238ff.
— Joh. Fr. (1750—1830) 103, 146.
Sulzer 46f.
Swieten, van 76.
Syphilis 237.
System Brown 71, 77 (s. Brown).

Taube 99.
Taylor 50.
Textor 319.

Thaer 97 ff.
Theater 62.
Theophrast Bombast von Hohenheim 1 ff.
Theden (1714—97) 45 f. 62.
Teetrinken 38.
Theriak 18.
Thermometer 326.
Tiedemann 226.
Tissot (1728—97) 44.
Traube 298 f., 336, 370.
Träume, magnetische 174.
Tuberkulinbehandlung 385.
Turnverein, Leipziger 268.
Typhushospital 208 ff.

Vaucansonische Automaten 151.
Venus vulgivaga 355.
Verankerungsprinzip 382.
Verankerungsfähigkeit 386.
Verfahren, empir.-rationelles 114.
Verheyen (1648—1710), Anatom in Löwen 50.
Vesal, Andreas 14, 27.
Virchow 302, 304 ff., 327, 370 ff.
Vischer, Fr. Th. 338, 365.
Vogel 118.
Voit 324.
Voitus 45.
Völkerschlacht (Leipzig) 248 f.
Volkmann 339.

Volksgesundheitspflege 327.
Volta 156.
Volta'sche Säule 157.
Vorwort V ff.

Wagner 335.
Waldeyer 374 f., 381, 386.
Walther, von 255 ff.
Wasser als Heilmittel 326.
Weber, Ernst 201.
Weigert 383, 387.
Weikard 71 ff., 116, 118, 171 ff.
Weimar 128 ff., 135, 205 f., 240.
Weinhold 245 f.
Weissbier, Berliner 369.
Wells, Th. Sp. 318.
Welsh 383.
Weltgeschichte 186.
Werther's Leiden 129.
Whytt, R. (1714—66) 53.
Wien 75, 88 ff., 233 ff., 244 ff., 320 ff., 357 ff.
Wilms 327.
Wöhler 335.
Wunderlich 266 f.
Wundt 346 ff.

Young 53.

Zimmermann, J. G. 44 ff.
Zürich 309 ff., 315 ff.

Von Dr. E. Ebstein sind früher folgende Bücher erschienen:

Chr. D. Grabbes Krankheit. Eine medizinisch-literarische Studie. München: Verlag Ernst Reinhardt 1906.

Aus G. C. Lichtenbergs Correspondenz. Stuttgart: Verlag Ferd. Enke 1905.

Lichtenbergs Mädchen. München: Verlag der Süddeutschen Monatshefte 1907.

Gottfried August Bürger und Johann Christian Dieterich. 1910. (Privatdruck.)

Gottfried August Bürger. Liebeslieder. Leipzig: Insel-Verlag.

Gottfried August Bürger. Balladen. München: Verlag Hans von Weber 1919.

Grundsätze der Hippokratischen Schriftensammlung. Leipzig: Insel-Verlag.

Charles Bell. Idee einer neuen Hirnanatomie. Leipzig: Verlag J. A. Barth 1911.

Thomas Addison. Die Erkrankungen der Nebennieren und ihre Folgen. Leipzig: Verlag J. A. Barth 1912.

Richard Bright. Die Erkrankung der Nieren (1827 und 1836). Leipzig: Verlag J. A. Barth 1916.

Über die angeborene und erworbene Trichterbrust. (Volkmanns Vorträge.) Leipzig: Verlag J. A. Barth 1909.

Mitherausgeber von: Diagnostisch-Therapeutisches Vademecum für Studierende und Ärzte. Von der 16. Auflage ab. Leipzig: Verlag J. A. Barth 1918.

Zur Entwicklung der klinischen Harndiagnostik in chemischer und mikroskopischer Beziehung. Leipzig: Verlag Georg Thieme 1915.

Ärzte-Briefe aus vier Jahrhunderten. Mit Bildern und Schriftproben. Berlin: Julius Springer 1920.

Der Geruch der klinischen Diagnostik. Leipzig: Curt Kabitzsch 1920.

Gottfried August Bürger und Philippine Gatterer. Ein Briefwechsel aus Göttingens empfindsamer Zeit. Leipzig: Dieterichsche Verlagsbuchhandlung 1921. (Gewöhnliche und Vorzugsausgabe.)

VERLAG VON JULIUS SPRINGER IN BERLIN W9

ÄRZTE=BRIEFE
AUS VIER JAHRHUNDERTEN

Herausgegeben von

Dr. med. Erich Ebstein, Leipzig

Mit Bildern und Schriftproben. 1920. GZ. 5,3, gebunden GZ. 7

AUS DEN ZAHLREICHEN BESPRECHUNGEN:

Der Herausgeber veröffentlicht Briefe von etwa fünfzig namhaften Ärzten von Paracelsus bis auf Paul Ehrlich. Sie sind nach den Geburtszeiten der Briefschreiber geordnet, um eine gewisse Entwicklungslinie, die den Stil, den wissenschaftlichen Fortschritt usw. betrifft, aus dieser Briefauswahl, die vier Jahrhunderte umfaßt, erkennen zu lassen. Sie geben einen höchst anziehenden Einblick nicht nur in verschiedene Forschungsgebiete der einzelnen Ärzte, sondern zum Teil auch in deren Familienleben und deren inneres seelisches Leben ... Die Lektüre kann allen empfohlen werden, welche ein Interesse an dem Werdegang unserer Wissenschaft haben.

Münchener medizinische Wochenschrift.

Von etwa 50 berühmten Ärzten aus vier Jahrhunderten und aus den wichtigsten Kulturländern hat Dr. Ebstein Briefe aneinandergereiht — verschieden an Umfang, aber alle gleich im „Charakteristischen". Jeder Brief läßt den Mann erkennen, der den Brief geschrieben hat. Zum Interesse der Ärzte tritt die Teilnahme an diesen merkwürdigen Menschen an sich — und zum Psychologischen gesellt sich oft die geschichtliche Bedeutung, wie z. B. in den Briefen des Johann Georg Zimmermann, der uns so köstlich vom Alten Fritz, von Hölty und der ganzen „Umwelt" des 18. Jahrhunderts in Berlin und Hannover zu erzählen weiß. Elf Briefe sind bisher noch nicht veröffentlicht oder ganz unbekannt gewesen. Die ruhmvollsten Namen unserer dritten Fakultäten und viele der besten Ausländer sind vertreten. Das Buch ist mit Bildnissen und Schriftproben schön ausgestattet und eine wahre Freude nicht nur für die Kollegen der Briefschreiber, sondern auch für den Mann der Feder und jeden Freund deutscher Kultur- und Geistesforschung.

Tägliche Rundschau.

LEBEN UND ARBEIT

Gedanken und Erfahrungen über Schaffen in der Medizin

Von W. A. Freund

Mit 10 Abbildungen und dem Bildnis des Verfassers
Unveränderter Neudruck 1914. GZ. 5, gebunden GZ. 7

Die Grundzahlen (GZ.) entsprechen den ungefähren Vorkriegspreisen und ergeben mit dem jeweiligen Entwertungsfaktor (Umrechnungsschlüssel) vervielfacht den Verkaufspreis. Über den zur Zeit geltenden Umrechnungsschlüssel geben alle Buchhandlungen sowie der Verlag bereitwilligst Auskunft.

VERLAG VON JULIUS SPRINGER IN BERLIN W9

DEUTSCHE IRRENÄRZTE

Einzelbilder ihres Lebens und Wirkens. Herausgegeben mit Unterstützung der Deutschen Forschungsanstalt für Psychiatrie in München sowie zahlreicher Mitarbeiter

von Professor Dr. *Theodor Kirchhoff* in Schleswig

Erster Band. Mit 44 Bildnissen. 1921. Gebunden GZ. 9

AUS DEN ZAHLREICHEN BESPRECHUNGEN:

Das mit zahlreichen Porträts und Namenszügen geschmückte Sammelwerk kennzeichnet in anschaulicher Darstellung eine Reihe hervorragender Irrenärzte vergangener Zeiten; ihr Leben, ihre wissenschaftlichen Anschauungen und ihre praktischen Leistungen.... Wiewohl nur die Einzelpersönlichkeiten geschildert werden, bekommt man doch einen klaren Überblick über die wissenschaftlichen Leitideen und die therapeutischen Leitmotive jener Zeitepoche, in der philosophisch-spekulative Denkrichtungen die Psychiatrie noch beherrschten, in der ein Authenrieth psychiatrische Abhandlungen schreiben konnte, nachdem er genau 24 akute Psychosen beobachtet hatte, in der Zwangs- und Abschreckungsmittel bei der Behandlung noch an der Tagesordnung waren und in der doch schon manches geschaffen wurde, was zur naturwissenschaftlich-empirischen Methodik und Therapie der neueren Zeit überleitet. Alles in allem erhält man so von einem Fachgebiet aus einen bezeichnenden Ausschnitt aus der Geschichte der Medizin, der in gleicher Weise ärztlich belehrend wie anregend wirkt. *Klinische Wochenschrift.*

PSYCHOPATHOLOGISCHE DOKUMENTE

Selbstbekenntnisse und Fremdzeugnisse aus dem seelischen Grenzlande

Von *Karl Birnbaum*

1920. GZ. 8, gebunden GZ. 11

AUS DEN ZAHLREICHEN BESPRECHUNGEN:

Der Verfasser bringt eine mit Geschick und Kritik zusammengestellte Sammlung psycho-pathologischer Dokumente mit dem ausgesprochenen Zweck, den Zusammenhang zwischen pathologischer Veranlagung und hochwertiger Geistesleistung zu beleuchten.... Der hohe Wert des vorliegenden Werkes beruht auf der außerordentlich geschickten Auswahl der Dokumente, welche den Leser überzeugen, zum Verständnis der angeschlossenen Betrachtungen vorbereiten und ihm die wertvollen Schlußfolgerungen aus den angeführten Beispielen gleichsam von selbst ziehen lassen. Die schweren Probleme der Psychiatrie sind ins Menschliche verdolmetscht, so daß auch jeder gebildete Laie den Ausführungen mit vollem Verständnis folgen kann.
Literarisches Zentralblatt.

Die Grundzahlen (GZ.) entsprechen den ungefähren Vorkriegspreisen und ergeben mit dem jeweiligen Entwertungsfaktor (Umrechnungsschlüssel) vervielfacht den Verkaufspreis. Über den zur Zeit geltenden Umrechnungsschlüssel geben alle Buchhandlungen sowie der Verlag bereitwilligst Auskunft.

VERLAG VON JULIUS SPRINGER IN BERLIN W9

BILDNEREI DER GEISTESKRANKEN

Ein Beitrag zur Psychologie und Psychopathologie der Gestaltung von *Hans Prinzhorn*, Dr. phil. et med., Nervenarzt in Heidelberg. Mit 187 zum Teil farbigen Abbildungen im Text und auf 20 Tafeln vorwiegend aus der Bildersammlung der Psychiatrischen Klinik Heidelberg 1922. In künstlerischen Geschenkband gebunden GZ. 36

AUS DEN ZAHLREICHEN BESPRECHUNGEN:

... Erschütternd aber wirken die vielen dem Buche beigegebenen, geradezu hervorragend reproduzierten Abbildungen. Vermag die ausgezeichnet, wenn auch nicht immer gerade leichtverständlich geschriebene Untersuchung des Verfassers den Leser ganz in das Gebiet ruhigen und logischen Denkens zu führen, so zwingen die Bilder an sich jeden künstlerisch Interessierten unbedingt auch zu einer künstlerischen Stellungnahme. Es wird kaum jemand geben, der sich diesem Zwange entziehen kann, gleich, welcher „Richtung" er angehört. Denn zu einem Teil handelt es sich hier um Bildwerke, die auf jeder Ausstellung als Kunstwerke hohen Ranges Aufsehen erregen würden. Drängen sich bei einigen Vergleiche mit klassischen Werken auf, so wird man bei anderen wieder an die unvergleichliche Einfachheit primitiver Arbeiten erinnert. Ein Stück Menschheitsgeschichte steckt in diesem kleinen Ausschnitt. *„Der Tag"*

DIE GESCHICHTE DER KINDERHEILKUNDE

Von Dr. *Johann v. Bókay,* Universitätsprofessor
Mit 99 Abbildungen. 1922. GZ. 6,2, gebunden GZ. 7,8

Aus Anlaß des 80jähr. Besteh. d. Budapester Stefanie-Kinderspitals, vorm. Pester Armenkinderspital u. z. 100. Geburtstagswende Johann Bókays sen.

ZUR HUNDERTJÄHRIGEN GESCHICHTE DER CHIRURGISCHEN UNIVERSITÄTS-KLINIK ZU KÖNIGSBERG I. PR.

Von Prof. Dr. *Martin Kirschner,* Direktor der Klinik
Mit 37 Textabbildungen, darunter 3 Bauplänen. 1922. GZ. 2,4

Die Grundzahlen (GZ.) entsprechen den ungefähren Vorkriegspreisen und ergeben mit dem jeweiligen Entwertungsfaktor (Umrechnungsschlüssel) vervielfacht den Verkaufspreis. Über den zur Zeit geltenden Umrechnungsschlüssel geben alle Buchhandlungen sowie der Verlag bereitwilligst Auskunft.

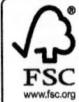

MIX
Papier aus verantwortungsvollen Quellen
Paper from responsible sources
FSC® C105338

If you have any concerns about our products,
you can contact us on
ProductSafety@springernature.com

In case Publisher is established outside the EU,
the EU authorized representative is:
**Springer Nature Customer Service Center GmbH
Europaplatz 3, 69115 Heidelberg, Germany**

Printed by Libri Plureos GmbH
in Hamburg, Germany